呼吸内科
临床诊治精要

主编　俞森洋　孙宝君

秘书　林　彦
编者（按章节顺序排列）
中国人民解放军总医院
俞森洋　邹　琳　王立万　钱小顺
张文娟　来纯云　方向群　李洪霞
孙宝君　张伟华　秦雪冰　林　彦
张桂芝
中国医学科学院北京协和医院
蔡柏蔷

中国协和医科大学出版社

图书在版编目（CIP）数据

呼吸内科临床诊治精要／俞森洋，孙宝君主编．—北京：中国协和医科大学出版社，2010.9

ISBN 978－7－81136－393－7

Ⅰ．①呼… Ⅱ．①俞… ②孙… Ⅲ．①呼吸系统疾病－诊疗 Ⅳ．①R56

中国版本图书馆 CIP 数据核字（2010）第 132212 号

呼吸内科临床诊治精要

主　　编：俞森洋　孙宝君
责任编辑：吴桂梅　姜淑惠

出版发行：中国协和医科大学出版社
（北京东单北大街 69 号　邮编 100005　电话 65260378）
网　　址：www.pumcp.com
经　　销：新华书店总店北京发行所
印　　刷：北京佳艺恒彩印刷有限公司

开　　本：700×1000　1/16 开
印　　张：32.5
字　　数：530千字
版　　次：2011 年 1 月第一版　2014 年 4 月第二次印刷
定　　价：58.00 元

ISBN 978－7－81136－393－7

前　言

近年呼吸内科学领域进展迅速，尤其是在临床诊断技术、治疗药物和方法上正在发生重要的变化。前瞻性多中心研究不断提供的证据和国内外近年推荐的各种呼吸疾病的诊治指南、新的诊断思路和程序、新的药物和治疗方案等，都对呼吸内科医师提出了很高的更新知识的要求。为适应这一需要，不断总结和丰富临床诊治经验，提高呼吸内科医师解决常见和疑难问题的能力，特编写本书。

本书力求体现以下特点：内容陈述简明扼要、新颖实用。在发病机制、病理改变和理论研究方面不讲或少讲，而把重点放在疾病的诊断和治疗、检查技术、操作技能、药物的剂量和用法等这些临床医师经常遇见的问题上，为呼吸内科医师提供一本查阅方便、临床实用、能反映呼吸内科领域诊断治疗最新进展的专业参考书。

为了达到既缩短篇幅、语言精练，又不遗漏疾病诊治中的重点、难点和近年的创新点的要求，文中较多采用了表格、流程图及对重点内容黑体排印的方法。但限于编写者水平，书中难免有不当之处，恳请指正。

俞森洋　孙宝君

2010 年 6 月于北京

目 录

第一章 呼吸病症状学

第一节 咳嗽的诊断和治疗

咳嗽是临床上最常见的症状之一，有利于清除呼吸道分泌物和有害因子，但频繁剧烈的咳嗽对患者的工作、生活和社会活动造成严重的影响。**咳嗽的诊断，要详细采集病史**，尤应注意：①急性或慢性；②特点和性质；③时间和频度；④痰量和类型；⑤伴随的特征；⑥用药史和职业接触史。**约80%患者单凭病史就可以对慢性顽固性咳嗽作出特异性诊断**，至少也可为下一步体检和拟采用的特殊检查指明方向。

咳嗽是呼吸病患者求医的重要原因。咳嗽按其病程可分为3类，即急性咳嗽、亚急性咳嗽和慢性咳嗽。**急性咳嗽时间<3周，亚急性咳嗽3~8周，慢性咳嗽>8周。**

一、急性咳嗽

【病因】 急性咳嗽的病因按发病部位分为呼吸系统疾病和非呼吸系统疾病，在呼吸系统疾病中再进一步分为感染性和非感染性。其次，根据引起咳嗽的疾病对生命的危害性又分为威胁生命的咳嗽和非威胁生命的咳嗽。①威胁生命的咳嗽：主要有肺炎、哮喘急性重度或危重度发作、慢性阻塞性肺疾病（COPD）重度急性发作、急性肺栓塞（PE）、急性充血性心力衰竭及其他严重疾病等；②非威胁生命的咳嗽：主要有上或下呼吸道感染、原有呼吸系统疾病的病情加重、环境和职业因素所致的咳嗽等。

【诊断要点】 急性咳嗽的诊断流程见图1-1。在诊断分析中，**判断急性咳嗽病因是否为危及生命的疾病非常关键，这有助于减少误诊，及时处理患者的病情。**

急性咳嗽的病因常与上呼吸道感染相关，最常见的为普通感冒，患者多有卡他症状。普通感冒的咳嗽常与鼻后滴流有关。当健康成人具备以下4条标准时，可以诊断为普通感冒：①鼻部相关症状（如流涕、打喷嚏、鼻塞和鼻后滴流），伴或不伴发热；②流泪；③咽喉部有刺激感或不适；④胸部体格检查正常。

急性咳嗽的非病毒感染的原因，包括支气管肺感染、哮喘的急性加重、接触污染的环境等。若伴寒战、高热、脓痰、咯血、胸痛和呼吸困难，则多为支气管肺感染。

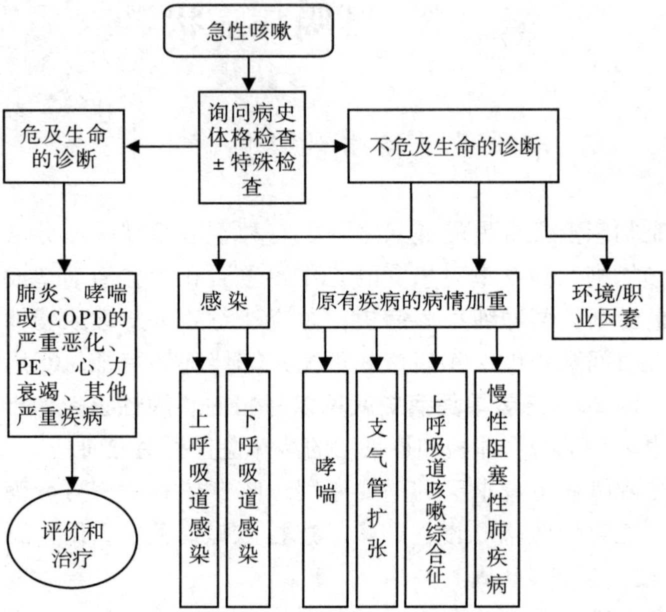

图 1-1 年龄≥15 岁、病程 <3 周的急性咳嗽患者处理流程

【治疗原则】 治疗的关键是寻找引起咳嗽的病因并进行相应的治疗，但要注意，当引起咳嗽的原因是威胁生命的疾病时，应首先稳定患者的病情，处理原发疾病所引起的严重并发症，如呼吸衰竭、休克等。然后，再对因和对症治疗。

普通感冒的治疗：以对症治疗为主，一般无需用抗菌药物。①减少充血：麻黄碱等；②退热药物：解热镇痛药类；③抗过敏药：第一代抗组胺药；④镇咳药物：中枢性镇咳药等。临床上通常采用上述药物的复方制剂，首选第一代抗组胺药 + 麻黄碱治疗，可有效缓解打喷嚏、鼻塞等症状。咳嗽明显者选用中枢性镇咳药，如右美沙芬或可待因等。**2/3 的患者在 2 周内自愈或治疗后痊愈。**

支气管肺感染的治疗：应选用适当的抗生素、祛痰剂，而要慎用强效镇咳药物。

二、亚急性咳嗽

【病因】 亚急性咳嗽通常分为感染后咳嗽和非感染后咳嗽，感染后咳嗽常见的原因有感冒后咳嗽、肺炎、百日咳、支气管炎、细菌性鼻窦炎等，其次的原因有原有疾病的复发或加重，如上呼吸道咳嗽综合征、支气管哮喘、胃食管反流病、慢性支气管炎急性发作和非哮喘性嗜酸粒细胞性支气管炎等；非感染后咳嗽的病因与慢性咳嗽基本类似，如上呼吸道咳嗽综合征、支气管哮喘、非哮喘性嗜酸粒细胞性支气管炎、胃食管反流病、药物等。

【诊断要点】 亚急性咳嗽的诊断流程见图1-2，诊断分析亚急性咳嗽时首先要对是否为感染所致作出结论，在感染性原因中再分出患者既往是否有容易引起咳嗽的疾病，然后再逐步进行分析。

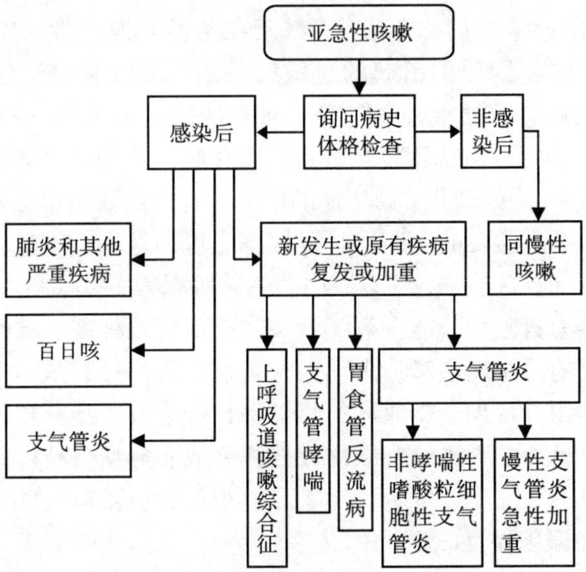

图1-2 年龄≥15岁、病程3~8周的
亚急性咳嗽患者处理流程

【治疗原则】 **治疗关键是寻找引起咳嗽的主要病因并进行相应的治疗，**下面简要介绍涉及急性与亚急性咳嗽治疗中的几类主要药物。

1. 镇咳药和祛痰药 咳嗽本身是机体一种防御性的反射，通过咳嗽反射来清除呼吸道的分泌物，因此，轻度的咳嗽不需要使用镇咳药物，当咳嗽影响到正常的休息和工作时需要使用镇咳药物缓解症状；但对于痰多或痰液黏稠的患者要慎用强镇咳药物，而需要使用祛痰药物或促进黏液纤毛清除功能的药物减少痰液滞留，帮助分泌物从呼吸道排出。

2. 抗组胺药 如果急性或亚急性咳嗽是普通感冒、过敏性刺激引起的，**可选择第一代抗组胺药，如氯苯那敏（扑尔敏），而新一代无中枢镇静作用的抗组胺药并不能有效地缓解普通感冒患者的咳嗽症状**。另外，非甾体类的抗炎药也有助于改善由普通感冒引起的咳嗽。应该强调，当遇到急性咳嗽时要明确有无急性刺激或是否暴露于过敏性物质中，如果可能，要去除环境因素。

3. 平喘药物　对哮喘或慢性阻塞性肺疾病急性发作需要予以支气管扩张剂（如长、短效的 β_2 受体激动剂，抗胆碱能药物，茶碱类药物等）来缓解呼吸道痉挛和高反应性，使用途径可根据病情轻重来选择，轻者可使用定量吸入装置（如 MDI、PDI 等），中、重度者可选择雾化吸入或静脉滴注。

4. 糖皮质激素（简称激素）　激素在急性和亚急性咳嗽中有较广泛的应用指征，如不同原因引起的过敏性咳嗽、支气管哮喘急性发作、慢性阻塞性肺疾病急性加重并喘息等。激素的使用方法和 β 受体激动剂一样也可以根据病情轻重选用定量吸入、雾化吸入或静脉滴注的方式。

5. 抗生素　当处理非威胁生命的咳嗽时首先需要确定患者是否是感染因素引起的，考虑感染的病原体时要根据患者的性别、年龄、基础疾病和发病的环境（如社区感染，还是院内感染）等因素予以推测可能的致病原。感冒后咳嗽多为自限性，能自行缓解。**对于百日咳杆菌、肺炎支原体和肺炎衣原体引起的感染后咳嗽，大环内酯类抗生素治疗有效**。根据我国大规模的流行病学调查发现，支原体的感染率日趋上升，甚至超过了肺炎链球菌的感染率。另外，不能忽略结核分枝杆菌或非典型分枝杆菌的感染，目前结核病的患病率也是居高不下，应及时做相关的检查和治疗。

三、不明原因慢性咳嗽

【病因】　所谓“慢性持续咳嗽”通常是指咳嗽症状持续 8 周以上，经常规治疗效果不佳。所谓“原因不明”是指经胸部 X 线检查，未见明确病变，或 X 线改变不能解释咳嗽病因者。**引起不明原因慢性咳嗽的疾病：54% ~98% 的患者由 3 种疾病引起**，即鼻后滴漏（postnasal drip syndrome，PNDS）、咳嗽变异性哮喘（cough variant asthma，CVA）和胃食管反流性疾病（gastro-oesophageal reflux disease，GORD）。近年来的研究发现，嗜酸粒细胞支气管炎（eosinophilic bronchitis，EB）也是其重要病因，约占慢性咳嗽的 15%。其中单一病因约占慢性持续性咳嗽的 73%，2 种病因约占 23%，3 种病因约占 3%，这些疾病的发生率及所占比例各文献报道不一，取决于所在地区、患者年龄及当地对疾病的定义。例如，在日本，变应性咳嗽（atopic cough，AC）和鼻窦支气管炎病是经常诊断的，而 GORD 不常见。其他较少见的原因还有神经精神性、职业和环境因素、气道内异物、外耳道异物或炎症、血管紧张素转换酶抑制剂（如卡托普利）、支气管内膜结核、反复误吸、膈肌疾病、支气管扩张、胸膜或心包炎症、隐匿性肺部感染、其他食管或胃病变、气管和支气管内外肿块、间质性肺病、隐匿性充血性心衰、甲状腺疾病、声带失能综合征、外耳道疾病、气管塌陷综合征等。

【诊断要点】

1. 询问病史和体格检查　能缩小慢性咳嗽的诊断范围，得出初步诊断进行治疗。注意咳嗽性质、音色、节律和咳嗽时间、诱发或加重因素、体位影响，伴随症状等。**了解咳痰的数量、颜色、气味及性状对诊断具有重要的价值**。吸烟者虽常有咳嗽、但很少就医，需特别注意，当咳嗽的性质或形式发生任何改变时应警惕肺癌的可能。痰量较多、咳脓性痰者应首先考虑呼吸道感染性疾病。短促咳嗽，咳而不爽常提示鼻后滴漏。咳嗽的频度和强度较难描述和准确定量，也无特异性，但常与咳嗽并发症相关。季节性与传染病、过敏性鼻炎或哮喘有关。与大量进食的关系，尤其伴胃灼热、口内臭味时提示胃食管反流和各种食管疾病。夜间剧烈咳嗽提示心力衰竭和哮喘。鼻后滴漏常在仰卧位时加重。阿司匹林可致哮喘，卡托普利等转化酶抑制剂所致咳嗽则是其不良反应。职业性气道疾病所致持续咳嗽近年也有增加趋势。

查体闻及呼气期哮鸣音时提示哮喘的诊断，如闻及吸气性哮鸣音，要警惕中心性肺癌或支气管内膜结核。详询病史后，应予患者全面体检，重点检查心、肺、耳鼻咽喉、吞咽和上胃肠功能。耵聍栓塞、异物或毛发对鼓膜刺激成为顽固咳嗽的原因已有报道。

2. 相关辅助检查　在病史和体检基础上选择以下检查：①血白细胞及嗜酸性粒细胞计数，外周血嗜酸性粒细胞增高提示寄生虫感染、变应性疾病；②痰诱导检查、痰液镜检或细胞学检查（包括嗜酸性粒细胞计数）：最早用于支气管肺癌的诊断，通过诱导痰细胞学检查可使癌细胞检查阳性率显著增高，甚至是一些早期肺癌的唯一诊断方法。**细胞学检查嗜酸性粒细胞增高是诊断 EB 的主要指标**。常采用超声雾化吸入高渗盐水的方法进行痰液的诱导；③影像学检查：鼻窦 X 线检查。X 线胸片能确定肺部病变的部位、范围与形态，甚至可确定其性质，得出初步诊断，指导经验性治疗和相关性检查。**建议将 X 线胸片作为慢性咳嗽的常规检查**，如发现器质性病变，根据病变特征选择相关检查。X 线胸片若无明显病变，则按慢性咳嗽诊断程序进行检查（见慢性咳嗽诊断程序）。胸部 CT 检查有助于发现纵隔前、后肺部病变，肺内小结节、纵隔肿大淋巴结及边缘肺野内较小的肿物。高分辨率 CT 有助于诊断早期间质性肺疾病和非典型支气管扩张；④肺功能检查：通气功能和支气管舒张试验可帮助诊断和鉴别气道阻塞性疾病，如哮喘、慢性支气管炎和大气道肿瘤等。常规肺功能正常，可通过激发试验诊断 CVA；⑤纤维支气管镜（简称纤支镜）检查：可有效诊断气管腔内的病变，如支气管肺癌、异物、支气管结核等；**⑥食管 24h pH 监测：能确定有无胃食管反流（GER），是目前诊断 GERC 最为有效的方法。**通过动态监测食管 pH 的变化，获得 24h 食管 pH < 4 的次数、最长反流时间、食管 pH < 4 占监测时间的百分比等 6 项参数，最后以 Demeester 积分表示反流程度。检查时实时记录反流相关症状，以获得反流与咳嗽症状的相关概率（SAP），明确反流时相与咳嗽的关系。胃镜、吞钡 X 线透视；⑦咳嗽敏感性检查：通过雾化方式使受试者吸入一定量的刺激物气雾溶胶颗粒，刺激相应的咳嗽受体而诱发咳嗽，并以咳嗽次数作为咳嗽敏感性的指标。常用辣椒素吸入进行咳嗽激发试验。咳嗽敏感性增高常见于 AC、EB、GERC；⑧其他检查：变应原皮试（SPT）和血清特异性 IgE 测定有助于诊断变应性疾病和确定变应原类型。

3．慢性咳嗽的临床诊断程序见图 1-3。不明原因慢性咳嗽的常见疾病的临床特征见表 1-1。

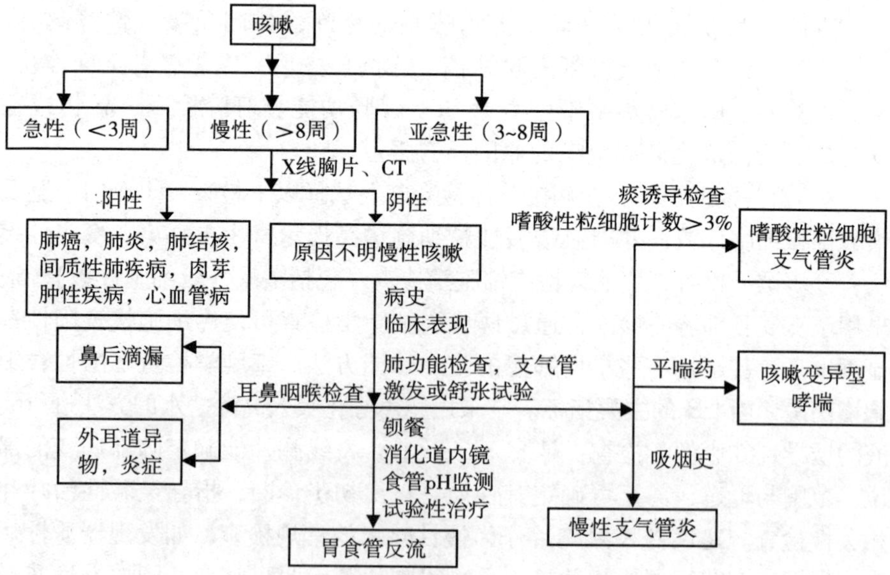

图 1-3　不明原因慢性咳嗽的诊断程序

表 1-1　慢性咳嗽常见疾病的临床特点和诊治要点

	病　史	物理检查	特殊检查	治　疗
吸烟相关咳嗽	典型的咳嗽时有痰，>3个月/年，持续>1年，吸烟史	粗糙的湿啰音	n/a	戒烟，脱离其他可能的刺激
ACEI 咳嗽	经常发作咳嗽，但不都是与 ACEI 的开始应用相关	n/a	n/a	停用 ACEI 药物，以其他药物代替
哮喘（咳嗽型）	哮喘史，季节性，特应性，呼吸困难，喘息，黏痰，夜间咳醒	干鸣音 呼气延长 过度通气	嗜酸性粒细胞增加（血或痰） 可逆性气流阻塞 CO 弥散量正常或增加 支气管激发试验阳性 X 线胸片正常	吸入β受体激动剂，吸入皮质激素，茶碱类（口服或静滴），有选择病例用泼尼松 30mg/d，14d
嗜酸性粒细胞气道疾病	夜间咳嗽，哮喘，在运动后咳嗽，发作时可听到哮鸣音	哮喘时可有气流阻塞的体征	痰嗜酸性粒细胞计数>3%，呼出 NO 增加，吸入沙丁胺醇200μg 后 FEV_1 增加>15%，PEF 日变异率>20% 2周以上，或 PC_{20}<8mg/ml	吸入皮质激素，有选择病例用泼尼松30mg/d，14d，哮喘用支气管扩张剂
鼻后滴漏，鼻炎	鼻后滴漏感、说话鼻音重、鼻溢、鼻阻塞、鼻窦痛、喘鸣、鼻痒，频繁清嗓子，声嘶，鼻卡他，鼻炎，头痛，鼻窦、颌或齿痛，嗅觉减退，仰卧位或清晨加重	鼻分泌物、鼻或咽黏膜炎症，鼻窦区压痛，眶周水肿，咽黏膜炎症，咽黏膜鹅卵石样改变，鼻息肉，扁桃体或腺样体增生，会厌水肿	摄鼻窦 X 线像（Water 位）或 CT 检查显示黏膜增厚、积液，鼻检查和涂片（息肉、嗜酸性粒细胞），超声检查，间接喉镜，纤维内镜	局部用激素，有选择病例吸入异丙托溴铵40μg，2次/日，口服抗组胺药
胃食管反流	胃灼热，口臭味，呃逆，吞咽困难，夜间咳醒，腹胀、反酸、咳嗽可以是唯一表现	n/a	吞钡 X 线透视检查，纤维内镜，食管压力测定，24h 食管 pH 监测	减肥，高枕卧位，睡前2h 禁食，有选择病例用抑酸剂
感染后	上呼吸道病毒感染后发生	n/a	n/a	观察
慢性支气管炎	吸烟，多年病史，呼吸困难，痰量较多	前倾位，应用辅助呼吸肌，桶状胸，干鸣音	肺功能：气流阻塞可逆性小，CO 弥散量正常或降低；胸片显“脏肺”	

注：ACEI＝血管紧张素转换酶抑制剂；PC_{20}＝引起 PEV_1 降低 20% 所需要的浓度；FEV_1＝第 1 秒用力呼气量；PEF＝呼气峰流速；NO＝一氧化氮；n/a＝没有适用的

四、鼻后滴漏（PNDS）（或称慢性上气道咳嗽综合征）

PNDS 是指鼻部疾病引起分泌物倒流鼻后和咽喉部，甚至反流入声门或气管，导致以咳嗽为主要表现的综合征，占持续咳嗽病因的 40% ~ 87%。考虑到尚未明确由上呼吸道炎症引起慢性咳嗽的机制到底是鼻后滴漏、致病因素的直接刺激还是上呼吸道咳嗽受体的炎症所致，所以 2006 年版美国咳嗽指南以慢性上呼吸道咳嗽综合征（upper airway cough syndrome，UACS）来代替 PNDS。

【诊断要点】 引起 UACS/PNDS 的基础疾病包括季节性变应性鼻炎、常年性变应性鼻炎、常年性非变应性鼻炎、血管舒缩性鼻炎、感染性鼻炎、真菌性鼻炎、普通感冒和鼻窦炎等。伴有大量痰液者多为慢性鼻窦炎所致。血管舒缩性鼻炎的特征是随气温改变，鼻腔有时会产生大量稀薄水样分泌物。慢性鼻窦炎影像学检查征象为鼻窦黏膜增厚超过 6mm，气液平面或窦腔模糊。如咳嗽具有季节性或病史提示与接触特异性的变应原（如花粉、尘螨）有关，变应原试验有助于诊断。怀疑变应性真菌性鼻窦炎时，可行曲霉菌和其他真菌的皮肤试验及特异性 IgE 检测。

诊断标准：①发作性或持续性咳嗽，以白天咳嗽为主，入睡后较少咳嗽。仰卧位或清晨加重；除了咳嗽、咳痰外，通常还有咽痒不适或鼻痒、鼻塞、流涕、打喷嚏等。有时患者会主诉声嘶，讲话也会诱发咳嗽；②鼻后滴流和（或）咽后壁黏液附着感或咽部异物感，口咽黏液附着，常需频繁清喉伴频繁咳嗽；③有鼻炎、鼻窦炎、鼻息肉、慢性咽喉炎、扁桃腺肥大增生等病史。通常发病前有上呼吸道疾病（如感冒）史；④检查发现咽后壁有黏液或脓性分泌物附着、或黏膜呈鹅卵石样变；⑤相关检查：鼻窦影像学检查可见黏膜增厚和鼻窦内液平；⑥经针对性治疗后咳嗽缓解或明显减轻，如扑尔敏麻黄素合剂或激素类滴鼻后咳嗽减轻或消失。UACS/PNDS 涉及多种基础疾病，其诊断主要是根据病史和相关检查综合判断，所以在建立诊断以前应排除引起慢性咳嗽的其他常见原因。近年来，有的学者直接采用鼻炎、鼻窦炎作为慢性咳嗽的病因诊断，而不用 UACS/PNDS 的术语。

【治疗原则】 依据导致 UACS/PNDS 的基础疾病而定。

下列病因引起的 UACS/PNDS 首选第一代抗组胺剂和减充血剂：①非变应性鼻炎；②血管舒缩性鼻炎；③变应性鼻炎；④普通感冒。第一代抗组胺剂代表药物为氯苯那敏，常用减充血剂为盐酸伪麻黄碱。大多数患者在初始治疗后数天至 2 周内产生疗效。各种抗组胺药对变应性鼻炎的治疗均有效果，首选无镇静作用的第二代抗组胺剂，常用药物为氯雷他定或阿司咪唑等。必要时加用孟鲁司特。鼻腔吸入糖皮质激素是变应性鼻炎首选药物，通常为丙酸倍氯米松（每鼻腔50微克/次）或等效剂量的其他吸入糖皮质激素，每天1~2次。色甘酸钠吸入对变应性鼻炎亦具有良好的预防作用，应用剂量20毫克/次，每天3~4次。近年常局部用色甘酸钠、nedocromil或异丙阿托品，以上方法对非过敏性或血管运动性鼻炎也有效，改善环境、避免接触变应原或环境因素是控制变应性鼻炎的有效措施。变应原免疫治疗可能有效，但起效时间较长。抗菌药物治疗是治疗急性细菌性鼻窦炎的主要药物，效果欠佳或分泌物多时可采用鼻腔吸入糖皮质激素及减充血剂减轻炎症。对慢性化脓性鼻窦炎的治疗，建议采用下列初治方案：应用对革兰阳性菌、革兰阴性菌和厌氧菌有效的抗菌药物3周，可局部或全身应用；**有证据显示，长期低剂量大环内酯类抗生素治疗慢性鼻窦炎有效**。口服第一代抗组胺剂和减充血剂3周；鼻用减充血剂1周；鼻吸入糖皮质激素3个月。内科治疗效果不佳时可行负压引流、穿刺引流或外科手术。良好的治疗反应也可证实诊断，反之，如疗效欠佳，也应考虑到同时存在持续咳嗽的其他原因，如哮喘、胃食管反流等。

五、胃-食管反流性咳嗽（GERC）

因胃酸和其他胃内容物反流进入食管，导致以咳嗽为突出的临床表现。**GERC约占持续性咳嗽原因的21%，其中以咳嗽为唯一症状者占43%**，其机制可能与咽、喉、气管的咳嗽受体受反流物刺激，或引起支气管收缩有关。也可能由食管黏膜炎症激发迷走神经介导的咳嗽反射所致。除胃酸外，少数患者还与胆汁反流有关。

【诊断要点】 钡餐检查和胃镜检查对GERC的诊断价值有限，且不能确定反流和咳嗽的相关关系。

诊断标准：①多数患者无反流症状，咳嗽是其唯一的表现。咳嗽大多发生在日间和直立位，干咳或咳少量白色黏痰。部分患者有典型反流症状，为咳嗽常伴胸骨后烧灼痛、反胃、反酸、嗳气、胸闷等。有微量误吸的GER患者，早期更易出现咳嗽及咽喉部症状；②钡餐X线检查、胃镜或食管镜检查可见反流性食管炎改变，但其敏感性和特异性均不理想，有报道其假阳性和假阴性率可高达40%~50%；24h食管pH监测Demeester积分≥12.70和（或）SAP≥75%；③排除CVA、EB、PNDS等疾病；**④应用制酸剂和促胃肠动力药（吗丁啉）等抗反流治疗后咳嗽明显减轻或消失。少数合并或以非酸反流（如胆汁反流）为主的患者，其食管pH监测可能正常，可通过食管阻抗监测或胆汁反流监测协助诊断。**

对于没有食管 pH 监测的单位或经济条件有限的慢性咳嗽患者，具有以下指征者可考虑进行诊断性治疗：①患者有明显的进食相关的咳嗽，如餐后咳嗽，进食咳嗽等；②患者伴有 GER 症状，如反酸、嗳气、胸骨后烧灼感等；③排除 CVA、EB、PNDS 等疾病，或按这些疾病治疗效果不佳。治疗用质子泵抑制剂（如奥美拉唑 20mg，每天 2 次），疗程不少于 8 周。抗反流治疗后咳嗽消失或显著缓解，可以临床诊断 GERC。

【治疗原则】 ①过胖者应减轻体重，调整生活方式，**少食多餐，避免过饱**，抗反流饮食（高蛋白低脂肪，避免吃零食和睡前进食，尤其是睡前 2～3 小时）。避免进食酸性、油腻食物及饮料，避免饮用咖啡及吸烟。**睡眠时抬高床头，高枕卧位；**②应用制酸剂：常选用质子泵抑制剂（如奥美拉唑或其他类似药物）或 H_2 受体拮抗剂（如雷尼替丁或其他类似药物）、硫糖铝，抗胆碱能药物；③促胃肠动力药：如多潘立酮或西沙必利等；④如有胃十二指肠基础疾病（慢性胃炎、胃溃疡、十二指肠炎或溃疡）伴有幽门螺杆菌感染患者均应进行相应的治疗；⑤内科治疗时间要求 3 个月以上，一般需 2～4 周方显疗效。**少数内科治疗失败的严重反流患者，可考虑抗反流手术治疗。**

六、嗜酸细胞性气道疾病

嗜酸细胞性气道疾病包括 4 种与咳嗽相关的疾病及情况：哮喘、咳嗽变异性哮喘（cough-variant asthma，CVA）、变应性咳嗽（atopic cough）和嗜酸细胞支气管炎（eosinophilic bronchitis）。它们间的联系和区别见表 1-2。

1. 咳嗽变异型哮喘（CVA） CVA 是一种特殊类型的哮喘，占哮喘的 5%～6%，咳嗽是其唯一或主要临床表现，无明显喘息、气促等症状或体征。**特点为：有支气管高反应性，在痰、支气管肺泡灌洗液或气道黏膜下有嗜酸细胞性炎症。**基底膜下层厚度增加，但不如典型哮喘增厚明显。

【诊断要点】 ①常有过敏素质（个人过敏史或患过敏性疾病，如荨麻疹、湿疹等，变应原皮试阳性，血嗜酸性粒细胞计数 $\geqslant 0.4 \times 10^9/L$）；②剧烈咳嗽，**主要表现为刺激性、以阵发性痉挛性干咳为主，**有时咳少量白黏痰，偶伴喘息，胸闷；③感冒、吸入冷空气、异味、灰尘、油烟、有害气体、运动等容易诱发或加剧咳嗽；④常表现为季节性发作；⑤**常在夜间咳嗽为其重要特征**或晨起发作，影响睡眠；⑥常规抗感冒、抗生素治疗、化痰镇咳药（包括可待因）无明显疗效；⑦支气管激发试验或舒张试验阳性；最大呼气流量（PEF）昼夜变异率 >20%；⑧**支气管舒张剂或糖皮质激素口服或气雾吸入可有效缓解咳嗽，此可作为诊断的依据。**

表 1-2　嗜酸细胞性气道疾病所致咳嗽的鉴别

	哮喘	咳嗽变异性哮喘	变应性咳嗽	嗜酸细胞性支气管炎
症状	咳嗽,气短,喘息	只有咳嗽	只有咳嗽	咳嗽和咳痰
变应性	常见	常见	常见	同一般人群一样
可变性气流阻塞	+	±	-	-
气道高反应性	+	+	-	-
辣椒素咳嗽高反应性	±	±	-	+
支气管扩张剂反应	+	+	-	-
对皮质激素的反应	+	+	+	+
对 H_1 阻断剂的反应	±	±	+	NK
进展到哮喘	n/a	30%	罕见	10%
痰嗜酸细胞(>3%)	常见	常见	常见	总有(根据定义)
黏膜下嗜酸细胞	↑	↑	↑	↑
BAL 中嗜酸细胞	↑	↑	↓	↑
气道平滑肌中的肥大细胞	↑	↓	NK	↓
基底膜增厚	↑	↑	NK	↑

注：n/a = 不适用；NK = 未知；± = 有时发生；- = 不发生；+ = 经常发生；↑ = 增加；↓ = 不增加

【治疗原则】 **CVA 治疗原则与哮喘相同。**对常用平喘药物，如 β 受体激动剂（雾化吸入或口服）、茶碱类（口服或静滴）、激素（吸入或全身应用）等均有良好效果。大多数患者吸入小剂量糖皮质激素加 β 激动剂即可，很少需要口服糖皮质激素治疗。近年来，主张较长期应用气雾吸入激素。此外，也应注意咳嗽型哮喘诱因的去除。**治疗时间不少于 6 ~ 8 周，必要时加用孟鲁司特。**

2．嗜酸细胞性支气管炎（EB）　EB 是一种以气道嗜酸性粒细胞浸润为特征的非哮喘性支气管炎，主要表现为慢性咳嗽，**痰诱导检查发现嗜酸性粒细胞计数增加（≥3%）**，但无喘息、可逆性气道阻塞及气道高反应性等哮喘的特征。在英国，这些患者占慢性咳嗽呼吸治疗诊所患者的 10% ~15%。

【诊断要点】　临床表现：主要症状为慢性刺激性咳嗽，常是唯一的临床症状，一般为干咳，偶尔咳少许黏痰，可在白天或夜间咳嗽。部分患者对油烟、灰尘、异味或冷空气比较敏感，常为咳嗽的诱发因素。患者无气喘、呼吸困难等症状，肺通气功能及呼气峰流速变异率（PEFR）正常，无气道高反应性的证据。

诊断：EB 临床表现缺乏特征性，部分表现类似 CVA，体格检查无异常发现，**诊断主要依靠诱导痰细胞学检查**。具体标准：①多为剧烈的刺激性干咳，或伴少量黏痰，没有哮喘的其他症状；②X 线胸片正常；③肺通气功能正常，气道高反应性检测阴性，PEF 日间变异率正常，但有对辣椒素的敏感性增加；④痰内嗜酸性粒细胞数增多，痰细胞学检查嗜酸性粒细胞比例≥3%；⑤排除其他嗜酸性粒细胞增多性疾病；⑥口服或吸入糖皮质激素有效。

【治疗原则】 EB 对糖皮质激素治疗反应良好，治疗后咳嗽消失或明显减轻。支气管扩张剂治疗无效。通常采用吸入糖皮质激素治疗，二丙酸倍氯米松（250～500 微克/次）或等效剂量的其他糖皮质激素，每天 2 次，持续应用 4 周以上。推荐使用干粉吸入剂。初始治疗可联合应用泼尼松口服，每天 10～20mg，持续 3～7d。

3．变应性咳嗽（AC） 临床上某些慢性咳嗽患者，常有变异性疾病的背景，抗组胺药物及糖皮质激素治疗有效，但不能诊断为哮喘、变应性鼻炎或 EB，将此类咳嗽定义为 AC。其与变应性咽喉炎、EB、感冒后咳嗽的关系及异同有待进一步明确。

【诊断要点】 目前尚无公认的标准，以下标准供参考：①慢性咳嗽，多为刺激性阵发性干咳，白天或夜间咳嗽，油烟、灰尘、冷空气、讲话等容易诱发咳嗽，常伴有咽喉发痒；②肺通气功能正常，气道高反应性检测阴性；③具有下列指征之一：过敏物质接触史、变应原皮试阳性、血清总 IgE 或特异性 IgE 增高、咳嗽敏感性增高，痰内而不是在支气管肺泡灌洗液中有嗜酸性粒细胞；④排除 CVA、EB、PNDS 等其他原因引起的慢性咳嗽；⑤抗组胺药物和（或）糖皮质激素治疗有效。

【治疗原则】 对抗组胺药物治疗有一定效果，必要时加用吸入或短期（3～7d）口服糖皮质激素。

4．慢性支气管炎（CB）

【诊断要点】 特点为：①咳嗽常伴咳白黏痰，量较多，咳痰一般晨间明显，咳白色泡沫痰或黏液痰，加重期亦有夜间咳嗽；②1 年至少 3 个月以上有症状（主要为咳嗽），连续 2 年以上。并排除其他引起慢性咳嗽的病因；③常有吸烟史；④肺功能试验较少气道可逆性特征，支气管激发试验和扩张试验阴性；⑤重症出现阻塞性肺气肿表现。

【治疗原则】 吸烟者戒烟是有效的治疗。伴喘息可用支气管舒张剂，继发细菌感染可用抗生素。避免受寒感冒和粉尘污染。需要注意的是，临床上很多其他病因引起的慢性咳嗽患者常被误诊为CB。

七、血管紧张素转换酶抑制剂（ACEI）所致的咳嗽

常用的转换酶抑制剂有卡托普利、依那普利、喹那普利和培哚普利（雅施达）等，是目前在临床上常用的降压药，还可改善心力衰竭患者的心功能。文献报道，**在使用转换酶抑制剂的患者中，有10%～30%发生顽固的慢性持续咳嗽，女性多见。**咳嗽是服用ACEI类降压药物的常见不良反应，占慢性咳嗽病因的1%～3%。**咳嗽多为刺激性干咳，无痰，常规应用镇咳化痰药无效，往往须停药后才能使咳嗽缓解可以确诊。**通常停药4周后咳嗽消失或明显减轻。诱发咳嗽的原因可能是此类药物使缓激肽、P物质或（和）前列腺素在肺内聚积所致。用血管紧张素受体拮抗剂可以替代ACEI。

八、支气管扩张症

是慢性炎症引起气道壁破坏，导致非可逆性支气管扩张和管腔变形，主要病变部位为亚段支气管。临床表现为咳嗽、咳脓痰，甚至咯血。典型病史者诊断并不困难，无典型病史的轻度支气管扩张症则容易误诊。X线胸片改变（如卷发样）对诊断有提示作用，怀疑支气管扩张症时，**最佳诊断方法为胸部高分辨率CT。**

九、支气管结核

支气管结核在慢性咳嗽病因中所占的比例尚不清楚，但在国内并不罕见，多数合并肺内结核，也有不少患者仅表现为单纯性支气管结核，其主要症状为慢性咳嗽，而且在有些患者是唯一的临床表现，可伴有低热、盗汗、消瘦等结核中毒症状，查体有时可闻吸气性干啰音。X线胸片无明显异常改变，临床容易误诊及漏诊。对怀疑支气管结核的患者应首先进行普通痰涂片找抗酸杆菌。部分患者结核分枝杆菌培养可阳性。X线胸片的直接征象不多，可发现气管、主支气管的管壁增厚、管腔狭窄或阻塞等病变。CT特别是高分辨率CT显示支气管病变征象较X线胸片更为敏感，尤其能显示叶以下支气管的病变，可以间接提示诊断。**纤维支气管镜检查是确诊支气管结核的主要手段，镜下常规刷检和组织活检阳性率高。**

十、职业和环境因素

工作的性质和环境因素，是否接触有害的刺激性气体或粉尘，以及温度、湿度等的影响，也可引起某些患者的咳嗽。

十一、气道内异物

常为急性呛咳，患者出现耐受性后可暂时缓解，继发感染时咳痰增多，并可为脓性。症状与气道内异物的性质、大小、量及嵌入气道的位置有关。高密度不透光异物可经胸部 X 线检查发现。较大的异物可引起肺不张，继发肺感染或局限性肺气肿。详询病史，**必要时行纤维支气管镜检查，可确定诊断并同时给予治疗。**

十二、外耳道异物或炎症

外耳道异物或炎症的刺激可通过神经反射引起咳嗽，患者常有外耳道炎症症状，如耳聋、耳聪、耳痛、耳道流脓等。行外耳道检查或取出耵聍，清洁外耳道，取出异物可以缓解。

十三、心理性咳嗽

心理性咳嗽是患者严重心理问题或有意清喉引起，又有作者称为习惯性咳嗽、心因性咳嗽。小儿相对常见，在儿童 1 个月以上咳嗽病因中占 3% ~10%。**典型表现为日间咳嗽，专注于某一事物及夜间休息时咳嗽消失，常伴随焦虑症状。**心理性咳嗽的诊断系排他性诊断，只有其他可能的诊断排除后才能考虑心理性咳嗽。儿童心理性咳嗽的主要治疗方法是暗示疗法，可以短期应用镇咳药物辅助治疗。对年龄大的患者可辅以心理咨询或精神干预治疗，适当应用抗焦虑药物。

十四、其他病因

支气管肺肿瘤、肺间质纤维化、支气管微结石症等疾病都可引起咳嗽，应进行胸部 CT 及相关检查协助诊断。

慢性持续性咳嗽的治疗：

1. 特异性治疗　确定咳嗽病因后针对病因进行治疗是最好的治疗。病毒性呼吸道感染多为自限性，明显的细菌性感染需应用抗生素，外耳或气管内异物应取出。肺肿瘤应外科切除或放疗、化疗，越特异的治疗越可去除咳嗽。近年的研究表明，**几乎所有的慢性持续咳嗽都可作出病因学诊断，特异性治疗的成功率达 93% ~98%。**不同咳嗽病因的特异性治疗已在不同疾病的诊治中讲述。

2. 非特异性（镇咳）治疗　咳嗽为一种防御性反射活动，有利于清除呼吸道分泌物，轻度咳嗽不需进行镇咳治疗。咳嗽可由多种原因所致，治疗的关键在于病因治疗，镇咳药物的应用只是暂时的对症措施，只能起到短暂缓解症状的作用。**只有严重的咳嗽，当咳嗽动作为完全无效功，或频繁咳嗽给患者带来痛苦，影响休息和睡眠，或导致并发症发生与潜在危险时，才可适当**用镇咳药（用药指征见表 1-3），痰多患者禁用强力镇咳治疗。

表 1-3　镇咳药物的应用指征

存在咳嗽的并发症，或潜在高度危险
严重咯血
阵发性剧烈干咳，影响休息和睡眠
“精神性”咳嗽，阻断咳嗽周期以减轻气道水肿和炎症
等待特异治疗发挥作用期间
减少某些特殊操作（气管镜，气管插管）或外科手术的危险
脑水肿
频繁咳嗽对抗呼吸机

镇咳药的应用见第三章第十四节。

（俞森洋）

第二节　咯血的诊断和治疗

喉及喉部以下的呼吸道和肺出血，经口咳出者称为咯血。大咯血引起失血性休克而致死的比较少见，更常见的是大量的血淹溺肺泡，阻塞气道，因窒息和顽固性低氧血症而导致患者死亡。对于**大咯血的定义**，较多为大家接受的标准是：**24 小时咯血量 600ml 以上，或一次咯血 500ml 以上，称大咯血。**

近年国内报告咯血的原因主要见于肺结核（52.9%）、支气管扩张症（22.7%）、肺癌（6.6%）和肺炎（3.1%）等 4 种疾病。国外 Imgrund 等（1985）复习 11 篇文献报道的共 456 例（1961～1983 年）大咯血病因：结核病占 201 例（44%），炎症性肺疾病 197 例（43%），癌症 32 例（7%），其他 26 例（5%）。

【诊断要点】

1. 咯血与各种假性咯血的鉴别　真正的咯血，血为鲜红色，常混有泡沫痰。pH 呈碱性，镜检可发现充满含铁血黄素的巨噬细胞。各种假性咯血的特点见表 1-4。

2. 咯血患者的检查　包括常规检查（表 1-5）和特殊检查（表 1-6）两部分，**常规检查是每位咯血患者都应该进行的，特殊检查则可根据临床需要，**当临床资料提示咯血是某一类病因引起时，则选择该系统的特殊检查。

表 1-4　各种假性咯血的特点

原因	病　史	物理检查	实验室检查
鼻、口咽或下咽部出血	无或很少咳嗽；鼻出血，刷牙时牙龈出血	牙龈炎，舌、鼻或鼻咽、口咽或下咽部的毛细血管扩张、溃疡、裂口或静脉曲张	无
上胃肠道出血（呕血）	因与胃酸混合，血呈暗红色，常无气泡或泡沫样血痰；常伴恶心，呕吐或既往胃肠病史	上腹触痛；慢性肝病体征	呕出的血 pH 呈酸性，鼻胃管吸引有血，必要时可进行钡餐造影，食管镜或胃镜检查
黏质沙雷菌感染	既往住院史，应用广谱抗生素，机械通气史	阴性	在红色痰液中找不到红细胞，痰培养可发现该致病菌
诈病	精神性疾病，不能证实其夜间大咯血的诉说	阴性，除非看见自创的病灶；不能按要求咯出血来	常需排除真正的咯血

表 1-5　咯血患者的常规检查

一、病史

1. 现病史：患者年龄，咯血开始和持续时间，出血源：上、下呼吸道或胃肠道，咯血量，痰性质，有无胸痛或创伤
2. 过去史：吸烟史，结核接触史，心肺疾病，免疫疾病或血液病史
3. 系统性回顾：鼻、口咽、喉症状，胃肠症状，血尿

二、物理检查

1. 一般检查：神志水平，体位改变，呼吸，血压，脉搏
2. 头颈部：鼻中隔溃疡，毛细血管扩张，口、咽、喉病变，淋巴结肿大
3. 胸部：创伤或肋骨骨折，局限性喘鸣，干湿啰音，心脏杂音
4. 肢体：杵状指，出血点，淤斑

三、实验室检查：血常规，血小板计数，血电解质，肌酐，尿素氮，血气分析，尿液分析，痰涂片和培养（细菌、抗酸杆菌和真菌），痰细胞学，PPD 或 OT 皮肤试验，出凝血功能有关的试验

四、心电图

五、胸部 X 线检查

六、纤维支气管镜检查*

注：*虽然有些情况（如肺栓塞、主动脉肺瘘等）不应进行纤维支气管镜检查，但通常情况下应将纤维支气管镜检查作为常规考虑

表1-6 咯血患者的特殊检查

一、气管支气管疾病
1. 咳出的痰送检结核菌、寄生虫、真菌，并进行常规细胞学检查
2. 支气管镜检查
3. 支气管造影
二、心脏血管疾病
1. 超声心动图
2. 动脉血气（当吸入21%和100%氧时）
3. 通气和灌注肺扫描
4. 肺血管造影
5. 主动脉造影，CT扫描（必要时注射造影剂作增强扫描）
6. 心导管检查
三、血液病
1. 凝血功能检查
2. 骨髓检查
四、局限性肺实质疾病
1. 咳出的痰送检寄生虫、结核杆菌、真菌，并进行常规细胞学检查
2. 局部体层摄影，CT扫描
3. 血清曲菌沉淀素
4. 肺活检并特殊染色检查
五、弥漫性肺实质疾病
1. 痰细胞学检查
2. 血尿素氮，肌酐，抗核抗体，类风湿因子，补体，冷球蛋白，找LE细胞
3. 血清查循环抗肾小球基底膜抗体
4. 为筛选过敏性肺炎，可查血清中沉淀素
5. 怀疑军团菌或呼吸道病毒感染可作相应血清学检查
6. 肺或肾活检，特殊染色，包括免疫荧光检查

3．咯血患者的诊断流程　见图1-4。

【治疗原则】 大咯血治疗的首要目标是保持气道的通畅和迅速控制出血，第二位目标才是治疗原发病，达到消除咯血病因、治愈疾病的目的。

1．保持气道通畅，预防窒息　**让患者绝对卧床休息，**尽可能减少搬动和长途转送，以免途中颠簸加重咯血，**一般取头高、侧卧位，患侧向下，**避免血液误吸或堵塞健侧气道。出血部位不明时，一般取平卧或半卧位，鼓励患者将气道内积血轻轻咳出吐尽。大咯血患者应住呼吸监护病房，实行严密监护。床旁监护呼吸、血压、心率、心电图及血氧饱和度。详细记录咯血量，观察有无新鲜出血。烦躁、恐惧的患者应给予安

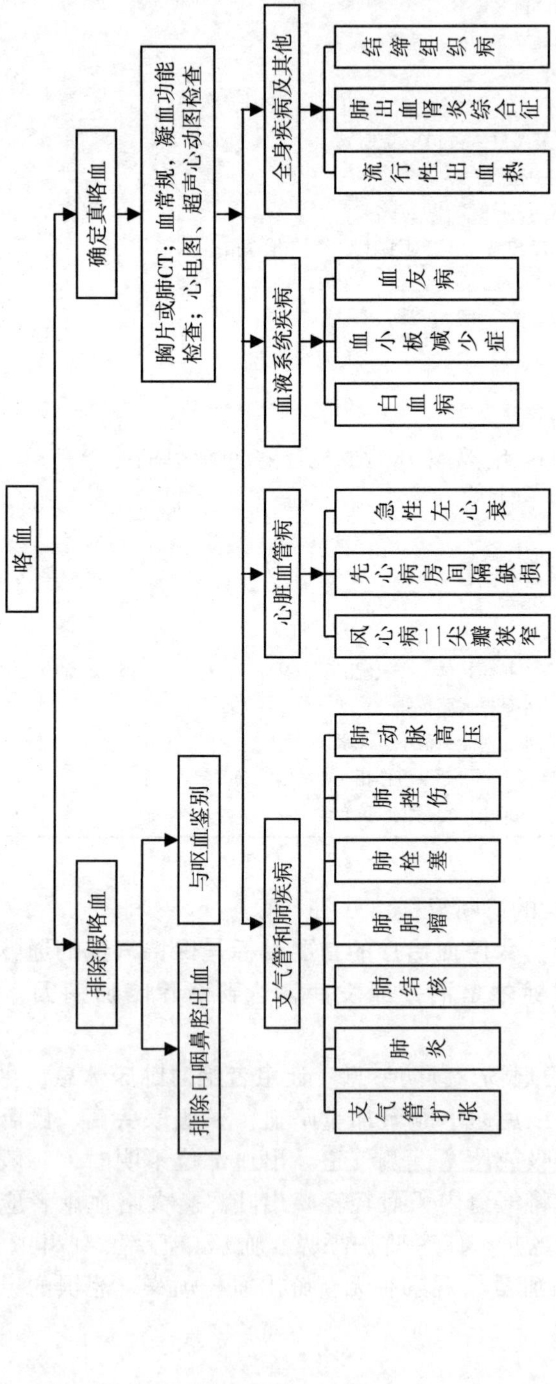

图1-4 咯血患者的诊断流程

慰和少量镇静剂，如地西泮（安定）；**咳嗽剧烈和频繁者可酌情给予轻度镇咳剂**，如咳必清、咳快好，或小剂量可待因。但应避免应用强镇咳药和强镇静剂，因为显著的神志或咳嗽抑制不利于气道出血的排出。床旁备好吸引器，备好气管插管和通气机。迅速建立静脉通道，使用止血药物及补充血容量。胸部病灶处可放置冰袋。咯血量大者应查血型、配血，作好输血准备。

2. 止血药物的应用

（1）一般止血药

1）止血芳酸（对羧基苄胺）：0.1～0.2g 加入 10% 葡萄糖液 20～40ml 中缓慢静注，每日 2～3 次，最大剂量为 2g/d；本药有很强的抗纤维蛋白溶解作用，毒性较低。

2）6-氨基己酸：4～6g 加入 10% 葡萄糖液 250ml 中静滴；15～30 分钟内滴完，每日 2～3 次。本药能阻止纤维蛋白溶酶的形成，从而抑制纤维蛋白的溶解，达到止血作用。

3）酚磺乙胺（止血敏）：0.5～1g 加入葡萄糖液 250ml 稀释后静滴，每日 2～3 次，可增加毛细血管抵抗力和增加血小板功能。

4）安络血：10～20mg 肌注，每日 2～3 次，减低毛细血管通透性，增强毛细血管对损伤的抵抗力。

5）维生素 K_1 10mg 肌注或缓慢静注，每日 1～2 次；或维生素 K_4 4～8mg，每日 2～3 次口服。

6）云南白药 0.5g，每日 3 次口服。

一般止血药物的作用多为改善出凝血机制，增强毛细血管及血小板功能。故主要适用于凝血功能障碍引起的咯血。至于其他病因引起的咯血，虽然临床上至今仍常规应用，但治疗效果并不确切。临床上一般选用 1～3 种作用机制不同的止血药物配合应用，应避免过量或过多，以防患者呈高凝状态和血栓形成。

（2）垂体后叶素：大咯血时可用 5～10U 溶于 20～40ml 生理盐水或葡萄糖液后缓慢静脉注射，而后 10～20U 加 5% 葡萄糖 250～500ml 静脉滴注维持治疗，必要时 6～8 小时重复 1 次，或 2～6 小时后重复静脉注射。用药时患者可有面色苍白、出汗、心悸、胸闷、腹痛、便意及过敏等不良反应。对冠心病、高血压、动脉硬化、肺心病、妊娠患者要慎用或不用。**垂体后叶素的作用是使肺小动脉收缩，降低肺静脉压，有助于破裂血管区凝血止血。对咯血的疗效显著，故有“内科止血钳”之称，如无禁忌证应首选使用。**

（3）立止血（reptilase）：成人每次1kU，每日1次，第一天静脉注射，第2、3天肌内注射。无严重不良反应，但少数患者可出现荨麻疹、焦虑、出汗、低血压及心率减慢。遇低血压和心率减慢时应停药观察。

（4）血管扩张药：该类药物扩张血管，降低肺动脉压，减少肺血流量。由于全身血管阻力下降，回心血量减少，促使肺血管床血流向肢体。常用药物有：

1）酚妥拉明：系α受体阻滞剂，10～20mg加5%葡萄糖250～500ml，缓慢静脉滴注，连用5～7天，滴注过程中需监测血压，血容量不足时易引起血压下降，故应在补足血容量的基础上应用。此药也可使心率增快，但一般不影响治疗。有报告治疗60例大咯血，有效率达85%。

2）硝酸甘油：5～10mg加5%葡萄糖250～500ml，缓慢静脉滴注，可与垂体后叶素合用。

（5）鱼精蛋白注射液：为肝素拮抗剂，尤适用于应用肝素抗凝治疗，肝素过量而咯血者。此药有加速凝血止血作用，对有凝血机制障碍或肝功能不良的中、小量咯血也有较好效果。每次50～100mg加5%葡萄糖40ml缓慢静脉注射，每日1～2次，连续使用不得超过72小时。

（6）肾上腺皮质激素：经一般治疗和应用垂体后叶素无效者可加用。对浸润型肺结核、肺炎所致咯血效果较好，但应用激素同时应加强抗结核、抗感染治疗。一般可口服泼尼松，每日30mg，见效后逐渐减量，疗程不超过2周。也可用地塞米松，每4小时1次，用3～4天。或用氢化可的松，每日100～300mg，用3～5天。用前要注意患者有无皮质激素使用的禁忌证。

3．支气管镜治疗　出血量大时可选用硬质支气管镜，清除大气道积血以后再用纤维支气管镜经硬质镜插入，寻找出血部位，予以止血。若出血量不很大，可选用大口径气管插管，经气管插管吸出积血后再经气管插管插入纤维支气管镜观察和止血，通过直视、活检和毛刷涂片、分泌物取样查找原发肺疾病，从而明确病变的范围和程度，并进行局部治疗。操作期间应监测患者的血氧饱和度，经导管给氧或高频喷射通气提供氧疗。

经气管镜进行止血治疗方法：

（1）冷盐水支气管灌洗：4℃冷盐水分次少量注入出血肺段支气管，停留0.5～1分钟后吸引，反复多次灌洗，直至出血停止。也可在冷盐水中加肾上腺素（如500ml冷盐水＋肾上腺素3～4mg）以促进局部止血。

（2）局部用药：可经支气管镜对出血灶局部应用的药物有：①1∶20000肾上腺素5ml或0.1%肾上腺素0.5～1ml；②生理盐水加麻黄

素 30mg；③鱼肝油酸钠（血管硬化剂）；④凝血酶或纤维蛋白原-凝血酶。

（3）气管支气管内激光治疗或冷冻治疗。

（4）气囊导管堵塞法：先插进纤维支气管镜找到出血支气管并固定于此位置，经纤维支气管镜吸引管放入 Fogarty 气囊导管到相应的支气管（主支气管，肺叶、肺段或亚段支气管），往气囊内注入气体或生理盐水，使其膨胀将出血支气管堵塞，可达到止血作用，并避免血液流入其他支气管。气囊内压一般不超过 30mmHg（4. 0kPa），放置 24 小时，然后松解气囊观察几小时，如已止血即可拔管。

4. 支气管动脉造影和栓塞治疗　动脉栓塞治疗已成为大咯血患者姑息性常用有效治疗措施。经动脉造影确定出血部位后进行栓塞治疗。双侧肺病变、多发性出血病灶或肺功能储备处于边缘的患者，可以用栓塞治疗代替外科手术。在很多文献报道中，通过支气管动脉造影和栓塞后闭合血管而控制出血和使患者病情稳定的成功率为 84% ~100%，随访 1 ~60个月，70% ~88% 患者在栓塞治疗后能成功的长期控制出血。

支气管动脉栓塞治疗咯血的效果迅速而可靠，但有一定的复发率。复发咯血的原因包括不完全栓塞、异常血管再生或栓塞血管再通。

5. 外科手术　应用外科治疗有两种情况：①大咯血经各种内科治疗未能控制，需紧急手术；②咯血患者经内科治疗后出血已停止，一般情况稳定，为根治咯血的原发病而手术。近年来，非外科介入治疗，如动脉造影栓塞、经支气管镜实施各种治疗的应用，使更多的大咯血患者可以在止血和一般情况改善后再择期进行手术。从而降低急诊手术的并发症发生率和死亡率。

6. 咯血并发症的治疗

（1）肺不张：处理原则为通畅气道，加强吸引或引流排痰，停用强镇咳镇静药物，鼓励患者咳嗽。气道分泌物黏稠，不易咳出者，可酌情应用雾化吸入来湿化气道，酌情应用抗生素，祛痰药物。必要时可插入纤维支气管镜吸出血块，或用支气管灌洗方法清除气道内积血和分泌物。

（2）吸入性肺炎：选用广谱强效抗生素，如肺结核所致咯血，肺部炎症不能除外结核病灶播散所致，应加用抗结核药物。

（3）失血性休克：应立即给予输液（先输入生理盐水 500ml 或中分子右旋糖酐 500ml），输全血或血浆，直到补足血容量。若补充血容量后血压仍偏低，可酌情应用血管活性药物，如 10% 葡萄糖液或生理盐水 500ml 加多巴胺 40 ~100mg 或（和）阿拉明 20 ~40mg，液体滴速和药物浓度可根据血压水平来调整。维持动脉收缩压不低于 80 ~90mmHg（10. 7 ~

12kPa）。

（4）窒息：是大咯血的最严重并发症，应立即采取抢救措施；取头低足高位，或抱起患者使其头朝下，助手托起下颌，将口撬开，取下义齿，清理口腔和咽喉积血，然后经鼻插入粗导管，接吸引器强力吸引。

也可用以下动作清除患者气道的积血：①术者右手握拳，按于仰卧患者的上腹剑突下向下向上快速冲击性按压多次；②术者从患者后面拦腰抱住患者，右手握拳，拇指侧正对患者上腹剑突下，左手紧握右拳之上，双臂快速冲击用力。

若大咯血持续，患者窒息的危险性很大或濒临窒息者，应选择8号或8号以上导管行紧急气管插管，选用大口径气管导管便于保持气道通畅，也便于插入气管镜进行检查和治疗。

（俞森洋）

第三节　胸　　痛

胸痛是临床上常见的症状，胸痛的严重程度不一定与病情的轻重完全一致。某些局部损害引起的疼痛也许危害不大，而某些心血管疾病（如心肌梗死、主动脉夹层动脉瘤）引起的疼痛则有重要意义，可引起猝死，必须及时诊断和治疗。

【诊断要点】 诊断胸痛的病因时，要详询患者胸痛的部位、疼痛的性质（如刀割样、绞痛、烧灼样、钝痛、隐痛等）和剧烈程度，疼痛的时间、影响疼痛的因素，伴随的其他症状，以及其他有关疾病史。

最常见的胸痛是心脏血管疾病引起，10%～20%的胸痛是心脏以外的疾病所致。大部分非心源性胸痛源自于胸膜或胸壁，因为**肺组织和脏层胸膜缺乏痛觉感受器，所以肺实质患有严重病变也可以没有胸痛。**

根据疼痛的来源和胸部的解剖可将胸痛分为以下几类：

1．胸壁痛　胸壁解剖包括皮肤及皮下组织，肋间神经和脊神经，肋间肌肉及胸肌，肋骨及脊柱。**胸壁痛的特点：①胸痛常固定于病变所在的部位，有明确的范围和局部的压痛；**②胸廓活动时（如挤压胸廓、咳嗽、举臂等）可使疼痛加剧；③与胸膜痛的区别：呼吸动作对胸壁痛的影响很少，但可使胸膜痛加剧。

2．胸膜痛　壁层胸膜有痛觉神经分布，主要由肋间神经和膈神经支配。神经末梢对炎症和胸膜的牵拉敏感。**胸膜痛的特点是：在吸气（尤其是深吸气）时出现，在呼气或屏气时变为钝痛或消失。按压疼痛部位**

不会使疼痛减轻。胸膜痛常为胸膜本身的病变，如炎症、恶性肿瘤和气胸引起。肺实质病变累及胸膜时也可引起胸膜痛。

3．支气管-肺疾病　支气管-肺的炎症、肿瘤、结核及肺栓塞等疾病引起的胸痛表现与胸膜炎胸痛相似。但多伴有呼吸系统的临床表现，如咳嗽、咳痰、咯血、呼吸困难，检查可闻及干性或湿性啰音。胸部 X 线片或肺 CT 检查可发现病变。

4．纵隔性胸痛　纵隔内脏器包括心脏（心包和心肌）、主动脉、气管、食管、胸腺和纵隔内淋巴结。这些脏器的病变都可出现胸痛，疼痛的性质差异较大。但**疼痛的部位常位于胸骨后和心前区，可放射到颈部、上臂及肩背部。最常见的纵隔性胸痛为心绞痛，**系心肌缺血所致，为压榨样绞痛，可伴窒息感。心肌梗死时疼痛更严重而且持久。严重二尖瓣狭窄或多发性肺动脉栓塞所致严重慢性肺动脉高压引起的胸痛与心绞痛类似。急性心包炎所致胸痛可因深呼吸、咳嗽、吞咽或弯腰而加重。主动脉夹层动脉瘤的胸痛特点为突发性剧烈撕裂样胸痛，可放射到背部，延伸到腹部甚至下肢。食管疾病引起的疼痛，常为“烧灼样”痛，进食和吞咽时加重。反流性食管炎常在卧位时加重，站起后缓解。

根据疼痛部位、性质，怀疑心脏或主动脉疾病时，可做心电图、超声心动图、纵隔 CT、冠脉或大血管造影以及心肌酶学检查。怀疑食管病变可做吞钡造影或纤维内镜检查来确定胸痛病因。

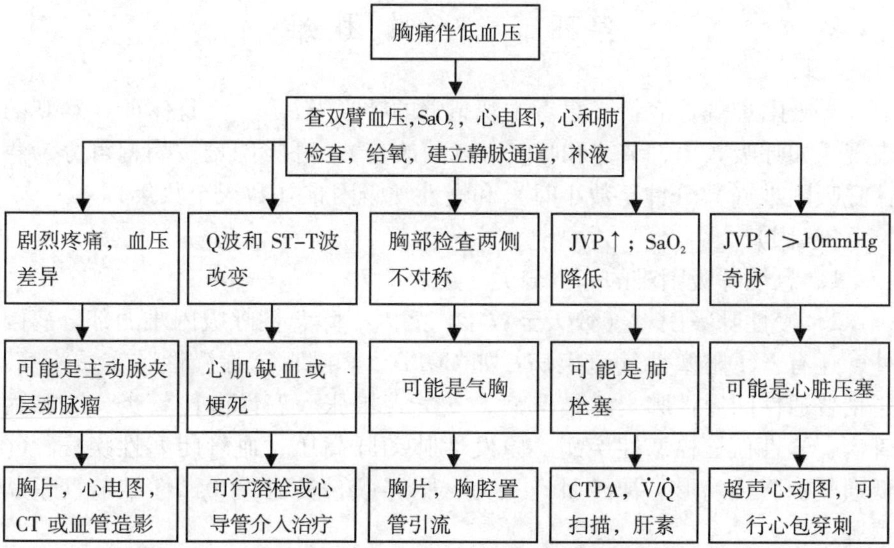

图 1-5　病情严重的胸痛患者的诊治流程

5. 上腹部疾病　食管裂孔疝、贲门癌、肝脓肿、肝癌、膈下脓肿等也可引起胸廓或胸骨下部疼痛。消化系统疾病所致胸痛常与进食或饥饿相关，可伴消化系统的症状体征。**膈肌中央部受刺激时疼痛常可放射到肩部和颈部。**为明确诊断可采用钡餐造影、纤维胃镜或B超等检查。

6. 病情严重的胸痛患者的诊治流程　见图1-5。

治疗措施根据血压和对头、颈、胸的主要检查来决定。JVP：颈静脉压；SaO_2：动脉血氧饱和度；CTPA：CT肺动脉造影。

【治疗原则】

1. 治疗原发疾病　**确定胸痛的病因，针对原发病采取相应的治疗措施是最重要的。**例如，心绞痛，应休息，硝酸甘油0.6mg，舌下含化，或5～10mg加入葡萄糖液500ml中以20～50μg/min的滴速静脉滴注，如果是急性心肌梗死，有适应证者，应给予溶栓或抗凝治疗，镇痛可用镇痛剂，如吗啡或哌替啶等。对肺炎、胸膜炎患者，给予抗感染药物。

2. 镇痛治疗　对于胸壁肌肉性疼痛、胸膜炎痛，可应用非甾体抗炎药，如吲哚美辛25mg，2～3次/日，口服。复方制剂，如复方对乙酰氨基酚片（散列痛）1片，2～3次/日，口服。对于顽固性的肋间神经痛，也可用局部肋间神经封闭镇痛。

（俞森洋）

第四节　呼吸困难

呼吸困难既是症状（患者主观感觉的呼吸异常），又是体征（客观的表现，如呼吸频率、节律和呼吸方式的改变）。呼吸困难按病程可分为急性呼吸困难（数分钟至数小时）和慢性呼吸困难（数天至数年）。

【病因】

1. 急性呼吸困难的病因分类　见表1-7。

2. 慢性呼吸困难（数天至数年）病因　除急性呼吸困难的部分病因外，还有：①阻塞性气道疾病：如COPD、哮喘；②弥漫性肺实质疾病：包括普通性间质性肺炎、结节病、支气管扩张、癌性淋巴管炎；③肺血管病：慢性血栓栓塞性疾病、原发性肺动脉高压、血管闭塞性疾病；④低通气：胸廓畸形、神经肌肉无力、肥胖；⑤贫血；⑥毒性结节性甲状腺肿。

表1-7　急性呼吸困难的病因分类

呼吸困难病因	疾病名称
外源性呼吸困难	高山缺氧
肺源性呼吸困难	
上呼吸道病变	喉或气管狭窄（异物、肿瘤、白喉、结核）或受周围肿瘤压迫、炎症、痉挛
支气管狭窄	炎症、痉挛、支气管哮喘
肺组织病变	肺炎、肺结核、肺气肿、肺癌
肺受压	大量胸腔积液或积气
肺收缩或扩张困难	胸膜粘连、肺纤维性变、肺不张
胸廓运动障碍	严重胸廓畸形
呼吸肌功能障碍	膈肌麻痹或痉挛、重症肌无力、脊髓灰质炎
循环障碍性	心功能不全、肺循环障碍、肺换气功能受限
中毒性呼吸困难	酸中毒、毒血症、药物中毒
血源性呼吸困难	重症贫血、异常血红蛋白病
神经性或中枢性呼吸困难	脑病、脑出血、颅压增高
精神性呼吸困难	癔症（缺乏阳性体征，暗示治疗有效）
睡眠呼吸障碍	睡眠呼吸暂停综合征

3. X线胸片正常的呼吸困难的病因　①气道疾病：如哮喘、上气道阻塞、支气管炎；②肺血管疾病：肺栓塞、原发性肺动脉高压、肺内分流；③早期肺实质病变：结节病、间质性肺炎、感染（病毒、肺孢子虫病）；④心脏病：如心绞痛、心律失常、瓣膜病、心内分流；⑤神经肌肉无力；⑥代谢性酸中毒；⑦贫血；⑧毒性结节性甲状腺肿；⑨高通气综合征。

4. 发作性/阵发性呼吸困难的病因　①急性哮喘发作；②心源性哮喘（急性肺水肿）；③心绞痛；④急性肺栓塞；⑤过敏性肺炎；⑥急性血管炎；⑦高通气综合征；⑧癔病。

【诊断要点】

1. 详细问诊和全面检查项目　对所有的呼吸困难患者均要进行详细问诊和全面体检。问诊应了解呼吸困难发生的速度（分急性和慢性呼吸困难）和严重程度（参考Hugh-Jones提出的呼吸困难严重程度判断标准）、诱因或加重因素、伴随症状、个人史和家族史。

体检不仅要重点检查胸部心、肺情况，还应检查有无发绀、神经系统、上气道、甲状腺。

实验室检查：血、尿常规，血电解质、肝肾功能、动脉血气、血糖，甲状腺功能、B型利钠肽（B-type natriuretic peptide，BNP）。

特殊检查：X线胸片或CT、心电图、超声心动图，酌情选择纤维支气管镜检查、MRI、PET等。

2．呼吸困难程度的判断 **Hugh-Jones 提出的呼吸困难程度区分标准：**

第Ⅰ度：能与同龄健康人一样工作、步行，爬坡及上阶梯时稍感呼吸急促。

第Ⅱ度：能与同龄健康人一样步行，但爬坡及上阶梯时明显不如健康人。

第Ⅲ度：即使在平地也不能像健康人一样步行，按自己速度可步行 0.5 ~2.5km。

第Ⅳ度：步行 50m 以上就须休息，否则不能继续。

第Ⅴ度：说话、穿衣也感呼吸急促，不能户外活动。

3．急性呼吸困难的鉴别诊断和早期治疗流程见图 1-6。

4．慢性劳力性呼吸困难患者的诊断程序 **慢性劳力性呼吸困难最常**由肺或心脏疾病引起，对这一主诉进行评价时，除了选择有关肺功能检查外，心脏功能检查也可发挥重要作用。**应鼓励进行经胸心脏超声心动图（EC）检查，**因为收缩性充血性心衰（CHF）容易被证实，而非收缩性 CHF 较难由 EC 来评价，需要多普勒和心肌组织成像。此外，**测定 B 型利钠尿肽（B-type natriuretic peptide，BNP）和 N 端利钠肽（NT-proBNP）升高，有利于 CHF 的诊断。**

BNP 是一个多肽，由心室肌细胞释放，与室壁张力直接成比例，因为降低肾素-血管紧张素-醛固酮的激活。BNP 是利钠利尿系统的一种肽类物质，它的合成和分泌主要在心室，刺激其分泌的主要条件是心室负荷和室壁张力的增加，**当心功能紊乱时 BNP 测定具有很高的敏感性和特异性，可以为呼吸困难的鉴别提供有价值的诊断依据。**谢伟国等的测定结果见表 1-8。根据 BNP 鉴别慢性呼吸困难的诊断流程见图 1-7。

表 1-8 心源性与肺源性呼吸困难的 BNP 水平

组别	例数	BNP
心源性呼吸困难	51	843.12 ±432.12$^{\triangle}$
肺源性呼吸困难	55	159.34 ±97.62
正常对照组	50	52.16 ±16.96

注：$^{\triangle}$心源性与肺源性、对照组比较 $P<0.01$

5．肺源性呼吸困难的临床特点 见表 1-9。

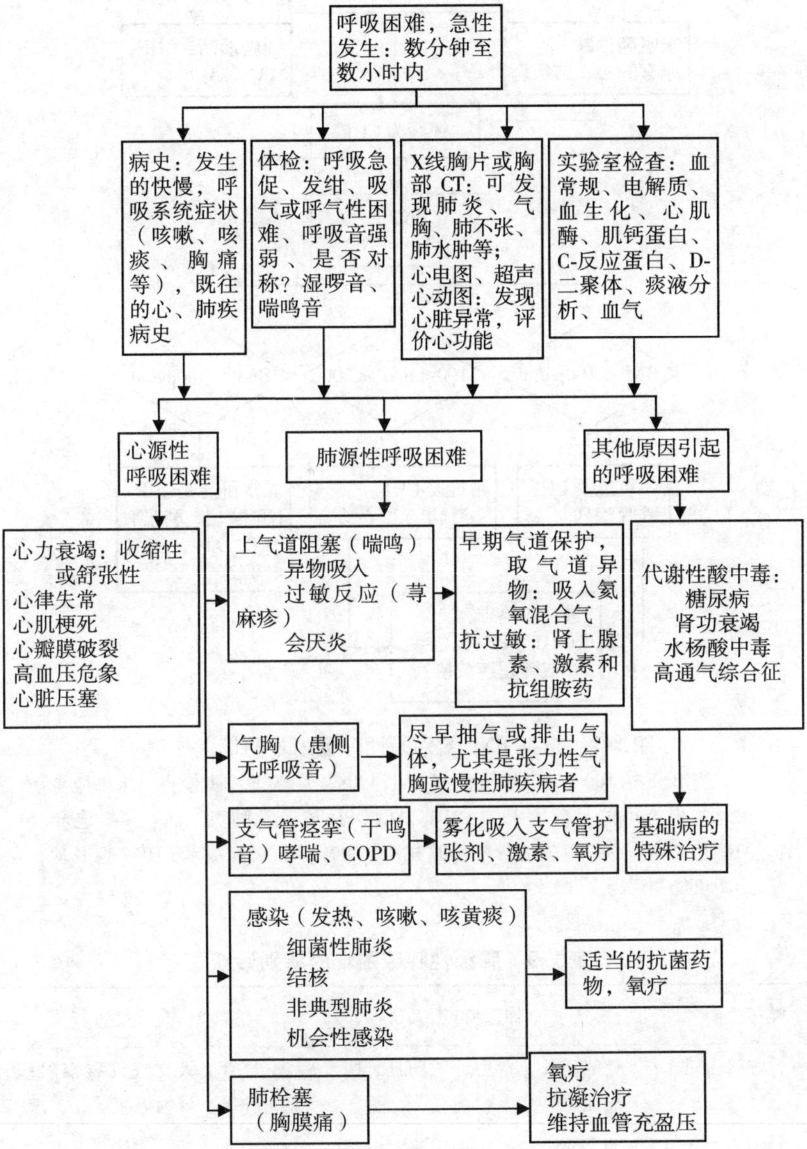

图1-6　急性呼吸困难的鉴别诊断和早期治疗流程

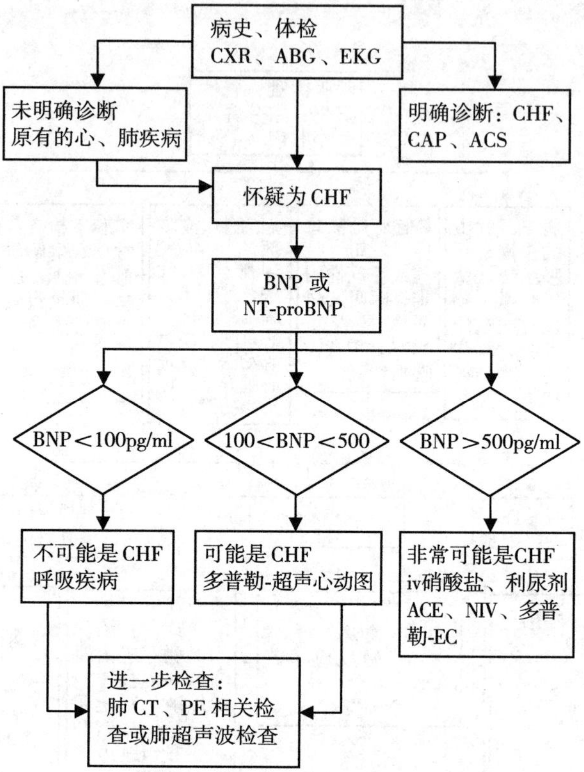

图 1-7　根据 BNP 鉴别慢性呼吸困难的诊断流程

当 BNP 在 100～500pg/ml 时（约 1/4 患者）需进一步检查，医师应考虑这些患者可能是巨大 PE、CHF、AECOPD 或严重肺炎。而且 1/2 老年 ARF 患者常有一个以上的诊断，即 BNP＞500pg/ml 强烈提示 CHF，但其他诊断可能是诱因

表 1-9　肺源性呼吸困难的鉴别诊断

类型	临床特点	提示疾病
吸气性呼吸困难	吸气延长、费力、三凹征、吸气性喘鸣	喉、气管、大支气管狭窄阻塞（炎症、肿瘤、异物等）
呼气性呼吸困难	呼气延长、费力、呼气性哮喘	细支气管狭窄阻塞（支气管哮喘、慢性支气管炎等）
混合性呼吸困难	吸气、呼气均感困难，兼有吸气性、呼气性二者特点	肺病变广泛，胸腔大量积液、积气

6．心源性呼吸困难的临床特点　主要见于风湿性心瓣膜病、高血压心脏病、冠心病引起的左心功能障碍，导致肺淤血、肺水肿。轻症表现为夜间阵发性呼吸困难；重症表现为急性肺水肿，临床上有极度的呼吸困难、大汗、发绀、端坐、惊恐躁动、双肺湿啰音进行性增加，由于伴有哮鸣音，又称心源性哮喘，与支气管哮喘的鉴别见表1-10。检查有心脏病的体征和心电图表现。肺栓塞引起急性肺源性心脏病导致右心衰，或慢性肺源性心脏病基础上同时合并左心衰，均可能出现呼吸困难。急性或慢性心包炎伴有大量心包积液，压迫支气管和肺组织，肺淤血、肺水肿，可引起呼吸困难。

表1-10　支气管哮喘与心源性哮喘鉴别要点

鉴别点	支气管哮喘	心源性哮喘
年龄	儿童、青少年人多见	40岁以上中老年人多见
病史	过敏、哮喘反复发作，可有家族史	有风心病、冠心病、高血压史
发作	任何时间，有季节性	夜间，大量快速静脉输液时
症状	呼气性呼吸困难，无痰或少量黏痰	混合性呼吸困难、血色泡沫痰
体征	两肺满布哮鸣音，多无湿啰音，无心脏病体征	两肺底湿啰音，动态增加，哮鸣音少，有心脏病体征
X线	肺纹理增粗、肺气肿征像	左心增大，肺淤血征像
治疗	支气管解痉剂、激素有效	利尿剂、强心剂有效

【治疗原则】

1．氧气疗法　根据呼吸困难、缺氧的程度决定吸氧的方法。出现劳力性呼吸困难，休息后可缓解，静息时无明显缺氧体征（发绀）者，如阻塞性肺气肿，相当于Ⅳ度呼吸困难，可间歇低流量吸氧。如静息状态下也有呼吸困难、发绀、相当于Ⅴ度呼吸困难，达到呼吸衰竭的诊断标准，应当及时进行持续低流量吸氧。详见“氧气疗法及氧中毒的防治”。

2．治疗基础疾病　治疗引起呼吸困难的基础疾病，去除诱发因素，减轻或消除呼吸困难，是根本性治疗。

3．机械通气　呼吸衰竭者应行机械通气（无创通气或有创通气），详见第三章第十一节和第十二节无创和常规正压通气。

（俞森洋）

第二章　呼吸病的诊断方法和操作技术

第一节　胸腔穿刺术、气胸穿刺术

一、胸腔穿刺术

胸腔穿刺术（thoracentesis）常用于检查胸腔积液的性质、抽液减压或胸腔内局部注射给药等。

【适应证】 ①胸腔积液性质不明者，进行诊断性穿刺；②大量胸腔积液压迫，导致呼吸循环功能障碍；③结核性胸膜炎合并胸腔积液；④脓胸、脓气胸；⑤肺炎并发渗出性胸膜炎胸腔积液较多者；⑥外伤性血气胸；⑦脓胸或恶性胸腔积液须胸腔内注入药物者；⑧其他为了诊治目的需要穿刺抽液者。

【相对适应证】 病情危重，但需要进行胸膜腔穿刺以明确诊断或缓解症状者。

【禁忌证】 ①有严重出血倾向；②大咯血。

【操作方法】

1．**嘱患者取坐位，面向椅背，两前臂置于椅背上，前额伏于前臂。**不能起床的患者，可取半坐卧位，患侧前臂上举抱于枕部。

2．穿刺前应进行物理检查，核实胸腔积液部位，一般情况下，穿刺点选在胸部叩诊实音最明显的部位进行，通常取肩胛下角线或腋后线第7～9肋间；有时也选腋中线第6～7肋间或腋前线第5肋间为穿刺点。除大量胸腔积液外，包裹性积液或胸腔积液量少时，可于**超声定位后，进行穿刺**，可结合X线或超声检查结果确定，穿刺点可用甲紫棉签在皮肤上标记。

3．术者戴口罩和无菌手套，助手协助打开胸穿包，穿刺部位常规消毒皮肤，覆盖消毒洞巾。

4．用1%普鲁卡因或1%～2%利多卡因2ml **在下一肋骨上缘的穿刺点**自皮肤至胸膜壁层进行局部逐层浸润麻醉。

5．根据麻醉注射针估测穿刺针进入深度。

6．术者应先将针座后连接的胶皮管用血管钳夹住，**以左手示指和中**

指固定穿刺部位的皮肤，另一只手持穿刺针或套管针，沿肋骨上缘慢慢刺入，待抵抗感消失后，取注射器连接橡皮管，松开止血钳，抽吸胸腔内积液，抽满后再次用止血钳夹闭胶管，取下注射器，将液体注入容器或试管，计量或送检。

7．抽液结束后，拔出穿刺针，覆盖无菌纱布，稍用力压迫片刻，用胶布固定。嘱患者静卧，观察有无不适反应。

8．抽液后，应常规听诊肺部，注意呼吸音，必要时重复 X 线胸片检查，以除外气胸，并了解被压缩肺的情况。

【注意事项】

1．操作前应向患者说明穿刺目的，消除顾虑，取得配合，并**填写知情同意书**。对精神紧张者，术前可口服地西泮（安定）、苯巴比妥或可待因等镇静药物。

2．应尽量避免在第 9 肋间以下穿刺，以免穿透膈肌，损伤腹腔脏器。

3．穿刺部位皮肤有炎性病灶，如可能应更换穿刺部位。胸腔积液量少者，胸腔穿刺应慎重。

4．穿刺针应沿肋骨上缘垂直进针，不可斜向上方，以免损伤肋骨下缘处的神经和血管。

5．术中助手用止血钳固定穿刺针，防止针头摆动而损伤肺组织。

6．穿刺中患者应避免咳嗽、打喷嚏、深呼吸及转动身体，以免穿刺针损伤肺组织。

7．一次抽液不应过多、过快。诊断性抽液 50 ~ 100ml 即可；减压抽液，**首次不超过 800ml，以后每次不超过 1000ml。**但积液量大时，可在控制抽液速度的前提下，适当增加抽液总量。如为脓胸，每次尽量抽净。微生物学检查应采用无菌试管留取标本，行涂片革兰染色镜检、细菌培养及药敏试验。细胞学检查应立即送检，以免细胞自溶。

8．严格无菌操作，操作中要防止空气进入胸腔。

9．恶性胸腔积液，在尽量抽液后，可注射抗肿瘤药或硬化剂，促使脏层与壁层胸膜粘连，闭合胸腔，防止胸液重新积聚。注药后嘱患者卧床 2 ~ 4h，并不断变换体位，使药物在胸腔内均匀分布。如注入的药物刺激性强，可致胸痛，可在注药前给布桂嗪（强痛定）或哌替啶等镇痛药。

【并发症】 ①气胸；②血胸；③胸膜反应：头晕、面色苍白、出汗、心悸、胸部压迫感或剧痛、昏厥等；④复张性肺水肿：连续性咳嗽、气短、咳泡沫痰、两肺湿性啰音或哮鸣音等。若出现上述症状，应立即停止放液，平卧，紧急处理，血压下降者注射 1∶1000 肾上腺素 0.3～0.5ml。肺水肿者采用利尿剂、氨茶碱、吸氧等措施。

二、胸腔抽气术

胸腔抽气术是自发性气胸的有效治疗手段，是促进肺尽早复张的关键措施。

【适应证】 ①肺压缩 >20% 的闭合性气胸；②虽然气胸量不到 20%，但患者呼吸困难症状明显，或经休息和观察气胸延迟吸收，均可考虑抽气减压；③张力性气胸和开放性气胸也应积极抽气减压。

【操作方法】

1. 患者取仰卧位，穿刺部位应在积气最多处，通常无胸膜粘连时多**在锁骨中线第 2～3 前肋间，**也可在腋中线第 3～4 肋间，或经 X 线确定穿刺点。

2. 常规消毒皮肤、铺无菌洞巾，在 1%～2% 利多卡因 2ml 局麻下进行。

3. 紧急情况下可采取简单穿刺抽气法，用 50～100ml 注射器，12 号粗针头穿刺，针尾连接小皮管（便于钳夹，防止空气进入），抽气，或简易气胸箱抽气机，暂时缓解症状，准备安置水封瓶闭式引流。

4. 插管水封瓶引流法　于定位处，或第 2 前肋间作长 2cm 左右小切口，置入橡皮导管或经胸腔套管针置入导管后，连接于水封瓶上，气体在水封瓶装置下自动排气，也可加接电动低负压吸引器。

【注意事项】 **①一般初次抽气量少于 1000ml，**然后测压和观察 5～10min；②如果闭合性气胸，观察期间，胸腔压力不再增加；开放性气胸，即抽气后压力不变或胸腔内压降低后又很快恢复到零位水平，并随呼吸上下波动；③开放性气胸或张力性气胸，胸腔抽气术效果不佳，可行胸腔闭式引流术。

【并发症】 ①麻醉意外：患者对麻醉药过敏可出现休克，甚至心脏骤停；②复张性肺水肿：患者肺复张后出现呼吸困难，两肺大量水泡音，酷似左心衰症状；③损伤性血气胸；④继发感染。

（邹　琳）

第二节　胸腔积液的实验室检查

一、实验室检查

1. 胸腔积液检查　胸腔积液检查有助于确定病因诊断或引导进一步

检查。现已有大量的检查指标可以应用，医师应了解每种检查的适应证和局限性，以便选择有意义的、价-效比好的检查指标，并正确解释这些指标异常的意义（表2-1）。

表2-1　胸腔积液的检查指标

强制性的	测　定	怀疑的病因
外观/气味	糖/pH	胸腔感染
总蛋白/LDH	微生物学：	胸腔感染/TB
	革兰染色	
	细菌学	
	抗酸杆菌/TB	
	真菌，寄生虫	
	细胞学	恶性疾病
	淀粉酶	胰腺炎
	血红蛋白	血胸
	胆固醇/三酰甘油	乳糜胸-假乳糜胸
	腺苷脱氨酶（ADA）	TB
	胆红质	胆质胸（bilothorax）
	肌酐	尿胸（urinothorax）

注：LDH为乳酸脱氢酶；TB为结核病

2. 鉴别漏出液和渗出液　经胸腔诊断性穿刺可获得胸腔积液标本，将标本及时送实验室作常规和生化检查，可**确定胸腔积液为漏出性或渗出性**，并可判定为浆液性、血性、脓性或乳糜性。胸腔积液性质的确定为进一步查找病因指示了方向。漏出液和渗出液的鉴别要点见表2-2。

3. 鉴别漏出液和渗出液的其他指标　1972年**Light提出的标准：**①胸腔积液蛋白质与血清蛋白质之比大于0.5；②胸腔积液乳酸脱氢酶（LDH）与血清LDH之比大于0.6；③胸腔积液的LDH为血清LDH正常值上限的2/3。**符合以上任何1条标准为渗出液**。均不符合者为漏出液。与过去综合胸液外观、常规、比重、生化等许多指标来区分二者的标准比较，Light的标准简明扼要，界限分明。已被公认为鉴别渗出液与漏出液的金标准，其敏感性为98%～99.5%，阴性预计值96%。对ICU患者，尽管存在营养不良、血液稀释、感染、肝或肾功能衰竭等多种影响因素，但已有多个研究证明，Light 的标准也同样适用。其他指标，包括白蛋白（血清和胸腔积液白蛋白梯度≤0.12g/L）、胆固醇（>1.34mmol/L）、淀粉酶、胸腔积液 pH、三酰甘油和胆红素等，对诊断渗出液有辅助作用。CT 显示有胸膜肥厚，B 超发现胸腔积液回声增强，胸腔积液中有带状反应物，或胸膜包裹分隔、增厚均提示为渗出液。

表 2-2 胸腔积液漏出液和渗出液的鉴别

	漏出液	渗出液
病因	非炎症性（心衰、肝硬化、其他原因的局部静脉回流受阻、低蛋白血症等）	炎症性（感染、结核、结缔组织疾病、恶性肿瘤等）
外观	清晰或微混，常呈淡黄色，为浆液性	常混浊，可为浆液性、脓性、血性、乳糜性
凝固性	不易凝固	常自行凝固
比重	常低于 1.017	常高于 1.018
浆膜黏蛋白定性试验（Rivalta 试验）	阴性	阳性
蛋白质定量	常低于 25~30g/L，主要为白蛋白	常高于 25~30g/L，含白蛋白、球蛋白、纤维蛋白等
胸腔积液蛋白含量：血清蛋白含量比值	<0.5	>0.5
乳酸脱氢酶	低	>200 国际单位
胸腔积液/血清乳酸脱氢酶	<0.6	>0.6
红细胞	$<10\times10^9/L$	$>10\times10^9/L$
白细胞	$<500\times10^6/L$	$>500\times10^6/L$
白细胞分类	淋巴和单核细胞常>50%	急性炎症，多核>50%
pH	>7.30	<7.30（炎症）
葡萄糖	同血清量（成人 2.5~4.5mmol/L）	炎症时减低，类风湿关节炎尤低，<1.4mmol/L
细菌	无致病菌	可找到致病菌

4. 有助于明确胸腔积液性质和病因的检查项目　为明确胸腔积液性质和病因，较常采用的实验室检查项目还有：

（1）胸腔积液癌胚抗原（CEA）：若测定结果 CEA > 10 ~ 15μg/L，有助于癌性胸腔积液的诊断。

（2）胸腔积液找瘤细胞：若阳性，可确诊为癌性胸腔积液。

（3）胸腔积液铁蛋白（Ft）：若 Ft > 500 ~ 1000mg/L，有助于癌性胸腔积液诊断。

（4）胸腔积液透明质酸酶：若明显增高，可证实为恶性胸膜间皮瘤。

（5）胸腔积液腺苷脱氨酶（ADA）：若 > 40U/L，有助于结核性胸腔积液诊断。

（6）胸腔积液结核抗体：若阳性，有助于结核性胸腔积液的诊断。

（7）胸腔积液结核 PCR 检查：若阳性，有助于结核性胸腔积液的诊断。

（8）胸腔积液中找 LE 细胞，或 C3、C4 补体水平：若 LE 细胞阳性，C3、C4 补体水平下降，有助于系统性红斑狼疮、类风湿关节炎的诊断。

（9）胸腔积液细菌培养阳性，有助于复杂性肺炎旁胸腔积液或脓胸的诊断。

二、病因诊断

1. 漏出液的病因诊断　一旦确诊为漏出液，胸腔积液的进一步检查已无必要，而应寻找全身性病因。常见的漏出性胸腔积液的病因包括慢性心力衰竭、肾病综合征、肝硬化、Meig 综合征、腹膜透析等。值得注意的是，癌性淋巴管阻塞和肺栓塞也可引起漏出性胸腔积液。近年来对肿瘤细胞阳性的胸腔积液分析发现，1% ~ 5% 为漏出液，其原因是并发形成漏出液的疾病，如肾功能衰竭、心功能衰竭、深静脉血栓。

2. 渗出液的病因诊断

（1）外观和形状：腐败和恶臭气味者要考虑脓胸（常为厌氧菌感染），**外观为血性者，需检测胸液血细胞比容（HCT），如果其值大于血 HCT 的 50%，可诊断为血胸**（提示为恶性胸腔积液、肺栓塞和创伤）；如果胸液 HCT 小于 1% 则无临床意义。对于外观混浊或牛奶状或血性，应检测积液离心后的上清液，如果上清液仍混浊，是由脂质含量升高所致，考虑为乳糜胸或假性乳糜胸。脂质分析有助于鉴别诊断，三酰甘油大于 1.24mmol/L 为乳糜胸；胆固醇大于 2.26mmol/L 为假性乳糜胸。在假性乳糜胸中以结核性最多见。

（2）细胞计数：单核细胞为主者，常提示慢性过程，包括恶性病变、结核、栓塞、病毒性胸膜炎消散期；多形细胞为主者则提示急性过程；小淋巴细胞为主者多见于恶性病变和结核；间皮细胞增多则结核的可能性小。嗜酸细胞/白细胞（EOS/WBC）比值大于或等于10%可见于石棉肺、肺吸虫、药物引起的胸膜炎、变应性肉芽肿性脉管炎。多数学者认为，EOS/WBC大于或等于10%意味着良性病变。但最近两项研究发现，恶性胸腔积液中分别有24.4%和77.4%为嗜酸细胞增多，**不支持以往的胸腔积液嗜酸细胞增多为良性积液标志的观点。**

（3）生化分析：**腺苷脱氨酶（ADA）增高对于结核诊断意义较大，>50U/L对诊断结核性胸腔积液的敏感性为94%，特异性为90%。**细胞因子的检测中有价值的为干扰素-γ（IFN-γ），肿瘤坏死因子（TNF）均在结核性胸腔积液中增高，前者>3.7kU/L强烈提示结核性胸膜炎，其中IFN-γ有和恶性胸腔积液（IFN-γ降低）鉴别价值，敏感性和特异性达90%，亦可用于类风湿性胸膜炎鉴别，类风湿性胸腔积液的IFN-γ很低，一般不能测出。**结缔组织病的胸腔积液抗核抗体效价一般大于1∶160，胸腔积液/血液抗核抗体>1，以及血液中有自身抗体，结合临床表现的相应特征均有助于诊断。**

pH测定：pH下降（<7.2）可见于脓胸、结核、恶性肿瘤、类风湿性关节炎。Hammh等认为，pH下降不仅对脓胸有诊断意义，而且有指导治疗意义。pH小于7.10是插管引流的指征；pH 7.10~7.30可以保守治疗+反复胸穿，动态观察pH和胸腔积液量的变化，以决定是否胸腔引流；pH大于7.3则可用抗炎治疗。

淀粉酶：**胸腔积液淀粉酶升高提示胰腺疾病、转移性腺癌、食管破裂。**恶性胸腔积液约10%出现胸腔积液淀粉酶升高，但其原发部位常不在胰腺。胰腺假性囊肿引发胸腔积液主要是由于囊肿与胸膜腔之间形成的瘘管，食管破裂引起的胸腔积液主要是唾液中的淀粉酶进入胸膜腔所致。

（4）免疫学检查：癌胚抗原（CEA）是一种广泛应用的肿瘤标志物，近年的研究表明，**如以10μg/L作为临界值，47%的恶性胸腔积液和9%良性胸腔积液CEA升高，**脓胸和复杂性肺炎旁胸腔积液假阳性较多。近10年来已探讨了许多肿瘤标志物对恶性胸腔积液的诊断价值，如糖类抗原（CA15-3、19-9、724）、癌抗原（CA125）、细胞角蛋白19片段（CYFRA21-1）、组织多肽抗原（TPA-M）、鳞状细胞抗原1（SSEA-1）、组织相容性抗原（HLA-1）等，敏感性和特异性均不满意，良恶性病变重叠较多。目前倾向多指标联合检测以提高诊断效率，但临床应用繁琐，费用高。近年发现，端粒酶在肿瘤中活性较高，已初步用于胸腔积液的检测，单一指标诊断恶性胸腔积液的敏感性、特异性和正确性均为90%以上，可能成为有希望的肿瘤标志物。

（5）微生物检查：渗出液病因未明时**应将胸腔积液涂片行革兰染色、细菌培养（厌氧菌+需氧菌培养）、分枝杆菌和真菌培养**。除非患者出现结核性脓胸，否则**胸腔积液涂片抗酸染色找结核杆菌的阳性率很低**。**应用胸腔积液或胸膜组织做结核培养，阳性率高，特异性较好，**但耗时较长。近年来已有简便、快速的结核性胸腔积液诊断方法用于临床，如 Bactec-T B460 试验能明显缩短结核培养时间（平均 10.27 天），而普通法培养平均需 25.97 天，同时可做快速的药敏试验和结核菌的鉴定。一些分子生物学技术，如核酸探针、聚合酶链反应（PCR）也已用于胸腔积液的病原微生物检查，使胸腔积液病因的快速诊断成为可能。

（6）细胞学检查：传统的胸腔积液细胞学检查对恶性胸腔积液的诊断率为 40%～87%，以腺癌的阳性率最高，其阳性率受多种因素的影响：①同样是恶性胸腔积液，当病程晚期，肿瘤侵犯胸膜范围广泛时易找到癌细胞；②**病因不同所致恶性胸腔积液癌细胞阳性率差异性大，**如肺腺癌高达 85%～100%，肺鳞癌仅 4%～25%；③取标本方法、检验技术、复查次数均影响阳性率。为提高其阳性率应注意：a. 对大量胸腔积液应留最后抽出的胸腔积液，将抽入注射器的胸腔积液快速推向胸腔，反复数次，然后抽取送检，可使癌细胞检出率达 80.3%；b. 送检胸腔积液不少于 200ml。易凝固胸腔积液中加入 3.8% 枸橼酸液（占送检胸腔积液总量的 1/10），也可用肝素抗凝，胸腔积液离心沉淀使癌细胞集聚；c. 提高对癌细胞的辨认水平是提高阳性率的关键。近年来，很多学者探索性地应用一些细胞生物学技术以期提高细胞学检查的阳性率，包括细胞化学、免疫细胞化学、电子技术、流式细胞仪、DNA 图像分析、细胞遗传学等。

（俞森洋）

第三节　胸膜活检术

【概述】 胸膜活检术（pleura biopsy）是针对原因不明的胸膜疾患的一种很有价值的诊断手段，其方法包括经胸壁针刺胸膜活检、经胸腔镜胸膜活检和开胸胸膜活检 3 种。前者操作简单，创伤小、安全，易于接受，广泛应用于临床，是本节主要讨论的方法。后二者能在直视下活检，取材准确，阳性率高，但创伤较大，费用较高，因而仅在部分医院开展。

【适应证】

1. 各种原因不明的胸膜病变合并胸腔积液患者均为此项检查的适应

证。胸膜穿刺活检可获得小片胸膜组织，以便进行病理组织学和微生物学检查，对渗出性胸腔积液的病因诊断意义甚大。渗出液的常见原因为结核性和癌性，**结核性胸腔积液胸膜活检阳性率为25.7%~77.3%**（胸膜活检的组织学检查和组织培养联用增加阳性率）。**恶性胸膜病变的阳性诊断率为40%~75%**（B超或CT引导下穿刺活检增加阳性率），胸膜间皮瘤有时也可通过胸膜活检得到确诊。结缔组织病所致胸腔积液患者，通过胸膜活检可能发现相应的改变。淀粉样变患者胸膜活检也可发现特异改变。

对于恶性肿瘤和感染性疾病，胸腔穿刺联合进行胸膜活检，诊断价值明显优于单独胸腔穿刺抽液检查。

漏出性胸腔积液，多为心功能不全、肝硬化和肾功能不全等引起，因胸膜无特异性病变，**不需行胸膜活检**。

2. 胸膜壁层局限性肿块。

3. 原因不明的胸膜增厚。胸膜增厚明显而病因不明时，即使无胸腔积液，也可考虑做胸膜活检。

本检查可与胸膜腔穿刺术合并进行，先活检，后抽液。

【禁忌证】

1. 严重出血倾向，尚未有效纠正者。**血小板 $<50\times10^9$/L者，不宜行胸膜活检**。

2. 已确诊为脓胸或穿刺部位皮肤有化脓性感染者。

3. 心脏血流动力学不稳定、恶性心律失常或不稳定性心绞痛患者。

3. 不合作的患者。

肺动脉高压、心肺功能不全者为胸膜穿刺活检的相对禁忌证。

对肺大疱、胸膜下疱及肺囊肿合并胸膜疾患患者，选择穿刺部位时应避开上述病变。

【操作方法】

1. 体位　患者取坐位，面向椅背，双手前臂置于椅背上，前额伏于前臂。不能起床患者，可取半坐卧位，身体适度侧斜使患侧穿刺部位离开床面以便进针，可让助手协助患者将患侧前臂上举置于头部。

2. 穿刺部位　依据病变部位决定切口部位，术前进行物理检查，穿刺点选在叩诊实音最明显部位，最好结合胸部X线片、CT或超声波确定穿刺部位，选择胸膜最厚且胸腔积液较多处（胸腔积液深度≥2cm）定为穿刺点，尽量避开毗邻脏器，并预测进针深度。通常选择患侧肩胛下线或腋后线第7~9肋间隙；也可选在腋中线第6~8肋间隙。

3. 消毒，用1%或2%利多卡因行局部麻醉，方法同胸膜腔穿刺术。

4. 特别设计用于皮下胸膜活检的活检针包括 Abrams、Cope 和 Tru-Cut 针。国内多数医院采用改良的 Cope 针（图 2-1）。

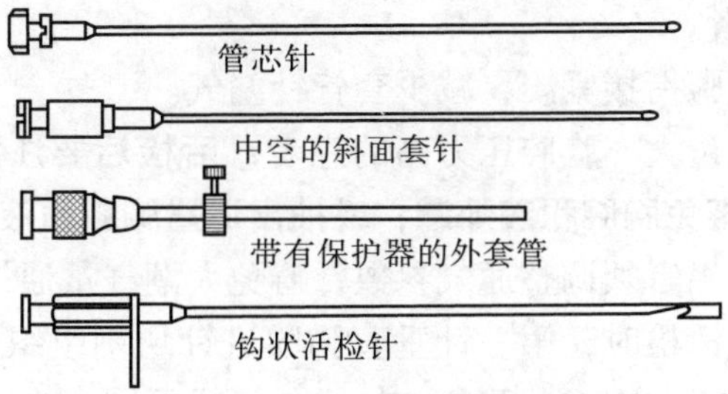

图 2-1　Cope 胸膜活检针

将套管连同穿刺针由肋间隙下一肋骨的上缘刺入胸膜腔后，拔出穿刺针，用拇指堵住套管针的外孔，接上 50ml 注射器，并抽出胸腔积液，供实验室检查用。移开注射器，放开拇指，迅速插入钝头钩针至预测进针深度。将整个针从垂直位变成与胸壁呈 30°角的位置。将套管连同钝头钩针缓慢后退，遇阻力时即表示已达壁层胸膜，此时稍用力，将钩针紧紧钩住胸膜并固定，然后将套管推入 1cm 左右，使壁层胸膜切入在套管内，然后将钩针拉出，即可获得活检标本（图 2-2）。同时用拇指堵住外套管口，防止气体进入胸腔。为提高活检阳性率，可分别在类似时钟 3、6、9 点处各重复操作 1 ~ 3 次，以获得足够的标本（置于 10% 甲醛溶液或 95% 乙醇中固定）送检。12 点处可不取材，以免损伤肋间血管和神

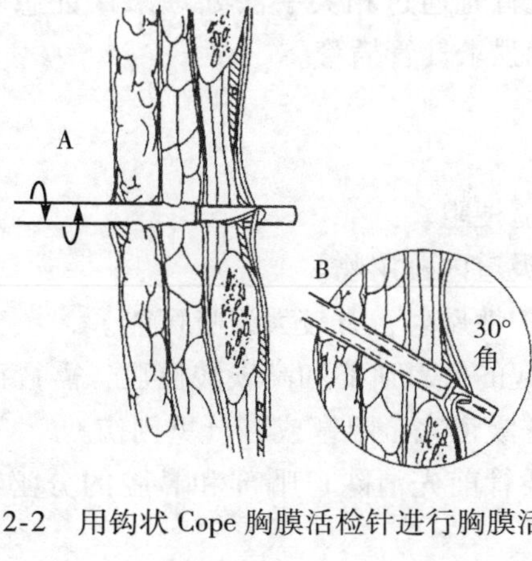

图 2-2　用钩状 Cope 胸膜活检针进行胸膜活检

经。**胸膜为白色组织，通常先漂浮在标本瓶的表面，稍后再缓慢下沉。**如果取出组织为红色则可能为骨骼肌组织，应重复再取。

【注意事项】

1. 进针时**紧贴肋骨上缘，以减少血管神经的损伤**，尤其是胸廓畸形或肋间隙狭小患者。

2. 各操作步骤衔接紧凑，减少套管针漏气。

3. 胸腔积液量大、胸腔压力高的患者，**活检后要注意加压包扎或延长压迫时间，以避免胸腔积液外漏；或抽出适量胸腔积液。**

4. 机械通气患者须调整通气参数，避免大潮气量通气。

5. 同一位置活检时，第一针垂直胸膜进针切割组织，第二、三针需要把针尖稍改变进针方向，朝左、右、上、下不同方向，避免重复一个针道。

6. **胸膜活检术前、术后必须行胸部X线或B型超声等检查。**

【并发症】 ①气胸；②血胸；③胸膜反应：表现为头晕、面色苍白、出汗、心悸、胸部压迫感、剧烈胸痛、昏厥等。

（王立万）

第四节　气道管理

【概述】 气道管理是救治危重病患者的重要措施，其核心目的是维持呼吸道通畅，保持足够的通气和气体交换，并对呼吸道进行保护，防止误吸，引流气道分泌物。建立人工气道是实现这一目的的最有效方法，尤其是自主呼吸微弱或呼吸停止患者可通过人工气道进行机械通气。

紧急情况下，应首先通过相关手法处理来保证患者有足够的通气及氧供，而不是一味地强求气管插管。

【适应证】

1. 呼吸停止。

2. 急性上呼吸道梗阻。

3. 及时清除呼吸道内分泌物。

4. 气道缺乏保护性反射，有较大误吸可能。

5. 呼吸衰竭引起的低氧血症和高碳酸血症，需行正压通气治疗。

【禁忌证】 上呼吸道完全阻塞或有严重创伤。

【操作方法】 插管前先清除口咽部和鼻腔的分泌物，取下可拆除的义齿。

紧急插管常选择经口途径，若有上呼吸道完全阻塞或严重创伤，则行环甲膜穿刺或切开，甚至气管切开。

1. 开放上气道

(1) 手法处理

1) 头部后仰：置患者于仰卧位，垫高其双肩，施救者一手放在患者颈部将头向上托，而另一手向下压患者前额，以使患者头部向后仰，并张口。患者的头颈胸在同一轴线上，保持呼吸道通畅。

2) 三步法：将患者头部后仰-张口-托下颌，此过程称为开放气道三步法。施救者位于患者的头侧或左、右侧，双手第2~5指将患者的下颌升支向上提，拇指压患者的下唇。对于昏迷、肌肉松弛的患者，可将拇指伸进患者口中提起下颌，保持张口，开放上气道。

(2) 导管法：对于昏迷患者舌根后坠引起的上气道梗阻，可选择规格型号与患者相适应的口咽管或鼻咽管，经口腔或鼻腔放入咽喉部，使舌根抬起而保持上气道通畅。与手法处理相比具有以下优点：①避免长时间托下颌造成疲劳；②方便应用简易呼吸囊面罩通气；③有利于口腔及咽喉部分泌物的清除；④避免癫痫患者自咬伤。

2. 气管插管　气管插管是气道管理最首要、最有效的措施。**要据病情选择经口还是经鼻进行气管插管**，根据年龄、口鼻解剖特征和病情选择不同规格和型号的气管导管。可冲洗气管导管能够降低气囊上分泌物所致的下呼吸道-肺感染的发生率。常用的气管插管方法有以下几种。

(1) 经口腔明视法

1) 将管芯插入气管导管，管芯尖端不超过导管的尖端，将导管前端弯曲（90°~100°），以便导管沿会厌后面插入，尤适用于插管困难时。用发光探条替代普通管芯插管准确率更高，操作时间更短。

2) 患者肩背部垫一枕头，使头向后仰，其口张开。一手持喉镜自口角放入口腔，将舌推向另侧，然后徐徐向前推进，显露腭垂，将喉镜移至正中，向上提起下颌，并将喉镜继续向前推进，直至看见会厌为止。

3) 手稍用力将喉镜略向前推进，使叶片前端进入舌根与会厌角内，然后将喉镜向上、向前提起，即可显露声门。

4) 右手执气管导管，使其前端自口角进入口腔，对着声门，以一旋转的力量轻轻经声门插入气管，于导管进入声门后再将管芯退出，将气管导管送至适当的部位（通常导管尖端与门齿的距离为24cm左右）。

5) 安置牙垫，退出喉镜，观察导管外端有无气体进出。若患者原已呼吸停止，可接简易呼吸器、呼吸机予以控制通气，**观察胸部有无起伏**

运动，并用听诊器听双肺呼吸音，以确定导管位置是否正确。

6）导管外端和牙垫一并固定于患者口腔外。

（2）支气管镜引导下经鼻/口气管插管：**支气管镜引导下经口或鼻气管插管尤其适用于困难气道患者的气管插管，**对昏迷、不能平卧或需要用双腔气管导管的患者也可实施。在操作过程中还可以协助清除气道分泌物，检查导管位置。但在紧急情况时可能不适合使用，因为操作时间较长，而且准备必要的支气管镜设备的时间可能更长。插管前常规表面麻醉（丁卡因或利多卡因）。经鼻者还应经鼻腔滴入缩血管药（扑麻滴鼻剂、3%麻黄碱溶液或1%肾上腺素溶液）。

操作方法：选择合适的气管导管润滑后套在支气管镜的外部，将支气管镜经口腔或鼻腔插入，进入声门，右手将气管导管沿支气管镜送入气管，退出支气管镜，常规给气囊充气及固定气管导管。经鼻插管，**在插送气管导管时动作要缓慢轻柔，边进边旋转气管导管，遇到阻力时不能强行插入，而要稍微后退调整方向后再插入，**以免损伤上呼吸道黏膜导致出血及血液顺流至下呼吸道和肺部。

（3）经鼻腔盲探插管术

1）先检查鼻腔是否通畅。插管前经鼻腔滴入缩血管药，并于导管外涂抹润滑剂。

2）当导管前端过后鼻腔，管端接近喉部时，术者以耳接近导管外端，随时探测最大通气强度并将导管插入气管。必要时可借助喉镜在明视下确认声门，用插管钳夹住导管前端送进气管。

3．食管-气管联合导管置入（盲插管法） 盲插管法不需管芯及喉镜，是非常有吸引力的紧急气管插管方法。**食管-气管联合导管（esophageal-trached combitube，ETC）是一种用于盲插管的双腔导管，**有一个近端孔道和一个远端开口，不管是被插入食管还是气管内都可以进行通气（包括机械通气），还可以防止误吸。如插入气管，则给远端气囊充气（8～10ml），患者可以通过远端的开口通气。如插入食管，则将两个气囊均充气，患者可以通过侧孔通气。用发光探条引导准确插入气管内的几率较高。因为ETC的特殊结构和插管方式，插管时通常会将其插入食管，此时患者只能通过侧孔通气，而不能吸引下呼吸道的分泌物，且充气后的高容量口腔气囊将压迫舌根，致使其淤血，所以**应及时更换成常规气管插管。**

【并发症】

1．插管过程中的并发症 ①心脏骤停；②机械性损伤；③气管导管误入主支气管；④气管导管误入食管；⑤误吸。

2. 气管导管留置期间的并发症　①口、鼻腔溃疡；②口腔蜂窝织炎，鼻窦炎；③喉、气管损伤；④气管导管扭曲、阻塞；⑤支气管-肺感染。

3. 拔管时的并发症　①气管、喉痉挛；②声带损伤；③误吸；④呼吸及（或）心脏骤停。

4. 拔管后延迟并发症　①喉或声门下水肿；②咽炎或喉炎；③喉、气管狭窄。

【气管切开】　将气管导管更换为气管切开的适宜时机是一个有争议的问题。通常为减少喉功能失常和损伤，提高患者的生存质量，**在经喉插管1~3周后考虑实施气管切开。**

（王立万）

第五节　支气管镜检查术

【概述】　可弯曲支气管镜（包括纤维支气管镜、电子支气管镜）检查已在临床广泛应用。近年开发的荧光支气管镜、超声支气管镜和磁导航支气管镜，对肺癌的早期诊断、分期和肺周边部病灶定性具有显著的临床意义。

【适应证】　支气管镜已广泛应用于气道、肺实质及纵隔等胸部疾病的诊断，其主要适应证：

1. 不明原因的慢性咳嗽　支气管镜对于诊断支气管结核、异物吸入及气道良、恶性肿瘤等具有重要价值。

2. 不明原因的咯血或痰中带血　尤其是40岁以上的患者，持续1周以上的咯血或痰中带血，支气管镜检查有助于明确出血部位和出血原因。**大咯血时一般不宜进行检查。**

3. 不明原因的局限性哮鸣音或声嘶　痰中发现癌细胞或可疑癌细胞。

4. X线胸片和（或）CT检查提示肺不张、肺部结节或块影、阻塞性肺炎、炎症不吸收、肺部弥漫性病变、肺门和（或）纵隔淋巴结肿大、气管支气管狭窄以及原因未明的胸腔积液等异常改变者。

5. 胸部外伤、怀疑有气管支气管裂伤或断裂，支气管镜检查常可明确诊断。肺部手术前检查，对指导手术切除部位、范围及估计预后有参考价值。

6. 肺或支气管感染性疾病（包括免疫抑制患者支气管肺部感染）的病因学诊断，如通过气管吸引、保护性标本刷或支气管肺泡灌洗（BAL）获取标本进行培养等。

7. 机械通气时的气道管理。

在治疗方面的应用：①取出气管支气管内异物；②对少量出血患者可试行局部止血；③帮助建立人工气道；④治疗支气管内肿瘤；⑤治疗支气管内良性狭窄；⑥放置气道内支架；⑦去除气管支气管内异常分泌物（痰栓、脓栓、血块等）；⑧对肺癌患者做局部放疗或局部注射化疗药物；⑨对支气管扩张重度感染或肺化脓症脓腔的灌洗治疗。

【禁忌证】 下列情况下行支气管镜检查发生并发症的风险显著高于一般人群，应慎重权衡利弊后再决定是否进行检查。

1. 活动性大咯血　若必须行支气管镜检查，应在建立人工气道后进行，以降低窒息发生的风险。

2. 严重的高血压及心律失常　新近发生的心肌梗死或有不稳定心绞痛发作史。

3. 不能纠正的出血倾向，如凝血功能严重障碍、尿毒症及严重的肺动脉高压等。

4. 严重心、肺功能障碍，全身情况极度衰竭。

5. 严重的上腔静脉阻塞综合征，因支气管镜检查易导致喉头水肿和严重的出血。

6. 疑有主动脉瘤，多发性肺大疱。

【术前准备】

1. 患者的告知及知情同意　所有患者在接受检查前须书面告知相关风险，**并签署知情同意书**。检查过程须有家属陪同，以便于在不良事件发生时能及时进行医患间的沟通。

2. 术前准备

（1）检查前需要详细询问患者病史，测量血压，进行血清有关病毒抗原或抗体及心、肺功能检查。

（2）每位患者必须拍摄X线正和（或）侧位胸片，必要时行胸部CT检查，以确定病变部位。

（3）**支气管镜检查前4h开始禁食，检查前2h开始禁饮水。**

（4）需要静脉应用镇静剂者应在给药前建立静脉通道，并保留至术后恢复期结束。

（5）检查前无需常规应用阿托品。

（6）对于拟行经支气管活检的患者，**应在检查前检测血小板计数、凝血酶原时间和部分凝血活酶时间。**

3．特殊患者的处理

（1）对疑有慢性阻塞性肺疾病（COPD）的患者应测定肺功能。若肺功能重度下降［FEV_1 < 40% 预计值和（或）SaO_2 < 93%］，应测定动脉血气。

（2）COPD 及哮喘患者在支气管镜检查前应预防性使用支气管舒张剂。

（3）吸氧和（或）静脉应用镇静剂可能会升高动脉血 CO_2 浓度，因此，对于支气管镜检查前**动脉血 CO_2 浓度已升高者，应避免静脉应用镇静剂，且在氧疗时应格外小心。**

（4）心肌梗死后 6 周内应尽量避免支气管镜检查。

（5）脾切除、安装有人工心脏瓣膜或有心内膜炎病史的患者，应预防性使用抗生素。

（6）有出血危险的患者，即使不行经支气管活检，仅行普通支气管镜检查，也应在术前常规检测血小板计数、凝血酶原时间（Pr）及凝血酶原时间国际标准化比（international normalized ratio，INR）。口服抗凝剂华法林的患者应保持的最佳 Pr 为 2 ~ 3 INR。

（7）对于拟行活检的患者，**若一直口服抗凝剂，检查前应至少停用 3d，**或用小剂量维生素 K 拮抗。

（8）极少数情况下，当患者必须持续使用抗凝剂时，应使用肝素抗凝，并将其 INR 降至 2.5 以下。

【镇静和麻醉】

1．如无禁忌证，提倡给予受检者镇静剂。镇静剂：使用短效苯二氮䓬类镇静药咪达唑仑，因半衰竭期短（约 2.5h）以及镇静和麻醉作用间的安全范围较宽等优点，已成为内镜操作中清醒镇静的首选药物。具体用法：①60 岁以下患者的初始剂量为 2.5mg，在操作开始前 5 ~ 10min 给药，药物约在注射后 2min 起效；②宜采用滴注给药的方法，静脉注射咪达唑仑应缓慢，约为 1mg/30s；③如果操作时间长，必要时可追加 1mg，但总量不宜超过 5mg；④年龄超过 60 岁、衰弱及慢性病患者药量应酌减，初始剂量减为 1 ~ 1.5mg，操作前 5 ~ 10min 给药；根据需要可追加 0.5 ~ 1mg，但总量不宜超过 3.5mg。

2．行鼻部麻醉时，**2% 利多卡因凝胶的效果优于利多卡因喷雾。**

3．行咽喉部麻醉时，2% ~4% 的利多卡因雾化吸入较环甲膜穿刺注射更容易被患者接受。

4. 经支气管镜注入利多卡因时，应尽量减少其用量。成人利多卡因的总用量应限制在8.2mg/kg（按体重70kg的患者计算，2%的利多卡因用量不超过29ml）。对于老年、肝功能或心功能损害的患者，使用时可适当减量。

【术中监护及操作】

1. 术中监护

（1）应监测患者的氧饱和度。

（2）所有受检者术中均应通过鼻、口或人工气道给予吸氧，使患者的氧饱和度维持在90%以上，以减少操作中及术后恢复期严重心律失常的发生。

（3）心电监护不必常规应用，但对于有严重心脏病史的患者以及在持续给氧情况下仍不能纠正低氧血症的患者，应常规进行心电监护。

（4）在支气管镜检查过程中，至少要有2位助手配合，其中1位必须是专职护士。

（5）**支气管镜室应配备有气管插管及心肺复苏的药品及设备。**

2. 诊断性操作的实施标准

（1）支气管镜室设备要求：支气管镜室至少要配备1套支气管镜、2台吸引器（一台接支气管镜，另一台接吸痰管，清除患者口鼻的分泌物，减少患者痛苦，减少呼吸困难及各种并发症）、操作台、供氧系统、急救设备等。消毒设备应与操作室分离。

（2）患者多选用仰卧位，病情需要者亦可选用半卧位或坐位。一般经鼻或经口插入，有顺序地全面窥视可见范围的鼻、咽、气管、隆突和支气管，然后再重点对可疑部位进行观察。应特别重视对亚段及其下一级分支支气管的检查。对于内镜下可见的肿瘤，要求联合应用活检、刷检、冲洗，诊断率至少应达到80%。

（3）对于镜下所见新生物活检时，应至少取5块活检标本送病理检查。在病变部位应用活检钳钳夹组织，注意尽量避开血管，夹取有代表性的组织。

（4）对于镜下所见支气管黏膜呈浸润性病变时，应联合进行活检、刷检和冲洗。对可疑部位刷检送细胞学检查，同时行抗酸染色寻找抗酸杆菌，尚可用保护性标本刷（PSB）获取标本做细菌培养。需灌洗液培养标本时，可注生理盐水20ml后经负压吸出送细菌培养、结核杆菌培养和真菌培养等。

(5) 对经过各种非创伤性检查以及肺外检查仍不能明确诊断的周边型肿块、肺内结节、浸润样阴影、间质性肺疾病、细支气管肺泡癌、转移癌以及免疫受损患者肺部机会致病菌感染的诊断，如肺孢子菌肺炎(PCP)、巨细胞病毒和真菌感染等，可进行经支气管肺活检（TBLB)。**径向超声支气管镜和磁导航支气管镜对肺周围型病灶的诊断具有较高的特异性和敏感性，终将取代传统的TBLB。**弥漫性肺疾病患者行TBLB时，不必将X线透视作为常规，但局灶性肺疾病患者行TBLB时，应考虑在X线透视下进行。对弥漫性肺疾病患者，TBLB取标本时应尽可能从一侧肺取4~6块标本。

(6) 经支气管针吸活检（TBNA）主要应用于位于支气管树以外的肺内结节影或黏膜下病变，这些病变用常规的活检钳、毛刷不能为诊断提供满意的标本。其次TBNA也用于获取纵隔或肺门肿大的淋巴结组织活检。气道超声引导的经支气管针吸活检（EBUS-TBNA）与纵隔镜的诊断价值相当，必将取代传统的TBNA。

【重症监护室的支气管镜检查】

1. 重症监护室应备有能进行急诊和择期检查的可弯曲支气管镜设备。

2. 应意识到重症监护室患者行支气管镜检查的并发症发生率高于一般患者。

3. 支气管镜检查过程中及检查后，必须对患者进行连续的多导生命体征监测。

4. 对机械通气患者应采取积极措施（如提高吸入氧浓度、支气管镜通过三通导管进入气管导管等)，保证支气管镜检查过程中经气管导管维持足够的通气和氧合。

5. 应当注意，机械通气的患者在使用常规剂量的镇静/麻醉剂时，常会导致更深程度的镇静/麻醉效果。

6. 有以下情况的患者操作风险较大，接受检查前需谨慎考虑：①机械通气时PEEP $>14cmH_2O$（$1cmH_2O=0.098kPa$)、不能耐受分钟通气量的减少、检查前依赖高浓度氧疗；②颅压高；③Pr的INR >1.5；④血小板 $<20\times10^9/L$；⑤气管套管直径 $<7.5mm$。

【术后处理】

1. 部分患者（特别是肺功能损害和使用镇静剂后的患者）在支气管镜检查后，仍需要持续吸氧一段时间。

2. **一般应在2h后才可进食、饮水，以免因咽喉仍处于麻醉状态而**

导致误吸。

3. 对于行 TBLB 的患者，应在活检 1h 后进行胸部影像学检查，以排除气胸。

4. 应通过口头及书面形式告知已行 TBLB 的患者，在离开医院后仍有发生气胸的可能。

5. 对使用镇静剂的患者，应口头及书面建议其在 24h 内不要驾车、签署法律文件或操作机械设备。

6. 使用镇静剂的门诊患者，最好有人陪伴回家。对于老年人或行 TBLB 的高危患者，当日应有人在家中陪夜。

【并发症及其处理】 支气管镜检查十分安全，但也有个别病例因发生严重的并发症而死亡。并发症的发生率约为 0.3%，较严重并发症的发生率约为 0.1%，病死率约为 0.01%。常见的并发症及其预防、处理措施如下：

1. 支气管镜检查室必须配备有效的抢救药品和器械。

2. 麻醉药物过敏或过量　要在正式麻醉之前先用少许药物喷喉，如出现明显的过敏反应，不能再用该药麻醉。气道注入麻醉药后约有 30% 吸收至血循环，因此，麻醉药不宜用量过多。对发生严重过敏反应或出现毒性反应或不良反应者应立即进行对症处理，如使用血管活性药物、抗抽搐药物，对心率过缓者应用阿托品，心脏停搏者进行人工心肺复苏，喉水肿阻塞气道者应立即建立人工气道。

3. 插管过程中发生心脏骤停　多见于原有严重的器质性心脏病者，或麻醉不充分、强行气管插入者。一旦发生应立即就地施行人工心肺复苏术。

4. 喉痉挛或喉头水肿　多见于插管不顺利，或麻醉不充分的患者，大多在拔出支气管镜后病情可缓解。严重者应立即吸氧，给予抗组胺药，或静脉给予糖皮质激素。

5. 严重支气管痉挛　多见于哮喘急性发作期进行检查的患者，应立即拔出支气管镜，按哮喘严重发作进行处理。

6. 术后发热　多见于年纪较大者，与组织损伤、感染等因素有关。治疗用解热镇痛药、抗生素。

7. 缺氧　支气管镜检查过程中 PaO_2 下降十分常见，一般下降 20mmHg（2.67kPa）左右，故对已有缺氧者应在给氧，或在高频通气下施行检查。

8. 出血　施行组织活检者均有出血。少量出血经吸引后可自行止血，如仍有出血者，可用：

（1）经支气管镜注入冰盐水。

（2）经支气管镜注入稀释的肾上腺素（肾上腺素2mg加入生理盐水20ml内，每次可注入5～10ml）。

（3）经支气管镜注入稀释的凝血酶（凝血酶200μg加入生理盐水20ml内，禁止静脉注射）。

（4）必要时同时经全身给止血药物，对出血量大者尚可进行输血、输液等。

（5）对较大量出血患者，可换用硬质气管镜填塞出血局部或请胸外科协助处理。

（王立万）

第六节　内科胸腔镜

【适应证】 内科胸腔镜（medical thoracoscopy，或pleuroscopy）主要用于诊断，同时也可以进行部分胸腔内治疗。临床上主要用于胸腔积液的诊断，是不明原因胸腔积液诊断的“金标准”。其主要适应证包括：

1. 病因不明确的胸腔积液　临床上常见胸腔积液患者经过各种检查，包括胸腔穿刺和胸膜活检，仍不能明确病因，对这类患者行内科胸腔镜检查，除了对胸膜病变可以进行仔细观察、直视下活检外，还可将活检组织进行病理学检查、结核菌培养以及恶性肿瘤的激素受体检测。文献报道，**在结核病和癌症，胸腔镜检查的诊断阳性率为93%～97%**。

2. 肺癌或胸膜间皮瘤的分期　癌性胸腔积液是内科胸腔镜的主要诊断和治疗适应证。**内科胸腔镜检查有助于肺癌、弥漫性恶性胸膜间皮瘤以及转移癌的诊断和分期**。通过内科胸腔镜能够区别肿瘤患者发生的胸腔积液是恶性胸腔积液（肿瘤已侵犯胸膜），还是类恶性胸腔积液（继发于静脉或者淋巴管的阻塞等）。对转移性恶性胸腔积液，壁层胸膜的盲检确诊率低，因为大约30%患者的壁层胸膜常不累及，直视下脏层或膈胸膜活检可增加确诊率。此外，经胸腔镜活检的标本较大，便于病理学家相对容易明确肿瘤组织的来源。若为乳癌转移性胸腔积液，对胸腔镜活检组织进行激素受体检测可有助于抗激素治疗和预后的判断。

3. 实施胸膜粘连术　对恶性胸腔积液、自发性气胸、复发性非恶性胸腔积液进行胸膜粘连术。治疗性胸腔镜可在直视下将滑石粉均匀地喷洒于胸膜的各部分可**提高胸膜粘连术的成功率**。

4. 对经支气管镜 TBLB、支气管肺泡灌洗、高分辨率 CT 不能诊断的弥漫性肺疾病的活体组织检查。

5. 其他　包括需要在膈肌、纵隔和心包进行活检的病例。对早期脓胸（发病2周内，无严重胸腔粘连）内科胸腔镜可以进行有效的治疗，用活检钳夹取纤维样改变，使胸膜腔由多房变为一个腔隙，有利于成功的引流和冲洗，对适合留置胸腔闭式引流的患者应当同时进行胸腔镜检查。

【禁忌证】

1. 绝对禁忌证　①缺乏胸膜间隙；②终末期肺纤维化伴蜂窝肺；③须持续通气支持的呼吸衰竭；④严重肺动脉高压；⑤不能纠正的出血性疾患。

2. 相对禁忌证　①一般状况差；②发热；③顽固性咳嗽；④心血管功能状态不稳定；⑤低氧血症。

【操作方法】

1. 术前准备　术前应向患者及家属说明检查的目的、必要性和安全性，**并签署手术同意单**，以取得患者的良好配合。

（1）实验室检查：①胸部 X 线片（必要时拍侧卧位胸片）或胸部 CT，胸膜 B 超；②血气分析；③肺功能；④心电图、超声心动图；⑤血常规、出凝血功能。

（2）建立人工气胸：胸腔镜操作的前提条件是要有足够的胸膜腔空间，至少 6 ~ 10cm，通常对没有粘连的胸腔积液患者容易进行操作。如果没有足够胸腔空间，则需要在胸腔镜术前或当时在 X 线引导下进行人工气胸来制造一个安全的穿刺空间，避免损伤肺脏。

2. 器械　内科胸腔镜是一项侵入性较小的操作，仅需要在胸壁做一个检查切口，所用装置包括胸壁穿刺器套管、胸腔镜或代用的纤维/电子支气管镜及其光源和图像系统、活检钳及术后所需胸腔引流等物品。多种内镜可用于胸膜腔检查，一般**可分为硬质直管式胸腔镜和可曲性软式胸腔镜**。任何可消毒并能通过患者肋间隙的内镜，如支气管镜、腹腔镜、纵隔镜等都可用作胸膜腔检查。当前国内不同地区因各自条件不同，所采用的胸腔镜亦随之不同，主要有 3 种。

（1）普通胸腔镜：也就是外科胸腔镜所使用的硬质胸腔镜，有单穿刺硬式胸腔镜和双穿刺硬式胸腔镜两种，其优点是视野较广，可取得较大的活组织标本，易于止血、清除液体，诊断准确率高。有经验的医师可同时使用可弯曲支气管镜观察胸腔内的变化。

（2）支气管镜代胸腔镜：没有胸腔镜时可用气管镜代替，进行胸膜疾病的诊断。国内一些医者已采用这种方法。与硬质镜比较存在一定的缺点，如气管镜在胸腔内的定位不易掌控，活组织取材较小。

（3）前端可弯曲的电子胸腔镜：前端可弯曲的内科胸腔镜（flexirigid thoracoscopy，或 semi-rigid thoracoscopy）是近几年出现的新型设备，它的硬质杆部具有普通硬质胸腔镜的易操作性，而前端可弯曲部分可多方向观察胸腔内改变，与电子气管镜使用同一光源监视系统，有良好的应用前景。

3. 穿刺点的选择　**通常患者取健侧卧位，选择腋中线第 4～8 肋间，常用 6～7 肋间，进入可全面观察胸腔。**术前 X 线或超声检查定位。自发性气胸时，选择第 3 或第 4 肋间可全面观察肺尖。转移癌或胸膜间皮瘤多见于肋脊角和膈肌表面，在第 5 或第 6 肋间进入可直接观察这些病变。胸膜活检时一般通过单个开口即可全面观察胸膜，同时经胸腔镜的活检孔行胸膜活检。必要时可做 2 个开口，一个用于胸腔镜观察，一个用于活检或操作。

4. 麻醉与监护　穿刺点处给予 2% 利多卡因 5～20ml 局部麻醉，疼痛明显者可静脉给予咪达唑仑和芬太尼镇静，并进行心电、血压、血氧饱和度监测，保持患者自主呼吸良好。

5. 切口、置入胸腔镜和观察胸膜腔　**在穿刺点行 9mm 的切口，钝性剥离皮下各层至胸膜，置入穿刺套管（trocar），将胸腔镜经套管送入胸膜腔，吸引管吸出胸液后按照内、前、上、后、侧、下的顺序全面观察脏层、壁层、膈胸膜和切口周围胸膜。**对可疑病变，须仔细观察病灶的形态和分布，判定病灶的部位、分布、大小、质地、颜色、表面情况、有无血管扩张或搏动，以及病灶有无融合、基底部的大小、活动度和与周围组织的关系，并在直视下根据病变进行胸膜活检和（或）肺活检及某些治疗。遇到胸膜粘连，可采用电凝或电切进行粘连带的松懈，但需注意出血，因为内科胸腔镜止血不够方便，所以分离时要特别注意宁慢勿快，比较粗大和时间较长的粘连带内容易有小血管，可先用去甲肾上腺素局部喷洒，多点分段电凝，慎用电切。

6. 术后　**操作完成后，经 trocar 置入胸腔闭式引流管进行负压吸引，术后行胸部 X 线检查以了解置管位置及胸腔变化。**

7. 辅助操作　肉眼观察虽有一定的特征，但最后确诊还有赖于取得组织学根据。可按肉眼所观察到的病变情况采集标本和进行治疗。

（1）胸膜活检技术：胸膜活检前，当肋骨和肋间隙在镜下不能辨认时，可应用钝头探子识别，活检应在肋骨面取材。当胸膜较厚时，活检较简单，损伤肋间动脉的危险性亦很小。如果胸膜较薄，活检应顶着肋骨进行。**一般对可疑病变取4～6块标本，必须获取足量的组织以满足诊断的需要**。当怀疑恶性肿瘤，而内镜下又无特异性发现时，应适当增加活检标本的数目。纤维素样结节可掩盖恶性病变，应用活检钳将纤维素样物质去除，在病变底部或在病变周边部接近正常胸膜处取活检。

（2）肺活检技术：术者一手操作内镜，一手拿凝结活检钳，助手固定套管。活检钳应与肺表面垂直，然后夹住目标肺组织1～2s后，将其拉向5mm的套管。当活检钳被拉进套管的远端时，短暂（约1s）释放电流，切断组织块。取下标本后，活检部位变白并稍回缩。禁止在肺裂上取活检，因为此处可能有大的纵隔和肺裂静脉。应避开肺大疱和蜂窝肺气腔，因为术后有长期漏气的危险。一般每次取5～8块活检标本，正常的肺区和疑有病变的肺区都应取材。在病变外围、大体看上去正常的组织得到有用的诊断标本，而在疑有病变的部位反而只见到非特异性纤维化改变，这种情况并不少见。

（3）滑石粉胸膜粘连术：首选的胸膜粘连方法是向胸腔内吹入无菌医用滑石粉。全面清除胸腔积液，并将粘连解除后，通过硬质或可弯曲的带吸引器的雾化装置将滑石粉均匀喷入胸膜腔。对恶性胸腔积液或复发性良性积液需行胸膜固定术，常用4～6g消毒的干滑石粉；气胸患者用2～3g滑石粉即可。直视下确保滑石粉均匀地分布在所有的胸膜表面，须小心避免滑石粉磨损胸腔镜的玻璃镜头。

8．术后处理

（1）术后应密切观察患者神志、生命体征的变化以及有无皮下气肿等并发症。

（2）术后3d常规使用抗生素预防感染。

（3）术后胸腔引流管的护理：**术后须放置胸腔引流管，位置和放置时间根据指征有所不同**。在诊断性手术，当只做胸膜活检时，胸腔引流管可能只需几个小时。如果肺已完全复张，且无漏气，胸腔引流管可在术后24h内拔出；如果有漏气，直到漏气停止再拔出。

（4）进行胸膜粘连术时，须做第2个切口，将胸腔引流管置于尽可能低的一个肋间隙。插入胸腔引流管前，在管子上剪多个孔，以便引流整个胸腔。**胸膜粘连术后，直到液体引流量少于150ml，没有漏气后才能拔出引流管，一般需3～6d。**

【并发症】

1．常见的并发症　心律失常、轻度高血压或低氧血症，通过吸氧大多能纠正。

2. 出血 活检后出血多数可以自行停止。较微持续的小出血，可采用电凝止血。少见而严重的血管损伤造成的出血是引起死亡的主要原因，需要进行紧急开胸手术止血。

3. 气栓塞 是人工气胸造成的最危险并发症，发生率小于0.1%。

4. 气胸、支气管胸膜瘘 少见，选择安全穿刺点和小心地活检可避免这一并发症。

5. 复张性肺水肿 胸腔积液吸引后发生复张性肺水肿的风险很小，即使几千毫升胸腔积液在胸腔镜期间完全吸出，由于胸腔与大气相通，等量的气体很快会从胸壁穿刺套管中进入胸腔，使肺部不能完全复张。

6. 胸腔置管时间延长 发生脓胸时胸腔引流时间明显延长，甚至需要外科治疗。

7. 其他 皮下气肿、滑石粉胸膜固定术后发热、切口局部感染、切口皮肤感觉异常、肿瘤胸部的种植转移均可发生。对于胸膜间皮瘤患者，胸腔镜手术后10～12天可进行局部放疗预防穿刺点肿瘤种植。

总之，内科胸腔镜为一项安全的侵入性检查，其并发症发生率为3%～22.6%，但严重并发症少见，已报道的死亡率为0.01%～0.6%。

（王立万）

第七节 几种诊断性试验

【高渗盐水诱导痰检测方法】 通过超声雾化吸入高渗盐水诱导患者咳出痰液，以检测患者的气道炎症程度和类型。常用梯度高渗盐水法。

试剂配制：3%、4%、5%高渗盐水，0.1%二硫苏糖醇（DTT）及HE染色液等。

检测仪器：超声雾化器、电子天平、水浴箱、振荡器、显微镜等。

操作方法：①诱导前10分钟让患者吸入沙丁胺醇400μg；②雾化前清水漱口、擤鼻；**③3%高渗盐水超声雾化吸入15分钟，用力咳痰至培养皿**；④若患者无痰或痰量不足则换用4%高渗盐水继续雾化7分钟；⑤若患者无痰或痰量不足则换用5%高渗盐水继续雾化，7分钟后终止诱导程序；⑥痰液处理：痰液称重，加4倍体积的0.1%的DTT充分混合，37℃水浴10分钟，离心沉淀细胞，计数细胞总数。沉淀涂片，HE染色，细胞分类计数。

注意事项：**①重症哮喘患者不宜进行高渗盐水痰诱导。**当FEV_1 <

70%正常预计值时，对患者进行自然咳痰或等渗盐水诱导处理；②诱导前必须准备好相关的抢救设备和药物，诱导过程中密切观察患者表现，必要时监测肺功能。

【咳嗽激发试验方法】 通过雾化方式使受试者吸入一定量的辣椒素气雾溶胶颗粒，诱发其产生咳嗽，以吸入后患者咳嗽≥5次的最低激发浓度（C_5）来表示咳嗽的敏感性。

试剂配制：将辣椒素溶解于Tween 80液和100%乙醇中，再溶于8ml生理盐水，配成0.01mol/L原液。使用前用生理盐水进行倍比稀释，浓度（μmol/L）为：1.95、3.9、7.8、15.6、31.2、62.5、125、250、500、1000μmol/L。

测定仪器：采用吸气触发的定量吸入装置。压缩空气流速为0.11L/s，总输出量约为160mg/min（以生理盐水作标准），单次吸入时间为0.5s。嘱受试者由残气位缓慢吸气至肺总量位，在吸气上半段定量吸入辣椒素雾化溶液。

操作方法：①先吸入雾化生理盐水作为基础对照；②随后**由最低浓度（1.95μmol/L）起吸入雾化辣椒素溶液，记录30s内咳嗽的次数**。若不能达到C_5标准，再进行下一个浓度的吸入，每次递增浓度1倍；③达到C_5标准时终止试验，该浓度就是其咳嗽的阈值。如果浓度达到1000μmol/L，受试者还没出现C_5时，应终止试验，其阈值浓度记为>1000μmol/L。若患者出现明显不适感（如剧烈胃灼热、气促、呼吸困难等），也应立即终止试验。

注意事项：①试验所用的溶液须新鲜配制；②**孕妇、支气管哮喘急性发作、气胸、近期咯血及严重心脏疾病等患者不宜进行本试验**；③在整个过程中受试者应处于平静状态。在吸入刺激物后不要进行说话等可能影响咳嗽的行为。

【往返步行试验（SWT）】 选择距离为10m的两点。患者的步行速度取决于录音带里的声音（嘟嘟声），每“嘟”一声，患者走一步，当声音节奏增快时，要求患者的步行速度随之增快。**患者要求休息时试验结束，最后统计患者步行的距离。**

【6分钟步行试验（6MWT）】 选择平地距离为30m两点，患者**在6分钟内尽可能在两点之间往返（60m），其步行速度由患者自主调节，**而且他们随时可以休息。**6分钟后计算步行的总距离**。患者的情绪和是否受到激励对结果的影响很大。

（俞森洋）

第八节　呼 吸 监 护

【呼吸监护的目的】

1．对危重患者的呼吸功能进行评价。

2．为呼吸衰竭、睡眠呼吸暂停综合征等疾病的诊断和分型提供客观依据，也为氧疗和其他各种呼吸治疗的疗效观察提供可靠的评价指标。

3．机械通气时的呼吸监护　开始机械通气时，自主呼吸功能的监测是应用呼吸机和预设通气参数、通气模式的重要参考指标；机械通气过程中的呼吸监测是检查通气效果、调节呼吸机参数的重要依据，监测结果所显示的趋势有助于病情的判断和修改治疗计划；撤机时的呼吸监测对预测撤机成功的可能性具有重要价值。

【呼吸监护项目】　目前临床上应用的呼吸监测项目总结见表2-3。

表2-3　临床上应用的呼吸功能监测项目

1．通常情况下的呼吸功能监测
（1）临床观察
（2）胸部X线
（3）血气监测：①动脉血气分析；②脉搏血氧饱和度连续监测；③经皮氧和经皮 CO_2 分压监测
（4）床旁肺功能测定：小型便携式肺功能仪测定、峰流速仪
2．机械通气时的呼吸功能监测
（1）呼出气量、终末潮气 CO_2 浓度、每分钟 CO_2 产量、无效潮气量、有效潮气量、每分有效通气量、潮气 CO_2 产量
（2）通气频率、气道压力、峰压、暂停压（平台压）、平均气道压、吸气阻力、呼气阻力、顺应性、呼气末肺内压（PEEP和PEEPi）
（3）呼吸功、A-aDO_2、$P\bar{v}O_2$、PAWP、V_D/V_T、肺内分流量（$\dot{Q}_S/\dot{Q}_T$）
（4）吸入氧浓度、气道温度和湿度、肺泡氧分压（P_AO_2）
3．撤机时的呼吸功能监测
（1）呼吸肌功能：最大吸气压力
（2）通气需要：自主呼吸频率、每分通气量（$\dot{V}_E$）、V_D/V_T、气道闭合压、顺应性、呼吸功、肺活量（VC）、最大自主通气量
（3）氧合：肺泡-动脉氧分压差，肺内右至左分流

1．通常情况下的呼吸功能监测

（1）床旁观察和检查：对患者进行仔细的床旁观察和检查，是临床医师的基本功。检查项目有呼吸频率（数频率须1～2min）、呼吸方式（节律是否均匀、呼吸深度、有无不规则呼吸和呼吸矛盾运动）、有无呼吸窘迫（三凹征、胸锁乳突肌等辅助呼吸肌参与、点头呼吸）、气道是否通畅、能否有力咳痰、有无发绀、神志意识的改变等临床观察，既简便易行，又是判断患者呼吸功能的可靠征象。

胸部叩、听诊可随时进行，对拟诊肺实变、气道阻塞或痉挛、肺炎、肺不张、气胸、胸腔积液、心力衰竭等有重要价值。根据咳出痰液的性状和颜色考虑有无感染、出血等。

（2）胸部放射影像学检查：通过胸部的放射影像学来观察其内部结构和病理改变，是临床上十分常用，也是非常有价值的一项诊断技术。可达到以下目的：①发现肺、胸膜、心脏等胸部器官由疾病所引起的改变；②确定适当的治疗方法；③评价治疗的有效性；④发现放置的各种导管是否在正确位置；⑤观察胸部疾病的进展情况。

（3）动脉血气分析和动脉内血气连续监测：对于了解危重患者的氧合和通气状况，有无酸碱失衡，指导治疗具有重要价值。新式的血气测定仪均可自动校正和具有良好的内部质控，操作方法快速简便，测定结果准确可靠、自动打印各项参数，有的还能同时测出血钾、钠、氯等，为临床抢救提供很大方便，是ICU十分常用的检测指标（详见第三章）。

临床上有两种方法进行动脉内血气监测。一种方法是传递Optode通过动脉导管，这可以连续监测血气；另一种方法是将Optode连接到近端动脉导管，这个系统不能进行连续血气监测，但可以进行按需血气分析，患者没有血的丢失。应用这些系统对患者预后的影响以及价-效比尚待研究。

（4）脉氧计（脉搏血氧饱和度）连续监测：脉氧计又称脉搏血氧饱和度测定仪（pulse oximeter），可较准确和敏感地反映患者的动脉血氧饱和度和脉搏数。并可作24小时连续监测，自动记录、打印或描记变化曲线，设置报警范围。

美国呼吸治疗学会（AARC）为脉氧计应用制订的临床实践指南见表2-4。

表 2-4　AARC 临床实践指南——脉氧计应用

适应证：基于当前的证据，脉氧计对以下情况有应用指征

1. 监测动脉血氧饱和度
2. 需要对治疗干预的反应进行动脉血氧饱和度的定量监测
3. 在支气管镜检查期间进行动脉血氧饱和度监测

禁忌证：当需要持续测定 pH、$PaCO_2$ 和血红蛋白总量时，应用脉氧计是不恰当的。异常血红蛋白也许是相对禁忌证

局限性：各种因素、制剂和情况可影响脉氧计的读数。以下情况可限制脉氧计的准确性和功能

1. 活动引起的假差
2. 异常的血红蛋白（尤其是碳氧血红蛋白和正铁血红蛋白）
3. 血管内染料
4. 测定的传感器暴露于大气光源
5. 低血流灌注状态
6. 皮肤色素
7. 指甲油
8. 低血氧饱和度（即 <83%）

监　测：在脉氧计监测期间，应记录以下信息

1. 脉氧计的探针类型和监测部位，监测的日期和时间，患者的体位和活动水平
2. FiO_2 和给氧的方法
3. 同时测定的动脉血气和 CO-测定计的测定结果
4. 患者的临床征象，如存在发绀、皮肤温度等
5. 脉氧计显示的心率是否与心电示波显示的心率，或与扪诊检出的心率一致

摘自：American Association for Respiratory Care Clinical Practice Guidline：Pulse oximetry. Respir Care 1991；36：1406

如果脉氧计显示的心率与实际心率有较大差异，应怀疑显示的氧饱和度读数是否准确。要定期将 SpO_2 与同时测定的动脉血气 SaO_2 进行比较。血中碳氧血红蛋白和正铁血红蛋白（metHb）浓度、血管内染料（如亚甲蓝）、局部的皮肤深色素、角质层厚度均影响脉氧计的准确性。

2. 机械通气时的呼吸功能监测

（1）气道压：定容通气时典型的气道压力波形如图 2-3 所示。

峰压（peak pressure）：即气道峰压，是整个呼吸周期中气道的最高压力，在吸气末测得。**正常值为 9～16cmH_2O（0.9～1.6kPa）。机械通气过程中应努力保持峰压 <35cmH_2O**（3.4kPa），若高于此值，气压伤的发生率即显著增加。测定时手按吸气末屏气（inspiratory hold）钮，才能使测出值准确。

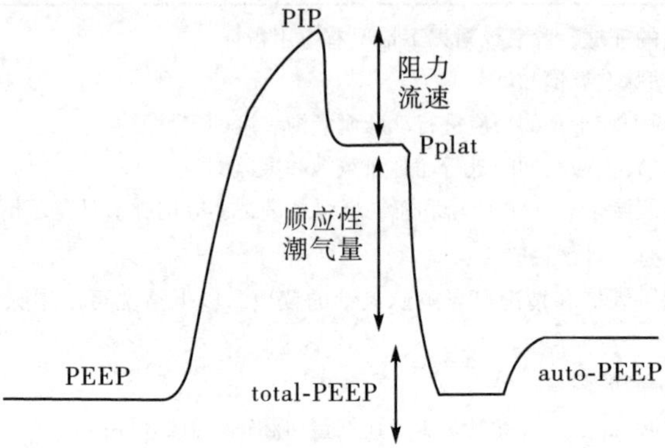

图 2-3 定容通气时典型的气道压力波形

平台压是用吸气末暂停来确定的，auto-PEEP 是用呼气末暂停来确定的

平台压：又称吸气暂停压（pause pressure），是吸气后屏气时的压力，如屏气时间足够长（占呼吸周期的 10% 或以上），**平台压可反映吸气时肺泡压，正常值为 5～13cmH$_2$O（0.49～1.27kPa）。机械通气期间应努力保持平台压 <30cmH$_2$O（2.94kPa）**，若高于此值，气压伤的发生率显著增高。近年认为，监测平台压比气道峰压更能反映气压伤的危险性。过高的平台压和过长的吸气时间也增加肺内血循环的负荷。

自动呼气末正压（auto-PEEP）：所谓 auto-PEEP，或称内源性呼气末正压（PEEPi），是指在没有用呼吸机预设 PEEP 的情况下，肺泡压力在呼气末，从而也在整个呼气过程保持正压。无论什么时候，只要呼气时间短于肺内气体排空（恢复到正常的功能残气位）实际所需时间时就会产生 auto-PEEP。

患者在机械通气及撤机期间基本上有 3 种因素引起 auto-PEEP 和决定其大小：①患者的呼吸力学（呼吸系统的阻力和顺应性）；②外加阻力增加（气管插管、呼吸机管道和其他装置）；③通气方式（呼吸机设置的条件，患者的通气需要或二者结合）。可将患者的呼吸力学和通气需要归纳为内部因素，而将外加阻力和呼吸机条件称之为外部因素，大多数情况下，内部因素和外部因素是互相关联的，在导致 auto-PEEP 和决定其大小方面具有协同作用。

另一个可促发 auto-PEEP 的因素是吸气末暂停时间（一般少于 0.4s），常用于 ICU 患者以改善气体交换，但应注意吸气末暂停时间延长不仅增加吸气时间，在频率不变的情况下减少呼气时间（Te），而且也减少可用于产生呼气流速的压力。在暂停期间，呼气末弹性回缩压下降，故呼气驱动压下降。

重要的是，**只有区别引起 auto-PEEP 的不同发生机制，决定是否加用适当水平的外源性 PEEP，才能收到较好的治疗效果，**否则可使 auto-PEEP 和 DPH 加重（表 2-5）。但事实上，临床上常见的情况是流量限制，呼气阻力增加和呼气肌的主动收缩经常在同一个患者中一起存在。

表 2-5　按照发生 auto-PEEP 的机制，外加低水平 PEEP 所引起的不同后果

auto-PEEP 和 DPH 由呼气流量限制引起	→	外加 PEEP < auto-PEEP，可减轻呼吸肌负荷而不会加重 DPH
auto-PEEP 和 DPH 由绝对的（即狭窄的气管插管）或相对的（即高每分通气量）引起，增加呼气阻抗	→	外加 PEEP < auto-PEEP，可减轻呼吸肌负荷但会加重 DPH
auto-PEEP 不伴有 DPH，由腹肌的呼气时收缩引起	→	外加 PEEP < auto-PEEP，可减轻呼吸肌负荷但会加重 DPH

测定 auto-PEEP 的方法很多，所有方法测的 auto-PEEP 都是近似值，测出的 auto-PEEP 值都比肺内存在的最高值略低。“呼气末气道闭合”是让肺泡和气道口之间的压力达到平衡。

可用呼气末暂停来测定 auto-PEEP。这种测定只有患者没有自主呼吸和回路系统没有漏气（如管道漏气或支气管胸膜瘘）时有效。对于自主吸气触发呼吸机的患者，为测定 auto-PEEP 需要放置食管气囊。在呼气末暂停的间期内，在呼气末压和近端气道压之间有一个平衡。auto-PEEP 是设置的 PEEP 和用这种方式测出的总 PEEP（total-PEEP）之差。**现新一代呼吸机已经有用呼气末暂停动作来测定 PEEP 的功能。**auto-PEEP 是由潮气量、呼吸系统顺应性、气道阻力和呼气时间确定的：

$$\text{auto-PEEP} = V_T / [C \times (e^{KE/TE} - 1)]$$

这里 $K_E = 1/(R_E \times C)$，e 是自然对数的底，T_E 是呼气时间，R_E 是呼气气道阻力，C 是呼吸系统顺应性。因为设置 PEEP 可以对抗 auto-PEEP，所以，在呼吸机不设置 PEEP 时来测定 auto-PEEP 水平是最恰当的。**auto-PEEP 的重要性是因为它可引起肺过度充气、血流动力学不稳定和触发呼吸机的困难。**

（2）机械通气时顺应性（compliance）的测定：呼吸机自动显示的一

般为肺和胸壁的静态总顺应性（Cst），其计算公式为：

$$Cst=\frac{\triangle V}{\triangle P}=\frac{\text{潮气量（ml）}}{\text{压力改变（cmH}_2\text{O）}}=\frac{\text{呼气潮气量}}{\text{平台压}-\text{呼气末肺内压}}$$

即 Pplat 和总 PEEP 二者之差是由肺和胸壁顺应性决定的，因此，顺应性的计算公式为：

$$C=V_T/(Pplat-PEEP)$$

在公式中所用的 V_T 是输送给患者的实际潮气量，对呼吸机管路内压缩容量的作用应该进行校正。PEEP 应包括当时存在的任何 auto-PEEP。Pplat 应该是在吸气末屏气足够时间达到近端气道压和肺泡压之间平衡时测定的。机械通气患者顺应性减低的原因见表 2-6。

顺应性的正常值为 50～100ml/cmH_2O。

急性呼吸衰竭、ARDS、肺水肿、严重肺炎等均可使 Cst 显著降低。肺气肿则 Cst 增高。当 Cst＜25ml/cmH_2O 时，欲撤机是困难的。若患者原来顺应性很低，以后逐步恢复到 35～50ml/cmH_2O，说明病情在逐渐好转。

表 2-6 机械通气患者顺应性减低和阻力增高的原因

顺应性降低	阻力增高
气胸	支气管痉挛
支气管插管	分泌物潴留
充血性心力衰竭	细管径的气管插管导管
ARDS	黏膜水肿
肺实变	
肺叶切除	
胸腔积液	
腹部膨隆	
胸壁畸形	

（3）机械通气时阻力的测定

吸气阻力（inspiratory resistance）：表示吸气末肺和气道对吸入气流的阻力。吸气阻力也可用公式计算：（峰压－平台压）/吸气末流量。**正常值为 5～15cmH_2O/(L·s)〔0.5～1.5kPa/(L·s)〕。支气管阻塞、分泌物聚积、大气道异物均可使吸气阻力增加。**

呼气阻力（expiratory resistance）：表示呼气时肺和气道的阻力。呼气阻力也可用公式计算：（平台压 - 早期呼气压）/早期呼气流量。正常值为 3 ~ 12cmH_2O/(L·s)〔0.3 ~ 1.2kPa/(L·s)〕。呼气阻力明显高于吸气阻力为支气管阻塞表现，支气管哮喘、喘息型支气管炎均可致呼气阻力增加，吸气与呼气阻力之间的差异也可因不同气流导致测定值的变异。

（4）呼吸系统的时间常数（time constants）

时间常数的概念：肺单位的时间常数是指肺单位被充盈或排空所需要的时间长度。时间常数 = 顺应性（C）× 阻力(R)，对于 C 和 R 的任何值，时间常数总等于肺被充气或排气到它们容积的某一定量（百分数）所需要的时间长度。例如，某个肺单位，其顺应性是 0.1L/cmH_2O，阻力为 1cmH_2O/(L·s)，那么，时间常数 =0.1s。1 倍时间常数允许容积的 63% 被呼出或吸入，2 倍时间常数允许容积的 86% 被呼出或吸入，3 倍时间常数允许容积的 95%，4 倍时间常数允许容积的 98% 被呼出或吸入。在此肺单位，要使 95% 的容积被充盈或排出就需要 3 倍时间常数（0.1s ×3 =0.3s）。

计算时间常数对指导吸气时间和呼气时间的设置有重要价值。**吸气时间少于 3 倍吸气时间常数可导致潮气量不能完全输送，**延长吸气时间可使通气的分布更均匀，也可使输送的潮气量达预设置。通常应该用 5 倍的时间常数作为吸气时间，尤其是在压力控制通气时，以确保适当的潮气量输送。但如果吸气时间太长，那么呼吸频率太慢，以至达不到足够的分钟通气量。

呼气时间如果达不到 3 倍的时间常数可导致肺的不完全排空，这可增加功能残气量和引起肺内的气体陷闭。有些医师主张用 95% ~98% 的容量排空水平（3 ~4 倍的时间常数），正确的呼气时间设置需要仔细观察患者，测定呼气末压以确定患者能较好耐受的时间。

肺单位可以分为快、慢两类，快肺单位有短的时间常数，是由于正常或低的阻力和低的（减低的）顺应性的结果。例如，肺间质纤维化患者发生的那样，快肺单位的充盈或排空所费时间减少，但它们需要较高的压力来达到正常的容量。慢肺单位有较长的时间常数，是阻力或（和）顺应性增加的结果，如肺气肿患者所发生的那样，这些肺单位需要较长的时间才能充盈或排空。

目前有一些呼吸机已可直接测定和显示吸气时间常数和呼气时间常数。这对于设置呼吸机的呼吸频率、吸气时间和呼气时间有重要参考价值。

呼吸疾病和时间常数：时间常数描述了被动呼吸时呼吸系统对外部

机械干预反应的快慢，短时间常数意味着反应快速，而长时间常数意味着反应缓慢和达到新平衡点的延迟。

典型的**ARDS患者，其呼吸系统的时间常数低于正常，**可应用长吸气时间来增加平均气道压，而对潮气量的产生没有影响。呼气时平衡点也很快达到，只有呼气时间非常短时，才可观察到动态肺过度充气。所以，ARDS患者可以用高呼吸频率和（或）高吸/呼比来进行通气，而不会发生严重的副作用。

急性哮喘患者由于高气道阻力，肺气肿患者由于高顺应性常有较长的时间常数，尤其是肺气肿合并有支气管阻塞的患者（由于高顺应性和高阻力），其时间常数更长。这些患者在压力控制通气（PCV）时，当正常的吸气时间结束时，其吸入气容积必然比△Vol·max要低得多。而且在呼气时，在正常的呼气时间内决不会达到平衡点，因而导致了动态肺过度充气。因此，这些患者采用低于惯用的呼吸频率可获较多好处，较低的呼吸频率可延长吸气和呼气时间。较低的呼吸频率，在同样的吸/呼比情况下，既定的吸气压可获得较大的潮气量，同时减少动态过度充气。

（5）机械通气时的呼吸波型和环的分析：现代新型的高级呼吸机可将监测到的各项呼吸力学指标实时地在屏幕上描绘成**各种波形**（如压力、流速和容量曲线）和环（压力-容量环和流速-容量环），这就**能让医师实际上可以看见机械呼吸的输送**。不仅能实时观察，而且能记录打印，信息存贮（12～24小时的资料）和随时调用。输出曲线（或称波形）对于研究呼吸机工作中的特点是一非常有用的工具，可提供各种通气模式的图形显示。对各种曲线和环的分析可用于分析呼吸机的意外事件和报警情况。应用这一技术，现在有可能计划通气支持的方式以改善呼吸机-患者的协调性，减少呼吸功和计算与呼吸力学相关的生理参数。

【呼吸监测指标的应用】

1. 了解每项测定指标的临床意义，**将监测结果与病理生理学基础相联系，以协助对病情的判断。**

2. 了解每项监测可能发生的误差和影响因素，监测时执行正确的操作方法，尽量减少技术上的误差，也要避免被不正确监测结果所误导。

3. 不是孤立的、简单的，而是**连续动态地分析各监测参数的演变，并将各监测参数互相联系和综合起来分析，以了解疾病的发展趋势，判断预后和转归。**

4. 详细记录各参数的监测结果，妥善地保存资料的完整，以备总结。

（俞森洋）

第九节　肺部感染的病原体诊断

肺部感染的病原体诊断方法有：痰液检查，血液、尿、胸腔积液检查，经气管吸引，支气管镜采样，经纤维支气管镜行支气管肺泡灌洗(bronchoalveolar lavage，BAL)，经胸壁皮肤穿刺肺吸引和开胸肺活检等。原则上应该按照先易后难，先无创后有创的原则选择诊断方法。

一、无创性技术

【痰液检查】 留取患者咳出的痰作涂片镜检和培养是诊断呼吸系感染病原最常用的方法，但对其解释结果的价值争论颇大，因为咳出的痰常被口咽部寄植的细菌污染。在冬春季，在人群密集区、在医院里，尤其是在危重病监护病房，患者口咽部的致病菌寄植率可高达50% ~70%。细菌在痰标本里分布不均匀，选择其中一部分作培养，不一定含有病原菌。某些病菌生活条件要求高，难以培养，或需要特殊的培养条件，如嗜肺军团杆菌、厌氧菌或支原体等。某些生活条件要求低的细菌，如铜绿假单胞菌的体外生长，又可掩盖真正致病菌的生长。因此，正确留取真正来自下呼吸道的痰标本并及时送检非常重要。正确留痰方法及痰液检查意义见第二章第十二节痰液检查。

【血液、尿、胸液检查】 细菌性肺炎患者作血培养，伴胸腔积液时作胸腔积液培养，据此分离的细菌是肺炎病原的可靠依据，通过血培养还可以明确肺炎是单纯性的还是伴有菌血症或全身感染，但**肺炎患者血培养阳性率不高**。尿液用来检查**军团菌抗原，尿抗原常在急性感染数日后才出现**。

免疫诊断技术的应用：应用免疫学检查法来确定医院内肺炎的感染病原，近年来发展很快，已在临床上广泛应用。包括：①特异抗体检查法：即根据机体对病原菌产生特异性抗体的特点，用免疫学技术检出机体对某种病原菌特异的抗体以确定病原。因**机体感染后产生特异性抗体的时间较缓慢而持久，故适用于病程的中后期（至少感染后4 ~5 天）或作为追溯性诊断的一种方法**，缺点是不适用于早期诊断，某些免疫功能低下者可因产生抗体效价过低而无法作出诊断；②微生物抗原检测法：用对应抗体或其他技术检查特异性微生物抗原物质以判断感染病原。此法快速特异，在感染的初期即可查到抗原，适用于早期诊断；③**细菌毒素及其代谢产物的检查法**：如检查细菌的内毒素推断革兰阴性菌感染、以生物法或利用抗毒血清检查外毒素等。常用的免疫诊断技术有：①直接凝集或沉淀试验；②间接血凝集试验；③补体结合试验；④中和试验；⑤免疫荧光试验；⑥对流免疫电泳（CIE）；⑦酶联免疫吸附试验（ELISA）；⑧放射免疫测定（RIA）；⑨特异性核酸检测技术，包括聚合酶链反应技术（PCR）；⑩气、液相色谱法。

肺部感染的常见病原体及其检测见表2-7。

表2-7 肺部感染的常见病原体及其检测

病原体		标本	常用检测方法				
			涂片	培养	病理	免疫学	基因技术
细菌	需氧和兼性厌氧菌	咳痰,PLRTS,胸腔积液,血清	革兰染色	+		±	
	厌氧菌	PLRTS,胸腔积液	革兰染色	+		±	±
	军团菌	咳痰,PLRTS,胸腔积液,血清	荧光染色等	+		+	+
	结核和其他分枝杆菌	痰液,组织,胸腔积液,血清	抗酸或荧光染色	+	+	±	+
真菌	念珠菌和曲菌等	PLRTS,组织,血清	湿片,HE,银染	+	+	±	±
	组织胞浆菌	PLRTS,组织,血清	湿片,HE,银染	+	+	+	
衣原体		血清,痰液,组织				+	+
支原体		痰液,鼻咽拭,血清		+		+	+
病毒	流感、腺病毒等	咽拭,组织,血清	荧光染色,电镜	+	±	+	+
	巨细胞病毒	咽拭,组织,血清	荧光染色,电镜	+	+	+	+
原虫	肺孢子菌	组织,咳痰,PLRTS	吉姆萨,银染		+	±	+
	肺吸虫	血清,痰液,组织	直接或相差显微镜		+	+	

注：+：临床常用方法；±：部分病原体中应用或较少应用；PLRTS：免污染下呼吸道标本，包括环甲膜穿刺经气管吸引物、经胸壁肺穿刺吸引物、防污染双样本毛刷标本、支气管肺泡灌洗物

【肺炎标志物的检测】

1．C-反应蛋白（CRP） C-反应蛋白是一种敏感的定量测定急性期反应蛋白的方法，用于细菌感染、风湿性疾病、炎症损伤等的诊断和鉴别诊断。血CRP正常值<8mg/L。

临床意义：①**细菌和病毒感染的鉴别：细菌感染时CRP水平增加（感染后5～8h开始升高，48h达峰值，感染控制后24～48h迅速下降，1**

周内恢复正常），脓毒症时 CRP 可 >100mg/L。有报道，CRP >96mg/L **可作为呼吸机相关肺炎的指标（敏感性 87%，特异性 88%）。大多数病毒感染仅轻度升高或不升高，**但合并细菌感染时明显增高，腺病毒和疱疹病毒感染时明显升高；②组织的物理或化学损伤、心肌梗死、感染、肿瘤和一系列急慢性炎症性疾病，均有 CRP 明显增高；③用于疾病的监控：**手术后患者 CRP 增高，**术后 7 ~ 10 天下降，如 CRP 持续增高或再度回升，提示术后继发感染，风湿性、类风湿性关节炎，感染性心内膜炎，活动时升高，治疗转好后下降；④CRP 升高还可见于妊娠、肝硬化、恶性肿瘤、肾移植等情况。在 SLE、PM、MCTD 和溃疡性结肠炎，CRP 仅轻度升高或不升高。

2．降钙素原（PCT）　PCT 在不同的细胞和组织均有表达，如神经元、血中性粒细胞、肝和脑细胞，**感染后 2h 即可在血浆中检测到 PCT，12 ~24h 达高峰，血 PCT 的正常参考值 < 0. 5μg/L，**严重感染时可升高 2000 倍。在儿童和成人中，PCT 升高是与严重细菌感染相关联的，当肺浸润影患者 PCT > 0. 5μg/L（0. 5ng/ml），强烈提示细菌感染，应给予抗生素治疗。与其他炎症标志物相比，**PCT 在区分病毒感染和细菌感染方面具有特异性。**脓毒症 PCT 的峰浓度出现在确诊后 1 天，比 CRP 早 24 ~ 48h。诊断敏感性为 83%，特异性为 81%。近年研究表明，PCT 还可用以指导抗感染治疗。然而在高龄老年人，PCT 对感染的敏感性较低（24%）。

3．白细胞介素-6（IL-6）　高浓度 IL-6 与重症炎症和脓毒症有关，**当 IL-6 >25ng/L（25pg/ml）时，对脓毒症诊断的敏感性为 81. 1%，特异性为 78. 9%。**有研究表明，IL-6 与疾病的预后有关，IL-6 升高是疾病预后不良的表现。

此外，测定分泌物中的弹性蛋白纤维（elastin）对坏死性肺炎的诊断敏感性为 52%，特异性为 100%，且阳性发现早于 X 线胸片出现肺部浸润影。抗染色体技术对细菌性肺炎的诊断敏感性为 73%，特异性为 98%。尤其适用于曾使用过多种抗生素、细菌培养阴性的医院内肺炎患者。

二、特殊的有创性诊断技术

为了取得更确切的病原学依据，有时必须采用有创性技术取得真正来自炎症区和未被污染的痰标本，采取**有创性技术取样的指征**是：①肺感染严重，初步疗效不佳甚至病情恶化，无创性技术提供的病原学结果含糊或难以定论；②艾滋病患者或其他免疫缺陷者，怀疑某些特殊感染，如肺孢子菌肺炎等。可供选择的方法有：

1．经气管吸引　上呼吸道定植菌在喉水平以下显著减少或消失，经气管取样可避免上呼吸道定植菌的污染。

一种方法是经鼻将一细塑料导管插入气管进行吸引。此法需要操作熟练和专门技术，导管不经过口咽部可避免口咽部菌丛的污染，对某些细菌，尤其是厌氧菌的诊断有价值。缺点是导管经鼻咽部插入时仍不能完全避免被鼻咽部菌丛污染的可能，导管插入时易刺激口咽部分泌和诱发咳嗽，对有严重咯血、出血倾向、严重低氧血症患者应禁止使用。

另一种方法是将一导管经环甲膜穿刺直接插入气管吸痰或注入无菌盐水2～3ml以后吸引，吸出物作培养。此法不经口咽，直接从下呼吸道取样，有较高的特异性。文献报告，**环甲膜穿刺采取样本与经皮穿刺肺吸引标本结果的符合率约为80%，**如操作仔细，并发症也很少。不常见的并发症包括皮下气肿、咯血、心律失常（可能刺激迷走神经）和前颈部软组织感染。

气管插管或气管切开的患者，上呼吸道分泌物在气管导管气囊周围贮存并通过气囊漏入下呼吸道。因此，从气管插管或气管造口处吸出的痰也难以区别细菌是定植还是感染。如镜检发现多量细菌（每个高倍视野1～10个），大量中性粒细胞（≥25/高倍视野），1%～5%的中性粒细胞内含有细菌，以及镜下可见弹性纤维均高度提示感染。气管内吸出痰的细菌定量培养对鉴别细菌定植或感染也有帮助。

2．支气管镜采样　纤维支气管镜能在直视下采取支气管分泌物，尤其适用于无痰或无力咳痰者，但插入纤维支气管镜需经口（鼻）咽，有被口（鼻）咽部寄植菌污染的可能。为防止污染，现通常用一种特制标本防污染刷（PSB）采样，特异性和敏感性均可达90%左右。防污染刷采样法常用于细菌性下呼吸道感染的采样。

另一种方法是经纤维支气管镜行支气管肺泡灌洗（bronchoalveolar lavage，BAL），将纤维支气管镜头部楔入受感染的支气管，将无菌生理盐水注入，然后吸引并收集入无菌瓶，几次灌洗常可收集40～70ml的灌洗液，再将灌洗液离心浓缩，进行培养和显微镜检查。虽然**BAL细菌定量培养对区别细菌是定植或感染有帮助，**但进行BAL通常是为了条件致病微生物（如分枝杆菌、真菌、肺孢子菌和病毒等）感染的诊断，而不是为了确定一般的细菌感染。对气管插管患者肺炎病原学的诊断，防污染刷法或BAL均有帮助。

经纤维支气管镜进行防污染刷（PSB）取样或炎症部位的支气管肺泡灌洗，将所取样本或灌洗液进行细菌定量培养可减少或避免上呼吸道的细菌污染，显著提高病原学诊断的准确性。文献报道，这些方法的敏感性为70% ~ 100%，特异性为60% ~100%，与操作技术和与之比较的诊断标准有关。但已采用抗生素治疗患者的阳性率可以减低，而且这些技术有创伤性，可引起低氧血症、出血或心律失常等并发症，故对有严重心、肺功能不全和出血素质者应慎重采用。

至今最广泛应用的诊断方法是 PSB，该技术可提高诊断的准确性(72% ~100%)。研究表明，重复取样时在发现类似致病菌方面也有较好的可重复性。定量培养的阳性值标准为 10^3 CFU/ml，这已经在多个研究中得到验证。诊断肺部感染病原学的各种检查技术和方法比较见表 2-8。

经支气管镜进行的各项诊断技术也有一些局限性：①肺片有新浸润影而应用抗生素已 24 小时者，PSB 的应用价值有限，因为这种情况下的培养阴性可能是治疗肺炎的抗生素有效，也可能是肺浸润影并非肺炎；若在非受累的肺段取样、标本处理不当或取样时气道分泌物中的细菌浓度过低，假阴性结果也可能发生；②支气管镜检查、PSB 取样和定量培养均增加诊断费用，也给患者带来一定的痛苦和风险；③不治疗假阴性结果给患者带来的危害和过度治疗假阳性结果的代价要求医师在作决定的过程中必须认真权衡利弊。

表 2-8　呼吸机相关肺炎的诊断方法比较

方法	阳性培养	敏感性(%)	特异性(%)	副作用	费用	优点
临床标准(气管吸引)	$>10^6$ CFU/ml	38 ~91	59 ~92	无	$	
经气管导管吸引	$>10^5$ CFU/ml	57 ~88	0 ~33	气管损伤	$	操作简便易行
PSB	$\geqslant 10^3$ CFU/ml	64 ~100	69 ~100	支气管镜检查:气胸、镇静剂、低氧血症,出血	$$$	定量,最大量的研究报告
BAL	$\geqslant 10^4$ CFU/ml	72 ~100	69 ~100	同上	$$$	定量、操作较容易
保护性 BAL	$\geqslant 10^4$ CFU/ml	82 ~92	86 ~97	同上	$$$$	

注：CFU/ml = 每毫升菌落形成单位。费用：指在美国的费用，$ = 数美元，$$ = 数十美元，$$$ = 数百美元，$$$$ = 上千美元

尽管20多年来已经有许多很好的研究，但在诊断肺部感染时，是否应用有创（支气管镜）或无创技术现仍在争论中，可想而知，有创性检查方法有较好的敏感性和特异性，但是这些研究都是非常依靠阳性培养的阈值。例如，Marquette等发现，当以10^6CFU/ml作为经气管吸引的阳性培养标准时，即与PSB有相似的诊断准确性，假阴性结果也显著降低，使更多的肺部感染得到确诊和合理的抗生素治疗。然而，至今尚缺乏前瞻性的研究结果来评价这些诊断方法对患者预后的影响，即根据患者临床情况来治疗或根据有创检查结果来治疗，二者的死亡率有何不同。

3. 经胸壁皮肤穿刺肺吸引和开胸肺活检　因创伤性大、并发症多（如气胸、肺出血、感染等）应用正在逐渐减少，只有在上述有创性检查仍不能确定病原时才慎重选用。

（俞森洋）

第十节　血气分析和酸碱平衡

动脉血气分析可用于测定和评价患者的氧合、通气和酸碱平衡状况。正常情况下，机体总是自动调节这些参数，维持其正常水平。但是当罹患严重呼吸或肾疾病时，患者的酸碱平衡调节受到损害，这时就需要医疗上采取调节措施。而后，我们还要了解所采取的措施是否正确，是否足以纠正氧合和酸碱异常，动脉血气分析可提供这种生理学反馈信息。

血气仅提供在某一时间点的资料，在病情稳定的危重病患者，血气检查结果常常不改变任何治疗或临床状况。**观察血气（以及其他实验室检查）值的变化趋势通常比单个孤立的数值更有意义。**应该避免对单次数值作出迅速反应，除非数值明显异常。

【血气分析常用指标】　正常值见表2-9。

【临床应用】

1. 了解低氧血症的程度，指导氧疗　临床上常根据PaO_2并参考SaO_2将低氧血症分为轻、中、重度。低氧血症的严重程度见表2-10。

表 2-9　血气分析的符号、名称和正常值

符　号	名　称	正常值*
pH	血浆（没有红细胞）酸碱度	7.40 ±0.05，（静脉血 7.37）
$PaCO_2$	动脉血 CO_2 分压	40（35～45）mmHg△
P_ACO_2	肺泡气 CO_2 分压	40（35～45）mmHg△
$P\bar{v}CO_2$	混合静脉血 CO_2 分压	46.5mmHg（静脉血：46mmHg）
AB（HCO_3^-）	实际的 HCO_3^-	24（21～27）mmol/L△（静脉血：21）
SB	标准状态下 HCO_3^-	24（22～27）mmol/L△
SBE（BE_5）	细胞外液碱过剩	±3mmol/L，（静脉血：±3mmol/L）
BE_p	血浆碱过剩	±3mmol/L
BE_b	全血碱过剩	±3mmol/L
BB_p	血浆缓冲碱	42 ±2mmol/L
BB_b	全血缓冲碱	48 ±3.5mmol/L
TCO_2	血浆 CO_2 总量	19～25mmol/L（动脉血） 22～27mmol/L（静脉血）
CO_2CP	二氧化碳结合力	50～70 体积
PaO_2	动脉血氧分压	90 ±15mmHg（静脉血：40mmHg）
P_AO_2	肺泡气氧分压	100mmHg
SaO_2	动脉血氧饱和度	96 ±3%（静脉血：75%）
CaO_2	动脉血氧含量	20.3ml%（19～21ml%）
$C\bar{v}O_2$	混合静脉血氧含量	13ml%
$S\bar{v}O_2$	混合静脉血氧饱和度	75%
P_{50}	SO_2 50%时的 PO_2	26（24～28）mmHg△
P（A-a）O_2	肺泡-动脉血氧分压差	5～15mmHg
$P\bar{v}O_2$	混合静脉血氧分压	40 ±3mmHg
P（a-$\bar{v}$）O_2	动脉-混合静脉血氧分压差	40 ±9.8mmHg
AG	血浆阴离子隙	12 ±4mmol/L
R	呼吸商	0.8
V/Q	通气量/血流量	0.8
Qs/Q_T	解剖分流（吸纯 O_2 20 分钟后）	<7%
FiO_2	吸氧浓度	–
Pr^-	血浆蛋白阴离子	17 ±1

注：*：本正常值仅为参考值，各实验室可略有差别，△括号前为均数，括号内为正常值范围

表 2-10 低氧血症的严重程度

严重程度	PaO_2 值	PaO_2 范围	SaO_2
轻度	<80mmHg	60~79mmHg	90%~94%
中度	<60mmHg	40~59mmHg	75%~89%
重度	<40mmHg	<40mmHg	<75%

轻度低氧血症，如有症状可给予氧疗；**中度低氧血症是氧疗的适应证；重度低氧血症是氧疗的绝对适应证**。单纯 PaO_2 降低，开始氧疗可给予高浓度氧，待 PaO_2 升至安全水平后再将吸氧浓度降至 0.4 以下。如 PaO_2 降低并伴 $PaCO_2$ 升高，即需给予控制性氧疗。

2. 确定呼吸衰竭的类型、严重程度及判断预后 **动脉血气分析是诊断呼吸衰竭的主要依据**，血气分析对呼吸衰竭患者的病情判断也有重要价值（表 2-11）。临床症状轻重与 $PaCO_2$ 的高低密切相关，$PaCO_2$ 轻度升高时，患者乏力、倦怠、嗜睡等；随着 $PaCO_2$ 升高，可因颅压增高引起头痛，**$PaCO_2$ 增加 1 倍时出现昏睡和神志恍惚，增加 2 倍时患者常昏迷**。$PaCO_2$ 中度升高，使心率增快，心排血量增加，血压上升；$PaCO_2$ 重度升高，终至血压下降、心律失常。CO_2 的潴留程度对患者呼吸、酸碱平衡、肾功能均有影响。

表 2-11 呼吸衰竭病情分级及呼吸治疗

项 目	轻 度	中 度	重 度
$PaCO_2$	>50mmHg	>70mmHg	>90mmHg
PaO_2	<80mmHg	<60mmHg	<40mmHg
SaO_2（%）	>90	90~60	<60
意识	清楚	嗜睡，谵语，半昏迷	半昏迷至深昏迷
发绀	-	+ ~ ++	+++
呼吸治疗	一般吸氧	控制性给氧	机械通气

PaO_2 的降低可导致心、脑、肝、肾等重要脏器细胞内的氧代谢发生障碍。$P\bar{v}O_2$（混合静脉血氧分压）为反映体内组织氧合情况的重要指标。

3. 酸碱失衡的诊断 酸碱失衡分类的规则见图 2-4。

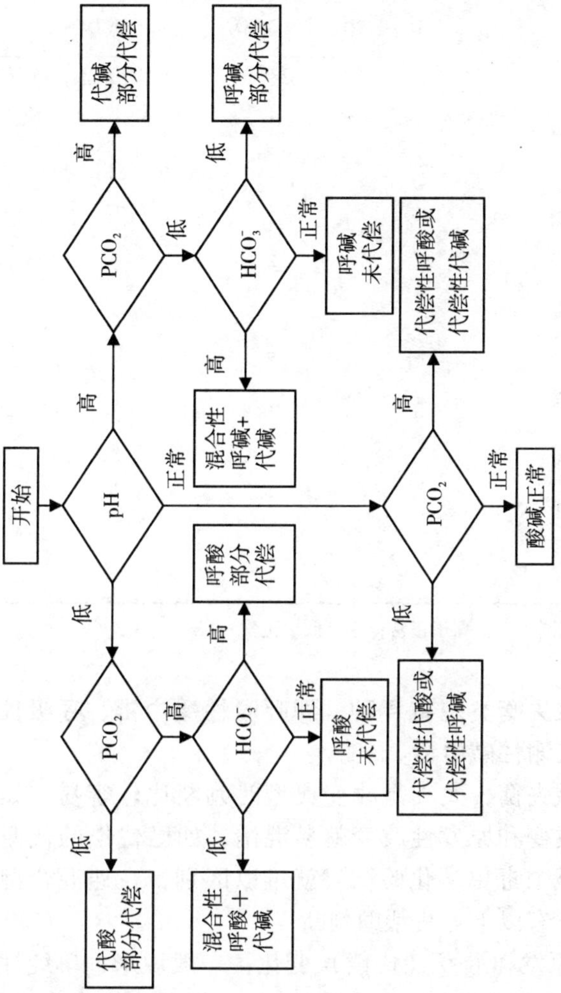

图2-4 酸碱失衡的解释规则

临床上常用的方法是抓住 pH、$PaCO_2$、HCO_3^- 或 BE 这几项指标进行分析（表2-12）。其中 pH 作为血液酸碱度的指标，$PaCO_2$ 作为判断呼吸性酸碱失衡的指标是看法一致的，而对判断代谢性酸碱失衡的指标，Schwartz 等主张用 HCO_3^-，Astrup 等主张用 BE 作为标准，其实无论用哪项指标，判断的结果基本一致。因考虑到预计代偿公式常用 HCO_3^- 来计算，故中国用 HCO_3^- 作为标准的较多。

表2-12 不同酸碱失衡类型的血气改变

酸碱失衡类型	pH	$PaCO_2$	HCO_3^-	BE
呼吸性酸中毒	↓	↑	（稍↑）	=
呼吸性酸中毒代偿	=	↑	↑	↑
呼吸性碱中毒	↑	↓	（稍↓）	=
呼吸性碱中毒代偿	=	↓	↓	↓
代谢性酸中毒	↓	=	↓	↓
代谢性酸中毒代偿	=	↓	↓	↓
代谢性碱中毒	↑	=	↑	↑
代谢性碱中毒代偿	=	↑	↑	↑
呼酸并代酸	↓	↑	↓	↓
呼碱并代碱	↑	↓	↑	↑
呼酸并代碱	↑=↓	↑	↑	↑
呼碱并代酸	↑=↓	↓	↓	↓

注：=：正常范围；↑：高于正常；↓：低于正常

基本的酸碱失衡类型有4种，即呼吸性酸中毒、呼吸性碱中毒、代谢性酸中毒、代谢性碱中毒。

单纯性酸碱失衡，尤其是改变典型时判断比较容易，如已发生完全代偿，继发性改变和原发性改变就易混淆，如已代偿的代谢性酸中毒与代偿的呼吸性碱中毒单从化验结果就难以区别，在遇混合型酸碱失衡时更增加复杂性。有以下方法帮助判断：

（1）分清原发和继发（代偿）变化：一般说来，单纯性酸碱失衡的pH是由原发失衡所决定的，如pH < 7.40，提示原发失衡可能为酸中毒，pH > 7.40，原发失衡可能为碱中毒。

（2）分清单纯性和混合性酸碱失衡

1）$PaCO_2$↑同时伴HCO_3^-↓，必为呼酸并代酸。

2）$PaCO_2$↓同时伴HCO_3^-↑，必为呼碱并代碱。

3）$PaCO_2$和HCO_3^-同时增高或降低，并pH正常，应考虑有混合性酸碱失衡的可能，进一步确定可根据单纯性酸碱失衡预计代偿公式（表2-13）计算。

表 2-13　常用单纯性酸碱失衡的预计代偿公式

原发失衡	原发化学变化	代偿反应	预计代偿公式	代偿时限	代偿极限
代谢性酸中毒	$[HCO_3^-]\downarrow$	$PaCO_2\downarrow$	$\triangle PaCO_2 = 1.2 \times \triangle[HCO_3^-]$	12～24h	10mmHg
代谢性碱中毒	$[HCO_3^-]\uparrow$	$PaCO_2\uparrow$	$\triangle PaCO_2 = 0.9 \times \triangle[HCO_3^-]$	12～24h	55mmHg
呼吸性酸中毒					
急性	$PaCO_2\uparrow$	$[HCO_3^-]\uparrow$	$\triangle[HCO_3^-] = 0.1 \times \triangle PaCO_2$	几分钟	30mmol/L
慢性			$\triangle[HCO_3^-] = 0.35 \times \triangle PaCO_2$	3～5d	45mmol/L
呼吸性碱中毒					
急性	$PaCO_2\downarrow$	$[HCO_3^-]\downarrow$	$\triangle[HCO_3^-] = 0.2 \times \triangle PaCO_2$	几分钟	18mmol/L
慢性			$\triangle[HCO_3^-] = 0.5 \times \triangle PaCO_2$	3～5d	15mmol/L

注：①有“△”者为变化值，不同学者推荐的预计代偿公式略有差别，本表的代偿公式（引自 Marini JJ 等. Critical Care Medicine 2ed 1997，216）；②代偿极限：指单纯型酸碱失衡代偿所能达到的最小值或最大值；③代偿时限：指体内达到最大代偿反应所需的时间；④部分混合性酸碱失衡的判断，需借助于酸碱失衡列线图和单纯性酸碱失衡预计代偿公式

（3）结合临床综合判断：**不能孤立地单凭一张血气报告单作诊断，**必须密切结合患者的实际情况，如病史、临床表现、其他化验检查（尤其是电解质等），以前治疗的情况和多次血气分析的动态观察。

（4）阴离子间隙（anion gap，AG）：用阴离子间隙可鉴别不同类型的代谢性酸中毒。**所谓阴离子间隙，是指血清中所测定的阳离子总数和阴离子总数之差，用 mmol/L 表示，**其公式表示为：$AG = (Na^+ + K^+) - (Cl^- + HCO_3^-)$，因血钾恒定且对 AG 影响轻微，故以上公式可简化为 $AG = Na^- - (Cl^- + HCO_3^-)$ 目前多数报道以此法计算，**AG 正常值范围 12 ± 4mmol/L。**AG 异常的原因见表 2-14。

表 2-14 AG 异常的原因

AG 升高的原因	AG 降低的原因
代谢性酸中毒	未测定阴离子浓度降低
脱水	细胞外液稀释
某些抗生素治疗	低蛋白血症
碱中毒	未测定阳离子浓度增加
低钾血症，低钙血症	高钾血症，高钙血症，高镁血症
低镁血症	多发性骨髓瘤
实验室误差	实验室误差
	方法上低估了血钠
	方法上高估了血氯

（5）代谢性酸中毒并代谢性碱中毒，应根据血气分析、AG、血清电解质，并结合患者临床情况综合判断（表 2-15）。

表 2-15 复合酸碱失衡的判断[a]

酸碱失衡类型	pH	$PaCO_2$	HCO_3^-	AG	K^+	Na^+	Cl^-
代酸并代碱（高 AG 型）	=	=	=	↑	↓	=	↓
代酸并代碱（正常 AG 型）	=	=	=	=	↓	=	=
呼碱+代碱+代酸	↑	↓	↑	↑	↓	=	↓
呼酸+代碱+代酸	↓	↑	↑	↑	=	=	↓

a：=：正常范围；↑：高于正常；↓：低于正常

4. 酸碱失衡的治疗　酸碱失衡一方面要治疗原发病，解除导致酸碱失衡的病因；另一方面根据血气分析结果给予对症治疗，尤其是 pH 改变大，对患者影响严重时，如代谢性酸中毒，可酌情补充 4% 碳酸氢钠（分子量 84）或 1/6mol/L 乳酸钠（分子量 112）。可按下列补碱公式：

$$所需碱性液总量(mmol)=0.3\times(正常\ HCO_3^- - 测得\ HCO_3^-)\times 体重(kg)$$

4% 碳酸氢钠约为 1/2mol/L 浓度，1mmol = 2.1ml 4% 碳酸氢钠，11.2% 乳酸钠为 1mol/L 浓度，1mmol = 1ml 11.2% 乳酸钠。

实际应用先给半量或 2/3 量，以后再重测血气，酌情调整。

有人主张以 BEecf 为依据补充碱性药物。公式为：

$$补碱性药(mmol)=(-3-BEecf)\times 0.2\times 体重(kg)$$

先给 1/2 剂量，8 小时后再酌情给其余 1/2 剂量，然后复查血气再处理。

对于慢性呼酸或慢性呼酸合并代酸的患者，不能应用上述补碱公式，应着重于呼吸因素的纠正。但当 pH 低于 7.20 时，因酸中毒严重威胁患者生命，应给予 4% 碳酸氢钠 40～60ml 静脉滴注，使 pH 恢复到 7.20 以上，并积极进行病因治疗。

碱中毒的治疗应针对原发病，如代谢性碱中毒的处理应纠正脱水，补充 K^+、Cl^- 等。混合型酸碱失衡的处理要分清是原发性或代偿性改变，针对主要的原发性改变进行治疗。

5. 在机械通气中的应用　呼吸衰竭患者是否需要应用机械通气，血气分析是重要参考指标。**机械通气过程中，通气量、通气频率、吸气呼气时间比和通气方式的应用和调整，都应以血气结果为依据**。机械通气中没有血气监测，就不能及时发现通气不足或通气过度。虽然可以应用经皮氧和 CO_2 监测，脉氧计监测血氧饱和度，或监测呼出潮气 CO_2 浓度，但这些测定结果都应与动脉血气分析结果进行比较。

【基于血气结果计算的氧合指标】

1. 肺泡-动脉氧分压差[$P(A\text{-}a)O_2$]、PaO_2/P_AO_2 和 PaO_2/FiO_2　从氧降阶梯的概念可以了解，肺泡-动脉之间氧分压存在差别，正常人呼吸空气时，肺泡-动脉氧分压差为 5～15mmHg，此值随年龄而增加，在 50 岁以上不超过 20mmHg，70 岁时不超过 28mmHg。计算方法：

$$P_AO_2 = (PB - PH_2O)FiO_2 - PaCO_2/R$$

$$P(A-a)O_2 = P_AO_2 - PaO_2$$

式中 P_AO_2 为肺泡气氧分压，PB 为大气压，PH_2O 为水蒸气压，FiO_2 为吸氧浓度，R 为呼吸商，正常时为 0.8。

病理情况下，因呼吸商改变，依上法计算可有误差，且吸氧浓度对 P（A-a）O_2 也有影响。故有人建议以动脉氧分压与肺泡氧分压比值（PaO_2/P_AO_2）或动脉氧分压与吸入氧浓度比值（PaO_2/FiO_2）作为换气功能的指标，可不受吸氧浓度的影响。

P_AO_2 随 FiO_2 而改变，因计算 P_AO_2 很麻烦，故表 2-16 列出了常用 FiO_2 时 P_AO_2 值。

表2-16 随 FiO_2 的改变而发生的 P_AO_2 值*

FiO_2	P_AO_2
0.21	100
0.35	200
0.40	235
0.50	307
0.60	388
0.70	459
0.80	530
0.90	602
1.00	673

所用计算公式：$P_AO_2 = FiO_2(PB - PH_2O) - (1.25 \times PaCO_2)$ 和 $P_AO_2 = FiO_2(760mmHg - 47mmHg) - (1.25 \times 40mmHg)$，当 $FiO_2 \geq 0.6$时，因子1.25不用

P（A－a）O_2 的减低可认为是将肺泡内的氧转运到肺毛细血管的能力下降，引起 PaO_2 相对于可利用的氧（P_AO_2）下降，导致P（A－a）O_2 增加的原因有肺泡弥散障碍、生理分流增加或病理性左向右分流、通气/血流比值严重失调等。

2. PaO_2/P_AO_2　有些医师用 PaO_2/P_AO_2 来评价氧从肺转运到肺循环的情况。随着 FiO_2 的改变，PaO_2/P_AO_2 的比值应该是保持稳定的，这个比值基本上是说明这样一个问题：与肺泡内可利用的氧量比较，动脉能得到多少比例的氧。例如，正常人，FiO_2 0.21，PaO_2 为 90mmHg，$P_AO_2$100mg，PaO_2/P_AO_2 比值是 90/100＝0.9，此值显示，肺泡内可利用的氧的 90% 是移入毛细血管内的。比值＜0.75 表明肺的问题，如分流、$\dot{V}/\dot{Q}$比值异常或弥散障碍。例如，PaO_2 50mmHg，吸 100% 氧时 P_AO_2 673mmHg，PaO_2/P_AO_2 只有 50/673＝0.07，提示只有 7% 的氧从肺泡进入血液。

3. PaO_2/FiO_2　又称氧合指数，或称 P/F 比值，是很容易计算的参数，因为它不需要计算 P_AO_2，却可以描述进入血液的氧量与吸氧浓度（FiO_2）的关系。**PaO_2/FiO_2 的正常范围是 380～476**（80mmHg/0.21＝380、100mmHg/0.21＝476），常用 PaO_2/FiO_2 来评价肺损伤的严重程度，如诊断急性肺损伤的 P/F 标准是＜300，诊断 ARDS 的标准是＜200。严重的低 P/F 值常＜100（如 50mmHg/1.0＝50）。

（俞森洋）

第十一节　肺功能检查常规

【适应证】 肺功能检测的适应证见表2-17。

表2-17　肺功能检查的适应证

一、诊断
症状：呼吸困难、咳嗽、喘息、端坐呼吸、胸痛
体征：过度充气、胸廓畸形、呼吸音减低、喘鸣音、湿啰音（水泡音、细湿啰音、捻发音）、呼气延长、发绀
异常的实验室检查：红细胞增多症、高碳酸血症、低氧血症、胸部X线异常
术前检测和手术风险评估
评价肺疾病的严重性和危险性
二、监测疾病的严重程度和治疗效果
判断哮喘、COPD的严重程度及二者的鉴别
评价支气管扩张剂的疗效
评价对间质性肺疾病的治疗效果
观察疾病的自然病程
评估职业性接触（如粉尘、有毒气体等）对呼吸系统的影响
评估某些药物可能发生的肺毒性
三、患者劳动力和伤残的评估

【肺功能检查项目】

1．肺容积和肺气量（lung volumes and capacities）

（1）肺容积和肺气量的组成：肺容量可以分为肺容积（lung volumes）和肺气量（lung capacities）。肺容积是肺的基本组成，而肺气量是肺容积的进一步组合，即肺气量由两个或两个以上的肺容积所组成（图2-5）。

从图2-5中可以看出，每个肺气量均由两个或两个以上的肺容积所组成，即

深吸气量＝补吸气容积＋潮气容积

功能残气量＝补呼气容积＋残气容积

肺活量＝补吸气容积＋潮气容积＋补呼气容积

肺总量＝补吸气容积＋潮气容积＋补呼气容积＋残气容积

（2）肺容量改变及其临床意义

1）肺活量（VC）：与肺活量的大小有关的因素：①年龄：幼年及老

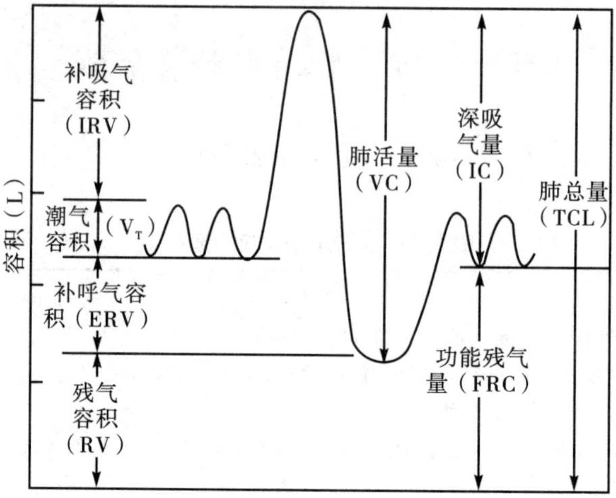

图 2-5　肺容积和肺气量

年人肺活量较小，而壮年人较大；②性别：男性大于女性；③体表面积：体表面积大者肺活量相应增大；④职业：重体力劳动及运动者的肺活量均较正常人为大；⑤体位：卧位时肺活量较立位时减少 300ml 左右，是卧位时肺血量增加和膈肌抬高之故。

健康成年人即使是同年龄、性别、身高和体重者，其肺活量平均值也有 20% 的差异，因此，肺活量的指标均采用肺活量的百分比来表示。

$$肺活量百分比 = \frac{肺活量实测值}{肺活量预计值} \times 100\%$$

判断：**肺活量百分比 >80% 为肺活量正常；肺活量百分比 65% ~ 79% 为肺活量轻度降低；肺活量百分比 50% ~64% 为肺活量中度降低；肺活量百分比 35% ~49% 为肺活量重度降低；肺活量百分比 <35% 为肺活量极严重降低。**

肺活量绝对值与肺部疾患呼吸功能损害并不完全一致，因此，单纯以肺活量的数值衡量肺功能意义不大。慢性阻塞性肺病（COPD）患者有时呼吸功能严重受累，但其肺活量仅有轻度减低。另外，左或右全肺切除患者的肺活量虽然减少一半，但患者在静息状态或一般活动时，可以没有任何症状。

引起肺活量降低的疾病：①肺胸病变：如弥漫性肺间质纤维化、大范围肺炎、肺不张、肿瘤、肺切除术后或胸腔积液、积气、腹腔病变（腹腔积液、肿瘤）引起的肺受压；②骨骼肌肉疾病：如胸廓畸形（脊柱后侧弯)，胸廓成形术后，广泛胸膜增厚，或神经、肌肉等疾病；③气道阻塞：如慢性阻塞性肺病（COPD）。前两类病变造成的限制性通气障碍是肺活量降低的主要原因，而阻塞性病变多在病情较重阶段始有 VC 降低。

2）功能残气量和残气量：功能残气及残气都是平静呼气或深呼气后留存于肺内不能呼出的气体容积，不能直接用肺量计测定，可用氦稀释法或氮冲洗法测出功能残气量，减去补呼气容积，即得出残气容积；或用体积描记仪以一口气氮稀释法测得肺总量，再减去肺活量，也可得出残气容积。

判断患者有无肺气肿时，不能仅以残气容积的绝对值来考虑，必须将残气容积的绝对值和相对值（即残气容积与肺总量的比值：RV/TLC%，简称残总比）同时考虑。如 RV 增高伴有 RV/TLC% 同时增高，则肯定有肺气肿存在；如 RV 正常而 RV/TLC% 增高，则不一定是肺气肿，可能是肺总量的数值降低之故。RV/TLC% 正常值 <25%。

判断：**残总比 <25% 为正常；残总比 26% ~35% 为轻度肺气肿；残总比 36% ~45% 为中度肺气肿；残总比 46% ~55% 为重度肺气肿；残总比 >55% 为极重度肺气肿。**

随着年龄的增大，RV/TLC% 相应增加，但一般不超过 35%。残气容积增大常见于老年性肺气肿、阻塞性肺气肿、代偿性肺气肿、支气管哮喘和胸廓畸形等。残气容积降低常见于肺弹性回缩力增高（即肺顺应性降低）的疾病，如急性呼吸窘迫综合征（ARDS）、心源性肺水肿、肺间质纤维化、间质性肺炎等。

2．肺的通气功能　胸廓的扩张和收缩，改变肺容量产生通气（ventilation），通气功能又称动态肺容量。通常指单位时间内随呼吸运动而进出肺的气量。

（1）分钟通气量（minute ventilation，$\dot{V}_E$）：通常是在静息状态下测得的每分钟通气量，分钟通气量（$\dot{V}_E$）= 潮气容积（V_T）× 呼吸频率（f）。**正常值：男性 6668 ±200ml，女性 4217 ±160ml。**

分钟静息通气量的减低表示呼吸次数或潮气容积的减少。因肺的通气储备功能极大，故分钟通气量与患者的状态密切相关，体力活动、激烈运动、高热、紧张均可使分钟通气量明显增加，$\dot{V}_E$ 增加常反映患者通气需要的增加。呼吸中枢受抑制时，分钟通气量会减少，并导致二氧化碳潴留和呼吸性酸中毒。

（2）分钟肺泡通气量（minute alveo1ar ventilation，$\dot{V}_A$）：分钟肺泡通

气量为每分钟进入肺泡进行气体交换的量，等于（潮气容积 - 死腔气量）× 呼吸频率。它能确切标志有效通气的增加或减少。当肺泡通气量不足时，可产生低氧血症、高碳酸血症和呼吸性酸中毒，而肺泡通气量过大时则产生低碳酸血症和呼吸性碱中毒。

（3）最大通气量（maximal voluntary ventilation，MVV）：为单位时间内最大的呼吸量。通常以每分钟最快速度和最大幅度的呼吸测得的通气总量，因多数患者不易耐受，故测定 12 秒或 15 秒的肺容量乘以 5 或 4，即为每分钟最大通气量。正常值：男性 104 ± 2.31L/min，女性 82.5 ± 2.17L/min，临床上常以最大通气量百分比来表示。

$$最大通气量百分比（MVV\%）=\frac{最大通气量实测值}{最大通气量预测值}\times 100\%$$

判断：MVV% >80% 为通气功能正常；MVV% 60% ~79% 为通气功能轻度降低；MVV% 40% ~59% 为通气功能中度降低；MVV% <39% 为通气功能重度降低。

临床意义：最大通气量要求在一定时间内完成呼吸的幅度和速度，它反映了呼吸的动态功能。当有严重心肺疾病或近期咯血患者不宜做本项目检查时，可用 FEV_1 来换算 MVV 值[公式为 $MVV(L)=30.2\times FEV_1(L)+10.85$]。

MVV 减低的常见疾病：①气道阻力增加：如支气管哮喘、慢性阻塞性肺疾病等；②肺活动度受限：如肺间质纤维化、大量胸腔积液、肺水肿等；③呼吸肌无力或胸廓脊柱活动障碍：如重症肌无力、脊髓灰质炎、脊柱后侧凸、膈肌麻痹等。

（4）用力肺活量和一秒用力呼气容积（forced vital capacity，FVC and forced expiratory volume in one second，FEV_1）：最大吸气后以最快速度用力呼出的最大气量为用力肺活量（FVC），由于呼出气量受时间因素限制，是一种测定呼出气流速的较好方法。**一秒用力呼气容积（FEV_1）是指最大吸气后以最快速度用力呼气，第一秒用力呼出的气量，临床上常以第一秒用力呼气容积占用力肺活量比值（FEV_1/FVC）或 FEV_1 占预计值%表示气流阻塞的程度。** 3 秒用力呼气容积（FEV_3）指最大吸气后 3 秒内的快速呼出气量。

临床意义：FVC 正常者约 3 秒呼完，在第一、二秒内提前呼完者提示有限制性通气障碍，若气道阻塞，呼气时间则会延长。**FEV_1% 正常值为 83%；小于 70% 说明气流阻塞，常见于慢性阻塞性肺气肿、支气管哮喘等。基于气流受限的程度，** 因 FEV_1 下降与气流受限有很好的相关性，

故 FEV_1 **的变化是 COPD 严重度分级的主要依据**。此外，还应考虑临床症状及合并症的程度。COPD 临床严重度分为四级（表 2-18）。评定患者是否为哮喘或 COPD 患者是否合并哮喘，**若应用支气管扩张剂前后 FEV_1/FVC 改善 >15%，则可肯定为哮喘或 COPD 合并哮喘。目前认为，FEV_1/FVC 是反映气道阻塞的敏感指标**。$FEV_1\%$ 大于正常值，提示限制性通气障碍，见于胸膜广泛增厚、粘连、胸廓畸形等。

表 2-18　COPD 临床严重度分级

分　级	特　征
Ⅰ级：轻度 COPD	• $FEV_1/FVC < 70\%$ • $FEV_1 \geq 80\%$ 预计值
Ⅱ级：中度 COPD	• $FEV_1/FVC < 70\%$ • $50\% \leq FEV_1 < 80\%$ 预计值
Ⅲ级：重度 COPD	• $FEV_1/FVC < 70\%$ • $30\% \leq FEV_1 < 50\%$ 预计值
Ⅳ级：极重度 COPD	• $FEV_1/FVC < 70\%$ • $FEV_1 < 30\%$ 预计值或 $FEV_1 < 50\%$ 预计值伴慢性呼吸衰竭

Ⅰ级：轻度 COPD，其特征为轻度气流受限（$FEV_1/FVC < 70\%$，但 $FEV_1 \geq 80\%$ 预计值），通常可伴有或不伴有咳嗽、咳痰。此时，患者本人可能还没认识到自己的肺功能异常。

Ⅱ级：中度 COPD，其特征为气流受限进一步恶化（$50\% \leq FEV_1 < 80\%$ 预计值）并有症状进展和气短，运动后气短更为明显。此时，由于呼吸困难或疾病的加重，患者常去医院就诊。

Ⅲ级：重度 COPD，其特征为气流受限进一步恶化（$30\% \leq FEV_1 < 50\%$ 预计值），气短加剧，并且反复出现急性加重，影响患者的生活质量。

Ⅳ级：极重度 COPD，为严重的气流受限（$FEV_1 < 30\%$ 预计值）或者合并有慢性呼吸衰竭。此时，患者的生活质量明显下降，如果出现急性加重则可能有生命危险。

对于 COPD 的诊断和评价，动态肺容量是金标准，因为它是测定气流受限的最可重复、标准的和客观的方法。$FEV_1/FVC < 70\%$，应用支气管扩张剂后 $FEV_1 < 80\%$ 预计值，证实气流受限的存在不是完全可逆的。

（5）最大呼气中段流量（maximal mid-expiratory flow curve，MMEF，MMF）：将用力肺活量（FVC）曲线平分 4 等分，因第一部分呼气流量快，受主观因素影响较大，第四部分因肺组织接近残气位，流量明显减小，故中间二部分最能代表气道通畅情况，最大呼气中段流量测定的不是流量而是容量，它等于呼气中段（$MMEF_{25\% \sim 75\%}$）的肺容量除以呼气所需的时间。**正常值：男性 3 ~4L/s，女性 2 ~3L/s。**

临床意义：MMEF 与用力肺活量、最大通气量相同。同为识别气道阻塞较敏感的指标，尚能反映小气道功能，但后几种测定方法对于气道阻塞的程度常常估计过低。

（6）通气储量百分比（ventilation reserve%，VR%）：作为通气储备功能考核时，临床上可用通气储量百分比来表示。

$$通气储量百分比 = \frac{最大通气量 - 静息每分通气量}{最大通气量} \times 100\%$$

通气储量百分比正常值大于 95%、低于 80% 时，心肺及其他大手术必须慎重考虑，低于 60% 则禁忌胸外科手术。

（7）通气功能障碍的判断：**通气功能障碍可以分为阻塞性、限制性、混合性 3 种类型。**综合以上各项肺通气功能试验结果，结合病因归纳各型通气功能障碍的判定及鉴别见表 2-19。

表 2-19　各类型通气功能障碍的判定及鉴别

	阻塞性	限制性	混合性
病　因	慢性阻塞性肺病（COPD）	弥漫性肺间质纤维化，肺肉芽肿，肺水肿，胸、腹腔、胸廓疾病	兼有阻塞性、限制性两种因素
通气功能特点	呼气流量降低	肺活量降低，呼气流量正常	呼气流量降低，肺活量降低
VC%	正常或↓	↓ ~ ↓↓	↓ ~ ↓↓
MVV%	↓ ~ ↓↓	正常或↓	↓ ~ ↓↓
FEV_1%	↓ ~ ↓↓	正常或↑	↓ ~ ↓↓
MMEF%	↓ ~ ↓↓	正常或↑	↓ ~ ↓↓
RV/TLC%	↑↑	正常，↓或↑	↑ ~ ↑↑
TLC	↑	↓	不定

注：↓轻度降低，↓↓明显降低，↑轻度升高，↑↑明显升高

肺功能测定正常值见表2-20。

表2-20　肺功能测定正常值

成分量	新参考值	旧参考值	旧→新(因数)
肺容量			
闭合容积/肺活量	<0.10	<10%	0.01
闭合容量/肺总量	<0.32	<32%	0.01
补呼气容积			
男	0.9 L	0.9 L	-
女	0.56 L	0.56 L	-
补吸气容积			
男	2.1 L	2.1 L	-
女	1.4 L	1.4 L	-
潮气容积	0.4~0.5 L	0.4~0.5 L	-
残气容积			
男	1.53 L	1.53 L	-
女	1.02 L	1.02 L	-
残气容积/肺总量			
男	0.307	30.7%	0.01
女	0.290	29.0%	0.01
肺活量			
男	3.47 L	3.47 L	-
女	2.44 L	2.44 L	-
肺总量			
男	5.02 L	5.02 L	-
女	3.46 L	3.46 L	-
功能残气量			
男	2.33 L	2.33 L	-
女	1.58 L	1.58 L	-
深吸气量	占肺总量的0.50 肺活量的0.70	占肺总量的50% 肺活量的70%	0.01
无效腔量			
男	0.128 L	0.128 L	-
女	0.119 L	0.119 L	-

续 表

成分量	新参考值	旧参考值	旧→新(因数)
换气功能			
重复呼吸试验			
氧容积百分比	0.0862	8.62%	0.01
二氧化碳容积百分比	0.0833	8.33%	0.01
一氧化碳弥散量(V·p·t)	3.3~4.1ml/(kPa·s)	26.47~32.92ml/mmHg/min	0.125
气体分布测定			
7分氧冲洗法	肺泡氮浓度<0.25	肺泡氮浓度<25%	0.01
一次呼气测验法	氮浓度<0.015	氮浓度<1.5%	0.01
通气量			
肺泡通气量	约为每分静息通气量的0.70	约为每分静息通气量的70%	0.01
静息通气量			
男	(111±3)ml/s	(6663±200)ml/min	0.0167
女	(70±3)ml/s	(4217±160)ml/min	0.0167
每分静息通气量			
男	6~8L/min	6~8L/min	–
女	5~6L/min	5~6L/min	–
通气储量百分比	0.93	93%	0.01
用力呼气容积			
1秒	0.83	83%	0.01
2秒	0.96	96%	0.01
3秒	0.99	99%	0.01
最大呼气流量			
男	(5.85±13.36)L/s	(350±800)L/min	0.0167
女	(2.77±10.25)L/s	(166±614)L/min	0.0167
最大通气量			
男	(1.74±0.04)L/s	(104±2.31)L/min	0.0167
女	(1.38±0.04)L/s	(82.5±2.17)L/min	0.0167

（俞森洋）

第十二节　痰液检查

【正确留取合格的痰标本】

1. 正确的留痰方法　患者在咳痰前拿掉义齿，以无菌生理盐水漱口2～3次，吐出口咽部的唾液和分泌物，作深咳嗽，或给予拍背使深部的痰排出。让患者努力多咳几次痰以取得满意的标本。无痰者可用生理盐水或3%～10%的高渗盐水雾化吸入后再嘱其深咳痰。将咳出的痰收集于无菌器皿中，用无菌生理盐水冲洗痰液表面3次，如痰液黏稠或稠脓状，则移至研钵内加等量pH 7.2痰易净（N-乙酰半胱氨酸）研磨。气管切口处取得的深部黏稠痰液也宜经上述方法处理。痰液采集后应尽快，最好在数分钟内送实验室。有报道，痰液不及时送检，在室温下放置2～5小时，会减少肺炎链球菌、葡萄球菌和革兰阴性杆菌的分离率和增加上呼吸道固有菌的数量。若为了细菌性肺炎的诊断，那么获得一份理想的痰标本就够了，如能在应用抗生素之前留取标本，可提高细菌培养的阳性率。但若为了分枝杆菌（包括结核菌）和深部真菌感染的诊断，一般推荐连续3～5日留取早晨的痰标本。为作分枝杆菌培养，以往通常的作法是留取12～24小时的痰，但此法现已废弃，因为正常口咽部细菌的过度生长可降低分枝杆菌培养的阳性率。应避免将唾液或上呼吸道分泌物吐入痰盒内送检，唾液中的细菌学培养很容易阳性，但培养结果对确定下呼吸道感染的病原没有价值。

2. 判断痰标本质量的方法　将痰液放在显微镜下观察，标本中鳞状上皮细胞的存在意味着唾液的污染，**污染较小的标本每个低倍视野应少于10个鳞状上皮细胞和25个以上的中性粒细胞或脓细胞。**镜下无肺泡巨噬细胞或支气管上皮细胞表明标本中缺乏下呼吸道分泌物。Bartlett推荐的对下呼吸道分泌物（痰）的评分标准（表2-21）值得采用。根据此标准，只有评上1～3分的痰标本才合格能进行痰培养，不合格的痰标本应通知病房和患者重新留取。

表2-21　下呼吸道分泌物（痰）的评分标准

显微镜下每个低倍视野的细胞数或特征	评分
10～25个白细胞	+1
>25个白细胞	+2
黏液	+1
10～25个鳞状上皮细胞	-1
>25个鳞状上皮细胞	-2

【痰涂片和细菌培养】 患者咳出的痰作涂片镜检和培养是诊断细菌性肺炎最常用的方法，但咳出的痰常被口咽部定植的细菌污染，或来自非感染的部位，故对病原学诊断的敏感性和特异性均不高。气管插管或气管切开的患者可用经气管吸引的痰作培养，虽然肺炎患者的阳性率可达89%，但特异性仅为14%。采用痰液标本先镜检筛选，对符合要求的标本再进行培养，或对痰液标本先作洗涤等处理，然后再培养，病原确诊率可达50%左右。

对合格的痰标本可进行涂片和革兰染色检查，**合格标本中如检查发现被中性粒细胞或吞噬细胞吞食的细菌，即可能是致病菌，**如在每个高倍视野下见到10个以上的革兰阳性卵圆形双球菌，提示病原菌为肺炎链球菌，如革兰阳性球菌成堆，可疑为葡萄球菌，但需培养证实。肺炎链球菌在镜下有时易与其他革兰阳性球菌混淆，荚膜肿胀反应（quellung reaction）阳性可证明肺炎链球菌。如在油镜下发现较多革兰阳性和革兰阴性球菌或杆菌，则有混合感染的可能。

如痰涂片中找到真菌的芽胞或菌丝，对肺真菌感染有提示作用。如果取得痰标本后立即送检，有经验的细菌学技师凭氢氧化钾湿片法在几分钟内就可对芽生菌病、隐球菌病和球孢子菌病作出明确诊断。也可用此法查出丝状真菌。

不管留取痰标本的质量如何，如果在痰涂片中发现分枝杆菌（如结核分枝杆菌）、真菌（如芽生菌荚膜）、肺吸虫卵、阿米巴滋养体、肺孢子菌等，均具有临床意义，因为这些病原通常不在上呼吸道定植，当然，下呼吸道的标本检出阳性率要高得多。

痰涂片革兰染色检查方法简单而经济，结果快速，可据此初步推测细菌性肺炎的病原，并最初指导抗生素的选用，但需要进一步作细菌培养来证实。

痰细菌培养可分为常规培养和定量培养。**定量培养结果，细菌菌落数 $>10^7$/ml 时可认为系致病菌，$<10^7$/ml 但 $>10^4$/ml 时可能为致病菌，并结合涂片、是否纯培养等作出判断，$<10^4$/ml 时提示为口腔污染菌群，**据统计痰液菌落计数的结果与经气管穿刺的痰液培养结果基本一致，故具有重要的参考和诊断价值。

如痰细菌培养阳性，可进一步作临床常用抗生素的药物敏感试验，有条件的实验室，还可**测定该菌对某些抗生素的最小抑菌浓度（MIC）和最小杀菌浓度（MBC），能较好地指导临床选用抗生素。**

【痰肿瘤细胞学检查】 痰标本容易得到，患者痛苦少，容易接受。

细胞学敏感性约60%，中央型肺癌阳性率高，**血性痰阳性率高，反复多次查痰可增加阳性率**。痰的肿瘤细胞检查是发现隐性肺癌的唯一方法。纤维内镜检查后的痰检可补充纤维支气管镜活检、刷片病理学的不足。

痰液细胞学检查，首先要分清正常细胞（复层鳞状上皮的脱落细胞、假复层纤毛柱状上皮脱落细胞、淋巴细胞、中性粒细胞、吞噬细胞等），核异质细胞和恶性肿瘤细胞（鳞癌、腺癌、小细胞癌细胞等）。文献报道，**痰细胞检查肿瘤类型的准确度，大细胞癌、腺癌、小细胞癌和鳞癌分别是67%、73%、91%和98%，痰细胞学诊断的平均假阳性率为1.3%，假阴性率为5%，取决于痰的质量和痰细胞病理学家的经验**。

【痰细胞学良性病变的诊断】

1．病毒性肺炎　需要有足够的肺实质来源的标本。支气管灌洗液，经支气管或经胸壁针吸的细胞学标本，均可用于诊断。脱离细胞学检查仅可供初诊参考，必须与病毒培养，其他免疫细胞化学等技术结合。

2．结核病　支气管结核、开放性肺结核偶可获得较好的细胞学诊断。

3．真菌感染　曲菌、白色念珠菌可根据其形态学特征从痰涂片中辨认。

4．肺孢子菌　用PAS和六胺银染色，可较清晰地显示其结构。

5．肺泡蛋白沉着症　应用单克隆抗体检测浓缩痰液中的脱辅基蛋白A，可提示此症的可能。

（俞森洋）

第十三节　常用的肺部肿瘤标志物

常用肺部肿瘤标志物见表2-22。

表 2-22 肺部肿瘤标志物

名称	分子基础	临床意义
癌胚抗原 CEA（参考值 0 ~ 5μg/L）	一种胚胎性致癌抗原，属于细胞表面糖蛋白相关的大家族，是免疫球蛋白超家族的一部分	①是一种广谱肿瘤标志物，不能作为诊断肺癌的特异性指标。但可用于肺癌的鉴别诊断、疗效、复发和预后评价 ②血清 CEA 水平与非小细胞肺癌（NSCLC）肿瘤大小明显相关，与肺癌组织学类型有关，腺癌最高，鳞癌次之，小细胞肺癌（SCLC）最低 ③须注意吸烟者中约有 3.9% 其 CEA 数值大于 5μg/L
神经元特异性烯醇酶 NSE（参考值 0 ~ 13μg/L）	催化糖原酵解途径中甘油分解的最后的酶	①是 SCLC 敏感性和特异性很好的肿瘤标志物。对于监测疗效和预报复发或转移有重要意义 ②也存在正常红细胞中，标本溶血会影响测定结果
细胞角蛋白 19 片段抗原 CYFRA21-1（参考值 <4μg/L）	可溶性细胞角蛋白 19 的碎片	①敏感性较低，一般不作为筛选阳性的指标 ②在不同类型肺癌中表达强度不同，鳞癌最强、腺癌次之、小细胞肺癌最弱。对ⅢA 期以后的鳞癌敏感性和特异性均较高，可用于监测疗效和预后评价
鳞状细胞癌抗原 SCC（参考值 <2μg/L）	肿瘤相关抗原 TA-4 的一个糖蛋白片段	①敏感性低于 CEA，但特异性高于 CEA。尤其对鳞癌有较高的特异性，是更稳定的鳞癌诊断指标，并且有癌变早期异常升高的趋势。对于鉴别良、恶性疾病及肺癌类型有很高的准确率 ②可用于判断肺鳞癌手术治疗效果，监测病情变化 ③吸烟的习惯不影响血清中的水平 ④肺炎、肝硬化、肝炎、肾功能衰竭、结核等疾病，SCC 也有一定程度升高
促胃液素释放肽前体 ProGRP（参考值 0 ~ 46ng/L）	相对稳定的激素促胃液素释放肽的前体	诊断 SCLC 方面敏感性和特异性均优于 NSE。可用于 SCLC 早期诊断和疗效监测
组织多肽抗原 TPA（参考值 <1.0μg/L）	细胞角质蛋白 8、18 和 19 组成，由处于增殖期的细胞产生并释放	①肿瘤患者术前 TPA 显著增高常提示预后不良；经治疗好转后，TPA 再次升高提示肿瘤复发 ②TPA 水平越高，患者生存期越短 ③急性肝炎、胰腺炎、肺炎和胃肠道疾病也可见到 TPA 升高
癌抗原 CA242（参考值 0 ~ 12U/L）	唾液酸化的糖链黏蛋白	敏感性低，而特异性较高，对腺癌有很好的诊断价值

注：各肿瘤标志物的参考值在不同单位测量有少量差异，以各单位参考值为准

（林　彦）

第十四节　PPD 试验

结核菌素（简称结素）是结核杆菌蛋白质制成的一种特异性反应原，结素试验是诊断结核菌感染的一种传统方法。**目前临床上常用的是结核菌素纯蛋白衍生物，即 PPD。**

【适应证】 ①结核菌感染的流行病学调查，如测定结核感染率和年感染率；②患者有胸部 X 线异常阴影和咳嗽、咯血、体重减轻等；③临床症状提示有患结核的可能；④近期有与结核患者接触史；⑤胸部 X 线异常阴影以及以往有结核病史；⑥某些易引起结核病的临床情况，如硅沉着病（矽肺）、胃切除术、糖尿病、免疫抑制剂治疗和淋巴瘤等；⑦HIV 感染患者；⑧其他易发结核菌感染的群体。

【禁忌证】 ①各种传染病病期及恢复期；②各种疾病的急性期；③有过敏反应史，或有癫痫史、癔症史者慎用；④有全身性皮肤病。

【操作方法】

1．试验前先核对品名、剂量及有效期，如有沉淀、安瓿破损及过期者不得使用。

2．在前臂屈侧无瘢痕或病变处，用乙醇消毒皮肤，不用碘酊，防止结素蛋白变性。

3．采用**国产人型 PPD 注射剂 1∶2000 之 0.1ml，相当于 5 个国际结核菌素单位（5U），皮内注射**；剂量准确时注射后局部皮肤出现直径 7～8mm 大小的苍白隆起皮丘。

4．如发现未正确注射，可即刻离开首次注射部位数厘米处行第 2 次注射。

5．皮试后 48～96h 观察反应结果，中国**通常以 72h 为观察反应时间。**

【结果判定及临床意义】

1．阳性判定标准　72h 后测定注射处硬结平均直径，平均直径 =（横径 + 纵径）/2。**硬结直径 >5mm 为（+），10～19mm 为（++），≥20mm 或表皮有水疱，或表皮坏死为（+++）。**

2．阴性判定标准　**注射部位无硬结或硬结直径 <5mm。**

3．结果解释

（1）真阳性：①结核菌感染（自然感染或 BCG 接种成功）的确诊依据；②结核病的辅助诊断依据；③若 3 岁以内儿童未接种卡介苗即使 X

线胸片正常，也表示体内可能有活动性结核病灶；④新近转阳表示患病可能。

（2）假阳性：①结素中杂质引起的非特异性炎症反应；②测量硬结误差；③非结核分枝杆菌（NTM）感染引起的交叉反应。

（3）真阴性：①未发生结核菌感染或 NTM 感染；②初次结核菌感染的前 4～8 周，变态反应尚未建立。

（4）假阴性：已感染结核菌者和活动性结核患者，结素试验本应呈阳性反应，但在以下情况可呈阴性反应：①重症结核病（急性血液播散型肺结核、结核性脑膜炎、大面积干酪性肺炎）；②其他严重感染性疾病；③长期大剂量免疫抑制剂（激素、抗肿瘤药物）使用；④疫苗接种 3 个月内；⑤年老、体弱；严重慢性疾病；结素失效，剂量不足，操作不当，硬结测量有误。

（邹　琳）

第十五节　支气管反应性测定

支气管反应性是支气管对各种物理、化学、药物以及变应原等刺激引起气道阻力变化的反应。正常人的气道对这些刺激物或变应原的刺激并不发生收缩反应或仅有微弱的反应，而某些人的气道则可发生过度收缩反应，引起气道管腔狭窄和气道阻力明显增高，这就是气道高反应性（airway hyperresponsiveness）。**支气管反应性的测定包括支气管激发试验和支气管扩张试验。**

一、支气管激发试验

【适应证】

1．协助哮喘的诊断　①处于缓解期无症状，常规肺功能正常，不能确诊哮喘者；②患有慢性顽固性咳嗽，临床怀疑为哮喘、咳嗽型哮喘者。

2．评判药物降低支气管高反应性的疗效。

【禁忌证】　①严重气道阻塞者（成人 FEV_1 <1.2L）；②新近出现的心脑血管疾病：心肌梗死、脑血管意外、夹层动脉瘤。

【相对禁忌证】

1．测定时通气功能已经受损　① FEV_1 < 以前最好值的 80%；② FEV_1/FVC <70%。

2．对稀释剂已有显著反应（FEV_1 的基础值下降 >10%）。

3．不能配合进行肺量计测定（不能重复进行检查）。

4. 6 周内有上或下呼吸道感染。

5. 前 1 周有特异抗原接触。

6. 前 1 周有严重大气污染的接触。

7. 妊娠。

8. 没有停止可影响气道反应性的药物，包括 12h 内 β_2 肾上腺素能受体激动剂、12h 内抗胆碱能类气雾剂、8h 内色甘酸钠、12h 内口服 β_2 激动剂、48h 内茶碱类药物、72～96h 内 H_1 受体阻滞剂；β 阻断剂（能增加反应）。

9. 摄入咖啡因或含可可碱的物质（可可、咖啡等）。

【试验方法】

1. 嘱患者平静呼吸，让患者先雾化吸入生理盐水，测定 FEV_1 3 次，取其平均值作为对照值。

2. 然后让患者雾化吸入恒定的非特异性刺激剂（常用乙酰甲胆碱或组胺）。**近年来较多推荐简化法**，即乙酰甲胆碱用 5mg/ml 和 25mg/ml 两种浓度。先吸 1 次 5mg/ml 乙酰甲胆碱，重复肺量计测定，若 FEV_1 没有发生明显改变，再吸入 4 次 5mg/ml，再测定 FEV_1，若无明显改变，再吸入 1 次 25mg/ml，若测 FEV_1 仍无明显改变，再吸入 4 次 25mg/ml，监测 FEV_1。组胺激发试验也用类似方法进行。

【结果判定】 对用于确定支气管反应性的肺功能指标，学者之间尚存在争议，通常较多测定 FEV_1 和特异性气道传导性（specific airway conductance，SG_{AW}）。SG_{AW} 较敏感，但有较大的变异性和较低的特异性，也较难以测定。**FEV_1 较不敏感，但可重复性好。在许多实验室同时测定 FEV_1（降低 20% 为阳性）和 SG_{AW}（降低 40% 为阳性）。**

二、支气管舒张试验

支气管扩张试验系指应用支气管扩张药物（大多用 β 受体激动剂，如沙丁胺醇雾化吸入）后，测定患者的肺功能，以评估支气管阻塞的可逆程度，协助诊断哮喘等气道高反应性疾病或评价支气管扩张药物的疗法。

【试验方法】

1. 受试者在试验前必须停用一切支气管扩张剂一定的时间，如停用 β 受体激动剂 6h 以上、口服茶碱或其他制剂 12h 以上、停用长效茶碱或长效 β 受体激动剂 48h 以上。

2. 试验前让患者休息 20min，然后测定肺功能；对选用的测定指标需重复 3 次，选最好的一次作为基础值。

3. 嘱患者用定量雾化器（MDI）吸入规定剂量的支气管舒张剂（如沙丁胺醇气雾剂 200μg），10～15min 后再次测定肺功能指标，也重复测量3次，以最佳值为准。

4. 将用药后与用药前测定的肺功能的结果进行比较。

【注意事项】

1. 测定指标和所用测定仪器尚无统一规定。常用的测定指标有呼吸峰流速（PEF）、第一秒用力呼气量（FEV_1）、一秒率（$FEV_1/FVC\%$ 或 $FEV_1\%$）或 FEV_1 占预计值%、$FEF_{25\%\sim75\%}$ 等。测定仪器包括峰流速仪、肺量仪或体积描记仪等。

2. 吸入支气管舒张剂时，一定要注意教会患者正确的吸入动作，确保患者吸入正确的剂量。

【结果判定】 对选用哪些支气管扩张药物，哪些肺功能指标，每种肺功能指标改善的程度多大判定试验阳性均未有统一标准。目前公认 FEV_1 较理想，测定方法简单，可重复性好。通常判断阳性结果的标准：

$$FEV_1 = \frac{\text{用药后 } FEV_1 - \text{用药前 } FEV_1}{\text{用药前 } FEV_1} \times 100\%$$ 若≥15%并且用药后 FEV_1 −用药前 FEV_1 ≥200ml。

$$FVC = \frac{\text{用药后 } FVC - \text{用药前 } FVC}{\text{用药前 } FVC} \times 100\%$$ 若≥15%

$$\text{等容 } FEF_{25\%\sim75\%} = \frac{\text{用药后等容 } FEF_{25\%\sim75\%} - \text{用药前 } FEF_{25\%\sim75\%}}{\text{用药前 } FEV_{25\%\sim75\%}} \times 100\% \geq 30\%$$

（邹　琳）

第十六节　多导睡眠仪

多导睡眠仪（polysomnography，PSG）是在脑电图、心电图、肌电图、呼吸描记图等仪器基础上发展而来的睡眠医学研究和睡眠疾病诊断的仪器，临床上多用于睡眠呼吸相关疾病的检测。

【PSG 检查所需设备】 见表 2-23。

表 2-23　PSG 检查设备

常规记录	辅助记录
2 导脑电图	食管压
2 导眼电图	食管酸碱度
2 导肌电图（胫前）	动态血压
心电图	多导联心电
鼻和口腔气流图（压力或热敏传感）	多导联肌电
胸式和腹式呼吸图	阴茎勃起
指氧饱和度	脉搏传导时间
鼾声	
体位传感器	
视频监控系统	

【PSG 检查常用指标和意义】

1. 卧床时间（time in bed，TIB）=（开灯记录帧号 - 熄灯记录帧号）÷2。

2. 总睡眠间期时间（sleep period time，SPT）=（最后 - 帧睡眠帧号 - 入睡记录帧号）÷2。

3. 总睡眠时间（total sleep time，TST）= 卧床时间 - 总醒觉时间。

4. 睡眠效率（sleep efficiency，SE）=（总睡眠时间 ÷ 卧床时间）×100%。正常年轻人的 SE 为 95% 左右。

5. 睡眠潜伏时间（sleep latency，SL）=（入睡记录帧号 - 熄灯记录帧号）÷2。正常人 SL 为 10～20min，SL≤5min 可能存在病理性嗜睡，SL≥30min 可诊断为入睡困难。

6. 快速眼动期（REM）睡眠潜伏时间（REM sleep latency）=（REM 睡眠起始记录帧号 - 入睡记录帧号）÷2。正常为 90～120min。若小于 20min 在新生儿时属正常现象，若为成人则需注意是否为发作性睡病（narcolepsy）。

7. 非快速眼动期（NREM）睡眠百分比 = NREM 睡眠时间 ÷ 总睡眠时间 ×100%。NREM1 期睡眠时间正常占 2%～5%，NREM2 期睡眠时间正常占 45%～55%，NREM3 期睡眠时间正常占 3%～8%，NREM4 期睡眠时间正常占 10%～15%。

8. REM 睡眠百分比 = REM 睡眠时间 ÷ 总睡眠时间 ×100%。REM 期睡眠时间正常占 10% ~15%。正常 REM 睡眠出现 4 ~6 次。NREM 和 REM 时间比例失常或 NREM/REM，可诊断为睡眠结构失调。

9. 入睡后觉醒时间（wake after sleep onset，WASO）= 入睡后醒觉记录帧总和 ÷2，WASO 增大，则总睡眠时间减少，睡眠效率降低。

10. 脑电醒觉反应指数（arousal index，ArI）= 脑电醒觉反应总数 ×60 ÷ 总睡眠时间。脑电醒觉反应指睡眠状态下 EEG 突然出现持续 3 秒以上的频率变化（θ 波和 α 波等）。ArI 反映了睡眠片断化（sleep fragmentation）的程度，与白天嗜睡及认知能力降低等功能损害有关。但需注意与增龄相关的自发性 ArI，其主要发生于 NREM1 和 NREM2 期。

11. 阻塞性呼吸暂停/低通气事件（obstructive apnea/hypopnea event） 睡眠期间呼吸振幅下降 > 基础值的 50%，或者呼吸振幅下降≤50% 基础值，加上血氧饱和度下降≥3%，或加上脑电醒觉反应。

12. 呼吸努力相关性脑电觉醒反应事件（respiratory effort-relatrd arousal，RERA） 为阻塞性呼吸事件，过去称为上气道阻力综合征。其标准为食管内负压值逐渐增大，直至负压突然减小同时伴脑电醒觉反应。由于食管压在 PSG 检查中不是常规配置，目前常通过 PSG 检查中鼾声、胸腹运动变化和脑电醒觉反应来判断。

13. 睡眠周期性肢体运动（periodiclimb movement during sleep，PLMS） 睡眠中连续出现 4 个或 4 个以上间隔 5 ~90 秒的肢体运动，每次肢体运动的时间在 0.5 ~5s 之间，振幅≥25% 肌电定标振幅。

14. 多次小睡潜伏时间试验（multiple sleep latency test，MSLT） 评价白天嗜睡程度。用 PSG 观察在 4 ~5 次的小睡过程中，患者的平均睡眠潜伏期和入睡期 REM 睡眠（sleep onset REM periods，$SOREMP_S$）。$SOREMP_S$ 指入睡后 15min 内出现的 REM 睡眠。发作性睡病的 MSLT 标准为平均睡眠潜伏期≤5min 以及 $SOREMP_S$≥2 次。

15. 清醒状态维持能力试验（maintenance of wakefulness test，MWT） 评价白天嗜睡程度的另一个方法。受试者安静地坐在舒适的椅子上，用 PSG 观察其入睡潜伏时间。若受试者未睡，在 20（或 40）分钟时结束检查。

【PSG 检查适应证】

1. 睡眠呼吸障碍相关疾病 鼾症、睡眠呼吸暂停低通气综合征、肥胖低通气综合征、重叠综合征、夜间心绞痛、夜间心律失常、年轻人高血压、夜间或晨起高血压、胃食管反流疾病等。

2. 发作性睡病、周期性嗜睡症。

3. 睡眠肢体运动障碍　不宁腿综合征、夜间周期性腿动、夜间腓肠肌痉挛。

4. 睡眠障碍　失眠、生物节律紊乱性和药物性睡眠障碍、精神疾病引起的睡眠障碍、睡眠癫痫等。

5. 觉醒障碍　睡行症、夜惊症、错乱觉醒。

【注意事项】

1. 检查当天勿饮用含咖啡因的饮料（茶、咖啡、巧克力）或饮酒。

2. 检查当天最好不要小睡，以保证夜间正常睡眠（有午睡习惯除外）。

3. 检查当天应洗头和剃须，不使用美发、护发和护肤品，以保证检查时连接的电极电阻值最小。

4. 检查当天一般不使用具有镇静催眠作用的药物，但因疾病长期用药者可按医嘱继续应用。

（钱小顺）

第三章　呼吸病的治疗方法和技术

第一节　氧 气 疗 法

氧气疗法（oxygen therapy，简称氧疗）是纠正缺氧的一种治疗方法。既然称为“疗法”，就**应该把“氧气”视为一种“药”，用之要有指征，要掌握应用方法、剂量、疗程，并监测其疗效。**

【氧疗的实施】

1．适应证　见表3-1，允许医师根据患者情况作适当的调整。

表3-1　应用急性氧疗的适应证

可接受的适应证
急性低氧血症（PaO_2 <60mmHg；SaO_2 <90%）
心跳和呼吸停止
低血压（收缩压<90mmHg）
低心排出量和代谢性酸中毒（碳酸氢根<18mmol/L）
呼吸窘迫（呼吸频率>24次/分）
一氧化碳中毒
不确定的适应证
无并发症的心肌梗死
没有低氧血症的呼吸困难
镰状细胞危象
心绞痛

注：根据Beer MF的表格修改

2．给氧的装置和方法　临床上有各种给氧装置可供选择和应用。根据其提供的氧流速能否完全满足患者的吸气需要分为两大系统，即低流速给氧系统和高流速给氧系统。**低流速给氧系统是指氧流速并不为患者提供全部吸入的需要，**应用低流速系统时，进入气道的吸入氧浓度取决于氧气流速、患者的潮气量和呼吸频率。**高流速给氧系统提供的气流速可以完全满足患者吸入的需要，**患者的通气方式对 FiO_2 没有影响。需要注意的是，**气体流速和氧气浓度是两个不同的概念，**无论低流速给氧系统还是高流速给氧系统都能提供高 FiO_2、中 FiO_2 或低 FiO_2 于气道。

（1）鼻导管或鼻塞：鼻导管吸氧浓度与氧流速的关系可以用公式计算：

$$FiO_2(\%) = 21 + 4 \times \text{给氧流速}(L/min)$$

这种吸入氧浓度的估计是粗略的，实际上它还受患者潮气量和呼吸频率的影响，患者的通气量越大，吸入气的氧浓度就越低。患者张口呼吸、咳嗽、说话和进食时，即使吸入氧流量不变，吸入气的氧浓度也降低。

鼻塞给氧的效果大致与鼻导管相当。

应用鼻导管或鼻塞的缺点：①吸入气的氧浓度不恒定，受患者呼吸的影响；②易于堵塞，需经常检查；③对局部有刺激性。氧流量 5L/min 以上时，干燥的氧气可致鼻黏膜干燥，痰液干燥；④氧流量 7L/min 以上，患者大多不能耐受。

（2）简单面罩：面罩需紧贴患者的口、鼻周围，用绑带固定于患者头面部后应松紧合适而不漏气，宜有足够的出气孔以防呼气时面罩内压过高而影响呼气。面罩的好处是能提供较好的湿化。

用简单面罩时，一般 FiO_2 能达 40% ~50%。如果给氧流量太低，不仅 FiO_2 下降，而且呼出的 CO_2 可在面罩内积聚，所以一般需要给氧流量 5 ~6L/min。简单面罩耗氧量较大，吸入的氧浓度较高，适用于缺氧严重而无 CO_2 潴留的患者。

（3）附贮袋的面罩：在简单的面罩上装配上一个贮气袋，以便为患者输送高浓度的氧。如果面罩和贮气袋间没有单向活瓣，称为部分重复呼吸面罩；如果面罩和贮气袋之间有单向活瓣，即为无重复呼吸面罩，患者只能从贮气袋吸入气体，呼气时气体从出气孔逸出，而不能再进入贮气袋。附贮袋面罩比简单面罩的耗氧量小。如果面罩合适，就可达到很高的吸氧浓度。

（4）Venturi 面罩：面罩根据 Venturi 原理制成。因输送氧的孔道有一定口径，以致从面罩边缝进入的空气与氧混合后可保持固定的比率，调整面罩边缝的大小可改变空气与氧的比率，比率的大小决定吸入气氧浓度的高低。**常用的氧浓度有 24%、26%、28%、30%、35% 和 40% 等。**因为喷射入面罩的气体流速超过患者吸气时的最高流速和潮气量，所以它不受患者通气量变化的影响，耗氧量少，不需湿化，吸氧浓度恒定，不受张口呼吸的影响，基本上无重复呼吸，面罩也不必与颜面紧密接触，戴之比较舒适。应用 Venturi 面罩虽也可提供 40% 以上的 FiO_2，但不如低

FiO_2 时准确可靠。低 FiO_2 时面罩实际输送的氧浓度与面罩刻度上的预计值仅相差1%～2%，而高 FiO_2 时，实际氧浓度与预计氧浓度偏差可高达10%。Venturi 面罩已广泛用于临床，尤其是需要严格控制的持续低浓度氧疗时应用更为普遍。

（5）氧帐或头罩：主要用于儿童或重症不合作的患者。一般罩内的氧浓度、气体的湿度和温度均可控制并根据需要调整，如附有射流氧稀释装置，可避免重复呼吸。

（6）贮氧导管（reservoir cannula）：为鼻导管和贮氧器结合的产物，可提高经鼻给氧的效益。贮氧器容积为20ml，是一个潜在的空腔，与鼻导管连接，在呼气时空腔扩张充满纯氧，贮氧器内的氧在吸气的早期被吸入，用氧量可减少30%～50%。贮氧器可安放在鼻下方或下垂安置于前胸壁。在使用便携式贮氧器时，使用此装置可延长使用时间。

（7）呼吸机给氧：各种严重的通气障碍、ARDS、自主呼吸微弱或呼吸暂停等，在常规氧疗不能将 PaO_2 升至安全水平或给氧后加重 CO_2 潴留和呼吸抑制者，均可通过人工气道使用机械通气。必要时还可应用持续气道正压（CPAP）、呼气末正压（PEEP）、IPPV、气道压力释放通气，反比通气等方式增加氧合。

（8）高压氧疗：**高压氧疗乃是指超过1个大气压（atm）的高压条件下给氧。**一般将患者放入高压氧舱，在1.2～3.0atm下给氧，不仅可以提高吸入气的氧分压，还可显著增加动脉血中物理溶解的氧量。高压氧下随着肺泡氧分压增高，动脉血氧分压也相应增加，从而提高了循环血液中的氧含量，提高组织内氧的弥散量。因此，在血红蛋白大量丧失，或血红蛋白与其他有毒物质（如一氧化碳、氰化物等）牢固结合，失去携氧功能时，只要维持正常的循环血容量，高压氧下即仍能维持组织和重要脏器的正常氧供，这是高压氧疗法的基本原理。

高压氧疗法可用于治疗一氧化碳中毒、有机磷中毒、氰化物中毒以及锑剂、安眠药、奎宁等药物中毒。在心肺脑复苏、脑血管病中应用，对防治脑缺氧、脑水肿，促进脑功能恢复具有独特作用。高压氧治疗呼吸系疾病现仍处于临床试用阶段，用于治疗急性Ⅰ型呼吸衰竭、急性肺水肿、支气管哮喘等。但应用指征、疗效和副作用均有待于进一步评价。

高压氧治疗的主要副作用是：如应用不当可引起氧中毒；可降低化学感受器对呼吸的促进作用，使肺换气量减少和 $PaCO_2$ 升高。因此，高压氧疗法需要专门受过训练的医护人员来使用，以避免严重副作用的发生。

【氧疗的监测】

1．动脉血气监测　结果测定准确，质量自动控制，应用于临床十分简单方便。

2．脉氧计（pulse oximeter）　无损伤性，能连续地经皮监测动脉血氧饱和度。探测反应时间仅需5～6秒。尤其适用于呼吸衰竭患者严重缺氧时的氧疗监测。因这些患者PaO_2常在35～60mmHg水平，处于氧合血红蛋白解离曲线的陡峭部位，故血氧饱和度变化很敏感。但当PaO_2 > 60mmHg时，SaO_2通常已超过90%，落于解离曲线的平坦段，脉氧计的测定灵敏性将大为降低。当SaO_2低于65%时，脉氧计读数则又偏高。

脉氧计一般均设有SaO_2和脉搏的报警预置装置，方便于临床的监测。

3．经皮氧分压测定（transcutaneous PO_2，$TcPO_2$）　新生儿和婴幼儿的测定结果较准确和可重复，但成人的皮肤厚、$TcPO_2$的测定结果变异较大。影响皮肤性质的因素，如种族、皮肤水肿、瘢痕、使用血管扩张药、休克等均可影响$TcPO_2$的结果。严重低血压、贫血、低温、酸中毒等均会使$TcPO_2$下降。由于影响因素较多，测定值不够稳定等，目前还没有把$TcPO_2$作为氧疗的常规临床监测指标。

【氧疗的注意事项】

1．注意吸入气的湿化　低流量给氧一般用泡式湿化瓶，高流量给氧宜用更有效的湿化器。

2．预防交叉感染　所有给氧装置，包括鼻导管、鼻塞、面罩、湿化器等均应定期消毒，专人使用。

3．注意防火和安全　不能在氧疗患者附近打火和吸烟。氧气钢瓶的放置要妥当，以防倾倒。

4．重视全面综合治疗　因为氧疗只是纠正低氧血症和组织缺氧，对于导致缺氧的基础疾病的治疗必须针对病因，并采取各种综合性措施。

（俞森洋　张文娟）

第二节　长程家庭氧疗

随着经济的发展，人民生活水平的提高，便携式给氧装置的面世和家庭用氧源的发展，使一些慢性呼吸疾病和持续低氧血症的患者可以长期在家庭中进行氧疗，称为长程家庭氧疗（long term domiciliary oxygen therapy，LTDOT）。长程家庭氧疗的发展和普及是近年来氧疗中的重要进展。

【适应证】

1. 适应证 ①患有慢性阻塞性肺疾病，伴低氧血症和水肿，所谓“发绀型”患者；②患慢性阻塞性肺疾病伴严重低氧血症，没有水肿或高碳酸血症；③运动或睡眠时出现明显的低氧血症。

LTDOT 的生理学指标：①严重的持续低氧血症，$PaO_2 < 55mmHg$ 至少 3 周；②用力呼气量（FEV）少于 1.5L，用力肺活量（FVC）少于 2.0L，在 3 周内测验，差异不超过 20%。因为对于短期恶化的患者开始昂贵的 LTDOT 是不恰当的，因此，对**这些生理学指标应在不少于 3 周的间歇时间内反复进行检查。**

近年来，由于氧疗技术的进步，各国对长程氧疗的适应证也作了某些修改，Beers MF 提出的长程氧疗适应证见表 3-2，并允许医师在掌握适应证时有适当的灵活性。

表 3-2 长程氧疗的适应证

连续给氧
静息时 $PaO_2 < 55mmHg$ 或 $SaO_2 < 88\%$
静息时 $PaO_2 < 56 \sim 59mmHg$ 或 $SaO_2 < 89\%$，如果存在肺心病的以下任何 1 条适应证
（1）重力依赖性水肿，提示充血性心力衰竭
（2）心电图上出现肺性 P 波
红细胞增多（血细胞比容 > 56%）
静息时 $PaO_2 > 59mmHg$ 或 $SaO_2 > 89\%$
有特别的文件证明患者有经济支付能力
正当的氧疗处方和其他保守治疗已经失败的结论
不连续给氧 *
运动时：PaO_2 55mmHg 或 SaO_2 88% 并伴用力的水平低下
睡眠时：PaO_2 55mmHg 或 SaO_2 88% 并伴有相关的并发症，如肺高压、白天嗜睡和心律失常

* 氧流量和每天给氧的时间必须根据患者情况给予明确规定

2. 不需要 LTDOT 的情况 呼吸困难但不伴有低氧血症的患者，处于急性疾病恢复期的患者显然不宜应用 LTDOT。对于吸烟者在符合LTDOT指标以后是否给予应用有不同意见。因为吸烟者用氧有着火和爆炸的危险，吸烟产生的一氧化碳和血红蛋白牢固结合有时可高达 10% 以上，抵消了氧疗的作用。所以多数医师认为不应给吸烟者 LTDOT，直至患者戒烟。

除慢性阻塞性肺疾病以外，其他很多慢性肺疾病，如各种原因引起的肺纤维化、脊柱后凸侧弯、高度肥胖等均可引起严重低氧血症，因病因各异，对 LTDOT 的反应和好处还没有总结，在没有可靠的结论之前，这些患者应用 LTDOT 只能认为是实验性的。

【给氧方法和氧气源】 给氧方法一般与医院内常用方法相同，如鼻导管或鼻塞给氧；各种面罩法给氧；氧帐或头罩给氧。微小气管造口（mini-tracheostomy）后给氧的方法也已在法国等地使用，用细小的无反应的塑料管经颈部的微小造口处插入气管，使气体绕过口咽部直接经气管入肺，以便减小死腔。改善肺泡通气，可望改善低氧血症，尤其适用于阻塞性睡眠呼吸暂停患者。有特殊适应证的患者也可在家中经气管切开应用正压呼吸机、或各种负压呼吸机、或膈起搏器来提供氧疗，但这类患者的医疗护理要求较高。以 2L/min 的流量鼻导管给氧（FiO_2 约 30%），或以足够的流量维持 PaO_2 达 60mmHg，整个晚上和大部分白天时间均吸氧，氧疗至少每天 15 小时，并持续几年。

一般家庭用的氧源有 3 种，即压缩氧气、液态氧和氧浓缩器。

【临床应用】 研究表明，大多数 COPD 患者经 LTDOT 以后血细胞比容降低，肺动脉压和肺血管阻力下降，运动耐力提高，住院天数和住院次数均减少。**经几年观察和治疗，患者的死亡率下降，寿命延长。**近年来观察到，LTDOT 对 COPD 患者的血流动力学也有影响，随着肺动脉压的降低，心排出量和心脏指数增加，右心衰竭改善。

对于睡眠性低氧血症者，如睡眠时 SaO_2 在 70% ~75% 或以下应给予夜间氧疗。经 LTDOT 以后可阻止夜间低血氧的发生，恢复其正常的睡眠。

（俞森洋　来纯云）

第三节　雾化吸入疗法

【影响疗效的因素】

1. 气溶胶微粒大小　直径 1 ~5μm 的微粒在下气道和肺内有较多的沉降，其中 1 ~3μm 的微粒有最理想的肺泡内沉降，直径 5 ~10μm 的微粒大部分沉降于上气道，大于 10 ~15μm 的微粒几乎 100% 沉降于口咽部。而小于 1μm 的微粒吸入肺后悬浮于空气中，沉降量不多，大部分随呼气流又被呼出。

2. 呼吸方式　大潮气量慢吸气流速、吸气后屏气，可增加气溶胶微粒在下气道和肺泡的沉降。

3. 吸入药物的药代动力学　药物微粒在肺内滞留长时间可显著延长药物作用时间。气道内有很高的局部活性，吸收至全身时很快灭活的药物，如吸入用激素，可减轻或避免全身的副作用。

【临床常用雾化吸入装置】

1. 定量吸入器（metered dose inhalers，MDI）　正确的吸入动作是摇匀药液，呼气到功能残气位，张口并将喷嘴置于口前4cm处或放入口内，吸气慢而深，开始吸气时指压喷药，吸气末屏气（约10秒），然后缓慢呼气。休息1～3分钟后再重复做另一次吸入。完成以上吸入动作有困难者，可加用贮雾器（spacer），也可采用带吸气按需活瓣的自动吸器。

2. 干粉吸入器　有单剂量和多剂量两种干粉吸入器，旋转式（spinhaler）或转动式（rotahaler）吸入器属单剂量吸入器，吸入色苷酸钠时较常采用。多剂量吸入器常用的有涡流式（turbu-haler）、碟式（diskhaler），如舒利迭、喘宁碟（ventodisk）即属此类。干粉吸入器靠呼吸驱动，不需吸气和手揿喷药的动作协调，不能正确应用MDI者可改用多剂量干粉吸入器。但干粉吸入器的吸气阻力较大，严重气道阻塞、气管插管或气管切开患者不适用。

3. 雾化器　喷射雾化器以压缩空气或氧气为驱动力，常用驱动气流量4～12L/min，气雾微粒大小和每分气雾量受压缩气源气流量影响，一般置入药液4～6ml，耗液0.5ml/min，雾化吸入时间5～15分钟。超声雾化器通过超声发生器薄板的高频震动将液体转化为雾粒，产生的气雾量比喷射雾化器要大，耗液量1～2ml/min，每次雾化液量根据治疗要求决定。

【吸入平喘药物】（参见第三章第十三节）　可供雾化吸入的平喘药物可分为两类，一类吸入后起效迅速，用以控制气道痉挛症状，如β受体激动剂（参见第三章第十三节表3-35和表3-36）和抗胆碱制剂（表3-40），吸入后3～5分钟生效，作用维持时间可达4～6小时，无论对COPD，过敏性、感染性还是运动性哮喘，喘息型支气管炎均有效；另一类吸入后起效慢，主要作为预防用药，包括局部作用的肾上腺皮质激素类（表3-42和表3-43），抗过敏性介质的药物，如色甘酸钠、奈多罗米钠（nedocromil sodium）等（表3-45），长期应用可避免哮喘的发作，减轻气道的炎症反应，降低气道的高反应性。茶碱类药物现一般已不作雾化吸入。

一般说来，吸入抗胆碱能药物的支气管舒张作用弱于吸入β受体激动剂，但对于某些慢性支气管炎，尤其是气道分泌物多的患者，则具有相仿或较好的疗效。近年来，提倡雾化吸入疗法联合用药，如舒利迭（沙美特罗 50μg/氟替卡松 100，250μg），1 喷/次，2 次/日。联合雾化吸入 β 受体激动剂和抗胆碱药物对缓解 COPD 患者的气流阻塞有协同作用。现市场上已有联合剂型，如可必特吸入剂（每喷含异丙托溴铵 20μg 和沙丁胺醇 120μg），每次 2 喷，4 次/日。可必特雾化液（每支 2.5ml，含异丙托溴铵 0.5mg 和沙丁胺醇 2.5mg），每次 2.5～5ml，3～4 次/日。对于 COPD 伴痰液黏稠患者，还可将平喘药与祛痰药一起雾化吸入，如将可必特雾化液 2.5ml 和氨溴索 2ml 加入雾化器中一起雾化吸入。

色甘酸钠、奈多罗米钠吸入后可经肺迅速吸收，对过敏性哮喘和运动性哮喘具有肯定的预防作用。色甘酸钠既往均用干粉吸入，近几年已可用 MDI 吸入，文献报告对儿童过敏性哮喘有特别的保护作用，对成人过敏性哮喘的保护率为 70%～90%。

吸入局部用皮质激素也可经肺吸收，但进入血循环后即被迅速灭活，故无全身的激素不良反应。每天吸入倍氯米松 400～800μg，药效可相当于口服泼尼松 10mg。文献报告，如每天吸入 1500μg，约 2/3 的激素依赖哮喘患者可将全身用激素减量或停用。加量吸入后，口咽部白色念珠菌感染发生率增加，但这通常是自限性的，不至于发生全身真菌病，以 1∶5000的制霉菌素溶液涂抹口咽或漱口治疗有效。另一局部副作用是声嘶（大剂量应用发生率可高达 50%），咽喉部检查的典型改变为声带内收肌麻痹，伴畸形或弯曲，为可逆的激素性肌病表现。以上不良反应均与吸入时气溶胶药粒在口咽部过多沉降有关，加用贮雾器或每次吸药后漱口则可显著减小或避免。

不良反应：过量吸入 β 受体激动剂（异丙肾上腺素）增加哮喘死亡率；β 受体激动剂长期应用可发生减敏现象（subsensitivity）；提倡吸入 β 受体激动剂与吸入皮质激素合用，可有利于克服长期应用 β 受体激动剂的各种不良反应。少数患者雾化吸入后不仅没有出现支气管舒张，反而诱发支气管痉挛，出现所谓“治疗矛盾现象”。

【吸入抗菌药物】

1. 雾化吸入抗菌药物治疗的适应证见表 3-3。

表 3-3　雾化吸入抗菌药物治疗的临床适应证

已证明可常规应用的适应证
1. 囊性纤维化患者有铜绿假单胞菌定植，FEV_1 <75% 预计值，雾化吸入托布霉素（300mg，2 次/日经 Pari LC Plus 雾化器每隔 1 个月进行）
2. 为预防 PCP，应用复方新诺明或氨苯砜不能耐受，$CD4^+$ 计数 <200，每月雾化吸入喷他脒（300mg，每月 1 次，用 Respirgard Ⅱ雾化器）
3. 为防治流感，在症状开始的 48 小时内，吸入 Zanamivir（10mg，2 次/日，用 5 天）

常规应用之前尚需进一步研究的适应证
1. 雾化吸入托布霉素作为注射抗生素的辅助或作为囊性纤维化加重的单独治疗
2. 吸入多黏菌素 E 作为囊性纤维化患者的慢性抑菌治疗或改变其敏感方式
3. 吸入氨基糖苷类作为非 CF 的支气管扩张或气管支气管炎的慢性抑菌治疗
4. 吸入氨基糖苷类作为抗分枝杆菌治疗的辅助
5. 吸入两性霉素 B 来预防或治疗具罹患侵入性曲菌病危险的患者
6. 高危患儿雾化吸入利巴韦林来治疗或预防 RSV 细支气管炎
7. 在流感高危人群，吸入 Zanamivir 来预防流感 A 和 B

2. 雾化吸入抗菌药物的选择及应用剂量见表 3-4。

表 3-4　气雾吸入抗菌药物的临床应用

药　名	抗菌谱	应用参考剂量范围*
青霉素（penicillin G）	不推荐应用	
卡那霉素（kanamycin）	革兰阴性杆菌	25 ~ 300mg
阿米卡星（amikacin）	革兰阴性杆菌	250 ~ 500mg
庆大霉素（gentamycin）	革兰阴性杆菌	5 ~ 120mg
大环内酯类（erythromycin）	不推荐应用	
新霉素（neomycin）	革兰阴性杆菌	50 ~ 100mg
妥布霉素（tobramycin）	革兰阴性杆菌	40 ~ 80mg
羧苄西林（carbenicillin）	铜绿假单胞杆菌	0.5 ~ 1g
替卡西林（ticarcillin）	铜绿假单胞杆菌	0.5 ~ 1g
头孢菌素类（ceftazidime）	不推荐应用	
多黏菌素（polymyxin）	革兰阴性杆菌	5 ~ 50mg
多黏菌素 E（colistin）	革兰阴性杆菌	2 ~ 50mg
杆菌肽（bacitracin）	链球菌	5000 ~ 20000U
抗结核药	不推荐应用	
两性霉素 B（amphotericin B）	真菌感染	1 ~ 20mg

续　表

药　名	抗菌谱	应用参考剂量范围*
制霉菌素（nystatin）	念珠菌，曲菌属	2.5～5 万 U
喷他脒（pentamidine）	肺孢子菌	50～600mg**
利巴韦林（ribavirin）	呼吸道合胞病毒	详见文中

注：* 应用剂量较难确定，以下剂量仅供参考。药物应溶于 2～4ml 生理盐水中，每天应用 2～3 次

** 每天给予大剂量用于治疗，每 1～2 周给予 1 次小剂量用于预防

【机械通气时的雾化吸入治疗】 机械通气时雾化吸入的常用方法有两种，即小容量雾化器（SVN）和定量雾化器（MDI）。

1．小容量雾化器（SVN） 将 SVN 安置于呼吸机的 Y 形管或管路的复式接头上，位于呼吸机和 Y 型管之间。雾化器的驱动力可用压缩空气或连续氧气气流。机械通气时应用 SVN 的技术见表 3-5。

表 3-5　机械通气患者应用 SVN 的操作步骤

1．将雾化药液放入雾化器
2．将雾化液稀释到所需要的容量（一般为 4～6ml，根据雾化器的要求而定），保证最大的产雾效果
3．将雾化器插入呼吸机吸气管回路，离“Y”形管至少 30cm
4．将雾化器的驱动气流量调至 6～8L/min
5．调整呼吸机潮气量 10～15ml/kg(成人≥500ml)，设置通气频率 8～12 次/分，如果可能，调整吸气时间/呼吸周期时间(Ti/Ttot)＞0.3
6．如果需要，根据通过雾化器的额外气流量酌情调整每分通气量*
7．将湿化器旁路或从回路中除去人工鼻+
8．关闭呼吸机中的“flow-by”或连续流量模式
9．开动雾化器，应用过程中观察雾化器的产雾情况
10．轻拍雾化器侧壁可减少雾化器无效腔量
11．连续雾化直到没有气雾再发生
12．从呼吸机回路中卸下雾化器
13．重新将呼吸机参数调整到雾化治疗前状态
14．观察患者的治疗反应和副作用

注：*：雾化器可以连续雾化或仅在吸气时雾化，后一种方法更加有效。有些雾化器由呼吸机提供吸气流量，而有些雾化器由另外的连续气流来驱动雾化器，呼吸机的每分通气量应分别不同情况来调整

+：有些学者不主张在雾化治疗时停止湿化，而以酌情增加雾化药量来代偿气路湿化对气溶胶沉降的影响，故可略去此步骤

2．定量雾化吸入器（MDI） 气管插管患者也可应用MDI。现市场上有很多接口可用于将MDI安装于呼吸机回路上（图3-1）。气管插管患者应用MDI时3%～6%的气雾微粒通过气管导管，机械通气时应用SVN效果与应用MDI差不多，而应用MDI的好处是可避免与应用SVN相关的各种问题，且价格较低廉。机械通气时应用MDI的技术见表3-6。若患者可短暂中断机械通气，则可采用MDI气雾剂经19～22WG（标准金属丝量规）粗细，长度与气管导管相仿的细长导管喷射吸入，也可获理想效果。

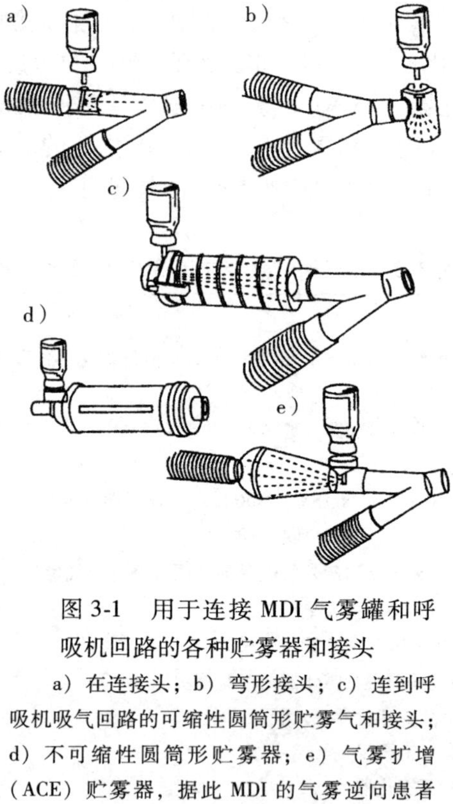

图3-1 用于连接MDI气雾罐和呼吸机回路的各种贮雾器和接头

a）在连接头；b）弯形接头；c）连到呼吸机吸气回路的可缩性圆筒形贮雾气和接头；d）不可缩性圆筒形贮雾器；e）气雾扩增（ACE）贮雾器，据此MDI的气雾逆向患者喷射

【雾化吸入治疗的不良反应和注意事项】

1．雾化吸入治疗的不良反应和并发症见表3-7。

表 3-6　机械通气患者应用 MDI 的技术

1. 辅助通气时，将潮气量调至 > 500ml（成人）
2. 调整吸气时间（除吸气暂停时间以外） > 整个呼吸周期的 0.3
3. 保证呼吸机的呼吸与患者的吸气同步
4. 强烈地摇动 MDI
5. 将 MDI 的贮罐装入位于呼吸机吸气回路上的圆筒形贮雾器上的接口*
6. 呼吸机送气开始时揿动 MDI，使之与患者呼吸同步。若应用雾化器，在机械送气之前 1 ~ 2秒或接近呼气末揿压 MDI，取决于呼吸频率
7. 在吸气末允许吸气后屏气 3 ~ 5 秒（可按呼吸机的吸气末屏气钮）
8. 让患者被动呼气
9. 在 20 ~ 30 秒后重复揿动，直至达到药物总剂量+
10. 将呼吸机调整到雾化吸入前的参数
11. 观察患者的治疗效果和副作用

注：* 应用 MDI 以后，可让贮雾器保留在呼吸机回路内，以避免每次雾化吸入支气管舒张剂治疗都需拆接呼吸机回路。虽然将湿化器旁路可增加气溶胶的输送，但它延长了每次治疗的时间，并需要拆接呼吸机回路；+ 制造商推荐在 1 分钟后给重复剂量，然而在相隔 20 ~ 30 秒后再重复给剂量并不损害药物的输送

表 3-7　雾化吸入治疗的并发症和危险性

药物相关的不良反应
支气管痉挛
医院内感染
气道灼伤
噪声使听力受损（只发生在新生儿和婴儿）
呼吸治疗师与感染和药物的接触
无效的气道水化

2. 注意事项

（1）定期消毒雾化器，避免污染和交叉感染。

（2）长期雾化吸入抗菌药物者应监测细菌耐药，体内菌群失调和继发真菌感染等不良反应。

（3）能引起过敏反应的药物，如青霉素类、头孢菌素类等，吸入前应先作过敏试验。

（4）对呼吸道刺激性较强的药物不宜作雾化吸入。油性制剂也不能以吸入方式给药，避免引起脂质性肺炎。

（俞森洋　张文娟）

第四节　环甲膜穿刺或切开术

环甲膜穿刺或切开术适用于急诊情况下就地抢救，医院急诊室或病房，对于稍加训练的医护人员均可实施，但并发症较多。

【适应证】 环甲膜穿刺或切开术的指征：为了进行机械通气或在阻塞下方建立外科气道，遇到以下情况：①经口或经鼻插管失败者；②严重面部创伤气道阻塞者；③严重头颈部外伤尤其是高位颈椎伤者；④患者口腔咽部有大量出血或大量分泌物。儿童环甲膜小且定位困难。成人环甲膜前皮下组织少，易触及，解剖定位简单，因此，**无论是急诊或是选择性手术，只要病情严重，等待建立人工气道的时间有限，即可行快速环甲膜穿刺或切开术。**

【操作步骤】

1. 环甲膜穿刺　①患者平卧，头部后伸，将枕头垫于肩下，但不要放置于头下；②确定环甲膜位置：**环甲膜位于甲状软骨与环状软骨之间，距声门下方约1cm，**消毒颈前皮肤；③在膜部中间，用粗套管针（18号针或更粗）穿刺（图3-2），抽出针芯，接注射器，若抽出空气证明在气管内，将套管呈45°向前推进，确定仍可抽出空气后，连接高压氧，有条件可用Y形连接器；④用手指封闭Y形连接器的一端，胸部隆起后放松使其呼气，最好是通过喉部呼气。吸气1秒，放气4秒，保证气体呼出。最后固定套管。

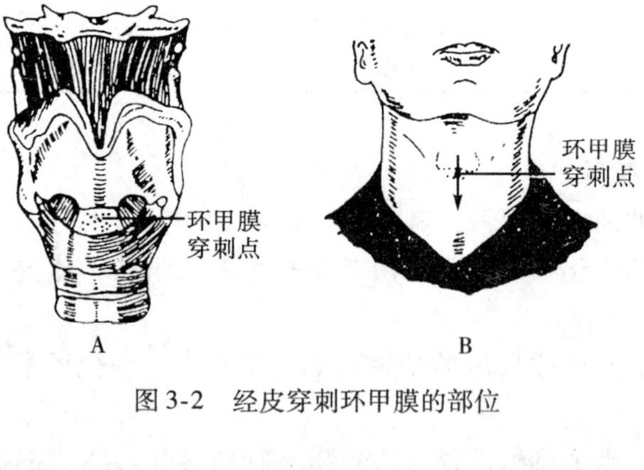

图3-2　经皮穿刺环甲膜的部位

2. 环甲膜切开术　操作步骤①②与上相同；③在甲状软骨和环状软骨之间做2～3cm横切口，触及环甲膜，注意避开其上方血管和颈前静脉，在其下 1/3 处横切开环甲膜约 1.5cm，经扩张器扩张后，插入气管插管。因为环甲膜本身大小的限制，所以在成人经环甲膜切开插管也只能用 6～7 号气管插管。

【并发症】 常见并发症有出血、气道阻塞、气管插管导管内血凝块或痰液阻塞及甲状软骨骨折。后期并发症有发音障碍，声门下狭窄，尤其是留置插管超过 7～21 天者，因此，**该技术不适宜作为常规建立人工气道的方法。**

【注意事项】 建议**在行环甲膜切开术后 3 天之内必须作正规的气管切开术。对儿童或喉部外伤者应尽可能不用该方法建立人工气道。**

（俞森洋）

第五节　经皮扩张气管切开术

经皮扩张气管切开术（percutaneous dilatational tracheostomy，PDT）已被广泛应用于临床，它具有操作方便、及时、创伤小、出血少、手术时间短、手术瘢痕小、手术切口感染率低、气管套管与新产生的瘘口结合紧密、预后较好、价格便宜等优点，成为较传统外科手术更具吸引力的一种选择。根据扩张气管前壁所采用的方法不同，PDT 又分为：①导丝扩张钳技术（GWDF），是目前最常用的方法；②改良单步扩张技术；③经喉气管切开（TLT）；④经皮旋转扩张气管切开术。

【适应证和禁忌证】 PDT 的适应证和禁忌证基本上与外科气管切开术相同。不同之处：①在美国，常规气管切开术需由耳鼻喉科医师在手术室来做，而 PDT 可由 ICU 医师在患者床旁进行；②由于解剖上的原因，PDT 不适用于婴、幼儿。

【操作方法】

1. PDT 装置准备　依方法不同，所需的 PDT 装置亦不同，但这些装置相似处是都利用了 Seldinger 技术，不同的是尺寸、形状及扩张器上的差异。国内采用最多的是 SIMS 公司生产的 Portex 气管造瘘术全套导入装置（Portex 套装见图 3-3），本节主要介绍其操作步骤。

2. 患者及相关设备的准备

（1）与患者交流沟通，让患者做好手术的心理准备。

（2）给患者持续心电监护、监测血氧饱和度和血压（无创或有创性），至少建立两条可靠的静脉通道。

（3）体位准备：在患者肩部垫一约 10cm 高软枕，使其颈部过伸，以

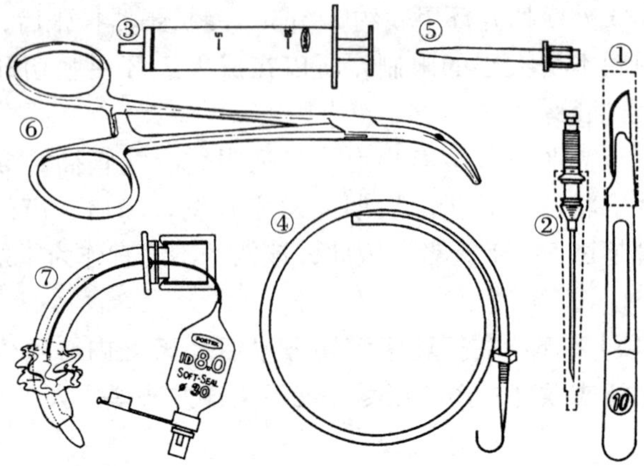

图 3-3　Portex 套装

①手术刀；②可与注射器连接的带外套管的穿刺针；③注射器；④导丝套件；⑤扩张器（中空、尖头）；⑥扩张钳（尖端弯曲部为中空芯）；⑦气管套管（型号可选，导芯中空）

便能够辨认气管软骨环结构。

（4）备好可供紧急情况使用的气管插管相关设备。建议先对患者予以气管插管，根据病情决定是否应用呼吸机。气管插管深度为套囊位于声门下。若原已有气管插管，则在充分吸引声门上分泌物后将气管插管缓缓外拔至套囊刚好位于声门下之位置。这些操作可在支气管镜指导下进行。

（5）如需用呼吸机，手术时将潮气量增加 10% ~ 15%，适当调整 FiO_2 和（或）PEEP，维持患者 SpO_2 >95%。

（6）其他：吸引器、简易操作台（通常用移动式小餐桌替代）及心肺复苏设备等。

3．术前辅助用药　为镇静放松患者，在术前 5 ~ 10 分钟可选用：①地西泮 5 ~ 10mg，或咪达唑仑 2 ~ 5mg；②吗啡 2 ~ 10mg；③芬太尼 50 ~ 200μg；④短效的神经肌肉阻滞剂顺式阿曲库铵 0. 15 ~ 0. 20mg/kg，或美维松 0. 15 ~ 0. 25mg/kg。为达预期效果必要时可联合或重复给药。

4．消毒与麻醉　消毒范围为颈部前面、左右侧面，下至胸骨切迹平面。消毒后按常规外科手术方式铺巾。选择正中线气管前壁第 2 ~ 3 软骨环（或第 1 ~ 2 软骨环）间隙为穿刺点，以 2% 利多卡因逐层麻醉，刺入气管后可见大量气泡进入注射器内。可向气管内注入 2ml 利多卡因。

5．操作步骤

（1）检查 Portex 套装各附件是否正常，导丝环套件调到合适位置备用，检查气管切开套管气囊是否漏气，润滑后备用。

（2）以穿刺点为中心作约 15mm 长的横切口切开皮肤层。

（3）将 Portex 套装专用注射器抽入生理盐水约 1ml，并保留空气约 1ml，于所选择的穿刺点垂直气管前壁进针，针尖进入气管时有落空感，并见大量气泡进入穿刺针管腔，继续进针约 5mm，以使穿刺针外套管进入气管内。小心拔出穿刺针，而勿带出外套管，外套管应与皮肤位置垂直。将含水和空气的注射器直接连接外套管，回抽见有大量气泡进入，说明外套管已置入气管内。拔出注射器。

（4）将导丝通过外套管送入气管内。注意置入导丝时导丝前端应指向隆突方向。送入过程中阻力感非常小，否则，说明套管针未进入气管腔内。

（5）将导丝穿入扩张器管芯，沿导丝将扩张器刺入气管内，来回抽送导丝无阻力，说明扩张器尖端位于气管内。多方位扩张，有时可见气体逸出现象，拔出扩张器。

（6）将导丝穿入扩张钳管芯，沿导丝将扩张钳刺入气管内，来回抽送导丝无阻力，说明扩张钳前端位于气管内。打开扩张钳（扩张器末端张开 15～20mm）扩张气管及其前壁软组织。拔出扩张钳。注意，此过程中扩张钳纵轴线始终投影于胸廓正中线。

（7）将导丝穿入气管套管，沿导丝将气管套管送入气管内，来回抽送导丝无阻力，说明扩气管套管位于气管内。拔出气管套管管芯，导丝亦一起拔出。

（8）经气管套管内吸引血液及分泌物，气囊适量充气（一般 8～10ml 即可）。经胸部物理检查或支气管镜检查确定气管套管位置十分正确。

【注意事项】

1. 合理选择适应证。
2. 术前可经气管插管注入 2% 利多卡因 2ml 以对气管黏膜进行麻醉。
3. 穿刺点选择至关重要，第 2～3 软骨环间隙为最佳穿刺点，必须于气管前壁（正中线）垂直进针，勿穿透气管后壁。
4. 用扩张器和扩张钳进行扩张前，必须确保其位于气管腔内。
5. 操作全程可用支气管镜指导。
6. 术后拍 X 线胸片定位并评估有无并发症，如气胸等。

【并发症】 PDT 引起的并发症并不常见，一般分为早期和后期/长期并发症两种，前者又分为主要及次要并发症，其中包括围手术期及术中并发症。在国内应用比较广泛的GWDF，其并发症发生率为3.9%～15%，与手术有关的死亡率0.6%。PDT所致严重并发症之一是气管后壁穿孔或撕裂，其发生率低于1%。

早期主要并发症：需要外科手术结扎或输血的大出血、导丝丢失、气管后壁穿孔、气管旁穿刺、套管阻塞或扭转、严重的支气管痉挛、插管失败需要转由外科切开、纵隔气肿、气胸、误吸、死亡等。

早期次要并发症：局部出血/渗血、刺破气管内原有套管气囊、一过性低血压、一过性高碳酸血症、一过性低氧血症、心律失常、支气管痉挛、皮下气肿、感染等。

长期及后期并发症：拔管失败、导管堵塞、吞咽功能障碍、误吸、气管软化、气管食管瘘、气管无名动脉瘘/后期出血、气管狭窄、肉芽/瘢痕形成、瘢痕挛缩、持续的瘘孔等。

（王立万）

第六节　支气管肺泡灌洗

近20年，在气管肺泡灌洗（bronchoalvoelar lavage，BAL）检测范围和检测项目上都有了长足的发展，对某些肺疾病的发病机制、诊断、鉴别诊断和病变活动性、疗效及预后判定等已显示出重要的临床价值。

【适应证】

1. 凡能接受支气管镜检查的患者均能承受BAL的检查。
2. 弥漫性间质性肺疾病的诊断。
3. 肺部肿瘤和免疫受损患者肺部感染的诊断。
4. 用于肺泡蛋白沉积症的诊断与治疗，行局部和全肺灌洗。
5. 用于肺部感染细菌学检测及肺化脓症冲洗引流治疗。

【禁忌证】

1. 凡支气管镜的禁忌证均为BAL的禁忌证。
2. 精神高度紧张，不能配合完成支气管镜检查的患者。
3. 严重通气和换气功能障碍，PaO_2 <50mmHg（6.67kPa）或吸氧状态下PaO_2 <70mmHg（9.33kPa）。
4. 冠心病、高血压病、心律失常、频发心绞痛患者。
5. 主动脉瘤和食管静脉曲张有破裂危险的患者。
6. 近期发热、咯血和哮喘发作患者。

【操作方法】

1. 术前准备　同支气管镜术前准备，常规在纤维支气管镜气道检查后于活检刷检前做BAL。局部麻醉剂为2%利多卡因。

2. BAL操作技术

（1）灌洗部位选择：对弥漫性间质性肺疾病选择右肺中叶（B4或B5）或左肺舌叶，局限性肺病变则在相应支气管肺段进行BAL。

（2）BAL操作步骤：①在灌洗的肺段经活检孔通过一细硅胶管注入2%利多卡因1～2ml，做灌洗肺段局部麻醉；②将支气管镜顶端紧密楔入段或亚段支气管开口处，再经活检孔通过硅胶管快速注入37℃灭菌生理盐水，每次25～50ml，总量100～250ml，一般不超过300ml；③立即用50～100mmHg负压吸引回收灌洗液，通常回收率为40%～60%；④将回收液体立即用双层无菌纱布过滤除去黏液，并记录总量；⑤装入硅塑瓶或涂硅灭菌玻璃容器中（减少细胞黏附），置于含有冰块的保温瓶中，立即送往实验室检查。

【正常值】

1. 健康非吸烟者BALF细胞学检测正常参考值

（1）细胞总分数：细胞总数（0.09～0.26）$\times 10^9$/L，其中肺泡巨噬细胞0.93±0.03，淋巴细胞0.07±0.01，中性粒细胞、嗜酸性粒细胞均<0.01。

（2）T淋巴细胞亚群：总T细胞（$CD3^+$）0.7，T辅助细胞（$CD4^+$）0.5，T抑制细胞（$CD8^+$）0.3，$CD4^+/CD8^+$比值1.5～1.8，杀伤细胞（NK）0.07，B淋巴细胞（浆细胞）0.01～0.1，未分类淋巴细胞（非T、非B标记的淋巴细胞）占0.05。

2. 健康吸烟者BALF中细胞成分的变化　BALF细胞总数、分类计数及T淋巴细胞亚群的变化，健康吸烟者BALF中细胞总数和分类计数中的中性粒细胞百分比明显高于健康非吸烟者，$CD4^+/CD8^+$比值降低。

3. 健康人群BALF中可溶性成分分析　近年来为了研究某些肺疾病（如间质性肺疾病）的发病机制，对BALF上清液中可溶成分（如蛋白质、免疫球蛋白、酶类、脂类及从各种细胞中释放的介质等）进行检测。由于这些成分含量少，检测难度大，所测结果需要进行标化。

【临床意义】

1. BALF中细胞总数和中性粒细胞百分比增加，见于特发性肺纤维化、胶原血管病伴肺纤维化、家族性肺纤维化、组织细胞增生症X、闭塞性细支气管炎伴有机化性肺炎（bronchiolitis oblterans-organizing pneumonia，BOOP）和急性呼吸窘迫综合征（adult respiratory distress syndrome，

ARDS）。

2．BALF 中细胞总数和淋巴细胞百分比增加，见于结节病、外源性过敏性肺泡炎、慢性铍肺、淋巴细胞浸润性疾病（淋巴细胞间质性肺炎、淋巴瘤和假性淋巴瘤等）、肺结核和肺泡蛋白沉着症。

3．BALF 中 $CD4^+$ 细胞增加，$CD8^+$ 细胞减少，$CD4^+/CD8^+$ 比值增高，见于结节病、慢性铍肺和进行性全身硬化症（progressive systemic sclerosis，PSS）和皮肌炎合并肺纤维化；$CD4^+$ 细胞减少，而 $CD8^+$ 细胞增高，$CD4^+/CD8^+$ 比值降低，见于外源性过敏性肺泡炎、慢性类风湿及系统性红斑狼疮（systemic lupus erythematosus，SLE）患者。

4．ILD 患者 BALF 中细胞成分及相对比例变化的临床意义　这些变化有助于 ILD 划分和鉴别诊断，并对疾病活动性的判定及治疗具有指导意义。IPF 患者 BALF 的中性粒细胞 >10%，提示为高密度肺泡炎，处于活动期，应给予糖皮质激素治疗。淋巴细胞比例增高对激素治疗效果好，如嗜酸性粒细胞增多，提示疾病处于晚期，激素疗效差，预后不良。肺结节病患者 BALF 中淋巴细胞 >20% 有助于本病的诊断。活动 T 淋巴细胞 >28% 提示疾病处于活动期，需给予糖皮质激素治疗。如中性粒细胞和嗜酸性粒细胞增多，标志疾病处于晚期肺纤维化阶段，激素疗效差。在外源性过敏性肺泡炎患者 BALF 淋巴细胞 >15%，有助于本病诊断；活性 T 淋巴细胞 >30% 提示病变处于活动期；如 BALF 中出现中性粒细胞或 $CD4^+/CD8^+$ 比值上升，提示疾病处于慢性阶段。

5．对肺嗜酸细胞性肉芽肿和嗜酸性综合征的诊断　BALF 中嗜酸性粒细胞明显增多（40% ~80%）。

6．对肺部感染的诊断　当痰培养、血培养不能确立病原菌时，通过防污染毛刷 BAL，并结合 TBLB 和刷检，可获取微生物学标本，其副作用小、诊断率高。据报道，BAL 对肺孢子菌肺炎的诊断率 >90%，TBLB 75%，而刷检仅有 32%。

7．对弥漫型和周边型肺部肿瘤的诊断　BALF 细胞学检查对弥漫型和周边型肺部肿瘤有较高的检出率。

【注意事项】

1．用于做 BAL 的支气管镜顶端直径应在 5.5 ~6.0mm，适用于紧密楔入段或亚段支气管管口，防止大气道分泌物混入和灌洗液外溢，保证 BALF 满意回收量。

2．在灌洗过程中必须充分抑制咳嗽反射，否则易引起支气管壁黏膜损伤而造成灌洗液混血，同时影响回收量。

3. 灌洗用生理盐水需加温至37℃，过冷或过热将引起支气管痉挛和刺激性咳嗽。

4. 负压吸引应保持在50～100mmHg，负压过大时导致支气管陷闭和损伤，并影响回收量。

5. 合格的BALF标本 BALF中没有大气道分泌物混入；回收率>40%，存活细胞占95%以上；红细胞<10%（除外创伤/出血因素），上皮细胞<5%；涂片细胞形态完整，无变形，分布均匀。

6. 有关BALF中可溶性成分及细胞因子检测，对某些肺疾病发病机制和基因治疗，目前正处于研究阶段。所以，当BALF检测结果作为某种疾病的诊断依据时，必须结合临床其他资料综合判定。

【并发症】 目前BAL并发症发生率<3%，至今尚未见直接由BAL引起死亡的病例报道。BAL对患有基础疾病者比健康人的影响更明显，并发症的发生也与操作者技术熟练程度有关。主要并发症有：

1. 灌洗时偶有支气管痉挛喘息，灌洗后数小时出现寒战、发热。

2. 术后24h内灌洗肺段肺泡浸润影，个别有肺不张。

3. 肺功能 FEV_1、肺活量、最大呼气流量和PaO_2短暂降低。

4. 气胸、出血 仅见于TBLB。

（王立万）

第七节 转入加强治疗病房的时机

对可能需要进入加强治疗病房（intensive care unit，ICU）的潜在危重患者应尽早与ICU联系，因为ICU医师会更好地判定这些患者的状况，决定是否进入ICU的适当时机，从而避免因病情恶化甚或无床位，给患者带来不便或造成严重后果，避免主管医师面临较为棘手的局面。

是否需要住入RICU或ICU，主要根据患者所患疾病和病情的严重程度。转入ICU常见的、与呼吸系统疾病相关的情况，**主要取决于患者是否需要密切进行呼吸和血流动力学监测，以及是否需要机械通气和器官支持治疗。**最常见于以下疾病和情况。

1. 呼吸衰竭（Ⅰ型或Ⅱ型）

(1) COPD急性加重（AECOPD）：AECOPD常为Ⅱ型呼吸衰竭，呼吸困难的严重程度决定AECOPD患者住RICU或ICU的需要（表3-8）。当然这也取决于医院内RICU的床位数和床位占有率。需要无创性正压通气（NPPV）患者，如果有条件，可进入RICU或ICU，如果呼吸病房具有适当的呼吸治疗设备和技术，包括气管插管机械通气条件，当不能住入 RICU 时，也可住呼吸病房或中介病房。**需要气管插管进行有创机械通气者原则上都要进入 RICU 或 ICU。**

表 3-8 AECOPD 患者住入 RICU 的适应证

严重的呼吸困难，对初始的紧急治疗没有反应
患者表现为反应迟钝，意识模糊或嗜睡
以膈肌矛盾性运动为特征的呼吸肌疲劳
尽管给予合理氧疗，低氧血症仍持续或恶化（PaO_2 <50mmHg），和（或）严重的高碳酸血症并加重（$PaCO_2$ >70mmHg），或严重呼吸性酸中毒并加重（pH <7.30）
患者需要经气管插管行机械通气，或需进行无创性通气

需转入 ICU 治疗的 AECOPD 患者死亡率为 20% ~25%。预后不良的相关因素包括 FEV_1 基础值低、长程氧疗、低钠和低蛋白血症、低体重指数（BMI）、全身生理功能差、合并其他疾病等。年龄对预后的影响不明。

（2）重症肺炎：在美国感染学会/胸科学会（IDSA/ATS）的新指南中，推荐住入 ICU 的标准是患者至少有肺炎严重性主要标准中的 1 项或 3 项次要标准。主要标准：需要机械通气或存在感染性休克。次要标准：呼吸频率≥30 次/分，PaO_2/FiO_2 ≥250，多肺叶浸润，意识模糊/定向障碍，BUN≥20mg/dl，血白细胞总数 <0.4×10^9/L，体温低于 36℃，低血压，需要积极地液体复苏。最近又有人提出 CAP 严重性的新标准，即具备 2 项主要标准（动脉血 pH <7.30 或收缩压 <90mmHg）中的 1 项或 6 项次要标准中的 2 项，次要标准：意识模糊、BUN >30mg/dl，呼吸频率 >30 次/分，多肺叶浸润，PaO_2/FiO_2 <250，年龄≥80 岁。应用此标准来鉴定患者需要住入 ICU 的敏感性为 92%。

以社区获得性肺炎（CAP）为例，重症 CAP 常伴血氧分压下降（常为Ⅰ型呼吸衰竭），需要住入 RICU 或 ICU 治疗。2006 年中华医学会呼吸病学分会在《社区获得性肺炎诊断和治疗指南》中提出的重症 CAP 的诊断标准：出现下列征象中 1 项或以上者可诊断为重症肺炎，有条件时收住 ICU 治疗：①意识障碍；②呼吸频率 >30 次/分；③PaO_2 <60mmHg，或 PaO_2/FiO_2 <300，需行机械通气；④动脉收缩压 <90mmHg；⑤并发脓毒症休克；⑥X 线胸片显示双侧或多肺叶受累，或入院 48h 内病变扩大≥50%；⑦少尿：尿量 <20ml/h，或 <80ml/4h，或急性肾功能衰竭需要透析治疗。

患者转入ICU可能无需气管插管，只要合理使用非重复呼吸面罩吸氧或持续气道正压通气（CPAP），配合一对一的悉心护理，即可达到目标氧合状态。但当患者出现意识障碍或气道分泌物不易清理时，应及时予以气管插管和机械通气。

（3）急性呼吸窘迫综合征（ARDS）和危重型哮喘：**凡确诊ARDS、危重型哮喘者都应住入RICU。**

2. 上呼吸道急症，包括急性上气道阻塞。

3. 1个以上器官衰竭（不一定合并呼吸衰竭）。

4. 严重脓毒症、休克需器官支持治疗者。

5. 严重肌无力需要呼吸支持治疗患者。

6. 无论什么原因，导致心跳呼吸骤停或即将心跳呼吸骤停。

7. 危重患者评分系统［patient at risk（PAR）scoring system］可以使医护人员对有潜在危险的患者的病情恶化程度进行早期识别和充分评价，目前已在许多医院广泛应用。表3-9为住院患者疾病严重程度评分系统（PAR评分系统），有助于医护人员早期发现潜在危险患者，以及时与高依赖性病房（high dependency unit，HDU）/ICU医师取得联系。

表3-9 危重患者评分系统

分数	3	2	1	0	1	2	3
心率(次/分)		≤40	41~50	51~100	101~110	111~130	≥131
收缩压	≤70	71~80	80~100	101~199		≥200	
呼吸频率(次/分)		≤8		9~14	15~20	21~29	≥30
体温(℃)		≤35				≥39.5	
意识状态				改变	嗜睡/模糊	疼痛刺激有反应	无反应
尿量(2h内)					<60ml	<40ml	0ml

1~3分：加强观察患者病情变化，间隔4小时观察1次

单项评分3分：请医师立即系统评估

总分≥3分：请医师在30分钟之内完成系统评估。高级临床助理医师（senior house officer，SHO）应考虑请上级医师进一步评估

>6分：请医师立即系统评估。如有必要，迅速与ICU会诊医师联系

呼吸频率是反应疾病严重程度最敏感的指标。

（俞森洋）

第八节　肺的康复医疗

肺康复是对有症状和日常活动能力降低的慢性肺疾病患者采用的有证据基础的、多学科和综合的干预。与患者的个体化治疗相结合，肺康复的目的是减轻症状，维持理想的功能状态，增加参与，通过使疾病稳定和逆转疾病的全身表现而减少医疗保健的费用。

【肺康复医疗的目标】 ①缓解或控制呼吸疾病的急性症状及并发症；②消除疾病遗留的功能障碍和心理影响，开展积极的呼吸和运动训练，挖掘呼吸功能潜力；③教育患者如何争取日常生活中的最大活动量。并提高其对运动和活动的耐力，增加日常生活自理能力，减少对住院的需要。

【适应证】 肺康复医疗的对象主要是患慢性阻塞性肺病（COPD）多年并已伴有不同程度肺功能损害的患者，也可包括某些慢性支气管哮喘、肺囊性纤维化、限制性肺疾病和肺外科手术前后的患者（表3-10）。

表3-10　肺康复医疗的适应证

慢性肺疾病，主要是COPD导致	非慢性肺疾病
活动时呼吸急促	哮喘、胸壁疾病、囊性纤维化
社会活动受限	间质性肺疾病，包括ARDS后肺纤维化
轻微的体力或非剧烈运动受限	肺癌
室内或室外的一般活动受限	选择性神经肌肉疾病
日常生活能力受限	围手术期患者（如胸部、上腹部手术）
因疾病导致的心理学障碍	脊髓灰质炎后综合征
独立性丧失	肺移植手术前后、肺减容手术前后

【患者的选择标准】 凡患有慢性症状性肺疾病的患者都可以是肺康复的对象（表3-11）。合适的肺康复治疗对象应知道由于自己的疾病而功能受损害，愿意积极参加肺康复治疗来改善自己的健康状况。病情轻的患者没有体会他们的症状严重到足应参加康复治疗。另一方面，如果病情太重已卧床不起，又可能太受限而不能从康复治疗中获益。不应硬性规定肺功能指标或年龄界限作为能否参加康复治疗的标准。

【综合性肺康复治疗方案的内容】 见表3-12。

表 3-11　肺康复患者的选择标准

1. 具有慢性肺疾病的症状
2. 具有疾病引起的功能受限
3. 有主动积极参加康复治疗的愿望和信心，没有其他妨碍或不稳定的情况
4. 病情已趋稳定，常规康复治疗不会引起加重
5. 具有原发病的医护记录和原医护人员的配合或参与

表 3-12　综合性肺康复治疗方案的内容

1. 教育，包括合作式自我处理策略
2. 上肢和下肢运动锻炼，减轻或控制呼吸困难的呼吸锻炼，增加运动强度和耐力的锻炼，运动“处方”
3. 精神和心理的康复，与其他综合性肺康复措施连用
4. 呼吸治疗和胸部物理治疗，如胸部叩击和体位引流、有效咳嗽训练、气溶胶吸入、氧气疗法、家庭内通气或无创性通气等
5. 门诊、住院或家中进行，鼓励家中进行康复和长期坚持
6. 日常生活能力训练、职业康复，康复的基本目标是让 COPD 患者作为自立的和有用的一员返回社会
7. 其他康复措施　戒烟，适当的营养，控制体重；避免刺激性有害气体的吸入；避免感染，进行预防流感、肺炎疫苗注射，必要的药物治疗
8. 定期检查，客观的证据和结果评价

【综合性肺康复的实施步骤】

1．患者的评价　面谈、医学评价（明确其肺疾病的病因、病变性质和评估疾病的严重程度。复习患者的各项实验室检查资料，包括肺功能测定、运动试验、静息和运动时的动脉血气测定、胸部 X 线检查、心电图、血常规检查、血电解质、血生化和肝肾功能等）。心理学评价（常见的有压抑、惊恐、焦虑、病后的心理和情绪改变。）确定康复目标：**确定一个切实可行的康复治疗目标，包括近期和长期目标。**

2．肺康复方案的制订　制订康复医疗的具体步骤和方法，详细的康复内容和计划，必要的医疗和训练条件及器材均应提供。此外，还应有康复医疗的详尽时间表。**一般每期的肺康复医疗安排 6～12 周。综合性肺康复治疗方案包括的重要内容：教育；呼吸和胸部物理治疗的指导；心理学支持和运动锻炼。**这些康复治疗项目常同时提供，例如，在运动锻炼停止以后，患者可学习和练习呼吸控制技术等。

3．肺康复方案的实施　根据制订的肺康复方案落实内容、时间、地点，指导和监督人员。解决方案实施过程中的困难和实际问题。讲究质量和效果。

4．结果评估和长期随访。

【肺康复推荐】　2007 年两学会［美国胸科医师学会（ACCP）和美

国心血管和肺康复学会（AACVPR）］的专家全面复习了10年来英文发表的有关PR的文献和总结了在肺康复治疗方面的临床研究结果。对《肺康复临床实践指南》进行了更新。重新提出了肺康复的25条推荐，并以循证医学的方法进行证据强度的分类，和以ACCP指南的分级系统来决定推荐等级。25条推荐中有23条是为COPD患者推荐的，总结见表3-13。

表3-13 ACCP/AACVPR为COPD患者所推荐的肺康复治疗及其证据等级

康复治疗项目/结果	推荐	证据等级
运动锻炼	作为COPD患者肺康复的指令性组成部分来推荐	1A
下肢锻炼	高强度下肢运动锻炼比低强度锻炼可获得更大的生理学好处	1B
	无论低强度或高强度运动锻炼，均可获得临床好处	1A
上肢锻炼	肺康复计划中添加强度锻炼部分可增加肌肉强度和肌肉的肌群	1A
	无支持的上肢耐力锻炼对患者有益，应该包括在肺康复计划中	1A
呼吸肌的锻炼	科学证据不支持常规应用吸气肌锻炼作为肺康复的基本组成部分	1B
	应该在有选择患者，即在吸气肌强度已减低，和尽管已接受理想的内科治疗，但仍有呼吸急促的COPD患者中应用	专家意见
补充氧	运动引起严重低氧血症患者，在康复运动锻炼期间应给予补充氧	1C
	高强度运动没有引起低氧血症的患者，补氧对增加运动耐力有益	2C
无创通气	有选择的严重患者，无创通气可使运动功能产生一定的额外改善	2B
营养补充	没有充分证据支持肺康复医疗时常规应用营养补充	不予推荐
应用合成代谢药	当前的证据并不支持肺康复医疗时常规应用合成代谢药物	2C
心理上的益处	COPD患者可从综合性肺康复计划中获得心理上的有益治疗	2B
	有少量的证据支持心理干预作为单个治疗方式的益处	2C
	支持心理干预作为COPD患者综合性肺康复计划的组成部分	专家意见
肺康复好处能维持的时间	6～12周肺康复产生的益处，在经过12～18个月后逐渐减退	1A
	某些益处，如与健康相关的生活质量，保持12～18个月，高于对照	1C
	较长肺康复（12周）比较短的肺康复可获得更大的持续益处	2C
	实施肺康复后的维持策略对长期结果有一定的作用	2C
呼吸困难	改善COPD患者的呼吸困难症状	1A
生活质量	改善COPD患者健康相关的生活质量	1A
住院时间	减少了COPD患者的住院天数和其他医疗保险资源的应用	2B
生存率	没有充分证据来确定是否改善COPD患者的存活率	不予推荐
价-效比	肺康复对于COPD患者有良好价-效比	2C

【患者评价】 康复前评价：①原发病是否已得到最好的治疗；②运动中的 SaO_2；③心电图检查，尤其是有心脏病患者。

评价指标：①体能：通过往返步行试验（SWT）或 6 分钟步行试验（6MWT）评价患者的能力和病情进展；②健康状态：疾病相关问卷、慢性肺病问卷（CRQ）、St Geoge 呼吸问卷；特殊问卷：Short Form-36（SF-36）、住院期间焦虑和抑郁评分，因其敏感性较低，在肺康复治疗期间常无明显变化；③实际应用：肺功能状态-呼吸困难问卷（PFS-DQ）可用于评价患者的日常生活能力和状态。

【肺康复医疗的好处】 在过去的 20 年里，已有很多有关 COPD 患者进行肺康复医疗的研究报告，表明肺康复医疗有多种好处（表 3-14），是一项成本低、收益高，对患者、家庭及社会都很有好处的综合治疗方法。

表 3-14　肺康复医疗的好处

（1）减少对住院的需要
（2）改善生命质量
（3）减轻呼吸系统症状（如呼吸困难）
（4）减少心理症状（如恐惧、抑郁等）
（5）增加独立性
（6）增加体能-增加日常生活自理能力
（7）增加运动的能力和耐力
（8）增加有关疾病的知识
（9）重新工作的可能
（10）延长存活时间

（俞森洋　来纯云）

第九节　胸腔引流术、胸膜粘连术

一、胸腔闭式引流术

【适应证】

1. 自发性气胸、大量胸腔积液经反复胸腔穿刺抽吸疗效不佳者。
2. 支气管胸膜瘘，食管吻合口瘘，食管破裂者。
3. 胸腔积血较多，难以通过胸腔穿刺抽吸解除者。
4. 脓胸积液量较多且黏稠者；早期脓胸，胸膜及纵隔尚未固定者。
5. 开放性胸外伤、开胸术后或胸腔镜术后须常规引流者。

【禁忌证】 非胸腔内积气、积液（如肺大泡、肺囊肿等）。

【操作方法】

1. 体位 依病情轻重，患者可采取坐位、半卧位（健侧卧位）。上肢抬高（抱头或置于胸前）以使肋间隙充分扩展。

2. 切口部位 依病变部位和引流物性质决定切口部位，术前借助 X 线或超声检查能更精确地确定切口部位和引流管入路。一般情况下，引流气体时，切口宜选择患侧锁骨中线第 2 肋间隙；引流胸腔积液时切口宜选择患侧肩胛下线或腋后线第 7 ~ 9 肋间隙，而引流脓胸、血胸、乳糜胸时，切口宜选择腋中线或腋后线第 6 ~ 8 肋间隙；对于包裹性积液，则应借助超声检查来确定切口部位和引流管入路。

3. 消毒、麻醉 切口周围 15cm 范围常规消毒，铺无菌孔巾。局部以利多卡因作全层浸润麻醉，并将针尖刺入胸腔试抽，以确定有无积液或气体。

4. 插管方法 可依病情选择肋间切开插管法、套管针插管法、肋骨切除插管法。

（1）肋间切开插管法：在所选切口部位沿肋间或皮纹方向切开皮肤 2 ~ 3cm，在肋骨上缘处用弯止血钳钝性分离肋间组织后，用钳尖刺入胸膜腔内，撑开止血钳以扩大创口。用一止血钳夹闭引流管末端，再用另一止血钳纵行夹持引流管前端（有侧孔端），经切口插入胸膜腔内。引流管插入胸膜腔内的长度以侧孔进入胸膜腔 0.5 ~ 1cm 为宜。将引流管末端与盛有液体的水封瓶相连接后松开末端止血钳，嘱患者咳嗽或深呼吸，若见有气体或液体自引流管内流出，同时水封瓶玻璃管内液体随呼吸上下运动，说明引流管位置合适，否则须调整引流管位置直至出现上述现象。切口缝合 1 ~ 2 针，用引流管旁缝合皮肤的两根缝线将引流管固定在胸壁上。

（2）套管针插管法：在所选切口部位沿肋间或皮纹方向切开皮肤 2 ~ 3cm，在肋骨上缘处持续用力旋转套管针，使之逐渐刺入胸壁，继而进入胸腔，此时有落空感。先用一止血钳夹闭引流管末端，再拔出针芯，迅速将引流管自侧壁插入套管腔，并送入胸腔内预定深度，然后缓慢退出套管针套管，注意勿将引流管退出。引流管末端连接水封瓶（或医用引流袋），依上法判断引流管深度是否合适。最后依上法缝合皮肤并固定引流管。

（3）肋骨切除插管法：适用于脓液黏稠的脓胸患者，须在手术室进行，可插入较粗的引流管以利于引流。术前定位，手术切除相应的一段肋骨，长度约 4cm。术中切开脓腔，吸出脓液，用手指伸入脓腔剥离粘连，以利于引流。

【注意事项】

1. 分离肋间组织时，止血钳要紧贴肋骨上缘，以免损伤肋间血管和神经。

2. 引流管侧孔进入胸腔深度不能太浅，否则易脱出，引起开放性气胸或皮下气肿。

3. 留置在胸腔内的引流管长度因患者年龄（大人或小孩）和胸壁的厚薄而有所不同，原则是既要使液体或气体引流通畅，又要避免胸管阻碍肺的扩张或损伤肺组织，一般为 5cm 左右，不宜插入过深。对于儿童，为防止胸管插入过深和容易脱出，可用蕈形管，蕈形头恰好位于胸腔内即可。

4. 缝合皮肤固定线时，进针要直达肌层，关闭肌层与皮下之间的间隙，皮肤缝合不宜太严密，以免出现皮下气肿。

5. 水封瓶内玻璃管下段以在水平面下 2～3cm 为宜，以保证胸腔内气体、液体克服 0.29～0.39kPa 的压力能通畅引流出胸腔，而外界空气、液体不会吸入胸腔。

6. 引流初始须控制排放气体或液体的速度，特别是对于肺压缩严重且萎缩时间长者，以防止发生复张性肺水肿。

7. 注意确保引流管通畅，要经常观察引流瓶中气液面的波动情况，经常挤捏引流管，勿使之受压、扭曲。

8. 移动患者或患者行走时，要夹闭近端引流管，以防止水封瓶内液体倒流入胸腔或引流管脱落。

9. 拔除引流管时，用凡士林纱布盖住引流口，嘱患者深吸气后屏气，随即迅速拔管，紧压纱布以避免空气进入胸腔。

10. 定时记录引流量及其性质和变化，定期摄胸部 X 线片，了解肺膨胀和胸腔积液情况。气胸患者作插管闭式引流术后，气体不断从水封瓶溢出，数量持久不减少，应考虑：①如为胸外伤患者，可能有较大的肺裂伤或支气管断裂；②如是自发性气胸，可能有小支气管与胸膜腔相通；③如插管处的胸壁切口较大或皮肤缝合不严，吸气时空气可从管周进入胸腔，呼气时由管内排出。

【并发症】

1. 麻醉药物过敏，严重者可发生休克。

2. 胸膜反应，严重时可发生休克。

3. 切口感染，并可能导致胸腔感染。

4. 出血，并可能导致血胸。

二、胸膜粘连术

又称胸膜固定术，通过胸腔内给予硬化剂、抗癌药物、免疫和生物制剂或放射性核素等药物诱发化学性胸膜炎，随着胸腔积液/气的吸收而让脏层和壁层胸膜粘连，从而闭合胸腔。

【适应证】

1. 顽固性自发性气胸。

2. 恶性胸腔积液有以下情况　①量多且重新生长快速，需频繁胸穿抽液；②经全身治疗或胸腔内给药治疗无效；③患者全身情况较好，预计胸腔积液去除后能存活较长时间。

3. 抽液/气后肺可完全复张。

4. 有胸腔穿刺术、闭式引流术或胸腔镜检查之适应证。

【禁忌证】

1. 存在大气道的完全阻塞而妨碍肺复张　遇以下情况应高度怀疑支气管阻塞或陷闭肺：①有大量胸腔积液/气胸而纵隔未向对侧移位；②胸腔引流后肺仅部分复张；③胸腔穿刺时，初始胸腔积液压力≤$10cmH_2O$，提示可能存在陷闭肺；抽液500ml时胸腔积液压力≥$19cmH_2O$，抽液1000ml时胸腔积液压力≥$20cmH_2O$，在没有支气管阻塞的情况下，预示存在陷闭肺。

2. 胸膜僵硬。

3. 支气管胸膜瘘。

【操作方法】

1. 行胸腔穿刺术、闭式引流术或胸腔镜检查以实施本手术。

2. 预处理　为缓解疼痛，在注入硬化剂之前，可先给患者应用麻醉剂或镇痛剂。常用2%利多卡因100mg或10%普鲁卡因10ml适量稀释后注入胸腔，夹闭引流管，让患者频繁变动体位、深呼吸或咳嗽，以便充分麻醉整个胸膜。还可在此前肌内注射哌替啶（50～100mg）或吗啡(5～10mg)。

3. 15min注入硬化剂并夹闭引流管，让患者不断变换体位；6h后开放引流管继续引流，当引流量<150ml/24h后拔出引流管。常用硬化剂有滑石粉、四环素，也可用多西环素、米诺环素、红霉素或阿的平。四环素：0.5～1g/20～30ml生理盐水。医用灭菌滑石粉置入胸腔的方法：①胸腔积液引流后将滑石粉5～10g加入200～250ml生理盐水制成混悬液注

入胸腔；②应用胸腔镜将滑石粉（4～6g）直接均匀地喷洒于胸膜表面；③开胸手术，用纱布蘸滑石粉，将其涂抹于胸膜上。

【注意事项】

1. 胸腔积液/积气应尽可能彻底引流，以利于脏层和壁层胸膜的接近，并与注入的药物有最大的接触面积提高疗效。

2. 经胸腔镜可发现被纤维化脏层胸膜紧紧包裹的陷闭肺，对粘连的胸膜进行分离可促进术后肺复张。

3. 硬化剂的用量主要取决于胸膜面积。

【并发症】 常见的副作用有局部胸痛、发热，对症处理可减轻或消失。滑石粉还可并发短暂性低血压，有报道极少数患者并发 ARDS。

（王立万）

第十节　体位引流

体位引流（postural drainage，PD）**是依重力作用促使各肺叶或肺段气道分泌物的引流排出。适用于各种支气管-肺疾患，伴有大量痰液者。**体位引流的身体倾斜度为10°～45°，可逐步增加，以便患者适应。

【有效性】 许多研究结果支持以下的结论：①体位引流并不有利于正常人的黏液纤毛的廓清；②对于病情稳定，痰量不多的COPD患者，体位引流并不能使其肺功能改善；③**对于以产生过多痰量为特征的临床情况，体位引流是非常有效的**；④为取得较好疗效，需要采用头低位且超过25°；⑤为在体位引流时能更好地达到黏液纤毛的廓清，气道分泌物不能过分黏稠，必要时需先给予全身和气道适当的水化。

【适应证】 体位引流的适应证总结见表3-15。

表3-15　体位引流的适应证

1. 难以廓清气道分泌物
成人每日产痰量大于25～30ml
已放置人工气道的患者分泌物潴留
2. 由于黏液栓而发生肺不张
3. 诊断患有支气管扩张、肺脓肿、囊性纤维化等疾病
4. 气道内异物的存在

【禁忌证】 体位引流并不是没有危险的，在进行体位引流之前，应对体位引流的利弊、可能得到的好处及潜在的危险进行仔细的权衡和评

估。体位引流的禁忌证见表3-16。

表3-16 体位引流的禁忌证

绝对禁忌证：	头颈部损伤尚未固定，有活动性出血并伴血流动力学的不稳定
相对禁忌证：	颅压（ICP）增高>20mmHg
	近期脊柱手术或急性脊髓损伤
	脓胸、支气管胸膜瘘、心源性肺水肿、充血性心力衰竭、支气管痉挛、心绞痛、不稳定的心律失常、凝血障碍、大量胸腔积液、肺栓塞、高龄、意识模糊或焦虑，不能耐受体位改变者、肋骨骨折（伴或不伴有连枷胸）、有外科手术伤口或正在愈合的组织、没有控制的高血压、腹部膨隆、食管外科手术、活动性咯血，有潜在误吸危险者

【体位引流的实施】 体位引流的时间**应安排在餐前，或餐后（或管饲饮食后）至少1.5~2小时**。如果评估患者有疼痛会妨碍体位引流的进行，可在体位引流之前予以镇痛药物。体位引流之前，应向患者解释体位引流的步骤和方法，应对患者进行检查，包括脉搏、呼吸、血压及听诊胸部，这些检查可作为患者基础情况，便于评估患者体位引流过程中的反应及治疗效果。如有必要，患者颈部或腕部的衣扣应松解开。已安置的监护导联、静脉导管和氧疗装置应固定妥当，并**在患者进行体位引流过程中给予观察和监护**。

很多严重气道阻塞患者对身体的较大角度倾斜经常耐受性很差，故年老体弱、严重心脏病、心衰及明显呼吸困难、发绀者应禁用。但有研究表明，COPD患者头低位，身体倾斜度达25°时，肺容量的改变极小，动脉血氧饱和度无改变。肺疾病主要在一侧的患者将“好”肺置于下面有利于改善氧合。**体位引流的一个重要原则是不应让置于上面的病肺的引流物污染或危及置于低位的“正常”肺和支气管。**

摆放体位引流的各种体位时，患者可用斜板、斜床、摇床、或垫高床脚、床上应用枕头等。有支气管痉挛的患者，在体位引流之前可先气雾吸入支气管舒张剂。脱水容易导致支气管分泌物的黏稠，每天需要维持正常的液体摄入。气道湿化疗法是否有利于引流颇有争论，但对气管插管或气管切开患者应用湿化疗法有肯定价值。

体位引流每天做2~3次，总治疗时间30~45分钟，每种体位维持5~10分钟，如果气道分泌物廓清没有完成，可适当延长时间。因夜间黏液纤毛的廓清减弱，气道分泌物易在睡眠时潴留，故在早晨清醒后应用体位引流最有效果。在疾病的痰量增多阶段，可增加引流次数。为了预防胃食管反流、恶心和呕吐，应该在饭后 1 ~ 2 小时再进行头低位引流，这对留置鼻胃管进行鼻饲的患者尤为重要，因为鼻胃管常损害食管下段括约肌功能，易导致反流。在引流后进行有意识的咳嗽和用力呼气技术，可以将体位引流流到大气道的支气管分泌物廓清。

体位引流肺病灶的部位，根据胸部 X 线检查，必要时结合支气管造影，肺 CT 片来确定。仔细听诊患者胸部，听见粗啰音、喘鸣音或气道黏液栓阻塞引起的呼吸音减低，对选择引流部位也有帮助。非卧床患者可根据医师的指导，很快学会对他们最有利的引流体位。

图 3-4 ~ 3-12 是引流各肺叶和肺段病变的主要体位。当采用头低足高位时，一般需将床脚垫高 0.41 ~ 0.46m（16 ~ 18 英寸），以达到 25°角。能下地活动的患者可用特制的倾斜床代替普通病床，倾斜床可将患者安置于准确的倾斜角度，最大可达 45°。当需要将倾斜角度增大时，需采取固定患者的措施，以避免患者的身体下滑。进行体位引流时，应有呼吸治疗师或医护人员在旁指导和协助，既要安置好适当体位，又要尽量让患者感觉舒适，如将关节或骨突起部位垫上枕头或毛巾，并密切观察患者的生命体征和各项监测指标（表 3-17），以保证患者的安全。应用头低位时，应避免患者剧烈咳嗽，因为这可显著增高颅压，而且患者应使用用力呼气技术。一般说来，体位引流的总时间不应超过 40 分钟。患者或呼吸治疗师应该了解，**体位引流不总是会立即产生分泌物，更经常的情况是，气道分泌物被简单地松动和移向气管，易于被咳嗽清除**。如果实施过程中引起强烈的咳嗽，应让患者坐起，直至咳嗽消失。在体位引流之后，应让患者恢复治疗前的体位，确保患者的舒适和病情稳定，并重复检查生命体征、胸部听诊和询问患者的反应。

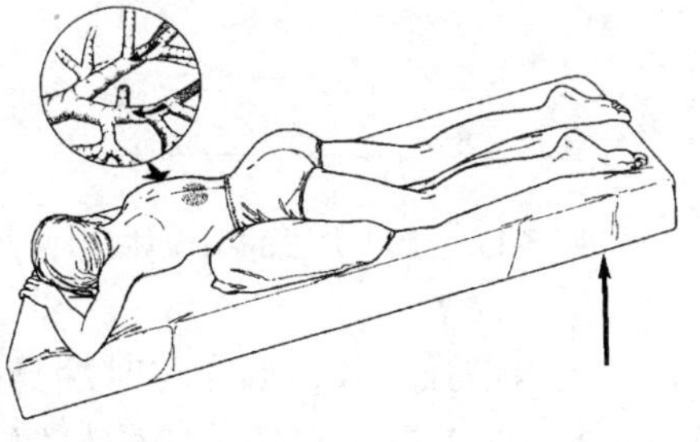

图 3-4　下叶后基底段的引流体位

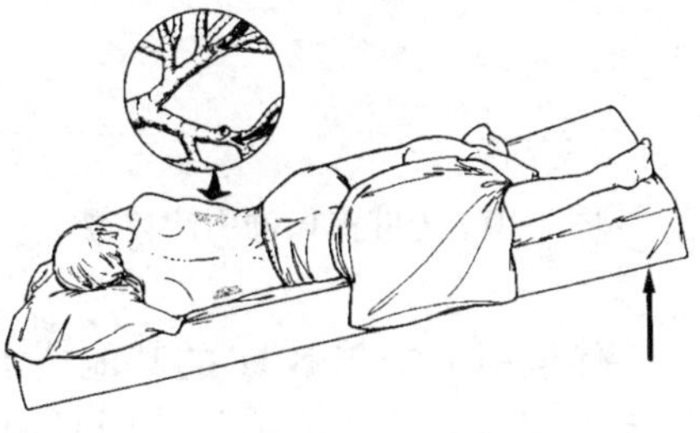

图 3-5　下叶侧基底段的引流体位

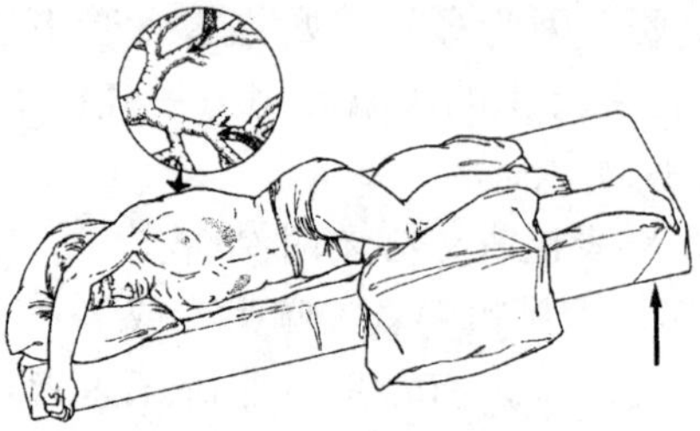

图 3-6　下叶前基底段的引流体位

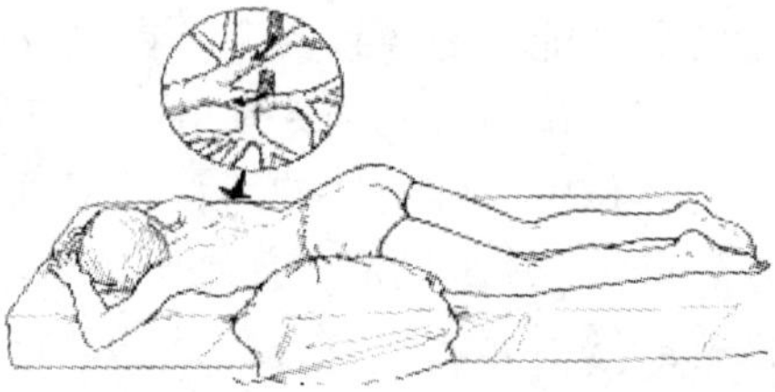

图 3-7　下叶尖段的引流体位

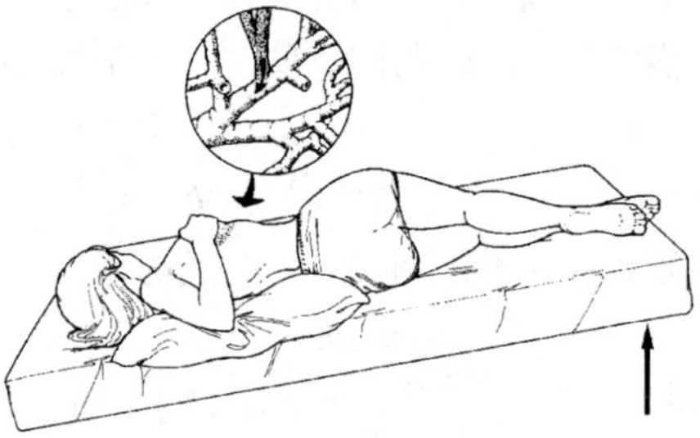

图 3-8　中叶外侧和内侧段的引流体位

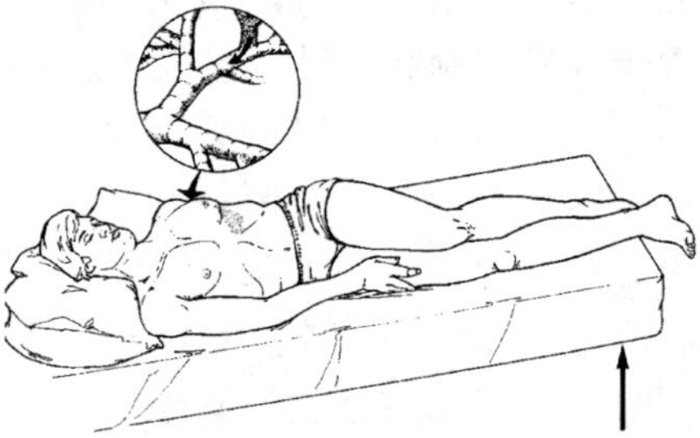

图 3-9　左肺上叶上舌段和下舌段支气管的引流体位

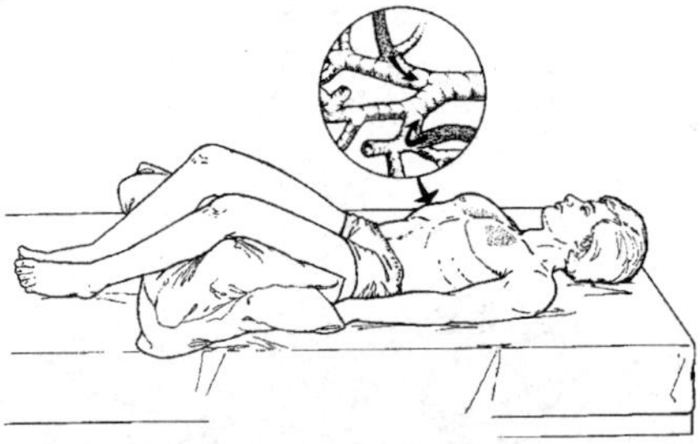

图 3-10　上叶前段的引流体位

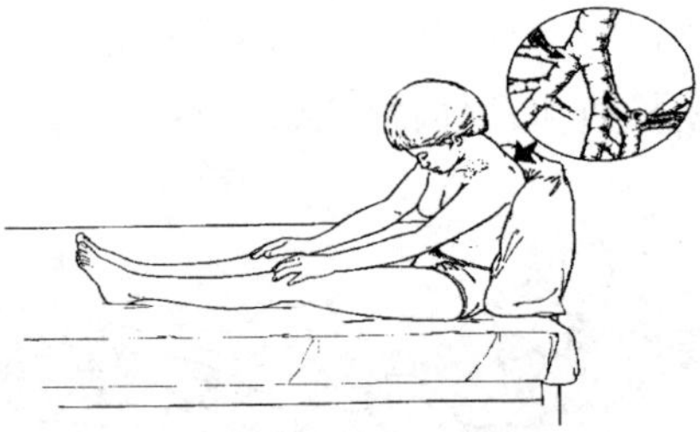

图 3-11　上叶尖段的引流体位

体位引流常与 BHT 的其他技术联合应用以增强疗效，如先定时翻身，然后采用特殊的引流体位，同时加用胸部外的叩拍或振动使分泌物松解，最后咳嗽或吸引以清除分泌物。

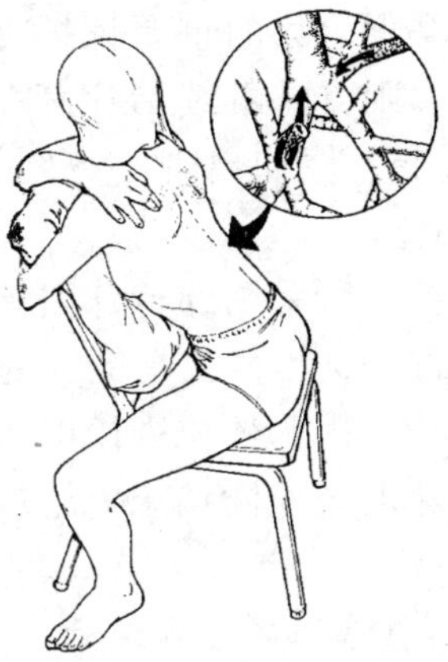

图 3-12　上叶后段的引流体位

表 3-17　体位引流患者监护的指标

- 产生的痰（量、色、黏稠度和气味）
- 咳嗽的有效性
- 脉搏、心率和心律、条件允许给予心电图监护
- 呼吸方式和频率
- 呼吸音
- 皮肤颜色
- 血氧饱和度（SpO_2）监测
- 颅压（如果已经进行监测）
- 意识状况
- 患者的反应或症状，如疼痛、不适、呼吸困难等

【后果评估】 表 3-18 总结了可表明体位引流效果良好的标准。一般说来，只要达到这些标准中的 1 条或 1 条以上，则可认为达到了体位引流的目的，以后应继续该项治疗，并不需要达到所有的标准才判断有效。

表 3-18　表明体位引流效果良好的标准

- 增加痰量
- 呼吸音改善
- 重要的体征恢复正常
- 异常的胸部 X 线改变消失
- 血气值或氧饱和度改善或恢复正常
- 通气机指标改善（阻力减少或顺应性增加）
- 患者的症状改善，反应良好

因为气道分泌物的廓清受患者水化情况的影响，所以在患者达到理想的全身水化之后，我们可能还需要等待至少 24 小时看是否有产痰量增加的证据。在间歇期间，某些患者应用喷射雾化器雾化吸入生理盐水进入气道，可增加气管支气管的廓清。

评估效果时，医师或呼吸治疗师应了解，在体位引流之后，患者的呼吸音可能似乎“恶化”，如呼吸音减低，治疗前的细湿啰音治疗后变为粗糙的干鸣音，这是由于气道分泌物的松动并移入大气道，是体位引流欲达到的目的。在咳嗽咳痰或吸引以后，这些粗糙的干鸣音应该消失。

应鼓励患者诉说对治疗的反应，如治疗中或治疗后出现的疼痛、不适、气短、头晕或恶心等不良反应，是调整或停止治疗的重要依据。另一方面，若患者报告治疗后咳痰容易，痰量增多则支持继续治疗。在治疗期间，应该允许患者的生命体征发生适度改变，但如出现心率缓慢、心动过速、脉律不整或血压改变，应停止体位引流。

【病案记录和追随】 病案记录的内容应包括：所采用的特殊引流体位，采用该体位的时间，患者的耐受性，治疗的主观和客观指征（包括痰量和痰的性质等），以及观察到的任何不良反应。因为体位引流的效果不一定马上出现，所以医护人员在治疗后 1 ~2 小时内应随访患者，或由护士追随观察。

（俞森洋　来纯云）

第十一节　无创性正压通气

无创性正压通气（NPPV）有两种方法：①对低氧血症性急性呼吸衰竭（ARF）患者，应用连续气道正压（CPAP）改善其氧的交换；②对神经肌肉疾病或 COPD 引起的慢性呼吸衰竭患者应用间歇正压通气以辅助患者的呼吸肌作功。

【无创性正压通气的适应证】 应用 NPPV 有一个“时间窗”的问题，当发生中至重度呼吸窘迫时，可看到“时间窗”的开放，而当晚期的危象发生时，“时间窗”关闭。表 3-19 所总结的是鉴定患者处于中至重度呼吸窘迫，适宜应用 NPPV 的临床标准。

表 3-19　急性呼吸衰竭应用无创正压通气的标准（至少有以下 2 项）

临床标准
中至重度呼吸困难，伴呼吸频率 >25 次/分
辅助呼吸肌的应用和胸-腹矛盾运动
血气标准
中至重度酸中毒（pH 7.30 ~7.35）和高碳酸血症（$PaCO_2$ 45 ~60mmHg）
$PaO_2/FiO_2 \leqslant 200$

NPPV 的排除标准（表 3-20）**在选择患者的过程中也是同样重要的。**许多排除标准是定性指标，需要临床医师的经验和判断。

表 3-20　无创正压通气的排除标准（任何 1 项即可）

呼吸骤停
心脏血管功能不稳定(低血压、心律失常、急性心肌梗死)
嗜睡、意识障碍、高度不配合的患者
高度误吸的危险
黏稠或大量的气道分泌物
近期有面部或胃食管外科手术史
头面的创伤、烧伤，固定的鼻咽异常
高度肥胖

哪些疾病引起的急性呼吸衰竭较适合应用 NPPV，容易取得成功，经过 20 多年的临床实践和许多循证医学研究，已有较多的支持证据。随机对照研究证据表明可成功应用 NPPV 来治疗的疾病和情况见表 3-21。根据文献报道和荟萃分析，虽有成功治疗的报道，但研究的证据水平尚不高的不同临床情况应用无创通气的研究结果见表 3-22。

表 3-21　对不同临床情况应用无创通气的随机对照研究结果

临床情况	应用效果			
	气体交换	气管插管率	缩短住院时间	病死率
慢性阻塞性肺病	++	++	+	+
心源性肺水肿				
CPAP	++	++	-	±
PSV	++	±	-	-
BiBAP	±	-	-	-
CPAP 对 BiBAP	+（BiPAP）	-	-	-
撤机后				
早期拔管	+	+	+	+
拔管后呼衰	±	-	-	-
肺炎	+	+	+	+

注：++ = 均有好处；+ = 在选择组有好处；± = 可能有好处；- = 没有差别
BiBAP = 双水平气道正压；CPAP = 持续气道正压；PSV = 压力支持通气

表 3-22 应用无创性通气在其他疾病和情况时的经验

已证明有好处（有单个随机对照研究证明）
- 哮喘
- 免疫功能损害患者
  - 实体器官移植（肝、肾、肺）
  - 白细胞减少的发热患者
- 肺切除手术后
- 肋骨骨折（非透壁性胸部损害的创伤/连枷胸）

证明有效（病例报道）
- 急性呼吸窘迫综合征（ARDS）
- 囊性纤维化
- 不插管的患者
- 脊柱后侧凸
- 肌萎缩
- 阻塞性睡眠呼吸暂停（失代偿）
- 肺孢子菌肺炎
- 脊髓灰质炎后综合征

COPD 急性加重，哮喘、囊性纤维化、上气道阻塞和阻塞性睡眠呼吸暂停均能应用 NPPV 来成功治疗，其中尤以 COPD 急性加重和阻塞性睡眠呼吸暂停综合征研究最多，因此，**COPD 患者只要经过恰当选择，可将 NPPV 作为首选通气辅助方式。急性肺水肿也是应用 CPAP 和 NPPV 的常见适应证之一，**其机制被认为是：正压通气减少了氧耗，通过分流的减少改善氧合，以及胸内压的增加导致静脉回流的减少，心脏的负荷减轻。对低氧血症性呼吸衰竭患者应用 NPPV，肺功能取得明显的改善，但至今缺乏前瞻性的随机对照研究。在撤离有创性正压通气期间，应用 NPPV 可能提供好处。在拔除气管插管后，尚没有脱离呼吸衰竭状态的患者，为避免再次插管，可应用经鼻 CPAP 或 NPPV 来进行呼吸支持。

【无创通气与有创通气的选择】

1. NPPV 患者的选择　大量的循证医学资料显示，NIV 能够降低呼吸衰竭患者的 $PaCO_2$，减少气管插管的几率和提高生存率。

选择 NPPV 患者的标准：清醒和合作的患者（COPD 和 CO_2 麻醉例外）；血流动力学稳定；不需要气管插管来保护气道或清除过多的分泌物（神志迟钝、吞咽功能受损或上胃肠活动性出血者常需气道保护）；无急性面部创伤；有恰当的适合患者的面罩。

为了 NPPV，患者必须能自主地随呼吸机作同步呼吸用力，或者允许以 SIMV 或辅助/控制（A/C）通气模式作完全控制通气，故**选择清醒和合作患者非常重要，**但 COPD 和 CO_2 麻醉患者例外。根据临床经验，这些患者的大多数在经过 15～30 分钟有效的 NPPV 后可改善神志，只有少数患者需要气管插管。虽然极度烦躁患者以应用镇静剂和气管插管较好，但中度烦躁患者仍可试用 NPPV，因为只要满足其通气需要，患者可能会很快克服烦躁，逐渐安静下来配合治疗。在 NPPV 期间，患者多能够控制自己，主动配合和协调，这与气管插管时的经历完全不同，并不需要频繁应用镇静剂。只有少数情况下，可静脉给予小剂量（2mg）硫酸吗啡来抑制过快的自主呼吸，这是比较有效的。

心血管不稳定（低血压或致命性心律失常）的患者应避免 NPPV。那些需要气管插管来保护气道（如昏迷、急性腹部包块、吞咽功能受损的患者）和致命性顽固低氧血症（$FiO_2 = 1$ 时，$PaO_2 < 60mmHg$）也应避免 NPPV。而病态肥胖（>200% 的理想体重）、不稳定性心绞痛或急性心肌梗死的患者则应慎用，确需 NPPV 时应由有经验的医师或呼吸治疗师来实施。

2. NPPV 成功或失败的预计指标　表 3-23 提供了最有用的 **NPPV 成功或失败的预测因素**总结。当然，在评价每一位患者时还是应该个体化。但这些预测因素可作为指导和重要参考。

表 3-23　无创通气成功或失败的预计指标

- 成功的预计指标：
  - 对 NPPV 简短治疗的反应(1～3h)
    - 降低 $PaCO_2$ >8mmHg
    - 改善 pH >0.06
    - 呼吸性酸中毒的纠正
- 失败的预计指标
  - 疾病的严重性
    - 酸中毒(pH <7.25)
    - 高碳酸血症($PaCO_2$ >80mmHg 和 pH <7.30)
    - APACHE Ⅱ(>20)
  - 意识水平
    - 神经病学评分(>4，昏迷，只在强烈刺激后唤醒；遵从指令不一致)
    - 脑病评分(>3，严重意识模糊，白天嗜睡，或焦虑不安)
    - Glasgow 昏迷评分(<8)
  - 疾病情况
    - 急性呼吸窘迫综合征(ARDS)
    - 肺炎
    - 限制性肺疾病
- 对于失败需要气管插管的时间规定
  - 在12～24小时内应用 NPPV 不能改善
- 晚期失败(应用 NPPV 后 >48小时)
  - 采纳的失败预计值
    - 功能低下状态(活动评分 <2，轻微活动就呼吸困难)
    - 初始酸中毒(pH≤7.22)
    - 医院并发症(肺炎、休克、昏迷)

3. NPPV和有创通气的优缺点　NPPV和有创通气具有不同的适应证和应用范围，二者各有优缺点。**两种通气技术的合理选择和恰当应用，可扬长避短，最大限度地有利于呼吸衰竭患者从机械通气支持技术中获益**。两种通气技术的不同特点比较见表3-24。

表3-24　无创正压通气与有创通气的比较

	无创正压通气	有创通气
人-机连接方式	经鼻或口鼻面罩	经气管插管或气管切开
气道密封和紧固性	较差	好
气道保护和防止误吸	无此作用	有此作用
吸气触发和人-机同步	要求较高	要求低
提供的吸气压力或容量辅助	较低	高
镇静剂、麻醉剂的应用	慎用	可用
对患者的配合要求	高	低
气道分泌物的清除	困难	容易
通气无效腔	较大	较小
与呼吸机相关的肺感染	可避免或减低	较高
人工气道并发症	无	有
适用范围	意识清楚的轻中度呼衰	有意识障碍的重度呼衰

无创与有创通气的根本区别是机械通气是否通过人工气道。两种通气方式的不同特点大多与此相关联。

NPPV因为不经过人工气道，用鼻罩或口鼻面罩进行人-机连接，所以气道密封不严，漏气难免；不能有效保护气道，防止误吸；不能进行气管吸引，有效清除气道分泌物；应用面罩，通气无效腔较大，常有部分CO_2的重复呼吸，提供的吸气压不能过高（若吸气压>25cmH_2O，或潮气量过大，患者常难以忍受，或气体进入胃，引起腹胀），故提供的通气支持水平有限；要求患者有较清楚的意识，更好的配合，要有良好的呼吸中枢驱动和一定的自主呼吸能力，自主咳嗽能力，因而应避免应用镇静剂、麻醉剂等会抑制自主呼吸的药物。

NPPV的优点（表3-25），也是因患者没有建立人工气道，故可以避免与人工气道相关的各种并发症，改善患者的舒适感，保留患者说话和吞咽功能。保留上气道的防御功能，可减少与机械通气相关的肺感染发生率，从而较快的撤机，减少住ICU的时间，减少住院费用。因为保留了患者的上气道功能，所以 NPPV 时的气道湿化要求不高，大多数情况下可以不用湿化器。而且，NPPV 也提供了建立或卸去机械通气的最大灵活性。

表 3-25　无创性通气的优点

1. 无创性
   （1）应用上（和气管插管比较）：易于实施
易于卸除
允许间歇应用
改善患者舒适感
减少镇静剂的需要
   （2）保留口腔通畅：保留讲话和吞咽
保留有效咳嗽
减少鼻肠饲管的需要
易于口腔护理
2. 避免由气管插管引起的阻力功
3. 避免气管插管的并发症
   （1）早期：局部损伤
误吸
   （2）后期：损伤下咽部、喉和气管
医院内感染

【NPPV 的操作技术】

1. NPPV 患者与呼吸机的连接　患者与呼吸机的常用连接方式有接口器、鼻罩和面罩。**连接的密封性、稳定性和舒适感对疗效和患者的耐受性有很大影响。**NPPV 时经常应用鼻罩。目前常用自封式硅胶鼻罩，连接简便舒适。鼻罩所增加的无效腔较小，较少引起幽闭恐怖，如果发生呕吐（罕有发生）也可减少误吸、窒息等并发症，允许咳痰和摄食而不必除去鼻罩，应用鼻罩的患者可以更清楚地发声，可以开口而自主地中断通气。但多数患者入睡后无法保持口腔的密闭而漏气，影响通气效果，因此，严重呼吸衰竭更适于应用面罩，因为呼吸困难患者常张口呼吸。用口呼吸使鼻通道的阻力旁路，在鼻罩通气期间张口可导致漏气，减少通气有效性。对正常成人的初步研究表明，当鼻通道阻力超过 $5cmH_2O/(L \cdot s)$ 时，鼻罩通气的有效性受限制。**比较面罩与鼻罩的有效性研究显示，用鼻罩患者的血气改善似乎比用面罩慢，用面罩 NPPV 的患者有较大的成功率。**面罩的无效腔容量是 250ml，鼻罩为 150ml，但面（鼻）罩和口咽部的无效腔容量似乎并不影响通气。轻度急性呼吸窘迫，可先试用鼻罩，如果必要再换用面罩。当所用压力 $\leqslant 25cmH_2O$ 时 NIPPV 期间吞气症是不常见的。因此并不需要常规放置鼻胃管来抽气，然而创伤患者

通常有胃弛缓，可能需要放置鼻胃管。呼吸机与面罩的连接方式与气管插管相类似。为防止鼻和口咽部的干燥，应连接湿化器，但将加热器关掉，因为温热吸入气体的上气道并没有因应用 NIV 而旁路。为了使面（鼻）罩能更适合每个患者，通常需备用各种规格和不同类型的面（鼻）罩供临床应用。

应尽可能避免过紧的、不舒适的面罩安装，少量漏气不会引起气道压力下降，固定面罩时应允许在头带下剩余足够的间隙（可通过 2 指）。少量漏气易于耐受，必要时可用特制皮肤糊膏堵住，防止气体漏出。无牙或留着长须的患者，欲将面罩放置适当是困难的（有长须者，用鼻罩可能更有效）。只有发生胃扩张的患者才有放置鼻胃管或提供肠饲的指征。有些医院的 ICU，让患者用液体食物经口进食。也有些研究者用经鼻压力通气时允许患者吃少量食物，对于白天没有摄取所需要热卡量的患者，可在夜间提供肠饲。

2. NPPV 的应用方法　主要步骤为：①选择能满足患者需要的呼吸机（通常是定压型呼吸机，或专门做无创通气的呼吸机）；②选择合适的面罩，不要太大；③向患者解释无创通气的方法；④使报警静音，选择低呼吸机参数；⑤在为患者放置好面罩后用手握住，开始 NPPV；⑥固定好面罩，避免固定过紧；⑦调整压力，让患者能适应，并感觉舒适；⑧调整 FiO_2，使 $SpO_2>90\%$；⑨峰压 $>20cmH_2O$；⑩按照触发用力和 SpO_2 调整 PEEP；⑪继续训练和鼓励患者，及时调整参数，改善患者的依从性。

大多数 NPPV 应用压力支持通气（PSV）后，V_T、气体交换、呼吸频率和膈肌活动均可获改善，改善程度与所用压力大小成比例。应用 NPPV 的方法为：初始时的呼吸机条件是 CPAP，$0cmH_2O$ 和 PSV，$10cmH_2O$；然后轻轻地将面罩固定于患者的面部，直到患者舒适，和呼吸机完全协调。FiO_2 调至达到 $SaO_2>90\%$ 所需浓度，在面罩固定以后 CPAP 增至 3 ~ $5cmH_2O$，PSV 增至达到较大呼出 V_T（$>7ml/kg$）水平，呼吸频率 <25 次/分和患者感觉舒适。过高的 PSV 可引起过度吹气，并引起患者-呼吸机的不协调，吸气期间激发呼气肌的活动。为避免胃扩张，面罩峰压应保持 $\leqslant 30cmH_2O$。

面罩 CPAP 在 3 ~ $5cmH_2O$ 时，患者常感到舒适。在低氧血症患者，增加 CPAP 每次 2 ~ $3cmH_2O$ 直至达到预定的治疗终点（$FiO_2<0.6$，或 $PaO_2/FiO_2\geqslant 300$），V_T 通常选取比常规的目标（10 ~ 12ml/kg）较低的 V_T（7.1ml/kg，范围 3 ~ 10.4ml/kg）。应用标准的呼气装置（whisper-swivel）

进行 BiPAP 通气辅助时，可发生 CO_2 重复呼吸，应用新的呼气暂停装置或非重复呼吸活瓣可以避免发生此问题。EPAP（≥4cmH_2O）可减少吸入的 CO_2，在 8cmH_2O 时可完全避免 CO_2 重复呼吸。

维持患者于半卧位，床头抬高 45°角以上。这种方法的原来目的是有利于面罩的应用和减少没有气道保护的患者的误吸危险，对于某些患者，处于直立位时 NPPV 也许是更有效的（输送较大的 V_T），它可直接作用于胸廓而增加吸气肌的活动，减小（重力作用引起的）腹部顺应性而增加胸廓的扩张。

用 CPAP 和 PSV 行 NPPV 时，若患者发生显著漏气，处理步骤为：①检查呼出潮气量是否显著减少；②重新安装面罩和固定头帽；③应用纱布和泡沫塑料垫封闭漏气部位；④降低 CPAP 水平以便于患者耐受；⑤降低 PSV 水平以便于患者耐受；⑥试用气垫面罩或周围挂钩重新固定；⑦如果以上 1～6 步骤均不成功，继续漏气，或如果通气受损害，就试用以下之一：a. 在某些患者，如果可以耐受，可应用压力控制模式，维持类似的压力和吸气时间；b. 改用定容型通气模式（A/C 或 SIMV），限制气道压力 <40cmH_2O。

大多数文献报道，NPPV 连续应用，直至 ARF 缓解，经口摄食或咳痰时间歇停止 NPPV5～15 分钟。而另有一些患者，呼吸衰竭并不十分严重，就在一天中应用 NPPV 数小时。在应用 NPPV 一段时间（4～6h），病情初步稳定以后，高碳酸血症呼吸衰竭或低氧血症应用低水平 CPAP（≤5cmH_2O）的患者可以安全地除去面罩 5～15 分钟，在这段时间里他们可以谈话，喝少量水、咳痰、或接受雾化吸入支气管舒张剂治疗。面罩通气安装或卸下均很方便，为患者提供了应用通气治疗的最大灵活性。一些 COPD 和轻度呼吸衰竭患者，在急性通气衰竭解决之后可以继续应用面罩夜间通气几天。

【NPPV 时的监护】 可应用脉氧计（附报警）给患者连续监护 SaO_2，严重高碳酸血症患者有条件时可插入动脉导管进行血气等指标的监测。呼吸机参数应根据 1 小时内测定的动脉血气结果予以调整，如有必要，间歇 2～6 小时再重复进行。经气管插管机械通气的患者，有指征时经常给予大量镇静剂，呼吸性酸中毒的纠正在开始通气支持 1 小时内可以达到。而接受 NPPV 或面罩 CPAP 的患者不需要也不能给予深度镇静，呼吸困难的缓解或呼吸窘迫体征的解除通常在给予适当的正压通气以后不久即可做到。应用 NPPV 时纠正酸中毒可能比较缓慢，取决于通气模式、所用的压力大小和基础疾病的严重性。在 NPPV 1 小时后即显示气体交换改善的患者更可望避免气管插管。在应用 NPPV 的初始 30 分钟若患者用力增加，需要熟悉这种无创性通气方式的呼吸治疗师或护士在床旁调整面罩和通气参数。急性呼吸衰竭患者应用无创正压通气的程序见图 3-13。

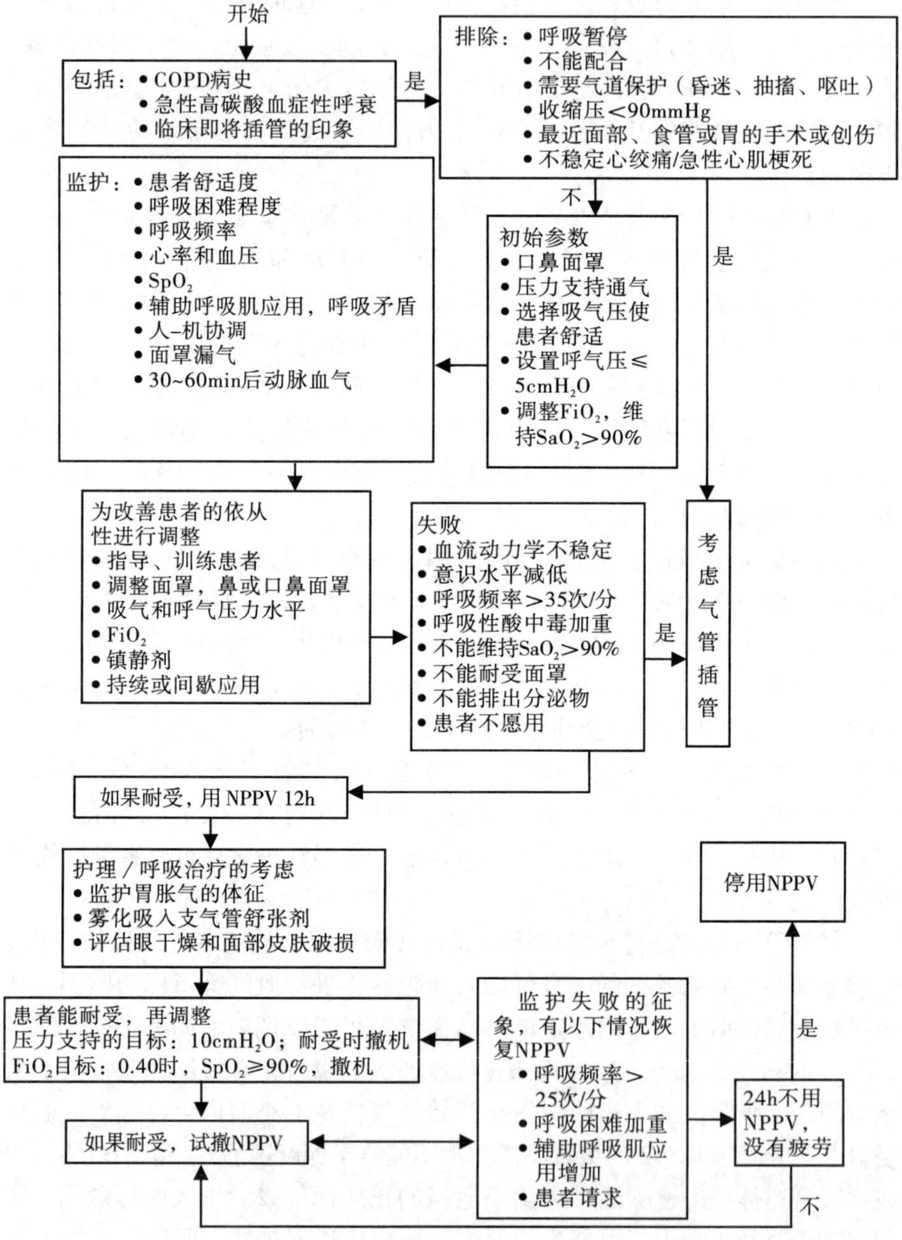

图 3-13 急性呼吸衰竭患者应用无创正压通气的程序图

应用 NPPV 后，除了监测患者的气体交换反应外，还应监护：主观反应（呼吸困难、舒适感和神志状态），客观反应（呼吸频率，心率和辅助呼吸肌的应用）、可能的并发症（腹部膨胀、面部皮肤压迫坏死、分泌物潴留）和腹横肌的收缩（随过高吹气而活动）可以视诊或扪触来监护。树立患者的信心和向患者解释希望达到什么目标是非常重要的。如果患者有要求或发生并发症，应嘱患者叫护士，这些要求包括因为不舒适或漏气需重新放置面罩，因为需经口摄食或咳痰卸下面罩。并发症包括呼吸困难、腹部膨胀、恶心和呕吐等。

一般说来，在应用 NPPV 30～60 分钟之后，如果患者能适应，与呼吸机通气配合良好，则多数患者不需要医护人员始终床旁观察，设置的呼吸机和脉氧计报警可为早期医疗干预提供警告。医护人员应用 NPPV 的丰富经验可缩短应用 NPPV 的时间。在 2 个随机研究中，分别由护士和呼吸治疗师进行床旁指导和辅助，对接受 NPPV 或常规通气治疗的患者是类似的。中断 NPPV 的标准见表 3-26。

表 3-26　中断 NPPV 的标准

1. 因为不舒适或疼痛，不能耐受面罩
2. 不能改善气体交换或呼吸困难
3. 需要气管插管来处理分泌物或保护气道
4. 血流动力学不稳定
5. 心电图不稳定，有心肌缺血迹象或显著的室性心律失常
6. 因 CO_2 潴留而嗜睡或低氧血症而烦躁不安的患者，应用 NPPV 30 分钟后神志状态没有改善

【NPPV 的撤离】　患者在呼吸衰竭改善、病情稳定以后，可考虑撤除 NIPPV。撤机方法可以是逐渐降低所输送的压力，或断离机械通气一段时间，观察患者的忍受性和检查一些客观指标，当患者能很好耐受低水平的压力支持（5～8cmH_2O）时，可将患者和呼吸机离断改用鼻导管或面罩来供氧。撤离 NPPV 通常比较容易，没有常规通气过早拔管而需重新插管的相关因素来妨碍撤机，与 NPPV 的所需通气时间较短有关。

【教育和实施】　医院呼吸治疗队伍对无创性机械通气方法的了解有助于保障此技术实施的安全和便于对急性呼吸衰竭患者的恰当应用。在应用这种通气方法之前，呼吸治疗队伍（呼吸病医师和加强治疗师）应为呼吸治疗师、危重病治疗护士和家庭工作人员提供如何试用的技术训练。开始应用以后，需要对患者进行连续观察，直到患者在应用 NIV 中完全舒适并取得疗效。

（俞森洋）

第十二节 常规正压机械通气

【机械通气的适应证】 正压通气的适应证十分广泛（表3-27）。选择适应证建立机械通气的时机，需根据患者病情、疾病发展趋势，参考生理学指标以及医院条件、医务人员经验等综合考虑。

表3-27 急性呼吸衰竭成人患者有创机械通气的适应证

符合下列情况之一即有有创通气适应证
呼吸骤停或即将呼吸停止
COPD急性加重患者有呼吸困难，呼吸急促和急性呼吸性酸中毒（高碳酸血症和动脉血pH降低），并加以下至少1项：
急性心血管功能不稳定
意识改变或持续不配合
大量或高度黏稠的气管分泌物
面部或上气道异常妨碍进行有效的NIPPV
虽加强治疗，包括NIPPV，但呼吸性酸中毒进行性加重或病情恶化
神经肌肉疾病患者发生急性通气功能不全，有下列情况之一：
急性呼吸性酸中毒（高碳酸血症和动脉血pH降低）
肺活量进行性减低至<10～15ml/kg
最低吸气压进行性减低至<20～30cmH_2O（绝对值）
急性低氧性呼吸衰竭，伴呼吸急促、呼吸窘迫，尽管经高流量氧疗系统给予高FiO_2，仍持续低氧血症或存在下列情况之一：
急性心血管不稳定
意识改变或持续不配合
不能保持下气道
需要气管插管来维持气道的通畅或保护气道，吸引分泌物的情况：
气管插管内径≤7.0mm和每分通气量>10L/min
气管插管内径≤8.0mm和每分通气量>15L/min
有以下疾病，在试用其他治疗之前，若没有以上情况，并不是紧急气管插管和IPPV的指征：
呼吸困难，急性呼吸窘迫
COPD急性加重
急性严重哮喘
免疫缺损患者发生急性低氧性呼吸衰竭
低氧血症作为孤立的发现
颅脑创伤，连枷胸

原则上说，凡呼吸系统不能维持正常通气，发生的呼吸衰竭经常规治疗效果不佳而且在继续发展者，就应予以机械通气。但在临床实际应用中，应根据患者通气治疗的目的、呼吸衰竭发展趋势、机械通气的利弊权衡，以及患者的病情是否可逆，有无撤机可能，本医院（或 ICU）的设备和技术等因素综合考虑。

【机械通气参数的设置】 开始通气时预设呼吸机参数，依据患者身材（身高体重）、疾病和病情，通气需要；以后呼吸机参数的调整依据通气疗效，动脉血气值、心肺监测结果及临床病情的进展。

1．潮气量（V_T） 定容型呼吸机可以直接预设 V_T，定压型呼吸机需通过预设吸气压力水平来调节 V_T。**成人选择的 V_T 为 5～15ml/kg，一般 7～10ml/kg，** 选择预设 V_T 时应考虑患者身材、基础 V_T 水平、肺胸顺应性、气道阻力、呼吸机可压缩容量的丢失（呼吸机死腔）、氧合和通气状况，如何避免气压伤（容量伤）等。重要的是要避免局部肺泡的过度膨胀（overdistention），要靠选择恰当的 V_T 来实现。只要 V_T 保持在患者-呼吸机系统压力-容量曲线（P-V 曲线）的陡直段和保证气道峰压不超过 $40cmH_2O$，**吸气平台压（约等于肺泡内压）不超过 30～$35cmH_2O$，** 一般可避免肺泡过度膨胀及由此导致的呼吸机相关肺损伤。

定压型呼吸机实际输送的 V_T，取决于预设压力水平、气道阻力、肺胸顺应性和自主呼吸方式。

2．通气频率 选择通气频率与选择通气模式有关，并要考虑 V_T、V_D/V_T 比值、机体代谢率、$PaCO_2$ 的目标水平和自主呼吸水平。**控制通气成人频率一般为 12～20 次/分，老年人、急性或慢性限制性肺疾病患者，预设频率应为 20～25 次/分，** 取决于欲达到的理想每分通气量和 $PaCO_2$ 目标值。一般说来，潮气量和吸气流量决定吸气时间，而频率即与呼气时间相关，频率越快，呼气时间就越短，反之，如 V_T 和吸气流量不变，通气频率减少就增加呼气时间，为了获得较低平均气道压，避免气体陷闭和内源性 PEEP（PEEPi）的发生，给予足够的呼气时间是必要的。

3．吸气流速 一般只有容量预设型通气才可直接设置吸气峰流速，吸气流速的选择需根据患者吸气用力水平。当应用辅助型通气模式（吸气靠患者触发）时，患者用力、呼吸功、患者-呼吸机的协调均取决于吸气流速的选择，理想的吸气流速应与患者最大吸气需要相配，故临床上**较常用的预设吸气流速，成人为 40～100L/min，平均约 60L/min，婴儿为 4～10L/min，** 取决于每分通气量和通气驱动。应用控制型通气模式时，预设吸气流速可低于 40L/min，以便建立特殊的吸气时间（T_I）。应用压力预设型通气时，一般不能直接设置吸气流速，吸气流速由预设压力、呼吸阻力和患者用力三者之间的相互关系来决定。以多快的速度达到预设压力目标通常是由呼吸机制造者规定的。

吸气流速可影响：①气体在肺内的分布；②CO_2 排出量；③V_D/V_T 和 $\dot{Q}_S/\dot{Q}_T$，因此也影响 PaO_2；④吸气峰压和 T_I 也直接与吸气流速相关。

对正常肺行机械通气时，流速越大，气道峰压和胸内压越高，潮气量增大，有利于气体交换，但易致局部肺泡过度扩张，气体分布不匀，气压伤危险增加；低流速时，气道峰压和平均压降低，气体分布较均匀，气压伤危险减少。

大多数患者没有必要在通气期间频繁调整吸气流速，但有些患者通过改变吸气流速可达到较理想气体交换、较小血流动力学影响和增加舒适感。

有些呼吸机没有调整吸气流速的专门旋钮，而设有流速波型供选择，如方形波、减速波和正弦波。气道峰压在应用恒定流量时比减速流量时要高。$\bar{P}_{aw}$在应用减速流量时比恒定流量时要高，气体的分布在应用减速流量方式时较好，因为应用减速流量时在吸气开始流量最大，患者-呼吸机的协调性也较好。近年的研究认为，和其他吸气流量波形比较，减速流量比较理想。流速波型只有在容量预设通气时才可应用，而所有压力预设型通气均呈指数减速波形式以便迅速达到预设压力目标，并维持整个吸气期压力恒定。

4. 吸气时间（或吸呼气时比） 预设吸气时间或吸呼气时比（I∶E时比）要考虑通气对血流动力学的影响、氧合状态和自主呼吸水平。给自主呼吸患者传送气体时应与患者吸气用力协调以保障同步，这一般需要**0.8～1.2秒的吸气时间和I∶E时比为1∶2～1∶1.5**。应用1∶2的I∶E时比一般可避免肺内气体陷闭（air trapping）。有些呼吸机可预设“吸气暂停”时间，以利于吸入气体在肺内更充分交换，此时I∶E时比算法为：（吸气时间+暂停时间）/呼气时间。对于依靠患者触发的辅助呼吸，吸气时间应该短（≤1秒）以改善呼吸机-患者的协调性。当控制型通气时，为增加平均气道压和增加氧合，可延长吸气时间或增加I∶E时比，增加吸气时间即增加平均气道压（$\bar{P}_{aw}$），因而可改善通气的分布和氧合。短吸气时间需要高吸气流量，增加气道峰压，但不应该对肺泡峰压（平台压）影响很大。当应用长吸气时间（>1.5s）时，通常需要应用镇静剂或肌松剂。长吸气时间也可引起内源性呼气末正压（PEEPi），无论何时应用长吸气时间时都必须监测PEEPi。应用反比通气（吸气时间比呼气时间长）时尤其可能发生 PEEPi。长吸气时间也可引起血流动力学的不稳定，是增加了 $\bar{P}_{aw}$ 或产生 PEEPi 的缘故。虽然有些学者为改善氧合提倡应用反比通气，但这种方式潜伏着一定的危险，单纯为改善氧合很少应用此方法。当应用长吸气时间对改善氧合有用时，减少呼吸频率（如延长呼气时间）对避免 PEEPi 是理想的。

吸气时间可以用几种方法中的一种来设置。例如，在容量限制通气，吸气流量是吸气时间和 I∶E 比的主要决定因素。用于建立吸气时间的其他方法包括直接设置吸气时间，设置 I∶E 比，或吸气时间百分比。

5．触发敏感度　呼吸机的触发敏感度应设置于最灵敏但又不致引起与患者用力无关的自发切换。因为患者呼气末气道压通常为零，故**触发敏感度常设于 −0.5 ~ −2cmH$_2$O**。气管插管管径过小或狭窄、气道阻塞、肺实质僵硬等均可增加触发系统的不敏感性。近年来，有些呼吸机已应用流量触发系统，应用流量触发时，呼吸机是对吸气流量而不是气道内压力减低发生反应。**流量触发敏感度一般设置于最敏感水平，即 1 ~ 3L/min**。

如果存在 PEEPi，那么无论压力或流量触发，其设置的触发敏感度都将减低，在存在 PEEPi 的情况下，患者的吸气用力在压力或流量改变在气道内被发现之前，必须先克服 PEEPi 的水平。

6．吸氧浓度（FiO_2）　选择 FiO_2 需考虑患者的氧合状况、PaO_2 目标值、PEEP 水平、平均气道压和血流动力学状态。机械通气**初始阶段，可给高 FiO_2 以迅速纠正严重缺氧，以后酌情降低 FiO_2 至 0.50 以下并设法维持 $SaO_2 > 90\%$（约等于 PaO_2 60mmHg）**，若氧合十分困难，**0.5 的 FiO_2 不能维持 $SaO_2 > 90\%$，即可加用 PEEP**，增加平均气道压，应用镇静或肌肉松弛剂，在保证适当心排出量情况下也可适当降低 SaO_2 目标值 $< 90\%$。

7．呼气末正压（PEEP）　应用 PEEP 的好处：①增加肺泡内压和功能残气量，在整个呼吸周期维持肺泡的通畅，使 $P_{(A-a)}O_2$ 减少，有利于氧向血液内弥散；②使萎陷的肺泡复张；③对容量和血管外肺水的肺内分布产生有利影响；④改善 $\dot{V}/\dot{Q}$ 比例；⑤增加肺顺应性，减少呼吸功。应用 PEEP 的副作用有增加气道峰压和平均气道压，减少回心血量，降低心排出量和肝、肾等重要脏器的血流灌注，增加静脉压和颅压。而高气道平台压增加了肺气压伤的危险。**急性呼吸衰竭的治疗中，PEEP 很常用，不少专家主张所有患者机械通气时，若无禁忌，均常规加用低水平（3 ~ 5cmH$_2$O）的 PEEP**。

PEEP最常应用于以ARDS为代表的Ⅰ型呼吸衰竭，通过使水肿和萎陷的肺泡复张，增加功能残气量，减少静脉血混合，对增加 PaO_2 具有确切作用，**ARDS时应用PEEP应与 FiO_2 和 T_I 联合考虑，以达到 PaO_2（SaO_2）的目标值和恰当的氧输送**。这种情况下，要确定PEEP的上限值是困难的，但一般认为，若PEEP>25cmH_2O，虽可改善 PaO_2，但因显著影响心排出量和组织器官的血流灌注，组织缺氧反而加重，过高的PEEP应予避免。除了对氧合的影响以外，另一集中关注点是如何应用恰当的PEEP防治呼吸机相关肺损伤（ventilator-associated lung injury，VALI）。现不少学者倡导机械通气时常规测定呼吸系统压力-容量（P-V）曲线，认为有以下好处：P-V曲线在低肺容量时可见吸气斜率的陡然改变，称为拐点（inflection point），常反映原来闭合肺单位的大量开启。机械通气时若加用等于或略高于拐点压力水平的PEEP，可显著减少分流而不影响血流动力学，若进一步增加PEEP值，虽可进一步减少分流，但可显著减少心排出量而减少氧向组织的输送。若PEEP值低于拐点，因不能保持末梢气道和肺泡开放，不能避免潮气舒缩周期对肺泡的牵拉和对表面活性物质的挤压作用，易致呼吸机相关肺损伤。临床初步测定结果，**ARDS患者拐点水平的压力为8~12cmH_2O。PEEP水平很少高于15cmH_2O**，因为高水平PEEP可引起肺泡过度扩张和改变血流动力学。**在单侧肺疾病时应慎用PEEP**，因为在这种情况下，加用PEEP可能使顺应性好的肺过度扩张，导致血分流到低通气、顺应性差的肺。

COPD伴Ⅱ型呼吸衰竭患者一般不加用PEEP，但当COPD患者存在肺过度充气和内源性PEEP（PEEPi）时，加用PEEP可改善触发敏感度。**当存在PEEPi时**，加用PEEP以不增加总PEEP水平为宜，**外加PEEP大约为PEEPi的80%可以应用**而不致增加总PEEP水平。

急性左心衰时，我们曾应用正压通气**加用PEEP 5~10cmH_2O**，取得病情缓解，氧合改善的效果好。严重支气管哮喘机械通气时加用PEEP宜慎重，因为严重气流阻塞情况下加用PEEP可诱发严重的动态过度充气。

8. 通气模式　通气模式的选择常根据医院的习惯倾向和医师的熟悉程度，**最常用通气模式有：辅助-控制通气（A-CV）、同步间歇指令通气（SIMV）、压力支持通气（PSV）以及PSV+SIMV**。机械通气开始时，最常应用A-CV或高频率SIMV，以产生几乎完全的通气支持，让患者的呼吸肌休息。随着患者情况的改善，改用一些让患者做部分通气功的模式，如SIMV、PSV或PSV+SIMV。

应用控制通气时，频率（f）和潮气量（V_T）是预设的，不会被患者的呼吸所改变，患者必须过度通气，或应用镇静剂或肌松剂来抑制中枢呼吸驱动，此模式不理想，只能在有指征时选择应用。

应用A-CV时，呼吸机以医师预设的V_T和预设的最低频率输送给患者，而患者也可以通过吸气用力触发高于最低频率的额外呼吸，但V_T或压力（对于压力限制通气）维持预设水平不变。

应用SIMV时，医师设置V_T（或压力限制水平）和频率，但患者决定两次机械呼吸之间的自主呼吸V_T和频率，机械呼吸与患者自主呼吸用力协调（同步）。实际上，如果呼吸机上设置的频率高，足以满足患者的全部通气需要，那么SIMV和A-CV通气是相似的。SIMV现已成为受欢迎的通气模式，虽然开始时将其作为撤机模式推荐，但现在SIMV已常用于A-CV的替代，即使是没有考虑撤机时也经常应用。安装有SIMV模式的呼吸机常用一按需阀或连续流量系统来执行SIMV功能。

应用PSV时，患者的吸气用力靠医师预设的压力水平来辅助，虽然医师设置压力支持水平，但患者自己支配呼吸频率、吸气流量和吸气时间。V_T是由压力支持的水平、患者自己的吸气用力以及呼吸系统的阻力和顺应性决定的。当应用高水平（$>20cmH_2O$）的压力支持时，PSV类似于压力限制辅助通气。PSV可以和SIMV一起应用，此时在两次指令呼吸之间的自主呼吸是压力支持。低水平的压力支持（合用或不合用SIMV）可用以克服气管内导管或老一代呼吸机中反应性差的按需阀引起的阻力。

连续气道正压(CPAP)是一自主呼吸模式，应用此模式时，气道压力通常（但不是必须）高于大气压。应用老一代呼吸机时，此模式是与增加额外呼吸功相关的，但应用当代的呼吸机已不再有此问题（尤其是联合应用低水平PSV时)。CPAP模式常用于评价撤机和拔管之前患者的自主呼吸能力。为了患者能长期的自主呼吸，医师使用CPAP时喜欢同时加用低水平的PSV以降低通过呼吸机系统和气管内导管时所附加的呼吸功。

指令每分通气、压力调节容量控制、容量支持和压力扩增是闭合环通气形式。指令每分通气（MMV）允许患者自主呼吸，但它保证最低的通气水平。呼吸机监测每分呼出气量（$\dot{V}_E$），如果$\dot{V}_E$减少到低于医师预定的水平，呼吸机则增加指令呼吸频率或压力支持水平以增加$\dot{V}_E$。MMV主要用于撤机期间。应用压力调节容量控制（PRVC）时，医师设置目标V_T和最大压力水平，呼吸机以最低的气道压来努力达到容量目标。压力调节容量控制是为了供不是自主呼吸的患者应用的，而容量支持（VSV）

是为了供自主呼吸患者应用的。容量支持将容量目标通气和压力支持通气结合，容量保障压力支持（VAPS）也称压力扩增（pressure augmentation），将压力和容量通气的好处结合以保证最小容量输送，并满足患者高流量的需要。用于这些闭合环通气的每种形式的演算规则系统，因不同品牌的呼吸机而异。

9. 湿化器　当患者经人工气道（气管插管或气管切开）进行机械通气时，必须进行吸入气体的湿化。**常用湿化器有热湿交换器（HME）（或称人工鼻）和加热湿化器两种**。应用 HME 的禁忌证：患者气道有大量分泌物、且黏稠或为血性。呼出气量少于输送 V_T 的 70%（如存在漏气量大的支气管胸膜瘘、气管套囊漏气），患者体温低于 32℃。对于自主每分通气量大（>10L/min）的患者，HME 也可能是禁忌的。当需要雾化治疗，当患者管路内安置雾化器时，应从通气管路中卸下 HME。短期机械通气（≤96h）或在患者运输时较多应用 HME。而需要长期机械通气（>96h）或应用 HME 有禁忌证的患者应该用加热湿化器。**加用湿化器后应观察患者的气管分泌物，如果仍黏稠结痂，说明湿化不足，如痰液稀薄量很多，需要频繁吸引，提示湿化过度。**

检查患者-呼吸机系统时，应仔细观察湿化器，管路中收集湿化凝结水的贮器中积水应及时倒掉。如果怀疑分泌物已污染 HME，应及时更换。湿化时应记录以下变量：①湿化器的参数（温度或数字显示）：对气管插管患者常规应用湿化器时，加热湿化器的温度设置应根据环境温度、患者所需湿化量而定，一般情况下环境温度越低，所需湿化量越大，湿化器温度应设置较高，**一般应设置于使输入气体的温度达 33±2℃，应提供至少 30mg/L 的水蒸气，湿化量约每日 500ml 为宜**；②吸入气温度：监测温度应尽可能靠近患者气道开口处，如果应用加热湿化器，特定温度应随患者情况而异，但在气道的吸入气温度不应超过 37℃；婴儿通气为预防吸气管内冷凝而应用加热丝患者回路时，温度探测电极应放在早产婴儿保育箱的外面，并应离开一定距离以避免放热加温器的直接加热；③报警条件设置：如果设有温度报警装置，高温报警设置不能高于 37℃，低温报警设置不能低于 30℃；④注入水的水平和自动加水系统；⑤分泌物的量和黏稠度，应注意并记录其特点。**应用 HME 时，如果分泌物变多或黏稠度增加，应改用加热湿化器来代替 HME。**

10. 报警　呼吸机上所有的报警都应该正确予以设置。**最重要的报警是患者脱接报警**，敏感的报警不仅应该发现管道脱接，而且也应该发现通气系统和管路的漏气。在呼吸机上没有正确设置脱接报警，对于发生脱接或漏气的患者可以发生严重的危害。发现漏气的能力取决于测定容量的部位。呼吸机上的其他报警设置还有高压报警、I∶E 比例报警、PEEP 丧失报警，温度过高报警。**容量限制通气时，气道峰压报警是重要的，**能及时发现阻力和顺应性的改变。压力限制通气时，低呼出气量报警是重要的。

【呼吸机参数的调整】 根据初始参数为患者进行机械通气以后，应严密观察患者病情变化，根据呼吸机上的监测和报警参数，尤其是定期测定的动脉血气结果来调整呼吸机参数。不仅要注意即时的血气指标和各种监测结果，更要与以前的测定结果进行比较，根据其发展趋势和变化速度来调整通气参数，调整参数的目标仍是为了达到并维持“治疗终点”。

1. 为达到并维持 PaO_2 目标值的呼吸机参数调整　严重呼吸衰竭机械通气患者**氧合的目标值通常为在吸氧浓度（FiO_2）<0.6 情况下，PaO_2 >60mmHg，氧饱和度（SaO_2）>90%**；若为慢性呼吸衰竭，因机体已有一定的适应和代偿能力，故目标值可改为在 FiO_2 <0.6 情况下，PaO_2 >50mmHg，SaO_2 >85%。更高的 PaO_2 和 SaO_2 常无必要，因为 >60mmHg 的 PaO_2 已处于氧合解离曲线的平坦段，再增加 PaO_2，氧饱和度的增加也很有限。而为了提高 PaO_2 而增加 FiO_2，就可能面临氧中毒的危险；为了增加 PaO_2 而增加 PEEP，就可能面临 PEEP 影响的血流动力学改变，显著减少心排出量可使向组织输送的氧含量减少；以扩大 V_T 或增加压力来进一步提高 PaO_2，即可能导致局部肺区带的过度扩张，诱发或加重呼吸机相关肺损伤。

纠正严重低氧血症的措施见表 3-28。

表 3-28　纠正严重低氧血症的措施

目标值：FiO_2 <0.6，PaO_2 >8.0kPa（60mmHg），SaO_2 >90%
措施：1. 增加 FiO_2，尽快纠正严重缺氧，使 PaO_2 和 SaO_2 达目标值以后，再逐渐降低 FiO_2
2. 加用 PEEP，从 3～5cmH_2O 开始逐渐增加，直至达目标值，一般 ARDS 8～12cmH_2O，非 ARDS 3～5cmH_2O
3. 延长吸气时间，增加吸∶呼气时比，直至反比通气
4. 增加潮气量
5. 降低氧耗（止惊、高温者退热、烦躁者给予镇静）
6. 增加氧输送量（纠正严重贫血、纠正休克、心衰、心律失常，增加心排出量）

2. 为维持恰当 $PaCO_2$ 和 pH 目标值的呼吸机参数调整　建立机械通气以后，如果不是实行控制性低通气和容许高碳酸血症，患者的 $PaCO_2$ 通常能下降，pH 能逐渐回升。一般说来，**$PaCO_2$ 只要能下降到 60mmHg 以下，pH≥7.30，对于慢性呼吸性酸中毒患者来说，可认为已达目标值。**$PaCO_2$ 下降的速度不宜过快，在 2～3 天内让 $PaCO_2$ 降至目标值即可，以避免 CO_2 过快的排出，而慢性贮存的碳酸氢盐来不及排出，致使发生代谢性碱中毒，或发生呼吸性碱中毒。希望 pH 能尽快达 7.30～7.45，pH<7.30 或>7.45 均对患者不利。调节 pH 和 $PaCO_2$ 的最直接方法是调整通气量，可以在 V_T 不变情况下，通过调节通气频率来增加（或降低）每分通气量；也可在频率不变情况下改变 V_T，或 V_T 和频率同时改变。$PaCO_2$ 下降过慢可上调通气量，$PaCO_2$ 下降过快可减小通气量，让 $PaCO_2$ 和 pH 的变化速度控制在理想水平并最终达目标值。

对 ARDS、危重型哮喘等实行控制性低通气时，允许 $PaCO_2$ 逐渐增加，但希望增加的速度最好控制在每小时上升<10mmHg 的水平，以便肾能较好地发挥代偿作用，而不致使 pH 严重降低。对脑创伤、颅压增高的患者实行有意过度通气时，希望维持 $PaCO_2$ 在 25～30mmHg，以便降低颅压。这都需要精确地调整通气量来达到。

3. 为加强患者-呼吸机协调的呼吸机参数调整　应用机械通气后，如果患者的自主呼吸与呼吸机的机械呼吸不协调甚至对抗，可增加患者的呼吸功耗，增高气道压，减少通气量，并给患者的血流动力学带来不良影响，增加患者的不适感觉。**发生人-机不协调的原因很多，总的说来，不外乎两方面的因素，患者方面的因素和呼吸机方面的因素。**从通气参数调整的角度说，发生人-机不协调的原因主要有触发敏感度设置不当、吸气流量过高或过低、与患者的吸气流量需要不相配、潮气量过大或过小、吸呼气时比不当以及通气频率过快或过慢。改进人-机协调性的措施见表 3-29。必要时还可酌情应用镇静剂或肌肉松弛剂。但我们反对不认真查清原因，盲目地给患者应用镇静剂。原则上说，**凡能通过呼吸机参数调整来改善人-机协调的，就尽量不用或少用镇静剂。**

表 3-29　改进机械通气时人-机协调性的措施

触发敏感度：增加触发敏感度或用流量触发
吸气流量：增加设置的峰流速，试用不同的吸气流量波形、试用压力控制或压力支持通气
潮气量：试用较高或较低的 V_T
呼吸频率：试用较高或较低的通气频率
烦躁不安：给予适当水平的镇静

【机械通气的并发症】 大多数并发症只要及时发现，正确处理均可得到有效防治。常见并发症的发现方法及处理建议见表3-30。

表3-30　通气支持疗法常见并发症、发现方法及处理建议

并发症	发现方法	处理建议
1. 与气管插管（或气管切开套管）相关的并发症		
插管过深进入右主支气管	左肺呼吸音减低，呼吸动度两侧不对称	将气管插管稍往外拔并重新固定
与呼吸机管道脱离	呼吸机吸气压低限报警，呼出气量低限报警，潮气末 CO_2 浓度重度降低	将插管与呼吸机连接牢固
气囊漏气	呼出气量低限报警，潮气末 CO_2 浓度升高，气囊测压下降，可听见异常的粗糙附加音	如气囊压力不够，可往气囊内再少量注气，如气囊破损，即更换插管（或套管）。应急措施，可暂时增加通气量或改用压力控制通气
气囊压力过高	每8小时测气囊内压	抽出气囊内少量气体
管腔内阻塞	吸气峰压高限报警	清除管腔内异物、痰痂等
经鼻气管插管后出血	可见血沿插管流出	鼻腔内喷入或沿管壁滴入麻黄素
导管脱出或自行拔管	呼吸机的呼出气量低限报警	在喉镜或纤支镜引导下重插，如气管切开已1周以上，窦道已形成，即可将气管套管沿窦道重新插入
经鼻插管所致的中耳炎、鼻窦炎	临床上相应症状，如发热、局部疼痛等，窦部X线摄片	改换插管方式或气管切开，治疗相应部位炎症
气管软化	需增加气囊内注气量，胸部X线可见气管膨出	采用低压气囊，气囊内注气量不要过多，避免呼吸机依赖以减少气囊封闭时间
2. 呼吸机及其管道回路的并发症		
回路内漏气	呼出气量低限报警，吸气压低限报警	检修回路
吸入气湿化不当	气道分泌物黏度增加	调整湿化器温度，注意湿化器内水量，如湿化器故障应予更换
呼气阀漏气	呼出气量低限报警	检修呼气阀
呼气阀粘在闭合位	吸气压高限报警，心动过速	迅速移开呼吸机，检修呼气阀

续 表

并发症	发现方法	处理建议
触发灵敏度过高致使呼吸频率快	吸气压降低，潮气末 CO_2 下降，呼吸频率高限报警	降低触发灵敏度
3. 患者的并发症		
通气过度	通气量高限报警，潮气末 CO_2 浓度或 $PaCO_2$ 降低，呼吸性碱中毒	降低预置通气量
通气不足	潮气末 CO_2 浓度或 $PaCO_2$ 增高，重新发生呼吸性酸中毒	增加预置通气量
肺不张	相应部位呼吸音降低，胸部X线片	体位排痰，给予抗生素，必要时气管镜吸引和冲洗
自主呼吸与呼吸机不同步	临床观察发现，峰压报警	短时增加通气量；改变通气方式；酌情应用镇静或安定剂
液体潴留	皮下可凹性水肿，体重增加，出入量不平衡	限制水钠入量，酌情补充白蛋白和应用利尿剂
肺炎（医院内感染）	临床发现，胸部X线片	抗生素治疗，加强排痰，避免食管反流
张力性气胸	临床发现：气管移位，患侧呼吸音消失，叩诊过清音，心或肝浊音界消失，静态顺应性降低，胸部X线片改变	穿刺或插管抽气后置水封瓶引流
低血压	面色苍白，四肢湿冷，脉搏细速，通过测血压发现	补充血容量，降低通气量或吸呼时比，必要时输注多巴胺等，检查是否存在PEEPi；并寻找原因缓解之
低氧血症	发绀、出汗、心率增快，耳脉氧计或经皮氧 PaO_2 下降	适当增加氧浓度或加用PEEP，反比通气
心律失常	听诊发现，心电示波或心电图证实	去除病因，如纠正缺氧、酸中毒、电解质紊乱等；应用抗心律失常药
心力衰竭	临床表现和体征	给予强心、利尿和扩血管药物；解除诱因
腹胀	查体腹膨隆，叩诊鼓音	给予胃肠动力药，摄食易消化食物，纠正低血钾，胃管抽气等
肝功能异常	实验室检查	应用保肝药物，纠正缺氧
上消化道出血	胃管中抽出咖啡色胃液，隐血阳性	给予制酸剂、质子泵抑制剂，局部应用止血剂（胃管注入）

【撤机】 机械通气实际上是一种呼吸支持技术，它不能消除呼吸衰竭病因，而只能为针对呼吸衰竭病因的各种治疗争取时间和创造条件。**当呼衰病因去除，患者自主呼吸能力恢复适当水平时，就应及时撤机。**

1. 撤机程序　撤机时机的决定主要靠临床综合判断和撤机前的自主呼吸试验，撤机指标和功能测定参数可作为参考。现推荐的撤机程序见图3-14。

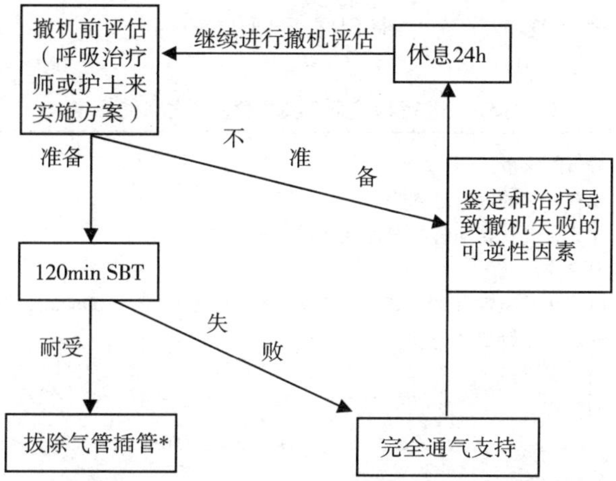

图3-14　撤机程序

*如果患者没有上气道阻塞的证据，没有过多的分泌物和具备有效的自主咳嗽能力，可拔除气管插管

2. 自主呼吸试验　依据多个循环医学的研究结果，2007年由欧洲呼吸学会（ERS）、美国胸科学会（ATS）等5个学会的推荐意见，都竭力主张以“自主呼吸试验”（trials of spontaneous breathing，SBT）作为判断能否成功撤机的重要诊断性试验。这是一项简单、实用、预测准确性较高的综合性试验。并提出了SBT的入选标准、正式SBT的方法和SBT成功标准。

（1）SBT的入选标准：欲鉴定患者是否适合做SBT，仅凭主观的评估是不够的，需要有客观的标准来补充或代替。这些客观性测定指标见表3-31。

（2）正规的自主呼吸试验：虽然称“自主呼吸试验”，但实际上并不是正常的自主呼吸，因为患者还带着气管导管，只是要求试验尽可能地接近正常的自主呼吸状态。ERS、ATS等5个学会的推荐意见：**初始的SBT应持续30min，试验方法组成，可用“T”形管呼吸或低水平的压力支持（压力支持水平，成人患者为5～8cmH_2O，儿童患者≤10cmH_2O），加或不加5cmH_2O PEEP。应该避免用同步间歇指令通气（SIMV）作为**

撤机试验的方式，因为研究表明，用 SIMV（6 次/分）法比 PSV 法或"T"形管法的失败率要高，而且通过 SIMV 为患者减轻气管导管阻力负荷的形式也与正常自主呼吸形式相差较远。SBT 的初始 2 ~ 5min，常称为筛查阶段，主要观察氧合、呼吸频率、潮气量（V_T > 5ml/kg），f/V_T < 105 次/（升·分）。任何一项异常，即认为失败。通过筛查阶段后继续 SBT，直至达 30 ~ 120min。因为 SBT 失败的患者通常在 SBT 的前 20min 内失败，而且有研究表明，初次 SBT 的成功率，30min 与 120min SBT 没有差别，因此，现大多数学者主张 SBT 只要做 30min。

表 3-31　进行自主呼吸试验前要达到的标准

临床上的评估：	适当的咳嗽
	没有过多的气道分泌物
	导致患者气管插管的急性期病情已经解决
客观测定：	临床情况稳定
	心血管状况稳定（即心率 < 140 次/分，收缩压 90 ~ 160mmHg，已停用或仅少量应用血管活性药物）
	代谢状况稳定
	适当的氧合
	在 $FiO_2 \leq 0.4$，SaO_2 > 90%（或 $PaO_2/FiO_2 \geq 150$mmHg）PEEP ≤ 8cmH_2O
	适当的肺功能
	f ≤ 35 次/分
	MIP ≤ -20 ~ -25cmH_2O
	V_T > 5ml/kg
	VC > 10ml/kg
	f/V_T ≤ 105 次/（升·分）
	没有明显的呼吸性酸中毒
	适当的意识水平
	未用镇静剂或在用镇静剂情况下，有适当的意识水平（或患者的神经系统功能状况稳定）

资料来自 Eur Respiratory J 2007，29：1033 - 1056

因为应用自动导管补偿（ATC）来克服气管导管阻力比用 5 ~ 8cmH_2O 的 PS 更加恰当，所以用 ATC 做 SBT 应该可行，尤其是应用气管导管管径狭小，而导致 ATC 失败的患者更适用。

已有随机对照研究比较了压力支持法与 T 形管法，持续气道正压（CPAP）法与 T 形管法，结果显示在撤机和拔管成功率方面大致相同。然而，CPAP 和压力支持通气（PSV）法都可以在不断离呼吸机的情况下进行，不需要其他装置，并可利用呼吸机的报警监护系统来迅速发现患者对 SBT 的不忍受性，如果需要，可以方便和迅速地重新机械通气。因为满足撤机前准备的标准而直接撤机的患者中，几乎有 40% 的患者需要重新插管，**所以进行 SBT 应是强制性的。**

一些自动撤机模式，如 PRVC、VSV、VAPS、ASV、最小分钟通气等，应用一个或多个呼吸机参数的反馈机制尝试自动撤机。如最小分钟通气策略，设置测出分钟通气量的 75%，或达到 CO_2 的目标。但这些撤机模式和方法都没有与每天一次的 SBT 撤机法进行过比较。

（3）SBT 成功和失败的标准：当患者进行 SBT 时，仔细地对患者情况进行评价是非常重要的，评价的指标可分为客观和主观标准两方面，由 ERS-ATS 等 5 学会提出的 SBT 失败标准见表 3-32。

表 3-32　自主呼吸试验（SBT）失败的标准

临床评估和主观标准：	激动不安和焦虑
	精神上的抑制状态
	出大汗
	发绀
	增加呼吸用力的证据
	辅助呼吸肌的活动增加
	呼吸窘迫的面部体征
	呼吸困难
客观测定：	在 $FiO_2 \geq 0.5$ 时，$PaO_2 \leq 50 \sim 60mmHg$ 或 $SaO_2 < 90\%$
	$PaCO_2 > 50mmHg$ 或 $PaCO_2$ 增加 $> 8mmHg$
	pH < 7.32 或减低 pH > 0.07
	$f/V_T > 105$ 次/(升·分)
	f > 35 次/分或增加 ≥ 50%
	心率 > 140 次/分或增加 ≥ 20%
	收缩压 > 180mmHg 或增高 ≥ 20%
	舒张压 < 90mmHg
	心律失常

注：PaO_2：动脉氧分压；FiO_2：吸氧浓度；SaO_2：动脉血氧饱和度；$PaCO_2$：动脉二氧化碳分压；f：呼吸频率；V_T：潮气量。1mmHg = 0.133kPa

虽然这些标准通常适用，但理想的阈值界限尚未确定，一些指标也缺乏特异性，如呼吸急促和心动过速，可因心理紧张而不是真正的对撤机不耐受而发生。虽然血气指标是客观的，但现阈值界限是否适用于 COPD 伴有慢性呼吸衰竭患者？因为这些患者在 SBT 期间，$PaCO_2$ 的增加和减低 pH > 0.07 很容易达到。

3．SBT 失败的原因及其对策　对 SBT 失败者有 2 个重要问题需要回答：①SBT失败的原因，有哪些可逆因素需要纠正；②SBT失败者随后的机械通气如何进行？

（1）SBT失败的原因、依据及其对策见表3-33。

表3-33 能影响患者撤机能力的病理生理学原因分析及其对策

病理生理学	失败原因	依据	对策
呼吸负荷增加	通气需要增加：发热、过量喂食、低血容量、脓毒症、严重代谢性酸中毒	$\dot{V}_E$ > 15L/min，提示CO_2产量增高	退热、避免过量喂食、治疗低血容量、脓毒症、给予碳酸氢钠
	顺应性减低：肺炎（呼吸机相关）；心源性或非心源性肺水肿；肺纤维化；肺出血；弥散性肺渗出；胸腔积液或气胸	临床检查，胸部X线片和呼吸系统顺应性 < 50 ~ 70ml/cmH_2O提示弹性负荷增加	治疗肺炎、因肺水增加可用利尿剂、治疗相关疾病、胸腔积液或气胸的引流
	阻力负荷增加：气道支气管收缩、感染、SBT期间气管内导管管径小；拔管后会厌水肿，气道分泌物增加，痰液滞留	测定气道阻力 > 15 ~ 20cmH_2O/（L·s）提示阻力负荷增加	给予支气管扩张剂或皮质激素；应用抗生素治疗感染；放置较大管径的气管内导管，气道吸引
心脏负荷增加	危重病之前的心功能不全 增加心脏负荷导致心肌功能不全：动态过度充气，代谢需要的增加，脓毒症没有消除	临床检查	利尿、强心、扩血管药物，保护心肌药物
通气驱动降低	呼吸中枢的驱动受抑制：代谢性碱中毒，机械通气、镇静剂/镇痛剂的应用	不能解释的高碳酸血症，呼吸频率 < 12次/分提示其存在	减少应用镇静剂以避免过度镇静，用乙酰唑胺纠正代谢性碱中毒
神经肌肉能力下降	神经肌肉呼吸系统的衰竭 膈神经功能障碍：神经肌肉无力的主要原因；CINMA、呼吸机所致膈肌功能障碍	最大吸气压异常（> -30cmH_2O）提示其存在	纠正电解质异常；减少神经肌肉阻断剂的应用；提供恰当的营养；治疗脓毒症和甲状腺功能低下
神经精神因素	谵妄、焦虑、抑郁	临床检查	
代谢紊乱	代谢性紊乱，肾上腺皮质激素的作用，高血糖	实验室检查	
营养问题	过高体重，营养不良，贫血	体重指数，Hb < 8 ~ 10g/dl	

注：呼吸负荷和神经肌肉能力之间的平衡也可根据呼吸频率（f）/潮气量（V_T）比值的升高［>100次/（升·分）］或气道闭合压的增加（$P_{0.1}$ >4 ~ 6cmH_2O）来判断。CINMA：危重病神经肌肉异常

（2）近年对撤机失败患者的病理生理学研究得到加强并取得进展，其中导致神经肌肉功能低下的**危重病神经肌肉异常**（critical illness neuromuscular abnormalities，CINMA）和**“呼吸机所致膈肌功能障碍”**（ventilator-induced diaphragmatic dysfunction，VIDD）问题尤其值得关注。

（3）CINMA 是在 ICU 中很常见的周围神经肌肉疾病，常累及肌肉和神经。文献报道，CINMA 发生率为 50% ~100%，发生与疾病的严重性、多器官功能障碍、应用皮质激素、高血糖以及住 ICU 时间延长有关。应用“医学研究咨询评分”（the medical research council score）可在床旁对 CINMA 作出诊断，当评分 <48 时，与临床上显著的肌无力相关。有适当指征时，可用电生理试验和肌肉活检来证实。

VIDD：机械通气引起膈肌的功能障碍，导致膈肌肌力降低，膈肌萎缩，膈肌损伤，统称为“VIDD”。动物研究证明，控制通气（CMV）导致横膈肌力的降低，引起跨膈压降低，在控制通气后不久即发生。并随着机械通气时间的延长而加重，在数日内产生跨膈压的能力下降至 40% ~ 50%。而且横膈的耐力也明显受损。

VIDD 的治疗：积极的呼吸肌锻炼，增强呼吸肌的强度和耐力是防治 VIDD 的最有效方法。补充抗氧化剂可减轻氧化应激反应，因此可减轻 VIDD。一些增强呼吸肌的药物，如氨茶碱、洋地黄类、β 受体激动剂等是否对防治 VIDD 有确切疗效，尚缺乏研究。

（4）SBT 失败后采取的通气策略：**SBT 失败的患者，应接受稳定的，非致疲劳性的，舒适的通气支持方式。** SBT 失败的可逆性原因一旦去除，每 24 小时就应进行 SBT。为此目标，呼吸机的模式和参数设置，要减少呼吸负荷，包括推荐用 A/C 或 PSV 模式，设置恰当的呼吸机触发敏感性，当发生 auto-PEEP 时加用适当水平的 PEEP，提供与患者通气需要相匹配的流量，以及适当的呼吸周期时间以避免气体陷闭。

4. 撤机方案的制订和实施　随机对照和无对照的临床研究均已证明，**由呼吸机治疗队伍而不是个人为患者制订一个切实可行的撤机方案，由医师或呼吸治疗师和 ICU 护士来实施，可改善撤机后果。** 每天检查撤机方案可用于确定自主呼吸试验的准备情况，决定应用逐渐撤机的撤机进度，或指导寻找撤机失败的可治疗原因。

制订的撤机方案必须根据每名患者的情况个体化， 方案实施过程中还需密切观察患者的情况作出临床判断和一定的随机处置能力，过分死板地实施方案，反可延长撤机和拔管时间。方案的制订和实施还需适合不同ICU的情况。在医院内撤机方案非常有价值，否则医院里的医师就不会遵循标准化的撤机指南。当医师的判断被撤机方案处理代替时，需要逐渐减低通气水平的撤机过程的患者从80%减少到10%。方案指导的每天肺功能筛选试验和SBT试验减少了重新插管需要、患者自己拔管的发生率、气管切开的发生率和ICU费用。结果重新插管率也减少。

【拔除气管内导管】 已成功通过SBT的患者，是否能去除人工气道，应根据对患者气道通畅性和患者保护气道的能力的评估来决定。气道通畅性的评价可参考**定量气囊漏气试验**，方法是：将气管插管的气囊放气时，听诊漏气情况（漏气试验）。或应用辅助-控制通气，监测吸入和呼出潮气量差，如果气囊漏气量<110ml，或小于输入潮气量的10%则提示拔管后喘鸣（发生喉水肿和上气道阻塞）的危险性增加（定量气囊漏气试验阳性），但气管插管外周黏附分泌物可引起试验假阳性，或由于机械潮气量加上从导管周围自主吸入气体而使吸入潮气量隐性增加导致吸入潮气量增加。患者保护气道能力的评估是看咳嗽质量和分泌物的量，观察患者在气道吸引时是否**咳嗽有力，咳嗽流速峰值>160L/min预示拔管成功**。对患者分泌物的量"过多"还没有确切定义，**可用气道吸引频率作指标，如平均不到2h就要吸引，谓"过多"**。

1．拔管时机 能撤机者并不意味能马上拔管（拔除气管插管或气管切开套管），能否拔管应单独作为另一问题来考虑。建立人工气道的目的，除为了供连接呼吸机应用之外，尚有供气管吸引和肺灌洗、保护气道、预防气道阻塞等用途。只有当这些用途都不需要时才可拔管。具体地说，适宜拔管者应是能完全撤机，并具有完整气道保护反射，能自主有力地咳嗽咳痰，食物反流误吸的危险性不高，预计拔管后发生喉水肿和上气道阻塞的可能性不大的患者。

在完全撤机后，确定能否拔管的过程通常为5～10分钟，若难以判断，也可延长时间。

2．拔管的方法步骤见表3-34。拔管后喉痛、声嘶可持续48～72小时。

【撤机和拔管失败的常见原因】

1．气道分泌物潴留 原因：①气道分泌物过多，常因肺感染未有效控制；②由于咳嗽无力，黏液纤毛廓清系统受损，气管吸引不经常或操作不当，使气道和肺内分泌物潴留。

治疗：给予有效抗生素，加强气道清洁处理技术的应用，包括气道适当湿化，让患者深呼吸和用力咳嗽，施行气管吸引，胸部理疗（叩背和体位引流）等增加气道分泌物廓清的方法。

表 3-34　拔除气管内导管的操作程序

1. 一般安排在上午拔管
2. 向患者说明拔管的步骤和拔管后注意事项
3. 抬高头部和躯干成 40°～90°角
4. 检查临床的基础情况（物理体征和血气等）
5. 床旁备有随时可用的充分湿化的氧气源
6. 备有随时可重新插管的各种器具
7. 经气道仔细吸引，吸净气囊以上口咽部的分泌物
8. 完全放松气囊，吸净气管内分泌物，拔出气管内导管，经鼻导管吸入充分湿化的氧
9. 鼓励用力咳嗽咳痰，必要时给予吸引
10. 检查重要体征和血气，仔细观察有无喉痉挛、喉头水肿的征象（如仔细听诊，有无吸气性喘鸣音）
11. 如发生进行性缺氧、高碳酸血症、酸中毒或喉痉挛，对治疗无反应，即重新插管

2. 吸气肌疲劳　原因：①基础肺疾病没有完全控制，呼吸肌疲劳没有完全恢复或呼吸功增加；②心排出量降低；③低氧血症；④机械通气时呼吸机与自主呼吸不协调，呼吸肌功能储备下降或撤机过程中发生呼吸肌的亚临床疲劳。

治疗：①基础肺疾病的理想治疗以减少呼吸功耗和防止低氧血症；②纠正血流动力学异常（如心排出量降低等）；③应用适当的撤机技术（如 PSV），改善呼吸机与自主呼吸的协调性；④给予茶碱类药物，改善膈肌收缩力。

3. 上气道阻塞　原因：声门水肿，表现为吸气时喘鸣，通常在拔管后 24 小时内发生，声门下水肿或狭窄也产生类似表现。

治疗：临床情况许可，可先试用肾上腺素（0.5ml 肾上腺素稀释于 3ml 生理盐水）雾化吸入，常可在 15～20min 内缓解症状，如疗效明显，必要时可重复应用，每 20～30min 给另外 1～2 个剂量。应用肾上腺皮质激素因生效时间长，通常即时效果差。如用药后没有快速显著的效果，需重新气管插管，插管后留置导管 48～72 小时，以便在拔管前有足够时间改善组织水肿。若反复发生水肿或严重上气道狭窄需气管切开。

4. 发生新的临床情况　拔管后可能发生新的疾病和病情改变，应及时发现和治疗。

【恢复机械通气的标准】　什么情况下需要恢复机械通气，各学者的主张并非一致。有学者提出，在撤机过程中，如出现下述生理指征之一时，应立即恢复机械通气：①血压：收缩压升高或降低 >20mmHg，或舒张压改变 >10mmHg；②脉搏 >110 次/分，或每分钟增加 20 次以上；③呼吸频率 >30 次/分，或每分钟增加 10 次以上；④潮气量 <250 ~ 300ml（成人）；⑤出现严重心律失常或心电图改变；⑥PaO_2 <60mmHg；⑦$PaCO_2$ >55mmHg；⑧pH <7.30。

以上指标中，PaO_2 和 $PaCO_2$ 标准不适用于 COPD 患者，COPD 患者应酌情降低 PaO_2，提高 $PaCO_2$ 标准。以上标准也只适用于撤机过程，若患者已拔管，是否需重新插管和恢复机械通气应参照“建立机械通气的生理指标”。在临床实践中，若拔管后患者呼吸功能逐渐恶化，应寻找原因积极治疗，如病情并非紧急，可先试用无创性通气，如用 BiPAP 呼吸机经面（鼻）罩通气，无效时再重新插管和机械通气。

【撤机后患者的管理】 撤机后不能放松对患者的监测和治疗，因患者重病后体质虚弱，免疫力下降，易致重新感染、水电解质紊乱和酸碱失衡。只有加强对患者的治疗和管理，才能避免上述情况发生，并可争取肺功能的进一步改善。**一般在撤机和拔管后 1 ~2 天，患者可离开重症呼吸监护病房（RICU），转到普通呼吸病房继续巩固治疗。**

（俞森洋）

第十三节 平喘药物

一、β 肾上腺素能受体（简称 β 受体）激动剂

【药理作用】 ①对气道平滑肌的松弛作用：当 β_2 受体激活时，使支气管舒张，平滑肌松弛，纤毛运动增强，促进支气管黏膜 Clara 细胞的分泌；②对炎症细胞的作用：认为长效制剂可抑制肥大细胞释放组胺、5-羟色胺等过敏介质；③镇咳作用：某些 β 受体激动剂有明显的镇咳作用，如沙丁胺醇 、丙卡特罗；④对心血管系统的作用：当 β_1 受体激动时，可引起心率增快、心肌收缩力增强、心肌兴奋性增加，这些作用在哮喘的治疗中并不需要。但即使是特异性很高的 β_2 受体激动剂，如沙丁胺醇、沙美特罗等，并不能完全避免对 β_1 受体的作用；⑤其他：β_2 受体激动剂可引起骨骼肌震颤，中枢神经系统兴奋性增加，如紧张、失眠、易激动等。这是 β_2 受体激动剂的不良反应。

【临床上各种类型 β 受体激动剂】 见表 3-35、表 3-36、表 3-37 和表 3-38。

表 3-35　β_2 受体激动剂（短效吸入剂）

药　物	包装剂型	用法	注意事项
沙丁胺醇(舒喘宁,嗽必妥,羟甲叔丁肾上腺素) (salbutamol) (albuterol, ventolin, proventil, saltanol)	定量吸入剂:100微克/喷	儿童:需要时100～200微克,3～4次/日;最大剂量:1.2mg/d 成人:需要时100～400微克,3～4次/日;最大剂量:2.4mg/d	几乎所有的 β_2 受体激动剂都以吸入方式给药,疗效较好且不良反应最小,但要掌握正确的吸入方法。需注意用药的个体化和不良反应 1. 可能出现口腔咽部刺激感、心律失常、头痛、骨骼肌细震颤、罕见支气管痉挛 2. 危重型哮喘患者可能出现严重低钾血症,需监测血钾 3. 慎用于甲亢、糖尿病、心律失常或心功能不全者 4. 这类药物应按需间歇使用,不宜长期、单一使用 5. 经压力型定量手控气雾剂(pMDL)和干粉吸入装置吸入剂不适用于重度哮喘发作;其溶液经雾化泵吸入适用于轻-重度哮喘发作 6. 长期单一使用,可致低敏感现象 7. 注意检查患者的吸入技术,以保证达到满意的用药效果
	定量吸入粉剂:100微克/喷,200微克/喷		
	可纳定量吸入粉剂:200微克/喷		
	定量吸入粉剂:200微克/喷或400微克/喷		
	碟式定量吸入粉剂:200微克/喷或400微克/喷		
	定量吸入液:2.5mg/2.5ml,或5mg/2.5ml	成人和儿童:需要时2.5～5毫克/次,每日3～4次雾化吸入	
	0.5%吸入液	儿童10～15kg:1.25毫克/次;儿童>15kg:2.5毫克/次;>12岁的患者:2.5～5毫克/次,按需稀释后雾化吸入10分钟以上。也可持续吸入1～2ml稀释为50～100μg/ml溶液,持续雾化吸入,1～2mg/h	
丙卡特罗(美喘清,美普清,异丙喹喘宁)(procaterol)(meptin)	定量吸入剂:10微克/喷	儿童:需要时1喷,2～4次/日 成人:需要时1～2喷,2～4次/日	
特布他林(间羟叔丁肾上腺素,间羟舒喘灵,叔丁喘宁,博利康尼) (terbutaline) (bricanyl, bronchodil, brethine, filair)	定量吸入粉剂:500微克/喷	3～12岁儿童:需要时1喷,4次/日;重度急性发作:2喷/次 最大剂量:8喷/日 成人:需要时1喷,4次/日;重度急性发作:3喷/次 最大剂量:12喷/日	
	定量吸入液:5mg/2ml	<12岁儿童:需要时0.2mg/kg雾化吸入,2～4次/日 成人:需要时每次2.5～5mg雾化吸入,2～4次/日	

续 表

药 物	包装剂型	用 法	注意事项
	定量吸入剂:250微克/喷	成人和儿童:按需1~2喷/次,3~4次/日 最大剂量:8喷/日	
非诺特罗(酚丙喘宁,酚间羟异丙肾上腺素) (fenoterol) (berotec,partusisten)	定量吸入剂:100微克/喷,200微克/喷	>6岁:需要时1~2喷,3次/日 成人:需要时1~2喷,3~4次/日 最大剂量:8喷/日	
	定量吸入液:1.25mg/2ml	需要时雾化吸入1剂(1.25mg),最多4次/日	
奥西那林(异丙喘宁,间羟异丙肾上腺素) (orciprenaline) (metaproterenol, alotec,asmopent)	定量吸入液:4mg/ml,或6mg/ml	需要时雾化吸入1剂(4~6mg),最多4次/日	
	定量吸入剂:750微克/喷	需要时1~2喷,3次/日 最大剂量:12喷/日	
海索那林(六甲双喘定) (hexoprenaline)(etoscol,ipradol,leanol)	定量吸入剂:200微克/喷	需要时1~2喷,3~4次/日 最大剂量:10喷/日	

表3-36 β_2 受体激动剂(长效吸入剂)

药 物	包装剂型	用 法	注意事项
福莫特罗 (formoterol)	布地奈德吸入剂:4.5微克/吸	4.5~9μg,1~2次/日。最大剂量:≥6岁儿童:4吸/日,成人:12吸/日	1. 可能出现口咽部刺激、头痛、心悸、肌肉震颤。偶见烦躁、不安、失眠、肌肉痉挛、心动过速。罕见支气管痉挛 2. 慎用于甲亢、心律失常或其他心脏疾病、肝肾功能不全者 3. 危重型哮喘患者可能出现严重低钾血症,需监测血钾水平 4. 用药初期,糖尿病患者应注意血糖的控制 5. 注意检查患者的吸入技术,以保证达到满意的用药效果
	布地奈德吸入剂:9微克/吸	9μg,1~2次/日。最大剂量:≥6岁儿童:2吸/日,成人:6吸/日	
	定量吸入粉剂:12微克/吸	成人:12~24μg,2次/日	
沙美特罗 (salmeterol)	定量吸入剂:25微克/吸	儿童≥4岁:50μg,2次/日 成人:50~100μg,2次/日	
	定量吸入粉剂:50微克/吸		

表 3-37　β_2 受体激动剂（胃肠外给药）

药　物	用法	注意事项
海索那林 (hexoprenaline)	5～10mg，缓慢静注，24 小时内可用 3～4 次	1. 可能出现骨骼肌细颤、心律失常、头痛、睡眠障碍、激动、高度兴奋和不安 2. 危重型哮喘患者可能出现严重低钾血症，需监测血钾水平 3. 慎用于甲亢、糖尿病、心律失常或心功能不全者 4. 虽平喘作用较为迅速，但因全身不良反应的发生率较高，现已较少使用
沙丁胺醇 (salbutamol)	儿童：15μg/kg，缓慢静注，病情严重者需静滴维持，1～2μg/（kg·min），最大剂量不超过 5μg/（kg·min） 成人：250μg，缓慢静注，如需要可重复 500μg 肌内/皮下注射，按病情需要可每 4 小时重复。也可以 3～20μg/min 的速度静滴	
特布他林 (terbutaline)	>2 岁儿童：5～7.5μg/kg，皮下注射，如需要可重复，最多每日 4 次；最大剂量：300 微克/次。也可静滴：25μg/d，单次持续静滴 成人：0.25～0.5mg 皮下/肌内/缓慢静注，按需重复用药，最多每日 4 次。也可静滴：1～2mg/d，单次持续静滴	

二、茶碱类药物（磷酸二酯酶抑制剂）

【药理作用】 ①支气管扩张作用：**对气道平滑肌有较强的直接舒张作用，但作用强度不及 β 受体激动剂**；②支气管保护作用：茶碱可防止组胺、乙酰胆碱、变应原、二氧化硫或运动诱发的哮喘患者的支气管收缩；③抗炎作用：茶碱对炎症过程中涉及的各类型细胞均具有抑制其致炎作用；④免疫调节作用；⑤其他作用：茶碱对心力衰竭患者还有强心作用，可改善心肌收缩力和左心室排出量，并有利尿功效；⑥不良反应：茶碱不良反应的发生率与血药浓度密切相关，超过 20μg /ml 发生的毒性反应增多，如胃部不适、心动过速、心律失常、惊厥等。很多药物可影响茶碱的代谢。应用茶碱时应密切监测茶碱的浓度。**茶碱的理想浓度为 10～15μg /ml，为减轻不良反应，老年患者以 5～10μg /ml 为宜。**

【临床常用药物】 表 3-39。

表3-38 β_2受体激动剂（口服）

药物	用法	注意事项
奥西那林 (orciprenaline) (metaproterenol)	<1岁:5mg,3~4次/日 1~3岁:5~10mg,4次/日 3~10岁:10mg,4次/日 成人:10~20mg,4次/日	1.可能出现骨骼肌细震颤、心律失常、头痛、睡眠障碍、激动、高度兴奋和不安 2.危重型哮喘患者可能出现严重低钾血症,需监测血钾水平 3.慎用于甲亢、糖尿病、心律失常或心功能不全者 4.丙卡特罗、班布特罗和缓释剂型的药物作用时间长,特别适用于防治夜间哮喘 5.不宜长期、单一使用这类药物
班布特罗 (bambuterol)	2~5岁:5mg,1次/日 >6岁:10mg,1次/日	
丙卡特罗 (procaterol)	<6岁:1.25μg/kg,1~2次/日 >6岁:25μg,1~2次/日 成人:50μg,1~2次/日	
非诺特罗 (fenoterol)	<1岁:1.25mg,2~3次/日 1~6岁:1.25~2.5mg,3次/日 6~14岁:2.5mg,3次/日 成人:2.5~5mg,3次/日	
福莫特罗 (formoterol)	儿童:4μg/(kg·d),分2~3次口服 成人:40~80μg,2次/日	
海索那林 (hexoprenaline)	3~6个月:0.125mg,1~2次/日 6~12个月:0.125mg,1~3次/日 1~3岁:0.125~0.25mg,1~3次/日 3~6岁:0.25mg,1~3次/日 6~10岁:0.5mg,1~3次/日 成人:0.5~1mg,3次/日;最高剂量:3mg/d	
克仑特罗 (clenbuterol)	儿童:1.2μg/(kg·d),分2次口服 成人:10~20μg,2次/日;最高剂量:80μg/d	
曲托喹酚 (trimetoquinol)	<6岁:0.1mg/kg,3~4次/日 >6岁:3~12mg/d,分2~3次服用	
沙丁胺醇 (salbutamol) (albuterol)	缓释剂型: >3岁儿童:4mg,2次/日 成人:8mg,2次/日 普通剂型: 2~6岁:1~2mg,3~4次/日;最大剂量:12mg/d 6~12岁:2mg,3~4次/日;最大剂量:24mg/d 成人:2~4mg,3~4次/日;最大剂量:32mg/d	
特布他林 (terbutaline)	缓释剂型: >5岁儿童:5mg,2次/日 成人:5~7.5mg,2次/日 普通剂型: 儿童:65μg/(kg·d),分3次服用 成人:1.25~2.5mg,2~3次/日;最大剂量:15mg/d	
妥洛特罗 (tulobuterol)	10~20kg 儿童:0.25~0.5mg,2次/日 20~40kg 儿童:0.5~1mg,2次/日 >40kg 儿童:1~2mg,2次/日 成人:2mg,2次/日;最大剂量:6mg/d	

表 3-39　磷酸二酯酶抑制剂

药 物	用 法	注意事项
氨茶碱 (aminophylline)	普通口服剂用于急性发作:100 ~200mg,3 ~4次/日	1. 可能出现胃肠道反应(如恶心、呕吐、腹痛、腹泻)、中枢神经系统反应(如头痛、焦虑、不安、头晕、震颤)、心悸 2. 密切监测血药浓度:①常规治疗的血药浓度宜控制在28 ~ 57μmol/L(5 ~ 10μg/ml);②中毒的血药浓度:> 110μmol/L(20μg/ml) 3. 慎用于消化性溃疡、甲亢、心律失常、心衰和其他心血管疾患、癫痫、肝功能减退或慢性酒精中毒、急性发热性疾病患者 4. 各种长效口服制剂的剂量和生物利用度可能不同,如患者更换使用不同的缓释/控释药物,需重新调整剂量 5. 茶碱类与许多药物存在相互作用,许多药物都可能改变茶碱的清除率,合用时需注意 6. 慎与 β_2 受体激动剂合用
	缓释剂型用于长期控制: 儿童 >3岁:6 ~10mg/(kg · d),分2次口服,1 ~2周后可增加至24mg/(kg · d),分2次口服 成人:100 ~200mg,2次/日	
	注射剂: 负荷剂量(未曾使用茶碱类的患者):4 ~6mg/kg,静注20 ~30分钟以上[注射速度不宜超过0.2mg/(kg · min)] 维持量:0.6 ~0.8mg/(kg · h),静滴	
茶碱 (theophylline)	未使用茶碱类药物者: 普通剂型: 负荷剂量:4 ~5mg/kg,维持量:15 ~16mg/(kg · d),或400mg/d(二者中较小剂量),分次每6 ~8小时1次 缓释剂型: 12mg/(kg · d),或400mg/d(二者中较小剂量),每12小时1次 最大剂量(未监测血药浓度时):<9岁:24mg/(kg · d),9 ~12岁:20mg/(kg · d),12 ~16岁:18mg/(kg · d),>16岁:13mg/(kg · d),或400mg/d(二者中较小剂量)。超过上述剂量时需根据血药浓度调整剂量	
茶碱乙酸 (acefylline)	口服制剂:0.5 ~2g/d,分次口服 注射剂:1.5 ~2g/d 肌注,或 0.5 ~1g/d 静注	
胆茶碱 (choline theophyllinate)	100mg,3 ~4次/日	
多索茶碱 (doxofylline)	<12岁儿童:6 ~9mg/kg,2次/日 >12岁儿童:200mg,1 ~3次/日 成人:400mg,2 ~3次/日	
二羟丙茶碱 (diprophylline)(dyphylline)	口服剂:15mg/kg,4次/日 注射剂:100 ~200mg,肌注	
乙酸庚胺醇茶碱 (heptaminol acefyllinate)	500mg ~1g,3次/日	
茶碱缓释剂:如 theodur、茶喘平、舒弗美等	100 ~200毫克/次,每日服用2次	
茶碱控释片:如葆乐辉等	24h 给药1次,每次0.2 ~0.4g,不可咀嚼或压碎	
茶碱复方制剂:如复方茶碱片、复方长效茶碱片、止喘栓、强力安喘通等	根据不同配方和茶碱含量,按说明书服用	

三、胆碱能受体阻断剂

迷走神经对维持呼吸道平滑肌张力具有重要作用，哮喘患者往往有胆碱能神经功能亢进现象，应用胆碱能受体阻断剂可阻断病态的迷走神经反射弧，而收到平喘疗效。阿托品等 M 胆碱受体阻断剂虽有解痉平喘作用，但其选择性差，不良反应大。临床上以气雾吸入的方式给药。临床上常用药物见表 3-40。

表 3-40　抗胆碱能药物（吸入剂）

药　物	包装剂型	用　法	注意事项
异丙托溴铵（lpratropium bromide）	定量吸入剂：20微克/喷	成人和学龄儿童：40μg，4次/日 最大剂量：240μg/d	1. 可能出现口干，头痛、恶心。罕见支气管扩张性咳嗽、局部刺激，过敏反应。过多应用，可抑制呼吸道腺体的分泌，使痰液黏稠而加重呼吸道阻塞 2. 慎用于前列腺增生、闭角性青光眼以及膀胱颈梗阻者 3. 避免药液溅入眼 4. 确保患者掌握正确的气雾剂使用方法，以保证给药量
	定量吸入粉剂：40微克/喷	40μg，3～4次/日	
	定量吸入液：250μg/2ml，500μg/2ml	1剂（250～500μg）/次，需要时雾化吸入，3～4次/日	
	雾化吸入液：0.025%	<6岁：需要时雾化吸入100～125微克/次，3～4次/d 6～12岁：需要时雾化吸入250微克/次，3～4次/日 成人：需要时雾化吸入500微克/次，3～4次/日	
氧托溴铵（氧托品、溴乙东莨菪碱）（oxitropium bromide）	100微克/喷 定量气雾剂	100～200微克/次，2次/日	
噻托溴铵（长效 M 受体阻断剂）	18微克/喷	18微克/次，1次/日	

四、糖皮质激素

【平喘的作用机制】 ①抗炎作用：减轻炎症的渗出、水肿，抑制炎症细胞，抑制血管壁通透性，抑制吞噬细胞的功能，稳定溶酶体膜；②抗过敏作用：对过敏反应的多个环节都有抑制作用；③增强气道 β 肾上腺素受体的反应性；④诱导磷脂酶 A_2 抑制蛋白的产生，直接抑制磷脂酶 A_2；⑤抑制细胞内磷酸二酯酶的合成；⑥免疫调节作用；⑦有人认为，大剂量糖皮质激素对支气管平滑肌有直接松弛作用。

【全身应用糖皮质激素的指征】 ①严重支气管哮喘发作或哮喘持续状态；②既往有长期应用激素治疗史，有肾上腺皮质功能不全；③慢性哮喘患者使用其他平喘药物疗效不佳，症状反复发作，影响夜间睡眠和正常生活，可口服给药；④哮喘症状未控制而需接受外科手术治疗；⑤外源性哮喘每年有严重短期季节性发作，脱敏或其他平喘药物均不能预防者，可季节性应用口服激素。

【常用的糖皮质激素】 见表3-41、表3-42和表3-43。

表3-41 糖皮质激素（全身用药）

药 物	用 法	注意事项
氢化可的松 （hydrocortisone）	控制急性发作：2～4mg/kg，每6小时肌注或静注1次，共24小时，然后减量使用24小时，再改为口服用药	1. 可能出现胃炎。如长期使用可能出现肾上腺皮质功能不全、骨质疏松、肌肉萎缩、无力或疼痛、易感染、创伤愈合不良、电解质紊乱、体重增加、诱发糖尿病、皮纹、白内障和青光眼 2. 建议进餐时服用 3. 长期使用糖皮质激素者应注意预防骨质疏松 4. 产生满意疗效后逐渐减少至最低有效量，隔日服用
甲泼尼龙 泼尼松龙 泼尼松 （methylprednisol） （prednisolone） （prednisone）	控制急性发作： 儿童：1mg/kg，静注/口服，每6小时1次，共48小时；以后给予1～2mg/(kg·d)（最大剂量：60mg/d），分2次静注/口服，至PEF达70% 成人：120～180mg/d，分次每6～8小时口服/静注1次，共48小时；以后给予60～80mg/d，口服/静注，至PEF达70%	
	短期控制： 儿童：1～2mg/(kg·d)，共3～10天；最大剂量：60mg/d 成人：40～60mg/d，1次或分2次，共3～10天	
	长期控制： 儿童：0.25～2mg/kg，按需每日或隔日早晨服用1次 成人：7.5～60mg，按需每日或隔日早晨服用1次	

表 3-42 吸入性糖皮质激素的推荐剂量

药 物	儿童用量			成人用量		
	低剂量（μg）	中剂量（μg）	高剂量（μg）	低剂量（μg）	中剂量（μg）	高剂量（μg）
布地奈德（定量吸入粉剂）	100～200	200～600	＞600	200～400	400～800	＞800
二丙酸倍氯米松（CFC 抛射剂）	100～250	250～500	＞500	200～500	500～1000	＞1000
二丙酸倍氯米松（HFA 抛射剂）	50～200	200～400	＞400	100～250	250～500	＞500
氟尼缩松	500～750	750～1250	＞1250	500～1000	1000～2000	＞2000
氟替卡松	100～200	200～500	＞400	100～250	250～500	＞500
莫米松	–	–	–	200～400	400～800	＞800
曲安奈德	400～800	800～1200	＞1200	400～1000	1000～2000	＞2000

五、抗过敏性平喘药物

是一类新型平喘药，其主要作用为阻止变态反应的靶细胞-肥大细胞和嗜碱性粒细胞等释放过敏介质，从而预防支气管哮喘的发生。临床常用药物有：

1．作用于组胺受体的药物（表 3-44） 如去氧羟嗪、曲尼司特、氯雷他定、扎普司特、酮替芬、西替利嗪，为口服强效过敏介质阻释剂。酮替芬对各型哮喘，不论外源性或内源性哮喘都有一定的预防作用，对儿童型哮喘疗效最好，其疗效与用药时间有关，需连续用药 4 周以上才见明显疗效，对成人型哮喘的疗效不如儿童型哮喘明显。对夜间发作哮喘有效，可减少激素依赖型哮喘患者的激素用量。其他平喘药物与本品合用后，可减少用量。

2．色酮类（表 3-45）

（1）色甘酸钠：可用于预防各型哮喘发作，对过敏性（外源性）哮喘疗效显著，尤其是对已明确变应原的年轻患者效果更佳。对内源性哮喘和慢性哮喘也有一定疗效，对依赖肾上腺皮质激素的哮喘患者，经用本品后可减少或停用激素。运动性哮喘患者预先给药几乎全部患者可防止发作。预防用药一般 1 个月内应见效，8 周无效者可弃用。运动性哮喘可在运动前 15min 给药，与 β 受体激动剂联合应用效果更好。

表 3-43　糖皮质激素（吸入剂）

<table>
<tr><th>药 物</th><th>包装剂型</th><th>用 法</th><th>注意事项</th></tr>
<tr><td rowspan="4">布地奈德
(budesonide)</td><td>定量吸入剂:50微克/喷,100微克/喷,200微克/喷</td><td rowspan="13">见表3-42</td><td rowspan="13">1. 可能出现局部反应(如口咽部念珠菌感染、上呼吸道刺激导致咳嗽、声嘶)、反常性支气管痉挛
2. 口咽部不良反应可通过使用储雾罐、用药后以清水或制霉菌素 B 溶液漱口而减轻
3. 发生全身性不良反应的风险与药物剂量、糖皮质激素的作用强度、肠道吸收量、给药系统、是否使用储雾罐,以及药物的药代动力学特性相关
4. 长期大剂量使用可导致白内障、青光眼、皮肤变薄、易感染以及肾上腺功能抑制</td></tr>
<tr><td>都保吸入剂:100微克/喷,200微克/喷,400微克/喷</td></tr>
<tr><td>定量吸入粉剂:200微克/喷,400微克/喷</td></tr>
<tr><td>吸入液:500微克/2ml,1mg/2ml</td></tr>
<tr><td rowspan="3">二丙酸倍氯米松
(beclo-methasone dipropionate)</td><td>定量吸入剂:50微克/喷,100微克/喷,250微克/喷</td></tr>
<tr><td>定量吸入粉剂:100微克/喷,200微克/喷,400微克/喷</td></tr>
<tr><td>碟式定量吸入粉剂:100微克/喷,200微克/喷</td></tr>
<tr><td>氟尼缩松
(flunisolide)</td><td>定量吸入剂:250微克/喷</td></tr>
<tr><td rowspan="4">氟替卡松
(fluticasone)</td><td>定量吸入剂:25μg、50μg、125μg、250微克/喷</td></tr>
<tr><td>定量吸入粉剂:50微克/喷,100微克/喷,250微克/喷</td></tr>
<tr><td>碟式定量吸入粉剂:50微克/喷,250微克/喷</td></tr>
<tr><td>吸入液:0.5mg/2ml,2mg/2ml</td></tr>
<tr><td>曲安奈德
(triamcinolone acetonide)</td><td>定量吸入剂:100微克/喷</td></tr>
</table>

（2）奈多罗米钠：是一个毒性低，应用安全的药物，**能有效地预防各种刺激所引起的支气管痉挛**，能抑制吸入抗原后的延迟反应，降低支气管的高反应性及与之相关的气道炎症。常用于预防性治疗。

3. 白三烯受体拮抗剂（表 3-46）　如扎鲁司特、孟鲁司特。**预防变应原或运动哮喘的发作。**

表 3-44 抗组胺药（口服）

药 物	用 法	注意事项
氯雷他定（loratadine）	3 岁以上体重 <30kg：每次 5mg，每日 1 次 3 岁以上体重 >30kg：每次 10mg，每日 1 次	1. 可能出现中枢神经系统反应（如困倦、头晕、兴奋）、胃肠道反应（如口干、食欲和体重增加） 2. 驾车、操作机械及高空作业者工作时禁用 3. 不推荐用于哮喘急性发作 4. 适用于伴有过敏性鼻炎的哮喘患者；预防哮喘症状，尤其是阿司匹林和运动诱发性支气管痉挛
酮替芬（ketotifen）	普通剂型：6 个月 ~3 岁：0.5mg，2 次/日 3 岁以上患者：0.5 ~ 1mg，2 次/日 缓释剂型：3 岁以上患者：2mg，每晚 1 次；可酌情增加剂量至 2mg，2 次/日	
西替利嗪（cetirizine）	1 ~ 2 岁：2.5mg，2 次/日 3 ~ 6 岁：5mg，2 次/日 7 ~ 12 岁：10mg，每日 1 次，或 5mg，2 次/日 成人：10mg，每日 1 次	

注意：有关抗组胺复方制剂的用法用量请参阅“药品简介”或产品说明书

表 3-45 色酮类（吸入剂）

药 物	包装剂型	用 法	注意事项
奈多罗米钠（nedocromil Na）	定量吸入剂：2 毫克/喷	12 岁以上患者： 起始剂量：2 喷，4 次/日 维持剂量：2 喷，2 次/日	1. 可能出现一过性支气管痉挛、咳嗽、咽喉刺激、味觉异常、恶心、头痛、罕见严重支气管痉挛、血管性水肿、喉头水肿等变态反应 2. 不推荐用于哮喘急性发作 3. 适用于轻度持续哮喘的长期治疗，尤其是预防夜间发作的症状。应在运动前或可能接触变应原之前使用
色甘酸钠（Na cromoglycate）（cromolyn Na，Na cromoglicate）	定量吸入剂：5 毫克/喷	成人和儿童：2 喷，2 次/日，严重病例可增加至 2 喷，6 ~ 8 次/日	

注意事项：①适用于长期预防哮喘症状，尤其是夜间发作的症状；②应在运动前或可能接触变应原之前使用

表 3-46　白三烯调节剂（口服）

<table>
<tr><th>药物</th><th>用　法</th><th>注意事项</th></tr>
<tr><td colspan="3">5-脂氧化酶抑制剂</td></tr>
<tr><td>齐留通
（zileuton）</td><td>600mg，4 次/日</td><td>1. 可能出现头痛、胃肠道不适、肝酶升高、皮疹；少见白细胞减少
2. 禁用于肝病或肝损害者
3. 用药前和用药期间注意监测肝功能
4. 不推荐用于哮喘急性发作</td></tr>
<tr><td colspan="3">白三烯受体拮抗剂</td></tr>
<tr><td>孟鲁司特
（montelukast）</td><td>1～5 岁：4mg，每日睡前 1 次
6～14 岁：5mg，每日睡前 1 次
>15 岁：10mg，每日睡前 1 次</td><td rowspan="3">1. 可能出现头痛、胃肠道反应、罕见周身疼痛、头晕
2. 扎鲁司特可能引起肝酶升高，罕见肝炎。应避免用于肝损害或肝硬化患者
3. 不应用于急性哮喘发作</td></tr>
<tr><td>普鲁司特（pranlukast）</td><td>225mg，2 次/日</td></tr>
<tr><td>扎鲁司特（zafirlukast）</td><td>>12 岁：20mg，2 次/日</td></tr>
</table>

（俞森洋）

第十四节　镇咳祛痰药物

【镇咳药分类】　镇咳药依其作用于咳嗽反射途径的不同部位**可分为中枢性镇咳药和外周性镇咳药两大类**。中枢性镇咳药对延脑中枢具有抑制作用，根据其是否具有依赖性和麻醉作用又可分为麻醉性（如吗啡、可待因）和非麻醉性（如右美沙芬）镇咳药。前者为吗啡类生物碱及其衍生物，具有十分明显的镇咳作用，由于具有依赖性，仅在其他治疗无效时短暂使用。后者多为人工合成的镇咳药，如喷托维林、右美沙芬等，临床应用十分广泛。

外周性镇咳药有苯佐那酯、普诺地嗪等。有的兼有中枢和外周作用（如苯哌丙烷，即科福乐）。理想的镇咳药应能在镇咳的同时不损害清除痰液的反射机制，而麻醉性镇咳药可抑制纤毛运动影响痰液排除，且有依赖性，不可久用。**镇咳药物治疗的目标，应是有效控制而不是消除咳嗽**，完全消除咳嗽反射是危险的，因其可诱发或加重气道感染，甚至窒息死亡。因此，选药时应了解每种药物镇咳作用的强弱，高龄老人和婴幼儿要慎用强效镇咳剂。用药后要密切观察病情和疗效。

镇咳药常与祛痰剂、平喘药、抗过敏药或镇痛剂合用。但也要避免过多使用祛痰药物，同时应用多种祛痰剂因强烈刺激气道腺体分泌黏液，反可加剧咳嗽。

【常用镇咳药】 常用镇咳药见表3-47。复方治疗咳嗽药物见表3-48。

表3-47 常用镇咳药

药品分类和名称	用法用量	作用
中枢性镇咳药：麻醉性镇咳药		
可待因（codeine）	口服或皮下注射，每次15～30mg，每天量可为30～90mg	镇咳作用强而迅速，同时亦有镇痛和镇静作用。可用于各种原因所致的剧烈干咳和刺激性咳嗽，尤其是伴有胸痛的干咳
福尔可定（pholcodine）	口服每次5～10mg	作用与可待因相似，但依赖性较之为弱
羟蒂巴酚（羟甲吗啡）	2毫克/次，每日3次，皮下或肌注；2毫克/次，每日1～2次	为强效中枢镇咳药，镇咳作用强于可待因，而呼吸抑制作用和依赖性比可待因弱。不良反应有口干、恶心、呕吐、头晕、嗜睡、依赖等
中枢性镇咳药：非麻醉性镇咳药		
右美沙芬（dextromethorphan）	口服每次15～30mg，每天3～4次	作用与可待因相似，但无镇痛和催眠作用，治疗剂量对呼吸中枢无抑制作用，亦无依赖性
喷托维林（咳必清）（pentoxyverine）	口服每次25mg，每天3次	作用强度为可待因的1/3，同时具有抗惊厥和解痉作用。青光眼及心功能不全者应慎用
右啡烷（dextrophan）		右美沙芬的代谢产物，患者的耐受性更好，今后可能取代右美沙芬而用于临床治疗
二氧丙嗪（克咳敏）	口服每次5mg，每日2～3次	具有较强的镇咳作用，并具有祛痰、平喘、抗组胺、消炎和局麻等作用。无依赖性及耐受性。用于急性、慢性支气管炎及各种疾病引起的咳嗽。偶见困倦、嗜睡

续　表

药品分类和名称	用法用量	作　用
氯哌斯丁（咳平）(cloperastine)	10～30mg，每日3次	抑制咳嗽中枢，并有抗组胺、平喘作用，偶见口干、嗜睡
外周性镇咳药		
苯丙哌林（咳快好）(benproperine)	口服每次20～40mg，每天3次	非麻醉性镇咳药，作用为可待因的2～4倍。可抑制外周传入神经，亦可抑制咳嗽中枢
莫吉司坦(moguisteine)	口服每次100mg，每天3次	非麻醉性镇咳药，作用较强
那可丁（narcodine）	口服每次15～30mg，每天3～4次	为阿片所含的异喹啉类生物碱，作用与可待因相当
苯佐那酯(benzonatate)	口服每次50～100mg，每天3次	抑制咳嗽反射的传入神经

表3-48　复方治疗咳嗽药物

药名	成分						用法
	盐酸甲氧那明	那可宁	氨茶碱	氯苯那敏	右美沙芬	伪麻黄碱	
复方甲氧那明胶囊(每粒含)(阿斯美)	12.5mg	7mg	25mg	2mg	/	/	>15岁成人,2粒/次,每日3次 8～15岁,1粒/次,每日3次
惠菲宁口服液(每10ml含)	/	/	/	4mg	20mg	60mg	成人,10ml/次,每日3次
惠菲宁(儿童)(每10ml含)	/	/	/	2mg	10mg	10mg	2～3岁,3～4ml,3次/日 4～6岁,4～6ml,3次/日 7～9岁,8ml,3次/日 10～12岁,10ml,3次/日

【常用祛痰药】

1. 常用祛痰药见表3-49。重要的气溶胶黏液促动剂见表3-50。

表 3-49 常用祛痰药

药物	药理及应用	用法	注意
乙酰半胱氨酸（acetylcysteine）	可使黏液糖蛋白多肽链的二硫键裂解，导致黏液溶解，降低分泌物黏滞度	200mg，每日3次；或600mg（泡腾片），每日1次 20%溶液3～5ml/次，或10%溶液3～5ml/次，6～10ml雾化吸入，每日3～4次	恶臭味，可引起支气管痉挛，溶液应以等量生理盐水等张碳酸氢钠稀释
氨溴索（沐舒痰）（ambroxol）	黏液溶解剂，降低分泌物黏滞度，促进纤毛运动	30mg tid，或60mg bid，或75mg（长效制剂），qd	
溴己新（必嗽平）（bromhexine）	黏液溶解剂，降低分泌物黏滞度，促进纤毛运动	8～16mg tid	
羧甲司坦（羧甲半胱氨酸）（carbocistein）	可使黏液糖蛋白多肽链的二硫键裂解，降低分泌物黏滞度	0.5g，3次/日	较常用，偶有头晕、恶心、胃不适等不良反应
厄多司坦（erdosteine）	是羧甲司坦前体	300mg，2次/日	偶有头晕、恶心、胃不适等不良反应
强力稀化黏素（标准）	桃金娘油科树叶提取物，促进气道和鼻窦纤毛运动，降低分泌物黏滞度	急性病患者，成人300mg，儿童120mg，3～4次/日；慢性病患者，成人300mg，儿童120mg，2次/日	较常用，不良反应：偶有轻度胃肠道不适。不能打开后嚼破后服用，宜在饭前30分钟用较多的凉开水送服
氯化铵	常作祛痰合剂的组成成分	0.3～0.6g，3次/日	不良反应：恶心、呕吐、胃刺激症状
愈创木酚甘油醚	刺激胃黏膜，发射性引起气道分泌物增多，降低黏滞度	100～200mg，3～4次/日	效果欠佳，不良反应：恶心、呕吐

表 3-50　重要的气溶胶黏液促动剂

药　名	常用气溶胶剂量	评　论
乙酰半胱氨酸（10%～20%）	2～5ml，q6h	裂解二硫键，导致黏液溶解，恶臭味，可引起支气管痉挛，溶液应以等量生理盐水等张碳酸氢钠稀释
碳酸氢钠（1.4%～7.5%）	2～5ml，q6h 范围 1～10ml，q2～8h	低浓度为表面活性剂，高浓度可使支气管黏液稀化，也可和其他药物联合应用
氯化钠（0.45%～20%）	2～5ml，q6h 范围 1～10ml，q2～8h	限钠患者用低张溶液，高张溶液刺激咳嗽和有黏液溶解作用，在诱发生痰时尤其有用，生理盐水是标准的稀释剂
1,2-丙二醇（2%～25%）	2～5ml，q4h 范围 1～10ml，q1～8h	可减轻支气管炎（2% 溶液），稳定的雾滴，用作治疗性气溶胶可改善远端的沉降，15% 以上的溶液可有效诱发咳嗽

2. 常用祛痰、镇咳、平喘中草药复方制剂见表 3-51。

表 3-51　部分祛痰、镇咳、平喘中草药复方制剂

药　名	主要成分	应　用	用　法
咳嗽糖浆	桑白皮流浸膏、沙参流浸膏、紫菀流浸膏、桔梗流浸膏、贝母流浸膏、薄荷脑等	祛痰、镇咳	每次4～8ml，每日3～4次
急支糖浆	鱼腥草、金荞麦、四季青、麻黄等	清肺化痰，宣肺止咳，用于急性支气管炎，感冒后咳嗽，慢性支气管炎发作	每次20～30ml，每日3～4次，咳嗽属寒证者忌服
小儿止咳糖浆	每瓶100ml 含甘草流浸膏15ml、桔梗流浸膏3ml、橙皮酊2ml、氯化铵1g	小儿感冒、支气管炎引起咳嗽、痰多	2～5岁，每次5ml，5岁以上，每次5～10ml，2岁以下酌减，每日3～4次
枇杷止咳露	枇杷叶流浸膏、氯化铵等	镇咳、祛痰	每次5～10ml，每日3次
蛇胆川贝枇杷膏	枇杷叶、蛇胆汁、川贝母、桔梗、半夏、薄荷脑、杏仁油、杨梅油等	润肺镇咳，祛痰定喘，用于咳嗽、痰多、胸闷、气喘	每次20ml，每日3次，痰清稀者慎用

续 表

药 名	主要成分	应 用	用 法
蜜炼川贝枇杷膏	川贝母、枇杷叶、沙参、桔梗、陈皮、半夏、北五味子、款冬花、杏仁、薄荷脑等	清热理气化痰，润肺止咳平喘，用于风热型、痰热型咳嗽	每次1匙，一日3次
通宣理肺丸(片)	紫苏叶、黄芩、枳壳、陈皮、桔梗、茯苓、前胡、麻黄、甘草、苦杏仁、半夏	解表散寒、宣肺止咳	每次2丸或每次2~4片，均一日2~3次
复方桔梗片(不含阿片)	桔梗、远志、款冬花、甘草流浸膏、苯甲酸钠	镇咳、祛痰	每次3~4片，一日3次
橘红丸(片)	化橘红、陈皮、半夏、茯苓、甘草、桔梗、苦杏仁、紫苏子、紫菀、款冬花、瓜蒌皮、浙贝母、地黄、麦冬、石膏	清肺、化痰、镇咳，用于咳嗽痰多，痰不易出，胸闷口干	蜜丸每次12g，水丸剂每次9g，或片剂每次6片，一日2次，风寒患者慎用
鲜竹沥口服液	鲜竹沥	清热化痰，用于肺热咳嗽多痰	每次15~30ml，一日1~2次
祛痰灵	鲜竹沥、鱼腥草、枇杷叶、桔梗等	同上	每次20ml，一日2~3次
止咳祛痰片(止咳化痰片)	远志、桔梗流浸膏、贝母粉、甘草粉、氯化铵	镇咳、祛痰	每次3~4片，一日3次
咳停片(复方贝母片)	氯化铵、桔梗流浸膏、远志流浸膏、贝母粉	镇咳、祛痰	每次1~3片，一日3次
百咳灵片	由猪、牛、羊或家禽的胆汁制成	百日咳	每岁一次1片，10岁以上每次10~15片，一日3次
小青龙合剂(冲剂、口服液、糖浆)	麻黄、桂枝、白芍、干姜、细辛、法半夏、五味子、炙甘草	解表祛痰、止咳平喘	合剂和口服液每次10~20ml，一日3次；冲剂每次1袋，一日3次；糖浆每次15~20ml，一日3次
桂龙咳喘宁	桂枝、龙骨、半夏、黄连等	止咳、化痰、降气、平喘	每次5粒，一日2~3次，小儿酌减
复方川贝精片	麻黄碱、陈皮、川贝母、远志、甘草、五味子、法半夏	止咳化痰、润肺平喘	每次3~6片，一日3次

续　表

药　名	主要成分	应　用	用　法
气管炎咳嗽痰喘丸	浙贝母、橘红、款冬花、党参、远志、麻黄、前胡、五味子、苦杏仁、马兜铃	散风镇咳、祛痰定喘	每次30粒，1日2次
新碧桃仙片	百部、夏枯草、何首乌、马兜铃、淫羊藿、土茯苓、知母、川萆薢、甘草酸铵、胆汁	支气管哮喘、哮喘型支气管炎	每次4～8片，1日2或3次
麻杏黄甘片	麻黄碱、杏仁苷、黄芩素、甘草酸铵、银杏叶、异丙嗪	同上	每次2片，1日3次
哮喘片	麻黄碱、山梗菜碱、颠茄浸膏、氨基比林、茶碱、苯巴比妥	同上	每次1～2片，1日3次
复方枇杷糖浆	枇杷叶、麻黄、甘草、桔梗、紫菀、苦杏仁、芦根	祛痰、镇咳	每次5～10ml，1日3次
罗汉果止咳露	罗汉果、百部、白前、桑白皮、枇杷叶、桔梗	祛痰、镇咳	每次10～15ml，1日3次
痰咳净（散剂）	桔梗、北杏仁、龙脑、甘草、咖啡因	祛痰、镇咳	含化吞服，每次1小药匙（0.2g），1日3～6次

（引自陈新谦，金有豫．新编药物学．第14版，323～324页，有增删）

（俞森洋）

第十五节　抗菌药物

1．常用青霉素类（表3-52）。

2．常用头孢菌素类　头孢菌素的特点是抗菌谱广、耐酶、临床疗效高、毒性低。缺点是对肠球菌作用差。根据其对β-内酰胺酶的稳定性和抗菌作用，主要是对革兰阴性杆菌的活性分为四代。

第一代头孢菌素对革兰阳性球菌，包括链球菌、产青霉素酶葡萄球菌均有很高活性。对肠球菌、脆弱类杆菌、铜绿假单胞菌、黏质沙雷菌通常无效，但对革兰阴性肠道菌株，如大肠埃希菌、克雷伯菌属、变形杆菌通常敏感。主要用于革兰阳性菌，包括耐酶金葡菌和部分革兰阴性菌感染。

第二代头孢菌素抗菌谱较第一代广、对溶血性流感杆菌、肠杆菌属、变形杆菌、肺炎杆菌有很好活性。对革兰阴性菌的作用较第一代增强。但对某些肠杆菌科细菌和铜绿假单胞菌的抗菌活性仍差。第二代药物中头孢西丁、头孢替坦对脆弱类杆菌高度敏感。对链球菌、葡萄球菌保持较好活

表3-52 常用青霉素的剂量

青霉素类(penicillins)		
药 物	用法和用量	用药须知
青霉素G(penicillin G,也称苄青霉素,benzylpenicillin)和苯氧青霉素(phenoxylpenicillins)	80万～320万U/d,重者240万～1000万U/d,分2～4次;肌注或静滴	• 用药前必须详细询问用药过敏史及过敏性疾病史,并须先做青霉素皮肤试验 • 全身应用大剂量青霉素可引起腱反射增强、肌肉痉挛、抽搐、昏迷等中枢神经系统反应(青霉素脑病),此反应易出现于老年和肾功能减退患者 • 青霉素不用于鞘内注射 • 青霉素钾盐不能快速静脉注射 • 本类药物在碱性溶液中易失活
青霉素V(苯氧甲基青霉素)(phenoxymethylpe)	125～500mg(20～80万U),每6～8小时口服1次	
非奈西林(phenethicillin)	每日1g,分4次口服	
氨基青霉素类(联合或不联合β-内酰胺酶抑制剂)		
阿莫西林(羟氨苄青霉素)	口服1～4g/d,儿童50～100mg/(kg·d),分3～4次	
阿莫西林/克拉维酸(amoxicillin/clavulanate)	口服625mg,每日2～3次;或1g,每日2次 静注:1.2g,每6～8小时1次	
氨苄西林	静滴1～2g,q6h;口服500mg,qid	
氨苄西林/舒巴坦(ampicillin/sulbactam)	口服:375～750mg,每日2次 注射剂:750mg～1.5g,每6～8小时肌注/静注1次 最大剂量:12g/d,肌注/静注	
抗葡萄球菌的青霉素		
苯唑西林(oxacillin)	静滴1～2 g,q4h～q6h	
氟氯西林(flucloxacillin)	口服:250～500mg,每日4次 注射剂:250～500mg,每6小时肌注1次;或250mg～1g,每6小时静注1次 最大剂量:8g/d	
氯唑西林(cloxacillin)	口服:250～500mg,每日4次 注射剂:250mg,每4～6小时肌注1次。或500mg～1g,每4～6小时静注1次 最大剂量:8～12g/d	
奈夫西林(nafcillin)	250mg～2g,每4～6小时肌注/静注1次	
双氯西林(dicloxacillin)	125～500mg,每日4次	
抗铜绿假单胞菌青霉素(联合或不联合β-内酰胺酶抑制剂)		
哌拉西林(piperacillin)	静滴2～4g,q6h。重者10～24g/d	
哌拉西林/他唑巴坦(piperacillin/tazobactam)	2.25～4.5g,每6～8小时肌注/静注1次	
替卡西林(ticarcillin)	3g,每4～6小时静注1次 最大剂量:24g/日	
替卡西林/克拉维酸(ticarcillin/clavulanate)	1.6～3.2g,每6～8小时静注1次	

性，但活性弱于第一代。对β-内酰胺酶较第一代稳定。临床上主要用于治疗各种革兰阴性杆菌感染，同时对革兰阳性菌感染也具一定疗效。

第三代头孢菌素对β-内酰胺酶更稳定，抗菌谱更广，对绝大多数革兰阴性菌有强大杀菌作用，包括对铜绿假单胞菌、沙雷菌和脆弱拟杆菌均有一定活性。穿透脑脊液的活力增高，已成为治疗细菌性脑膜炎的重要药物，但对革兰阳性菌的活性不如第一代，对肠球菌仍无效。

第四代头孢菌素的抗菌谱广，对金葡菌等革兰阳性球菌活性较第三代增强，与第二代头孢相似。对革兰阴性菌的作用与第三代头孢相当或更强。对广谱β-内酰胺酶（AmpC 酶）稳定，与酶的亲和力更低，对细菌细胞膜的穿透力更强。

药代动力学：头孢菌素在血清和组织中有较高浓度，但只有头孢呋辛和大多数第三代头孢菌素能透过血脑屏障，在脑脊液中达到适当浓度。在前列腺内的浓度并不高，治疗前列腺炎时需经静脉给予较大剂量。大多数头孢菌素由肾分泌，用丙磺舒可增加血清水平。头孢哌酮和头孢曲松主要由肝代谢，在胆管和胃肠道内可达到很高水平，不必因为肾病而显著调整药物剂量。

不良反应：头孢菌素的不良反应与青霉素类相似。与青霉素过敏有6%～9%的交叉反应。少数患者在应用某些头孢菌素（头孢羟唑，头孢替坦、头孢哌酮或拉氧头孢）后可出现凝血功能障碍，注射维生素 K 可以纠正。有些饮酒者在用药后 72 小时内出现头痛、恶心、呕吐、面红、呼吸困难、低血压等“戒酒硫样反应”（disulfiram reaction）。术后有出血倾向或正在接受抗凝治疗者慎用这些药物。

第 1～4 代头孢菌素的抗菌活性比较见表 3-53。常用头孢菌素的剂量见表 3-54。

表 3-53　头孢菌素类抗生素的体外抗菌活性

	革兰阳性菌	革兰阴性菌
第一代	++++	+
第二代	+++	++
第三代	+	+++
第四代	++	++++ *

*：超过半数的第四代头孢菌素显示对铜绿假单胞菌有良好抗菌活性

表 3-54 常用头孢菌素的剂量

头孢菌素类(cephalosporins)		
药 物	用法和用量	用药须知
第一代头孢菌素类		
头孢氨苄(先锋Ⅳ)(cefalexin)	1～2g/d,分3～4次口服	• 禁用于对头孢菌素类有过敏史及有青霉素过敏性休克史的患者 • 有用药过敏史的患者应慎用 • 中度以上肾功能不全患者应根据肾功能适当调整剂量 • 氨基糖苷类和第一代头孢菌素注射剂合用可能加重前者的肾毒性,应注意监测肾功能
头孢拉定(先锋Ⅵ)(cefradine)	1～4g/d,分3～4次口服,静脉/肌注	
头孢羟氨苄(cefadroxil)	1～4g/d,分2～3次口服	
头孢唑啉(先锋Ⅴ)(cefazolin)	1～2克/次,q6～8h,肌注或静滴	
第二代头孢菌素类		
头孢丙烯(cefprozil)	500mg,每日2次	
头孢呋辛(cefuroxime) (西力欣 zinacef)	0.75～1.5克/次,q8h,肌注或静滴	
头孢克洛(cefaclor) (希刻劳 ceclor)	250～500mg,每日3次;或750mg,每日2次。最大剂量:4g/d	
头孢美唑(cefmetazole)	1～2g/d,分2次静注或静滴。严重感染可增加剂量至4g/d	
头孢孟多(cefamandole)	500mg～2g,每4～8小时静脉注射1次	
头孢米诺(cefminox)	1g,每12小时静脉注射1次	
头孢尼西(cefonicid)	0.5～2克/次,每日1次,肌注、静注或静滴	
头孢替安(cefotiam)	200～400mg,每日3次口服 最大剂量:1200mg/d 或500mg～1g,每6～12小时肌注或静滴1次	
头孢西丁(cefoxitin)	1～2g,每8小时静脉/肌注1次 最大剂量:12g/d	

续　表

第三代头孢菌素类(cephalosporins)		
药 物	用法和用量	用药须知
头孢泊肟酯(cefpodoxime proxetil)	200mg,每日2次	• 禁用于对头孢菌素类有过敏史及有青霉素过敏性休克史的患者 • 有用药过敏史的患者应慎用 • 中度以上肾功能不全患者应根据肾功能适当调整剂量 • 中度以上肝功能减退时,头孢哌酮、头孢曲松可能需要调整剂量 • 头孢哌酮可导致低凝血酶原血症或出血,合用维生素 K 可预防出血;本药亦可引起戒酒硫样反应。用药期间及治疗结束后72小时内应避免摄入含酒精饮料
头孢布烯(ceftibuten)(先力腾 cedax)	400mg/d,1次或分2次口服	
头孢地尼(cefdinir)	100mg,每日3次;或300mg,每日2次	
头孢克肟(cefixime)(世福素 cefspan)	200～400mg/d,1次或分2次口服	
头孢哌酮(cefoperazone)(先锋必 cefobid)	成人1～2克/次,2～4g/d,严重感染,2～4克/次,6～8g/d,肌注或静滴	
头孢曲松(ceftriaxone)(菌必治 rocephin)	1～2克/次,q12～24h,肌注或静滴	
头孢噻肟(cefotaxime)(凯福隆 claforan)	1～2克/次,q4～8h,重者2～4克/次	
头孢他啶(ceftazidime)(复达欣,凯复定 fortum)	1～2克/次,q6～12h,肌注或静滴	
头孢他美酯(cefetamet pivoxil)	500mg,每日2次	
头孢妥伦酯(cefditoren pivoxil)	100～200mg,每日3次	
头孢唑肟(ceftizoxime)(益保世灵 epocelin)	500mg～1g,每8～12小时静注/肌注1次 最大剂量:4g/d	
第四代头孢菌素类		
头孢吡肟(cefepime)(马斯平 maxipime)	1～2克/次,q12h,重者2～4克/次	
头孢匹罗(cefpirome)(头孢吡隆 cefrom)	1～2g,每12小时静注1次	
头孢克定(cefclidin)	1g,每12小时静注1次	
头孢菌素/β-内酰胺酶抑制剂		
头孢哌酮/舒巴坦	1～2g,每12小时静注/肌注1次	
氧头孢烯类		
拉氧头孢钠(latamoxef)	0.5～1克/次,q12h,肌注或静滴	
氟氧头孢	0.5～1克/次,q12h,重者2克/次	

3．其他β-内酰胺类（表3-55）

表3-55 其他β-内酰胺类抗生素的剂量

药 物	用法和用量	用药须知
碳青霉烯类（carbapenems）		• 不宜用于治疗轻症感染，更不可作为预防用药 • 本类药物所致的严重中枢神经系统反应多发生在原有癫痫史等中枢神经系统疾患及肾功能减退患者未减量用药者，因此原有癫痫等中枢神经系统疾病患者避免应用。 • 肾功能不全者及老年患者应用本类药物时应根据肾功能减退程度减量用药
美洛培南（meropenem）	成人0.5～1g，儿童10～20mg/kg，q6～8h，静滴	
帕尼培南（panipenem）	成人0.5～1g，儿童10～20mg/kg，q6～8h，静滴	
亚胺培南/西司他丁（lmipenem/Cilastatin）	250mg，每6小时静注1次；或500mg，每6～8小时静注1次 最大剂量：50mg/(kg·d)，或4g/d，选择二者中较低的剂量	
厄他培南（ertapenem）	1g，每日1次静脉/肌内注射	
比阿培南（bIPM）	0.3g，每日2次静脉滴注	
单酰胺环类		
氨曲南（aztreonam）	3～4g/d，分2～3次，重者2克/次，静脉给药	• 可能出现过敏反应、胃肠道反应、抗生素相关腹泻/肠炎、念珠菌感染 • 极少数患者可能出现血液异常。偶有肝肾损害的报道 • 对青霉素、头孢菌素或其他β-内酰胺类过敏者、肾损害者慎用

4．β-内酰胺酶抑制剂及其复方制剂　β-内酰胺酶抑制剂是一类新的β-内酰胺类药物，目前临床应用的有克拉维酸（clavulanic acid，棒酸）、舒巴坦（sulbactam）和他唑巴坦（tazobactam，三唑巴坦）。它们可抑制β-内酰胺酶活性，使β-内酰胺类抗生素免受水解或少受水解，因而使青霉素类、头孢菌素类的最低抑菌浓度（MIC）明显下降，药物可增效几倍至几十倍，并可使产酶菌株对药物恢复敏感。其本身的抗菌活性均很微弱，或无抗菌活性，但具有满意的酶抑制作用。三种酶抑制剂的比较见表3-56。

表 3-56 三种酶抑制剂的比较

	抑酶谱	抑酶强度	稳定性	诱导酶的产生作用
他唑巴坦	+++	++++	++++	+
克拉维酸	++	+++	++	++++
舒巴坦	+++	++	+++	++

注：高 ++++；+++；中等 ++；低 +

从表 3-56 中可看出，他唑巴坦的抑酶强度、抑酶谱、对酶的稳定性都强于克拉维酸和舒巴坦，诱导细菌产酶的作用明显低于克拉维酸、舒巴坦，他唑巴坦是目前最好的 β-内酰胺酶抑制剂；克拉维酸的抑酶强度大于舒巴坦，但抑酶谱和稳定性不如舒巴坦，且比舒巴坦易诱导产酶。

β-内酰胺酶抑制剂的临床应用有两种方式：一种是采用单一药物（如舒巴坦），由医师选一种 β-内酰胺类抗生素与其联合应用。另一种是制成固定比例的复方制剂（表 3-57）。

5. 喹诺酮类药物　见表 3-58。

6. 大环内酯类　见表 3-59。

表 3-57 β-内酰胺酶抑制剂及其复方制剂

药　物	组　成	用法和用量用药须知
安灭菌 (augmentin)	阿莫西林-克拉维酸	口服，成人每次 375 ~ 750mg，每日 3 ~ 4 次；静脉滴注，每次 1.2g，每日 2 ~ 3 次
替门汀 (timentin)	每瓶含替卡西林 3g，克拉维酸 100mg 或 200mg	成人每 4 ~ 8h，3.1g 静脉给药
优立新 (unasyn)	每瓶粉剂含氨苄西林 1g，舒巴坦 0.5g	成人剂量为 1.5 ~ 12g/d（舒巴坦最高剂量不超过 4g/d），分 2 ~ 3 次肌内或静脉注射，肌注不超过 6g/d，儿童或婴幼儿每日 150mg/kg，分次给药
舒他西林 (sultamicillin)	舒巴坦双酯的甲苯磺酸盐与氨苄西林的联合制剂	每次 375mg，一日 2 ~ 4 次，在食前 1 小时或食后 2 小时服用
舒普深（sulperazon）	头孢哌酮-舒巴坦联合制剂	每日 4 ~ 6g，分 2 ~ 3 次静滴
他唑新 (特治星、凯伦、联邦他唑仙)	有两种规格：2.25 克/支（含哌拉西林 2.0g，他唑巴坦 0.25g）和 4.5 克/支（含哌拉西林 4.0g，他唑巴坦 0.5g）	成人常用剂量为 4.5g，每 6 ~ 12 小时 1 次静脉给药

表 3-58 喹诺酮类药物剂量

喹诺酮类(quinolones)		
药 物	用法和用量	用药须知
氟罗沙星(fleroxacin,多氟哌酸)	200~400mg,每日1次,静滴	• 用药期间避免长时间日光照射 • 18岁以下未成年患者,妊娠期及哺乳期患者避免使用 • 避免与制酸剂和含钙、铝、镁等金属离子的药物同时服用 • 偶可引起抽搐、癫痫、神志改变、视力损害等严重中枢神经系统不良反应,在肾功能减退或有中枢神经系统基础疾病的患者中易发生,因此不宜用于有癫痫或其他中枢神经系统疾病的患者。肾功能减退患者需根据肾功能减退程度减量用药 • 本类药物可能引起皮肤光敏反应、关节病变、肌腱断裂等,并偶可引起心电图 QT 间期延长,用药期间应注意观察
环丙沙星(ciprofloxacin)	口服:500~750mg,每日2次 静注:200~400mg,每日2次	
吉米沙星(gemifloxacin)	320mg,每日1次	
加替沙星(gatifloxacin)	200毫克/次,每日2次稀释后缓慢静滴	
莫西沙星(moxifloxacin)	400mg,每日1次;口服或静注	
帕珠沙星(pazufloxacin)	300毫克/次,每日2次,静滴	
氧氟沙星(ofloxacin)	口服:400mg,每日2次 静注:200~400mg,每12小时1次	
左旋氧氟沙星(levofloxacin)	500mg,每日1次,口服或静滴	

表 3-59 大环内酯类药物剂量

大环内酯类(Macrolides)		
药 物	用法和用量	用药须知
地红霉素(dirithromycin)	500mg,每天1次	• 进餐时服药可减少胃部不适 • 红霉素及克拉霉素禁止与特非那丁合用,以免引起心脏不良反应 • 肝功能损害患者需适当减量,并定期复查肝功能 • 肝病患者和妊娠期患者不宜应用红霉素酯化物 • 妊娠患者慎用克拉霉素,哺乳期患者用药期间应暂停哺乳
红霉素(eryhromycin)	500mg~1g,静脉/口服,每天4次 最大剂量:4g/d	
琥乙红霉素(eryhromycin ethylsuccinate)	250~500mg,每天2次。或500mg,每12h 静脉注射1次	
吉他霉素(kitasamycin)	250~500mg,每天4次。或200mg,每12h 静脉注射1次	
交沙霉素(josamycin)	800~1200mg/d,分3~4次口服	
螺旋霉素(spiramycin)	3万 U,每天2次;或500mg,每天4次	
麦迪霉素(midecamycin)	600~1200mg/d,分3~4次口服	
新一代大环内酯类		
阿奇霉素(azithromycin)	500mg,每日1次静注或口服	
克拉霉素(clarithromycin)	普通剂型:250~500mg,每日2次 缓释剂型:500~1000mg,每日1次 注射剂:500mg,每12小时静注1次	
罗红霉素(roxithromycin)	150mg,每日2次;或300mg,每日1次	

7．氨基糖苷类　见表3-60。

表3-60　氨基糖苷类药物剂量

<table>
<tr><th>药　物</th><th>用法和用量</th><th>用药须知</th></tr>
<tr><td>阿米卡星
(amikacin)</td><td>15mg/(kg·d)，分8、12或24小时1次，肌内/静脉注射
最大剂量：1.5g/d</td><td rowspan="7">• 可能出现肾毒性、耳毒性和神经肌肉阻滞作用，用药期间应监测肾功能，严密观察患者听力及前庭功能以及神经肌肉阻滞症状。一旦出现上述不良反应先兆时，须及时停药
• 对社区获得性肺炎的主要病原菌（肺炎链球菌、溶血性链球菌）抗菌作用差，又有明显的耳、肾毒性，因此，对门诊治疗患者不宜选用本类药物
• 肾功能减退者需根据其肾功能减退程度减量给药，并进行血药浓度监测，调整给药方案
• 新生儿、婴幼儿、老年患者应尽量避免使用本类药物。临床有明确指征需应用时，应进行血药浓度监测，根据监测结果调整给药方案
• 妊娠期患者避免使用。哺乳期患者用药期间应停止哺乳
• 本类药物不宜与其他肾毒性、耳毒性药物、神经肌肉阻滞剂或强利尿剂同用。与注射用第一代头孢菌素类合用时可能增加肾毒性</td></tr>
<tr><td>卡那霉素
(kanamycin)</td><td>15mg/(kg·d)，分每12小时肌内/静脉注射1次。最大剂量：1.5g/d</td></tr>
<tr><td>奈替米星
(netimicin)</td><td>4~6mg/(kg·d)，分8、12或24小时1次，静脉/肌内注射</td></tr>
<tr><td>庆大霉素
(gentamicin)</td><td>3~5mg/(kg·d)，分次每8小时肌内/静脉注射1次。或5mg/kg，每24小时静脉注射1次
最大剂量：5mg/(kg·d)</td></tr>
<tr><td>妥布霉素
(tobramycin)</td><td>3~5mg/(kg·d)，分次每8小时肌内/静脉注射1次。或5mg/kg，每24小时静脉注射1次
最大剂量：5mg/(kg·d)</td></tr>
<tr><td>小诺米星
(micronomicin)</td><td>120~240mg/d，分次每8或12小时肌内/静脉注射1次</td></tr>
<tr><td>异帕米星
(isepamicin)</td><td>较轻感染每日8mg/kg，较重感染每日15mg/kg，分1~2次肌注/静滴</td></tr>
</table>

8．其他类药物　见表3-61。

表3-61 其他类药物剂量

药　物	用法和用量	用药须知
林可霉素类(licomycins)		
林可霉素(lincomycin,也称洁霉素)	口服:1.5～2.0g/d,分3～4次口服 静滴:1.2～2.4g/d,分2～3次给药	• 应注意假膜性肠炎的发生,如有可疑应及时停药 • 有神经肌肉阻滞作用,应避免与其他神经肌肉阻滞剂合用 • 有前列腺增生的老年男性患者使用剂量较大时,偶可出现尿潴留 • 不推荐用于新生儿 • 妊娠期患者慎用。哺乳期患者用药期间应暂停哺乳 • 肝功能损害患者宜减量应用
克林霉素(clindamycin,即氯洁霉素)	口服:600mg～1.8g/d,分3～4次口服 静滴:0.6～1.2g/d,严重感染:1.2～2.7g/d,分2～4次给药 最大剂量:4.8g/d	
四环素类(tetracyclines)		
多西环素(doxycycline)	200mg/d,1次或分2次口服;或100mg,每12小时静注1次	• 可能出现胃肠道反应、抗生素相关腹泻肠炎、吞咽困难。服药时饮水不足可能引起食管溃疡、变态反应、念珠菌感染。极少数患者可能出现肾功能不全、肝毒性、血液异常、颅压改变伴有头痛和视力异常 • 用药期间应避免长时间日光照射 • 哺乳期患者应避免应用或用药期间暂停哺乳 • ≤8岁儿童和孕妇,系统性红斑狼疮患者禁用 • 肝、肾损害者慎用
米诺环素(minocin)	首剂200mg口服,以后100mg,每日1～2次	• 不良反应与多西环素相仿
四环素	1～2g/d,分4次口服	
氯霉素类		
氯霉素琥珀酸钠	每次0.5g,加入液体中静滴,每天2次	

续　表

糖肽类抗生素		
药　物	用法和用量	用药须知
万古霉素（vancomycin，vancocin）	成人静滴每日1～2g，儿童每日20～40mg/kg，分2～3次给药。缓慢滴入，即每分钟万古霉素给药不超过15mg	• 可能出现"红人综合征"（表现为面部、肩和颈部皮肤发红，部分患者可出现全身不适和休克状态），通常与注射过快相关 • 可能出现变态反应、血液异常、肾功能异常（肾毒性尤其见于大剂量使用或预先存在危险因素者）、耳毒性（更常见于血药浓度高或肾损害者，可能为不可逆，耳鸣通常先于听力丧失出现，可作为停药的指征） • 有听力损害病史的患者，肾功能损害和老年人慎用 • 监测血药浓度有利于避免肾脏、耳毒性。建议治疗期间监测听力和血细胞计数
去甲万古霉素（norvancomycin，demethylvancomycin）	每日1.6g，分2～4次缓慢静滴	• 主要不良反应与万古霉素相仿，尤应注意监测肾毒性和耳毒性
替考拉宁（teicoplanin，壁霉素）	首剂400mg，静脉/肌内注射；以后200mg，每24小时静注/肌注1次	• 可能出现发热、寒战、皮疹、紫癜，有报道出现偶发的变态反应和支气管痉挛。胃肠道反应、中枢神经系统反应（如头晕、头痛）、血液异常、肝损害、肾损害、耳毒性 • 肾功能不全者慎用，如需使用，应延长给药间隔时间，并注意监测肾功能、听力 • 建议定期监测血细胞计数和肝功能

续 表

其他抗菌药物		
药 物	用法和用量	用药须知
利奈唑胺(烷)(linezolid)	600mg,每12小时1次口服或静滴	• 可能出现胃肠道反应、金属味、便秘、抗生素相关腹泻/肠炎,中枢神经系统反应(如头痛、失眠、头晕)、肝功能异常、血液异常(包括白细胞减少、贫血、血小板减少在内的可逆性骨髓抑制)、念珠菌感染 • 骨髓抑制、严重肾功能不全者慎用 • 建议每周监测血常规
磷霉素(fosfomycin)	每日2～4g,分次每6～12小时静滴	• 可能出现胃肠道反应、口腔炎、皮肤变态反应、中枢神经系统反应(如头痛、视力异常、头晕)。极少数患者可能出现肝、肾功能异常,有报道出现血液异常 • 肾功能减退和老年患者应根据肾功能减退程度减量应用 • 每克磷霉素钠盐含0.32g钠,心功能不全、高血压病及需要控制钠盐入量的患者需加以注意 • 静脉用药时,应将每4g磷霉素溶于至少250ml液体中,滴注速度不宜过快,以减少静脉炎的发生
硝基咪唑类		
甲硝唑(metronidazole,灭滴灵)	口服400～500mg,每日3～4次。500mg,每8小时1次静滴 最大剂量:4g/d	• 妊娠早期应避免应用。哺乳期患者用药期间应停止哺乳 • 可能引起粒细胞减少及周围神经炎,神经系统基础疾患及血液病患者慎用 • 用药期间禁止饮酒及含酒精饮料 • 肝病患者应减量应用
替硝唑(tinidazole)	400～800mg,每日2次静滴;口服首次2g,以后0.5～1g,每日2次	

9. 常用抗真菌药物 总结见表3-62。

表 3-62 常用抗真菌药物的临床应用

药物名称	类别	抗真菌谱	剂量和用法	注意事项
两性霉素 B	多烯类	广谱，对曲菌（除土曲菌外）、念珠菌、隐球菌、组织胞浆菌有较强抗菌作用	静脉给药0.5～1mg/kg	严重的肾毒性，需严密监测肾功能和血钾，肾功下降时需减量
两性霉素 B 脂质体	多烯类（脂质体技术制备）	抗真菌谱同上	起始剂量：每天1mg/kg；经验性治疗：每天3mg/kg，确诊治疗每天3～5mg/kg，静脉输注时间>1小时	肾毒性较两性霉素 B 显著减低
氟康唑	三唑类	主要对念珠菌（光滑和克柔念珠菌除外）、新生隐球菌有效，对曲菌无效	200～400mg，预防：50～400mg/d，疗程不超过2～3周	主要不良反应是胃肠道反应，需监测肝功能
伊曲康唑	三唑类	对曲菌、念珠菌、隐球菌属和组织胞浆菌等有效，对毛霉菌无效，对镰刀霉菌活性低	第1～2d，200mg，2次/日 VD > 1h；第3～14d，200mg，1次/日 VD > 1h，此后序贯治疗用口服	长期用药需监测肝功
伏立康唑	三唑类	对念珠菌、新生隐球菌、曲菌属、镰刀霉菌属和荚膜组织胞浆菌等有效，对接合菌无效	负荷剂量：6mg/kg，每12h 1次，连用2次，VD 在1～2h内输完，输液浓度 < 5g/L；维持剂量：4mg/ kg，每12小时1次，不耐受者减为3mg/kg，每12小时1次	中重度肾功不全者不得经静脉给药；30% 发生一过性视觉障碍
泊沙康唑	新型三唑类	对念珠菌、新型隐球菌、曲菌、毛孢子菌、接合菌、组织胞浆菌、镰刀霉等具有较好的抗真菌活性，但对光滑念珠菌、克柔念珠菌疗效较差	推荐剂量为每日2次，每次400mg，或每日4次，每次200mg。疗程依据患者基础疾病的严重程度及患者免疫抑制状态的恢复、临床疗效等决定	常见不良反应是轻度到中度的恶心、呕吐或腹泻。接受环孢素、他克莫司、西罗莫司等免疫抑制药物者需监测免疫抑制药的血药浓度
卡泊芬净	棘白菌素类	对曲菌属和念珠菌属有效，对新生隐球菌、镰刀霉菌属，毛霉菌等无效	第1天，70mg/d，之后50mg/d，VD 不少于1h，疗程依病情而定	严重肝功受损者禁用

续 表

药物名称	类别	抗真菌谱	剂量和用法	注意事项
米卡芬净	棘白菌素类	对多种念珠菌、曲菌及肺孢子菌均有较强杀灭作用，对唑类耐药的念珠菌，如白念、光滑、克柔念珠菌仍有效。但不能抑制新型隐球菌、毛孢子菌属和接合菌	侵袭性曲菌病：75mg/d（如体重低于40kg 则为1.5mg/(kg·d)；白色念珠菌病：50mg/d（如体重低于40kg则为1mg/kg·d）；非白色念珠菌病：100mg/d（如体重低于40kg 则为2mg/kg·d）。预防造血干细胞移植患者的念珠菌感染的推荐剂量50mg/d 给药途径：静脉给药	严重肝功受损者禁用
安尼芬净	棘白菌素类	对几乎所有念珠菌（包括耐氟康唑菌株）均具有强大的杀菌活性，对曲菌则表现为抑菌活性，相比较而言，安尼芬净对烟曲菌、土曲菌以及黑曲菌的抑菌活性更强，而对黄曲菌的抑菌活性则较弱，对新生隐球菌以及毛霉、根霉和犁头霉等接合菌无活性	对于念珠菌血症、腹腔念珠菌脓肿或念珠菌腹膜炎，推荐剂量为首剂200mg 静脉滴注，以后100mg/d 静脉滴注维持，疗程应持续至末次阳性血培养后14d。对于食管念珠菌，推荐剂量为首剂100mg 静脉滴注，然后以50mg/d 静脉滴注维持，疗程取决于临床反应，通常需要达到或超过14d，或持续至症状消失后7d	在肝、肾功能不全者体内无蓄积，不需要调整剂量

（俞森洋）

第十六节　肾上腺皮质激素在呼吸系统疾病中的应用

【糖皮质激素的分类】 糖皮质激素（glucocorticoids，GCS）根据给药方式的不同，**可分为全身用 GCS 和吸入用 GCS**，全身用 GCS 根据作用时间长短分为短效、中效和长效 3 类。包括可的松（cortisone）、氢化可的松（hydrocortisone）、泼尼松（prednisone，强的松）、泼尼松龙（prednisolone，强的松龙）、甲泼尼松龙（methylprednisolone，甲强龙）、曲安西龙（triamcinolone，去炎松）、地塞米松（dexamethasone，氟美松）

与倍他米松（betamethasone）。他们的药效学和药动学特征见表3-63。

吸入用GCS包括：二丙酸倍氯米松（beclomethason, dipropionate, BDP）、布地奈德（budesonide, BUD）、丙酸氟替卡松（fluticasone propionate, FP）、曲安奈德（triamcinolone acetonide, TAA）、氟尼缩松（flunisolide, FNS）。为了最大限度发挥吸入GCS对气道和肺的治疗作用，降低全身不良反应，可通过增加GCS的脂溶性而达到。它们的药效学和药动学特征见表3-64。其主要作用有抗炎、抗过敏、解痉和免疫抑制等作用。

表3-63 全身用GCS特征

类别	GCS	对GCR亲和力*	水盐代谢	抗炎作用	等效剂量(mg)	清除率#(L/min)	分布容积#(L/kg)	血浆半衰期#(h)	生物半衰期#(h)	口服生物利用度%	一次口服常用量(mg)
短效	氢化可的松	1	1.0	1.0	20	0.4	1	1.9	8~12	60	10~20
	可的松	0.01	0.8	0.8	25				8~12		12.5~25
中效	泼尼松	0.05	0.6	3.5	5				12~36		2.5~10
	泼尼松龙	2.2	0.6	4.0	5	0.2	0.8	3.3	12~36	84	2.5~10
	甲泼尼龙	11.9	0.55	5.0	4	0.4	1.3	2.6	12~36	90	2.0~8
	曲安西龙	1.9	0	5.0	4				12~36		2.0~8
长效	地塞米松	7.1	0	30	0.75	0.2	0.5	4.4	36~72	65	0.75~1.5
	倍他米松	5.4	0	25~35	0.60				36~72		0.6~1.2

*胎儿肺细胞；#为静注后测定的药动学数据

表3-64 吸入用GCS特征

GCS	水溶性(μg/ml)	GCR亲和力*	GC-GCR复合物$T_{1/2}$(h)	人皮肤苍白试验*	清除率(L/min)#	分布容积#(L/kg)	半衰期#(h)	口服生物利用度(%)	成人吸入量##(mg/d)	儿童吸入量##(mg/d)
丙酸氟替卡松	0.04	18.0	10.5	1200	0.9	3.5	3.1	<1	0.4~0.6	0.05~0.2
二丙酸倍氯米松	0.01	0.4/13.5+	7.5++	600/450+				<20	0.4~2.0	0.1~0.4
布地奈德	14	9.4	5.1	980	1.4	4.3	2.8	11.0	0.4~2.0	0.1~0.4
曲安奈德	40	3.6	3.9	330	0.8	1.4	1.5	22.5	0.2~0.8	0.1~0.4
氟尼缩松	100	1.8	3.5	330	1.0	1.8	1.6	21	0.2~0.6	0.15~0.2

*以地塞米松为1；#为iv后测得的药动学数据；+数据为二丙酸倍氯米松（BDP）/BDP在肺的活性代谢物17α-丙酸倍氯米松（BMP）的强度；++数据为BMP与GCR复合物的$T_{1/2}$；##指MDI（metered dose inhaler，定量吸入气雾剂）的剂量；若采用Turbohaler，药物的肺沉着量为MDI的2倍，故剂量亦可减半。

【临床应用】

1．支气管哮喘、类固醇抵抗型哮喘　见第三章第三节雾化吸入治疗、第十三节平喘药物和第五章第二节支气管哮喘。

2．慢性阻塞性肺疾病（COPD）　见第五章第一节慢性阻塞性肺疾病（COPD）。GCS 用于 COPD 的治疗效果尚不一致。一般只有 10% ~15% 的患者治疗有效，而且还不能在治疗前预计其是否有效。鉴于 GCS 的副作用，**COPD 患者在应用时应采取谨慎态度。一般认为，COPD 伴有气道高反应性、喘息、痰涂片或血中有嗜酸性粒细胞增高时，应用 GCS 治疗可能有效。**稳定期 COPD 可采取吸入 GCS 治疗。COPD 急性恶化患者，可静注甲泼尼龙 0.5mg/kg，q6h，连用 3 天或临床症状明确改善后减药，改口服维持量。

3．结核病　GCS 可使结核杆菌活跃、繁殖，导致播散，故结核病治疗一般不用 GCS，但遇下列情况，在加强抗结核化疗基础上可加用 GCS：①结核性渗出性胸膜炎、心包炎：一般不常规应用 GCS，仅在诊断明确，有大量胸腔积液且中毒症状严重患者，在有力抗结核和胸腔抽液的同时，局部应用 GCS 治疗可以缩短渗出液贮留时间及防止胸膜、心包的粘连；②危重结核病：有严重中毒症状时，如急性血行播散性结核病、结核性脑膜炎等，为减轻症状、减少并发症发生率和改善预后，在强有力抗结核基础上短期应用 GCS。**结核病应用 GCS 治疗，对急症可用氢化可的松 100mg/d，静滴，一般可用泼尼松 30mg/d，疗程不超过 8 周，应用足量、有效抗结核药物同时短期口服** GCS。

4．肺结节病（参见第八章第十九节结节病）　**无症状，肺功能正常，无活动的结节病可暂不用 GCS。因为许多患者在 2 年内将完全自行消失。如病变活动（如血清 ACE 和溶菌酶活性增高）、患者发展为肺功能减退和（或）胸实质性损害、或肺结节病伴有全身其他脏器病变（如眼结节病、心肌结节病及中枢神经受累）可应用 GCS 治疗。**GCS 治疗方法：常用泼尼松 30 ~40mg/d，重者 50 ~60mg/d，早晨 1 次给药，用药 1 ~3 个月后，每 1 ~2 个月递减 5mg，维持量为 10 ~15mg/d，疗程根据病情活动性而定，如病情好转，GCS 逐渐减量到最小，一般疗程 1 ~2 年。近年来有人应用 GCS 和左旋咪唑或硫唑嘌呤合用，可减少激素用量。也有吸入 GCS 治疗。

5．闭塞性细支气管炎伴机化性肺炎（BOOP）（参见第八章第七节）BOOP 应用 GCS 治疗，可使 65% ~85% 患者的肺部病变完全吸收。一般用泼尼松 1mg/（kg · d）或 30 ~60mg/d，用药后大多数在 7 ~10 天内症状及胸部 X 线病变有改善，1 ~3 个月后逐渐减量至 10 ~20mg/d，治疗至少 1 年，停药过早可复发。在治疗中要注意继发性肺部感染，特别是真菌感染。

6. 变应性支气管肺曲菌病（ABPA）（参见第五章第三节） ABPA是烟曲菌寄生于支气管腔内引起的变态反应综合征。主要临床表现为哮喘和肺部游走性阴影。**目前首选 GCS 治疗。一般泼尼松 0.5mg/(kg·d)，2 周后剂量减半，或改为隔日给药，3 个月后再逐渐减量，3 个月内至停药。**需根据病情考虑联合应用抗真菌药物治。

7. 特发性肺纤维化（IPF）(参见第八章第二节） IPF 病因目前不清楚，诊断困难，预后差。GCS 治疗后 40% ~50% 患者呼吸困难改善，15% ~20% 患者肺浸润减少、肺功能改善。常用泼尼松或泼尼松龙 0.5 ~1.5mg/(kg·d)（<100mg/d），分 2 ~3 次口服，治疗 1 ~2 个月后有效，可逐渐减少剂量，每周减量 1 ~2mg，维持量为 0.5mg/(kg·d)，如病情稳定或改善，则维持量减为 0.25mg/(kg·d)，治疗 6 ~18 个月。可合用环磷酰胺，对某些患者疗效高于单用 GCS，对 GCS 无反应者可用其他细胞毒性药物治疗。

8. 外源性变应性肺泡炎（参见第八章第九节） 外源性变应性肺泡炎是反复吸入有机粉尘引起的，包括农民肺、养鸟肺等。**治疗关键是脱离有机粉尘环境，不让患者再接触变应原。**治疗可口服泼尼松 30 ~40mg/d，10 ~14d 患者病情缓解后剂量逐渐减少，最后停用，一般不超过 4 ~8 周。**GCS 对急性发作的症状与肺功能有改善作用，但对肺已明显纤维化及蜂窝肺者无效。**

9. 慢性嗜酸性粒细胞性肺炎（参见第八章第八节） 慢性嗜酸性粒细胞性肺炎为原因不明的持续性肺嗜酸性粒细胞浸润与周围血嗜酸性粒细胞增多。**对 GCS 治疗敏感，**常用泼尼松 40 ~60mg/d，可在数天内改善症状和 X 线胸片表现，2 ~4 周后可见肺部病变吸收或消失，逐渐减量，但易复发，疗程一般在 1 年以上。

10. 急救时应用 如脓毒血症休克、药物过敏反应等。

【GCS 不良反应】

1. 类肾上腺皮质功能亢进综合征 长期使用可引起此综合征，表现为满月脸、水牛背、向心性肥胖、皮肤变薄、痤疮、多毛、水肿、**低血钾、高血压、糖尿病等。**

2. 诱发或加重感染 GCS 抑制免疫及对吞噬细胞动力状态和功能的影响，**可诱发感染或使体内潜在感染病灶扩散。**

3. 代谢紊乱 **增高血糖、**高血脂、水钠潴留、低血钾、多毛症、肝脂肪浸润、高渗性非酮症昏迷。

4. 消化系统　**可引起消化性溃疡**、肠穿孔、急性胰腺炎。

5. 肌肉骨骼系统　大剂量长期全身应用GCS可引起急性和慢性肌病、横纹肌溶解、肌酸激酶增高。表现为肌无力，还**可引起骨质疏松，自发性骨折，股骨头及其他骨的无菌性坏死。**

6. 内分泌系统　可引起下丘脑-垂体-肾上腺（HPA）轴抑制，儿童生长迟缓，继发性闭经。

7. 心血管系统　可引起高血压、心律失常等。

8. 中枢神经系统　可引起情绪波动，精神错乱、惊厥、颅压增高。

9. 撤停综合征　长期应用GCS后突然停药时，患者出现嗜睡、乏力、食欲不振、恶心、发热、关节痛、直立性低血压、低血糖、体重下降、皮肤脱屑等。

10. 局部不良反应　局部吸入GCS后，一般在常用剂量或推荐剂量时几乎不引起全身不良反应，但可产生局部不良反应，如声嘶、口腔念珠菌病。

11. 其他副作用　抑制成纤维细胞增生和肉芽组织形成，增加肌肉、皮肤中蛋白的分解，抑制伤口愈合使皮肤变薄，皮下组织萎陷，出现紫纹、紫癜、淤斑，皮肤容易挫伤。GCS还可引起青光眼、白内障，偶见过敏反应等。

【防治对策】

1. 权衡利弊，严格掌握适应证与禁忌证，如有糖尿病、消化性溃疡、高血压、精神病、癫痫、骨质疏松、明显感染者禁忌或慎用。

2. 合理使用，根据不同疾病选用不同剂型、给药剂量和疗程及给药途径，一旦病情稳定，要及时递减剂量。

3. 需长期全身用药者，可采用潴钠作用较轻的制剂。

4. 长期应用大剂量GCS者不可突然停药，遇到意外或需接受大手术治疗时，应及时补充GCS。

5. 注意监测继发感染和结核病播散的问题，一旦发生，积极治疗。

（俞森洋）

第十七节　机械通气时镇静剂、镇痛剂和肌松剂的应用

【应用镇静剂和镇痛剂目的】　①减轻焦虑紧张心情，减少躁动，使患者能耐受气管插管和机械通气，避免人-机对抗；②能减少呼吸窘迫和

内源性呼气末正压（auto-PEEP）的产生；③便于实施某些特殊的通气模式和通气策略，如反比通气、允许性高碳酸血症策略；④使患者容易耐受有创性检查，如中心静脉压测定或插入肺动脉导管等；⑤具有催眠及遗忘效应，可避免患者对治疗过程的痛苦记忆。

但过度镇静延长机械通气时间，产生认知残缺，妨碍了对患者状态重要变化的观察，以及增加医院获得性肺炎的发生率。应按照机械通气患者的病情和需要，适当使用镇静剂和镇痛剂、肌松剂，选用适当的制剂和剂量，从而达到所需的镇静和肌肉松弛水平。**现代机械通气的新观念，应该是让呼吸机去适应患者，而不是让患者去适应呼吸机，因此，不要一遇到人-机不协调，就用镇静镇痛剂、或肌松剂，而应查清原因，针对原因去处理。**

【常用镇静剂】 常用镇静剂有苯二氮䓬类（地西泮、氯羟去甲、咪达唑仑等），巴比妥类和普鲁泊福（异丙酚）。**这些药物具有抗焦虑和催眠作用，**可产生肌肉松弛和记忆缺失（遗忘当时情况），**但并没有镇痛作用，**其中许多也具有抗惊厥作用，而对心血管系统几乎没有抑制作用（咪达唑仑和普鲁泊福可以产生心血管抑制）。**值得关注的是这些药物的半衰期，**其中地西泮和长作用的巴比妥类有 1～3d 的半衰期。因为它们是脂溶性的，靠肝、肾代谢，**老人和危重病患者常可发生蓄积和作用延长，当考虑为患者撤机时需予以特别关注。**当准备为患者撤机时，劳拉西泮有较短的半衰期（6～15h），比应用地西泮更恰当。咪达唑仑的起效时间快，半衰期短（1h），可以更好地控制镇静的水平，但需要持续注射。普鲁泊福常被用作机械通气患者麻醉的快速诱导，特别适用于微创外科和其他有创性操作。它有一个非常快速的起效时间和短半衰期（<30min），但常引起低血压（偶有严重低血压）（表 3-65）。

表 3-65　在 ICU 常用的镇静剂

	地西泮（diazepam）	咪达唑仑（midazolam）	劳拉西泮（lorazepam）	氟哌啶醇（haloperidol）	普鲁泊福（propofol）
起效时间	2～5min	2～5min	5～20min	3～20min	1～2min
间歇应用的剂量	0.03～0.01mg/kg，每0.5～6h	0.02～0.08mg/kg，每0.5～2h	0.02～0.06mg/kg，每2～6h	0.03～0.15mg/kg，每0.5～6h	
连续注射剂量		0.04～0.20mg/（kg·h）	0.01～0.10mg/（kg·h）	0.04～0.15mg/（kg·h）	5～80μg/（kg·min）
价格	低	高	低	低	高
半量排出时间	20～70h	1～4h	10～20h		30～60min

【神经安定剂】 危重病患者常发生谵妄，其表现是对外部刺激作出恰当反应的能力减低，思维紊乱，躁动不安，语无伦次或答非所问，心理活动水平发生改变，意识水平降低，感知能力和定向力的改变。**镇痛剂和镇静剂常使谵妄的症状加重，**因为这些药物进一步降低感知能力。氟哌啶醇（haloperidol）是一种丁酰苯安定药，被用来治疗谵妄，但氟哌啶醇可引起心电图 Q-T 间期延长，和其他能延长 Q-T 间期的药物一起应用时应格外谨慎。

【常用镇痛剂】 镇痛剂可分为两类，即麻醉性或非麻醉性。麻醉性镇痛剂影响中枢神经系统和大肠，而非麻醉性镇痛剂影响周围疼痛感受器。**麻醉性镇痛剂除具有镇痛作用外，还具有镇静，使消化道平滑肌兴奋致便秘，使外周血管扩张，血压下降，脑血管扩张，颅压增高，并且有镇咳和呼吸抑制等作用。**非麻醉性镇痛剂不影响中枢神经系统，也不会引起呼吸抑制。在危重病机械通气患者，常选用静脉给予麻醉性镇痛剂。表 3-66 列出了 3 种最主要的制剂：吗啡、芬太尼和二氢吗啡。如果患者的心血管状况稳定，可优先选用吗啡。吗啡因可引起组胺释放而致一过性低血压。遇血流动力学不稳定时，可选用芬太尼，也可考虑应用二氢吗啡。麻醉性镇痛剂偶尔可引起肠梗阻，导致肠饲的不耐受和胰腺炎的加重。

表 3-66 ICU 中镇痛剂的应用

	吗啡 (morphine)	芬太尼 (fentanyl)	二氢吗啡 (hydromorphine)
起效时间	快	快	快
间歇应用的剂量	0.01～0.15mg/kg	0.35～1.5μg/kg	10～30μg /kg
持续应用的剂量	0.07～0.5mg/(kg·h)	0.7～1μg/(kg·h)	7～15μg/(kg·h)
药品费用	低	中等	中等

【常用肌松剂】 ICU 中应用肌松剂的主要指征见表 3-67。

表 3-67　危重症患者中应用肌松剂的指征

常用的指征

便于进行机械通气

颅压增高的某些患者

排除寒战

降低氧消耗

躁动或挣扎

便于操作或诊断性研究

不常用的指征

破伤风的支持治疗或抑制神经精神的恶性综合征

心血管功能不稳定的患者

有些必须安静卧床的患者（保护外科术后修复或血管装置）

肌松剂可分为两类：①非去极化制剂，药理作用是竞争性抑制乙酰胆碱；药物有潘库溴铵、维库溴铵、筒箭毒碱和顺式-阿曲库铵；②去极化制剂，药理作用是延长突触后受体的去极化。药物有琥珀胆碱。ICU 机械通气时常用的神经肌肉阻断剂见表 3-68。

表 3-68　ICU 机械通气时常用的神经肌肉阻断剂

	潘库溴铵（pancuronium）	维库溴铵（vaecuronium）	筒箭毒碱（tubocurarine）	顺式-阿曲库铵（cis-atracurium）
插管剂量	0.08～0.1mg/kg	0.1～0.2mg/kg	0.5～0.6mg/kg	0.15～0.2mg/kg
作用时间（min）	90～100	35～40	>120	25～35
维持剂量	1μg/（kg·min）	1μg/（kg·min）	0.08～0.12mg/（kg·min）	2μg/（kg·min）
复苏时间（min）	120～180	45～60	80～180	40～60
肾排泄（%）	45～70	50	40～45	5～10
胆汁排泄（%）	10～15	35～50	10～40	微量
价格	+	++++	+	++
组胺释放	0	0	++	0

这些药物使患者的肌肉麻痹，但没有任何镇静和镇痛作用，因此在给予肌松剂之前或同时，应给予适当的镇静剂或镇痛剂。去极化制剂的作用时间短（5min），仅适用于气管插管时的短时肌松。而非去极化制剂可维持较长的肌松时间，可保障控制通气进行。**值得关注的是，这些**

制剂可引起多发性神经疾病或肌病，延长神经肌肉阻断时间，并可产生耐受性。已有文献报道，用肌松剂后的多发性神经病易发生于糖尿病或接受大剂量皮质激素治疗的患者。其特点是运动和感觉神经的原发性神经细胞轴突的变性，肌肉去神经支配后的萎缩，损伤腱反射和损害肌膜。肌无力可持续数周或数月，不能被胆碱酯酶抑制剂所逆转。已有文献报道，接受大剂量皮质激素和患有肾功衰竭或脓毒症的患者，只是神经阻断时间的延长，并没有损害。发生药物耐受时需增加用药剂量。**ICU 机械通气患者应尽量避免应用肌松剂**，只有在应用镇静剂或镇痛剂效果不佳，尚不能缓解患者的呼吸窘迫和人-机严重对抗时才可考虑应用。

患者对神经肌肉阻断剂的反应存在广泛的个体差异，因此，对用药后患者的反应需进行仔细地监测。观察患者是评价肌松水平最直接的方法。自主呼吸用力、咬气管插管和咳嗽表明肌松剂不足。更准确的方法是评估运动神经（施加于腕部尺神经上）对超大刺激的反应，这种刺激方式称为“train-of-four”，因为应用 4 次快速和独立的刺激，对 4 次刺激的反应表明阻断的程度。当机械通气的患者用阻断剂时，4 次刺激中有 1 次或 2 次抽搐是通常的目标。但在有些危重病患者，如严重水肿者，train-of-four 监测可能不可靠。

【镇静水平的监测】 以前在危重症患者中应用镇静剂，是希望使患者维持一种持续睡眠的状态。而现在则强调应保持患者的正常睡眠-觉醒周期，使患者有适当的定向力和识别能力。通过调节镇静剂的注射速度，达到理想的镇静水平。临床上可在夜间增加患者的镇静水平，白天减少镇静剂的应用以保持唤醒状态。镇静程度过深可造成患者失去定向力、心血管功能不稳定，而且难以撤离呼吸机。

评估机械通气患者镇静水平的方法，常用的有 **Ramsay 镇静指数（表 3-69），可用来估计药物诱发的镇静作用，清醒和睡眠深度。通常认为镇静指数 2 和 3 为理想的镇静水平**，此时，患者自觉舒适，表现合作、对呼唤有反应。如能维持这一镇静水平，在中止镇静剂治疗后，镇静时间延长和呼吸抑制的可能性减少。但如周围刺激增加，呼吸治疗、物理治疗等，则该水平的镇静作用就不充分。

表 3-69　Ramsay 镇静指数的评分标准

镇静指数	临床表现
清醒	
1	焦虑和（或）不安
2	表现合作、定向力好和安静
3	对呼唤有反应
入眠	
4	安静、对光反应灵敏或对强力的声响有敏捷的反应
5	对光反应迟钝或对强力的声响反应差
6	无任何反应

如同时使用肌松剂，Ramsay 镇静指数的临床价值就受到限制。此时，可使用 OAA/S 标准（Observer's assessment of alertness/sedation scale），其评定镇静指数以 4 项客观临床表现为准则，即反应、说话、面部表情和眼症状（表 3-70）。

表 3-70　镇静指数的客观标准（OAA/S 评分）

临床反应	说话	面部表情	眼	评分
以正常声音呼唤患者姓名，有明确的反应	正常	正常	明亮、无上睑下垂	1
以正常声音呼唤患者姓名，反应淡漠	稍缓慢或含糊	轻度放松	呆钝或轻度上睑下垂（小于半个眼）	2
大声或反复呼唤患者姓名，才有反应	含糊或明显的缓慢	明显的放松，松懈的下颌	呆钝或显著的上睑下垂（等于或大于半个眼）	3
对针刺或摇晃才有反应	难以明白所说的话	-	-	4
对针刺或摇晃无任何反应	-	-	-	

【药物应用的实践指导原则】 接受有创正压通气的患者常需给予某种水平的镇静，大多数患者用苯二氮䓬类药或普鲁泊福即可达理想的镇静水平。有疼痛的患者可用镇痛剂。应将药物调整到能使患者感觉舒适和人-机协调的最低水平。发生谵妄的患者，应加用氟哌啶醇。在人-机对

抗的患者，当排除呼吸窘迫的其他原因后，应增加镇静或镇痛剂的用量。只有难以镇静、患者的活动已干扰气体交换和血流动力学时，才考虑应用肌松剂，并要限制应用的时间。

临床上需要应用肌松剂，**必须知道肌松剂无镇痛作用，**了解其药理作用和潜在的不良反应。肌松剂的使用应个体化，各种因素、特异的器官功能衰竭、代谢的异常伴随的神经病变、药物间的相互作用等，选用药物时必须考虑。临床上，危重患者进行机械通气时，为正确使用镇静剂、镇痛剂和肌松剂，呼吸内科、ICU 科医师应与麻醉科医师进行密切的合作，充分配合，仔细观测病情和各项监测指标，注意镇静水平的调整，认真调节药物剂量和注射速度，避免药物的不良反应和药物过量、药物蓄积作用，使镇静剂、镇痛剂和肌松剂的应用恰到好处。尽管这种方法可以提供稳定的血药浓度，保证患者的舒适度，但持续用药可以延长机械通气时间、患者在 ICU 中的时间和住院天数，而且妨碍了对患者状态重要变化的观察。

【应用肌松剂的注意事项】　在机械通气患者应用肌松剂与麻醉期间常规应用肌松剂不完全相同，首先应考虑到患者的病情，机械通气患者有以下特点：①机械通气患者需用肌松剂时，一般病情较手术时危重，全身情况差，伴有水、电解质和酸碱平衡紊乱及脏器功能减退，甚至伴有多脏器功能障碍，均影响肌松剂药效和药代动力学；②**机械通气患者使用肌松剂用量较手术时大，用药时间长，**其量可达手术期间的数倍乃至数十倍。用量远超过临床安全用药范围，连续使用肌松剂可出现耐药性；③患者细胞膜、血脑屏障功能受损时，肌松剂在持续应用时易进入细胞内，甚至进入中枢神经系统，从而引起骨骼肌损害和中枢神经毒性作用；④机械通气患者在 ICU 住院时的治疗用药种类繁多，如抗生素、皮质激素等，这些药物有可能与肌松剂之间发生药物相互作用，影响药效且可产生不良反应。

机械通气的患者应用肌松剂时应注意：①排除与机械通气对抗的原因：包括呼吸机故障、呼吸参数调节不当、迴路漏气及管道被分泌物阻塞等；②重视肌松剂的药代动力学变化：机械通气患者常有多脏器功能损害或减退，长期使用肌松药可产生蓄积作用，肾衰患者应避免使用主要经肾排泄的肌松剂，否则肌松作用将延长。肾移植后用免疫抑制剂环孢素可延长潘库溴铵的作用，对琥珀胆碱的作用时效无影响，但血钾可明显高至危险程度；肝功能减退患者，合成假性胆碱酯酶减少，琥珀胆碱作用时间延长，对阿曲库铵和维库溴铵的影响较小；阿曲库铵通过 Hoffman 途径代谢，易在体内自行消除，可用于多脏器功能障碍患者；③正确选择药物和调节剂量：单次静注可选择中长效的肌松剂，如潘库溴铵，心动过速者不宜用潘库溴铵，肾功能不全者两药不适用。剂量按具体情况调节，一般年轻体壮的患者用量较大，开始剂量较大，以后逐渐减少，只要能维持良好机械通气即可；④静脉滴注时应正确计算浓度和剂量，保证持续而恒定地输注药物，最好用定量注射泵或输液泵，必要时应用神经肌肉功能监测仪，监测肌松程度，指导用药；⑤**患者镇静与镇痛要注意计划性；持续用药者应间断停药观察；注意停药时机**。对持续用药的患者每日中断一定时间的阿片类药物和镇静药物，为医师提供一个评估患者疼痛和焦虑程度的机会，判断患者是否有并发症和神经系统功能障碍发生，是近年来提出的新方案；⑥与镇静剂和镇痛剂配合使用可减少肌松剂的剂量，同时患者也感觉舒适。

（俞森洋）

第十八节 戒 烟

戒烟治疗包括心理行为干预、药物治疗和非药物治疗，通过教育、咨询与建议、强大的支持以及药物和其他干预措施的实施，使个人乃至整个人群减轻甚至战胜烟草依赖症状。

【心理行为干预】

1. **对愿意戒烟的吸烟者采取5A法进行干预**，即询问（ask）、建议（advice）、评估（assess）、帮助（assist）和安排随访（arrange），简称“5A”。

（1）询问：询问吸烟者的基本情况，主要包括：①一般情况；②就诊原因；③了解吸烟史、吸烟行为及家庭和社会因素；④对吸烟危害和戒烟益处的认识；⑤既往戒烟的情况；⑥对戒烟的渴望程度以及对成功戒烟的信心。

（2）建议：强化戒烟意识，劝说吸烟者戒烟。①告诉吸烟者“毫不犹豫地”戒烟，结合吸烟者的年龄、身份、健康状况、病史和吸烟行为特征等，明确、有力地反复提出个体化的戒烟建议；②强调戒烟的重要性；③告知吸烟者为什么应该戒烟；④建议吸烟者签署戒烟志愿（承诺）书。

（3）评估：评估吸烟者的戒烟动机和意愿。①评估吸烟者对烟草依赖的程度；②决定介入的模式，如是否应用药物；③提升戒烟动机；④强化戒烟意愿。

（4）帮助：提供戒烟帮助。①帮助吸烟者树立正确的观念；②再次坚定渴望戒烟的理由；③确定开始戒烟的日期；④创造一个有助于戒烟的环境；⑤选择适当的戒烟方法；⑥鼓励使用戒烟药物；⑦预防戒断症状；⑧提供专业性的咨询。

（5）随访：①随访时间：每周1次，连续4～8周，以后每月1次，连续3个月，总时间不少于6个月，总次数不少于6次；②随访方式：面对面、电话（热线）、短信或网络。

2. **对不愿意戒烟者，**也应当尽量劝说其戒烟，提供促进戒烟主动性干预，**采取5R法进行干预，**即相关（relevance）、危害（risks）、益处（rewards）、障碍（roadblocks）和重复（repetition），简称“5R”。

（1）相关：向吸烟者提供教育、劝导，要与吸烟者本人及其身边的人密切相关，要切中每位戒烟者所关心的问题。

（2）危害：①告知吸烟者吸烟的短期和长期危害；②强调与其个人关系最大的危害；③强调吸低焦油或低尼古丁含量的烟草制品并不能真正减轻烟草的危害；④被动吸烟危害家人健康。

（3）益处：①使吸烟者认识到戒烟能带来的切身益处；②强调那些与吸烟者最可能相关的益处。

（4）障碍：引导吸烟者表达戒烟的障碍，并教授处理技巧。

（5）重复：利用每次与吸烟者接触或沟通的机会，反复加强戒烟动机的干预，不断鼓励吸烟者积极尝试戒烟。

【药物治疗】

1. 尼古丁替代治疗（NRT） 尼古丁替代治疗药物见表3-71。

2. 其他戒烟药物见表3-72。

表 3-71　尼古丁替代制剂

药物	剂型	适用人群	用量	用法
尼古丁贴剂	21mg/24h型,30cm^2	重度吸烟者,>20支/天(起始)	重度吸烟者:每1剂型各用4周	1. 将贴片贴在躯干或上臂无体毛的区域 2. 每天在同一时间换新贴片 3. 每次更换不同的贴敷部位 4. 如出现异常梦境状况,可于睡前在用药16小时后取下释放24小时的贴片 5. 每天于睡前取下释放16小时的贴片
	14mg/24h型,20cm^2	中度吸烟者,<20支/天(起始)	中重度吸烟者:14mg/24h型,用8周;7mg/24h型,用4周。 疗程:均为12周	
	7mg/24h型,10cm^2	中重度吸烟者(减量期)		
	15mg/16h型,30cm^2	中重度吸烟者(起始治疗)	常用量:15mg/16h型,用12周;10mg/16h型,用2～3周;5mg/16h型,用2～3周。 疗程:3～6个月	
	10mg/16h型,20cm^2	中重度吸烟者(减量期)		
	5mg/16h型,130cm^2	中重度吸烟者(减量期)		
尼古丁咀嚼胶	2毫克/块	中度吸烟者<20支/天	常用量:9～12块/天,最多30块/天,持续3～6个月,最长1年	1. 想吸烟时咀嚼1块 2. 慢慢地咀嚼,每次咀嚼间应间隔几秒钟。咀嚼10几下后,须停止1～2分钟,此时可将咀嚼胶置于唇旁或颊旁。接着进行另一周期的咀嚼及休息。进行30分钟后把咀嚼胶吐掉
	4毫克/块	重度吸烟者,>20支/天	常用量:9～12块/天,最多24块/天,持续3～6个月,最长1年	
尼古丁吸入剂	10毫克/支(约提供4mg尼古丁)	中重度吸烟者	常用量:6～12支/天,持续8周;3～6支/天,持续2周;3支/天,持续2周。最大剂量:16支/天,疗程:6个月	1. 经口腔吸入 2. 吸入时应深吸气,或持续吸20分钟
尼古丁喷鼻剂	1毫克/2(喷·剂)(2喷供1mg尼古丁)	中重度吸烟者	常用量:1～2剂/小时,最少8剂/天,最多5剂/小时,40剂/天,疗程:6个月	1. 经鼻腔吸入,每次每个鼻腔喷1喷 2. 用药时不要做吸气或吞咽动作
尼古丁舌下含片	2毫克/片		起始:1～2片/小时。8～12片/天,最大剂量20片/天,服用第4～8周,逐渐减量,疗程:12周	1. 缓慢吸吮糖块,直到味道变强,然后将糖放在颊部,以使尼古丁通过口腔黏膜吸收 2. 味道变淡后再重复上述过程,直到味道完全消失(大概需要30分钟)

表 3-72 其他戒烟药物

药物	用法用量	用药须知
缓释盐酸安非他酮(Bupropion HCI)(**多巴胺-去甲肾上腺素再摄取抑制剂**)	150 毫克/片，开始每次 150mg，每天 1 次，用 3 天，改 150mg 每天 2 次，中间间隔 8 小时，可持续 7~12 周	禁忌：癫痫患者、并用单氨氧化酶抑制剂者、厌食症或不正常食欲旺盛者和对其过敏者
伐尼克兰（**尼古丁受体部分激动剂**）	分 0.5 毫克/片（白色片）和 1.0 毫克/片（淡蓝色片）。戒烟前 1~2 周开始治疗，第 1~3 日：服用 0.5mg，每日 1 次；第 4~7 日：服用 0.5mg，每日 2 次；第 8 日~治疗结束：服用 1mg，每日 2 次。疗程：一般为 12 周	无法耐受本品不良反应的患者，可根据个人情况适当调整用药剂量

3. 二线戒烟药物

（1）可乐定：剂量为 0.1~0.3mg，每日 2 次，使用 3~10 周。一般只用于较重的依赖者。

（2）去甲替林：一般戒烟前 10~28 天使用 25mg/d，之后增加剂量到 75~100mg/d，使用 12 周。冠心病患者慎用。

4. 中药　包括戒烟液、烟嘴、口含片、烟丝、蜂胶等。

【非药物治疗方法——针灸方法】 近年来国内针灸戒烟的方法，如耳压、耳针、头针、腕踝针、激光针、电针、代针膏、穴位按揉、联合治疗等屡有报道。

（邹　琳）

第四章　感染性疾病

第一节　普 通 感 冒

【诊断要点】 感冒俗称“伤风”，为病毒引起的上呼吸道感染，多呈自限性，发生率高。

1. 临床表现　**主要有鼻塞、流涕、打喷嚏、眼结膜充血、流泪、咽喉黏膜充血水肿、乏力**、全身不适，通常不发热，或仅有低热。鼻腔分泌物初为水样，后渐变为黏液性或脓性，咳嗽常较轻，为干咳，持续约2周。有些患者可伴消化道症状（呕吐、腹泻等），儿童感冒较常见。

2. 诊断　一般不难，但有几点值得注意：①**应与流感（表4-1）及其他急性传染病（如麻疹、流行性脑脊髓膜炎、脊髓灰质炎、脑炎等）的早期表现相鉴别**；②应与过敏性鼻炎、血管舒缩性鼻炎、鼻窦炎、鼻息肉、扁桃腺炎等鼻咽腔的疾病相鉴别；③**胃肠型感冒应与急性胃肠炎相鉴别**；④感冒可引起其他并发症，如鼻窦炎、中耳炎、肺炎等。也可使慢性呼吸系疾病（如慢性支气管炎、哮喘、COPD等）急性加重。

表4-1　普通感冒与流感的鉴别

	普通感冒	流　感
症状范围	卡他和鼻咽部症状重	全身症状重而卡他症状轻
起病	较缓	急骤
发热	低~中热	常高热（>38.5℃）
临床表现	鼻塞、流涕、咽痛、乏力	寒战、头痛、全身痛、肌痛
严重程度	轻	重
并发症	少，偶并发鼻窦炎	肺炎
传染性	弱，无明显的流行性	流行季节，流行病学调查
病毒及抗体检测		早期核酸快速检测，恢复期抗体检测阳性

【治疗原则】

1. 休息，多饮水。注意保暖，多开窗通风，保持室内空气清新和适宜温度、湿度。

2. 对症处理　发热头痛、全身酸痛可用解热镇痛药物，如撒烈痛、乙酰氨基酚（扑热息痛）、新癀片。减轻鼻塞流涕可用1%麻黄素滴鼻剂，盐酸氮䓬斯汀鼻喷剂（爱赛平）、溴化异丙托品喷雾剂；口服第一代抗组胺药，如氯苯那敏（扑尔敏），非镇静作用的抗组胺药缺少抗胆碱能作用，疗效不确切。

3. 祛痰镇咳药物　分清干咳和湿咳，有痰可用祛痰剂，如3%氯化铵棕色合剂，10ml，每天3次。一般不予镇咳，剧烈咳嗽，影响休息和工作时酌情应用，可用右美沙芬、复方桔梗片等，也可用复方制剂，常用复方治疗感冒药物见表4-2。常用复方治疗感冒后咳嗽的药物见表3-48。

4. 抗病毒药物的应用　一般无效，不主张常规应用。利巴韦林（病毒唑）对流感和副流感病毒、呼吸道合胞病毒有一定抑制作用。临床上限用于儿童下呼吸道合胞病毒感染。

5. 抗生素的应用　不常规应用。继发鼻窦炎、中耳炎及呼吸道细菌感染，伴COPD基础疾病及感冒病程超过1周时可选用适宜的抗生素。

表4-2　常用复方治疗感冒药物

药名	成分				用法
	对乙酰氨基酚	右美沙芬	盐酸伪麻黄碱	氯苯那敏	
日夜百服宁					
（夜片）	500mg	15mg	30mg	2mg	夜片:成人,1片/晚
（日片）	500mg	15mg	30mg	/	日片:成人,1片/6小时
泰诺(每包颗粒)	650mg	30mg	60mg	4mg	成人,1片/次,1次/8小时
泰诺酚麻黄敏片	325mg	15mg	30mg	2mg	成人,1片/次,1次/6小时
新康泰克	/	/	90mg	4mg	1粒/12小时,疗程3~7d
艾畅(每0.8ml含)	/	2.5mg	7.5mg	/	0~3个月,0.4毫升/次 4~11个月,0.8毫升/次 12~23个月,1.2毫升/次 24~36个月,1.6毫升/次,24h不超过4次

（俞森洋）

第二节　流行性感冒

【概述】 流行性感冒（简称流感）是由流行性感冒病毒引起的急性呼吸道传染病，是人类面临的主要公共健康问题之一。流感病毒有3种蛋白突起，即血凝素（H）、神经氨酸酶（N）和M_2蛋白。根据抗原性不同，流感病毒分为甲、乙、丙3型。甲型流感病毒根据其表面抗原血凝素（H）、神经氨酸酶（N）不同又分成许多亚型，至今发现能感染人病毒株的血凝素仅有H1、H2、H3、H5、H7和H9亚型，神经氨酸酶有Nl、N2、N3、N7，可能还有N8亚型。甲型流感常导致流行，能引起世界性暴发流行：乙型常引起局部暴发；丙型主要以散发形式出现。

【流行病学】 流感在流行病学上最显著的特点为突然暴发，迅速蔓延，波及面广，具有一定的季节性，一般流行3～4周后会自然停止。流感的流行病学特征：①传染源：主要为流感患者和隐性感染者。人禽流感主要是患禽流感或携带禽流感病毒的鸡、鸭、鹅等家禽及其排泄物，特别是鸡；②传播途径：主要是通过空气飞沫和直接接触；③易感人群：人对流感病毒普遍易感，新生儿对流感及其病毒的敏感性与成年人相同。一般认为，人对禽流感病毒均缺乏免疫力，青少年发病率高，儿童病情较重；④季节性：一般多发于冬季。我国北方每年流感活动高峰一般均发生在当年11月底至次年的2月底。而南方除冬季活动高峰外，5～8月份还有一个活动高峰。然而，流感大流行可发生在任何季节；⑤周期性：流感大流行发生在时间上不存在确定的周期性。但从现有资料来看，每次大流行之间间隔均在10年以上。

【诊断要点】 流行病学资料是诊断流感的主要依据之一，结合典型临床表现不难诊断，但在流行初期，散发或轻型的病例诊断比较困难。确诊往往需要实验室检查。主要诊断依据如下。

1. 流行病学史　在流行季节，一个单位或地区出现大量上呼吸道感染患者，或医院门诊、急诊上呼吸道感染患者明显增加。

2. 临床症状　急性起病，畏寒、高热、头痛、头晕、全身酸痛、乏力等中毒症状。可伴有咽痛、流涕、流泪、咳嗽等呼吸道症状。

3. 病原学检查　①病毒特异抗原及其基因检查：取患者呼吸道标本，采用免疫荧光或酶联免疫法检测甲、乙型流感病毒型特异的核蛋白（NP）或基质蛋白（M1）及亚型特异的血凝素蛋白。RT-PCR法检测编码上述蛋白的特异基因片段；②病毒分离：从患者呼吸道标本中分离到流感病毒；③将呼吸道标本接种到马达犬肾细胞过夜增殖后，进行病毒特异抗原及其基因检查；④血清学检查：急性期（发病后7d内采集）和恢复期（间隔2～3周采集）双份血清进行抗体测定。后者抗体效价与前者相比有4倍或以上升高，有助于确诊。

4．诊断分类

（1）疑似：具备流行病学史和临床症状。

（2）确诊：满足疑似病例标准，同时实验室检查符合病原学检查的任何1项。

【鉴别诊断】

1．普通感冒　普通感冒可由多种呼吸道病毒感染引起。除注意收集流行病学资料外，通常流感全身症状比普通感冒重，而普通感冒呼吸道局部症状更突出。

2．SARS　SARS是由SARS冠状病毒引起的一种具有明显传染性，可累及多个脏器、系统的特殊肺炎。根据流行病学史、临床症状和体征、一般实验室检查、胸部X线影像学变化，配合SARS病原学检测阳性，排除其他疾病，可作出SARS的诊断。

3．肺炎支原体感染　肺炎支原体感染发热、头痛、肌痛等全身症状较流感轻，咳嗽症状较明显。胸部X线检查可见两肺纹理增深，并发肺炎时可见肺部斑片状阴影等间质肺炎表现。呼吸道标本分离肺炎支原体可确诊，但技术要求较高。支原体抗体及冷凝集试验对诊断有一定帮助。

4．肺炎衣原体感染　肺炎衣原体感染发热、头痛、肌痛等全身症状较流感轻，可引起鼻窦炎、咽喉炎、中耳炎、气管-支气管炎、肺炎。实验室检查可帮助鉴别诊断，包括病原体分离、血清学检查和PCR检测。

【治疗】

1．隔离消毒　隔离患者，流行期间对公共场所加强通风和空气消毒。

2．及早应用抗流感病毒药物治疗　抗流感病毒药物治疗只有早期（起病1～2d内）使用，才能取得最佳疗效。

（1）离子通道M阻滞剂：包括金刚烷胺及金刚乙胺，对甲型流感病毒有活性。①金刚烷胺：成人100mg每日2次。65岁及以上老人每天不超过100mg；②金刚乙胺：成人100mg每日2次。65岁及以上老人每天100mg或200mg；③肌酐清除率≤50ml/min时酌情减少用量，必要时停药。

（2）神经氨酸酶抑制剂：能有效治疗和预防甲、乙型流感。奥司他韦75mg，每天2次，连服5d，应在症状出现2d内开始用药。肾功能不全患者肌酐清除率＜30ml/min时，应减量至75mg，每天1次。

3．加强支持治疗和预防并发症　休息、多饮水、注意营养，饮食要易于消化。密切观察和监测并发症，抗生素在明确或有充分的证据提示继发细菌感染时才考虑应用。

4．合理应用对症治疗药物　早期应用抗流感病毒药物多能有效改善症状。病程已晚或无条件应用抗病毒药物时，可对症治疗，应用解热药、缓解鼻黏膜充血药物、镇咳祛痰药物等。

5．中医中药治疗　早期用药，辨证施治。可按辨证分别选择清热、解毒、化湿、扶正祛邪等不同治则。

（方向群）

第三节　急性气管-支气管炎

【概述】　大多数急性气管-支气管炎患者在病程初期有病毒感染，以后患者的痰液中有时也能培养出肺炎链球菌、流感杆菌等细菌。肺炎支原体和肺炎衣原体为呼吸道感染的重要病原体，也可能参与急性气管-支气管炎的发病。

【诊断要点】

1．症状　急性气管-支气管炎发病初期常常表现为上呼吸道感染症状，早期痰量不多，但痰液不易咳出，2～3日后痰液可由黏液性转为黏液脓性。患者在晨起或夜间咳嗽较为显著。咳嗽也可为阵发性，有时呈持久性咳嗽。

2．查体　有时可发现干性啰音，咳嗽后消失。

3．影像学　胸部X线片检查可见双肺纹理增加，但无浸润影。如胸片不能确定有无浸润影可进一步行胸部CT检查。

【鉴别诊断】　多种急性感染性疾病，如肺结核、肺脓肿、支原体肺炎、麻疹、百日咳、鼻后滴流综合征、咳嗽变异性哮喘、胃-食管反流性疾病、间质性肺疾病、急性肺栓塞和肺癌等在发病时常有咳嗽，类似于急性气管-支气管炎的咳嗽症状，如果针对治疗急性气管-支气管炎治疗效果不好时，需注意以上疾病。

【治疗原则】

1．镇咳化痰治疗　常用有复方甘草合剂10ml口服，每日3次；标准桃金娘油胶囊300mg口服，每日3次；氨溴索30mg口服，每日3次。如果咳嗽症状明显，特别是在夜间影响休息或妨碍日常工作可临时给予复方桔梗片1片，或可待因15～30mg。

2. 抗菌药物治疗　急性气管-支气管炎患者应避免滥用抗生素，但如果患者出现发热、脓性痰和重度咳嗽，则是应用抗生素的指征。对急性气管-支气管炎的患者应用抗生素治疗，可以参照本章第四节社区获得性肺炎和第五节医院内获得性肺炎。

（方向群）

第四节　社区获得性肺炎

社区获得性肺炎（community-acquired pneumonia，CAP）是指医院外获得的感染性肺实质炎症。处于潜伏期时入院，住院后发生的肺炎也属CAP。CAP与医院获得性肺炎（hospital-ac-quired pneumonia，HAP）的区别见表4-3。

表4-3　社区获得性肺炎和医院获得性肺炎的特点

	社区获得性肺炎	医院获得性肺炎
发病时间	住院前或住院48小时内	住院48小时后
病人基础情况	多发生于健康人，身体状况良好，于劳累受寒后发病	多发生于老年人或患有基础疾病、免疫功能低下，手术后、机械通气等
病原学	多为致病菌感染、革兰阳性球菌多见	多为条件致病菌感染，革兰阴性杆菌多见
感染方式	空气-飞沫传播	口咽部寄植菌吸入，误吸、空气-飞沫传播
发病情况	发病较急	发病较缓慢
症状、体征	较典型	不典型
病变分布	多为局限型，大叶或肺段分布	多为双肺下叶病变，病变散在，呈小叶、灶性分布
X线表现	大片致密影，界限清楚	多呈弥漫性结节状、斑点状及小片状阴影，内有小透亮区、病变范围不清
治疗反应	细菌对抗生素敏感，疗效好	细菌多耐药，治疗困难，疗效欠佳
病程	较短	迁延
预后	较好，多可治愈	不佳，死亡率高

【病原学】　CAP的主要致病原及其耐药情况：对2003年12月至2004年11月中国7个城市12个中心的665例CAP患者进行病原体检测的结果见表4-4。在610例同时进行了细菌培养和血清学检测的患者中，肺炎支原体是最常见的病原体，阳性率为20.7%（126例），其后依次为肺炎链球菌10.3%（63例）、流感嗜血杆菌9.2%（56例）、肺炎衣原体

6.6%（40例）、肺炎克雷伯杆菌6.1%（37例）、嗜肺军团菌5.1%（31例）、金黄色葡萄球菌3.8%（23例）、大肠埃希菌1.6%（10例）、卡他莫拉菌1.3%（8例）、铜绿假单胞菌1.0%（6例）。值得注意的是，在调查中，有超过50%的CAP病例既未检出致病菌，也无非典型致病原感染的证据，这无疑对真实了解我国CAP致病原的流行情况带来影响。

表4-4　610例CAP的病原体分析

病　原　体	例数（%）
单一感染	
肺炎支原体	82（13.4）
肺炎链球菌	37（6.1）
流感嗜血杆菌	33（5.4）
肺炎衣原体	29（4.8）
肺炎克雷伯杆菌	23（3.8）
金黄色葡萄球菌	17（2.8）
嗜肺军团菌	17（2.8）
大肠埃希菌	6（1.0）
铜绿假单胞菌	5（0.8）
卡他莫拉菌	5（0.8）
混合感染	
4种病原体（肺炎支原体+嗜肺军团菌+肺炎克雷伯杆菌+大肠埃希菌）	1（0.2）
3种病原体	5（0.8）
2种病原体	
肺炎支原体+流感嗜血杆菌	13（2.1）
肺炎支原体+肺炎链球菌	12（2.0）
流感嗜血杆菌+嗜肺军团菌	4（0.7）
肺炎支原体+肺炎克雷伯杆菌	4（0.7）
肺炎支原体+金黄色葡萄球菌	3（0.5）
肺炎衣原体+肺炎链球菌	3（0.5）
嗜肺军团菌+肺炎链球菌	3（0.5）
嗜肺军团菌+肺炎克雷伯杆菌	3（0.5）
肺炎衣原体+肺炎克雷伯杆菌	3（0.5）
肺炎链球菌+流感嗜血杆菌	3（0.5）
其他	13（2.1）
合计	324（53.1）

注：文中提到的病原体检出率为总检出率，表中按单一、混合感染分别统计检出率

在195例细菌培养阳性患者中，共有10.2%（62例）合并非典型病原体感染。69株肺炎链球菌对青霉素、阿奇霉素和莫西沙星的不敏感率分别为20.3%、75.4%和4.3%。结论：**非典型病原体，尤其是肺炎支原体感染在CAP中占据重要地位；**细菌合并非典型病原体的混合感染占10.2%。肺炎链球菌、流感嗜血杆菌仍为常见的致病细菌，**我国致CAP肺炎链球菌对大环内酯类抗生素的耐药率高达75.0%以上，对青霉素的不敏感率为20.3%。**

【诊断要点】

1．诊断流程　社区获得性肺炎诊治流程见图4-1。

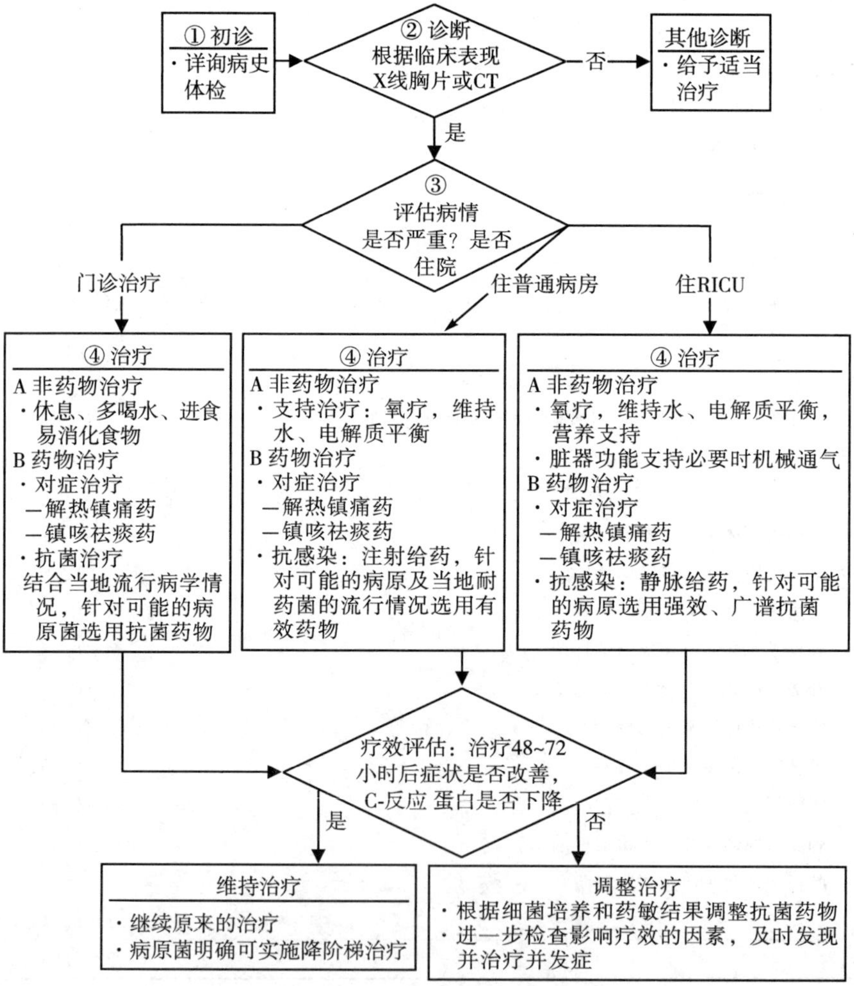

图4-1　社区获得性肺炎诊治流程

2. 诊断评估措施　**临床上为判断感染的严重程度、明确病原学诊断和制订有效治疗方案，需对患者进行一系列检查**，即询问病史、体格检查、临床基本评估、实验室检查，痰液、分泌物培养和检查以及其他细胞学和微生物学检查等（表4-5）。

表4-5　社区获得性肺炎的诊断评估措施

基本评估

　　胸部X线检查：以确定肺炎的诊断，发现关联的肺部疾病，推测病原菌，估计疾病严重程度和作为评估治疗反应的基础

实验室检查

　　痰涂片革兰染色，常规细菌培养

　　生化检查：包括空腹血糖、血清钠水平、肝肾功能等

　　HIV血清学检查

　　血气分析

　　治疗前血培养（2次）

　　对某些患者作抗酸染色、检查结核分枝杆菌，尤其对咳嗽1个月以上、有其他常见症状或相应的胸部X线表现的患者

　　对某些患者做军团菌检查，尤其对未明确诊断的重症CAP患者、年龄>40岁、免疫抑制、对β-内酰胺类抗生素治疗无反应、临床表现提示军团菌病或在流行地区居住的患者

　　做肺炎支原体和肺炎衣原体相关检查（不作为常规，因其敏感性、特异性和可行性受限）

　　对有胸腔积液的患者行胸腔穿刺，做胸液涂片、培养、测定pH、白细胞计数和白细胞分类

其他可以代替咳出痰液的检查

　　从气管插管、气管切开和经鼻气管插管吸出气道内分泌物做相关检查（处理与咳出痰液相似）

　　诱生痰液（推荐用于结核分枝杆菌或肺孢子菌病的检查）

　　支气管镜（推荐用于对不能咳出痰液的患者做结核分枝杆菌检查、肺孢子菌，某些诊断不明确的病例，尤其对常规治疗无反应的患者，免疫抑制患者等）

　　常规支气管镜标本与咳出痰标本一样，可用于常规病原菌检查。支气管肺泡灌洗液（BALF）或保护性毛刷做定量培养能改善诊断的特异性

　　经支气管吸引和经胸壁细针吸引（推荐只用于诊断不明确的肺炎病例）

其他细胞学和微生物学检查

3. 病原学诊断　检测结果（通常细菌、非典型病原体）诊断意义的判断：

（1）确定：①血或胸腔积液培养到病原菌；②经纤维支气管镜或人

工气道吸引的标本培养到病原菌浓度≥10^5CFU/ml（半定量培养++）、支气管肺泡灌洗液（BALF）标本≥10^4CFU/ml（+～++）、防污染毛刷样本（PSB）或防污染BAL标本≥10^3CFU/ml（+）；③呼吸道标本培养到肺炎支原体或血清抗体效价呈4倍增高；④血清肺炎衣原体抗体效价呈4倍或4倍以上增高；⑤分离出嗜肺军团杆菌，或抗体效价增加4倍，或尿中抗原测定为阳性可诊断军团病；直接荧光抗体测定阳性，加上抗体效价≥1:256可诊断军团病；⑥从诱生痰液或支气管肺泡灌洗液中发现的肺孢子菌；⑦血清或尿的肺炎链球菌抗原测定阳性；⑧痰中分离出结核分枝杆菌。

（2）有意义：①合格痰标本培养优势菌中度以上生长（≥+++）；②合格痰标本少量生长，但与涂片镜检结果一致（肺炎链球菌、流感杆菌、卡他莫拉菌）；③入院3天内多次培养到相同细菌；④血清肺炎衣原体抗体效价增高≥1:32；⑤血清嗜肺军团菌试管凝集试验抗体效价1次高达1:320，或间接荧光试验≥1:256或4倍增高达1:128。

（3）无意义：①痰培养有上呼吸道正常菌群的细菌（如草绿色链球菌、表皮葡萄球菌、非致病奈瑟菌、类白喉杆菌等）；②痰培养为多种病原菌少量（<+++）生长。

4．诊断依据　①新近出现的咳嗽、咳痰，或原有呼吸疾病加重，并出现脓性痰；伴或不伴胸痛；②发热；③肺实变体征和（或）湿啰音；④外周血白细胞计数 $>10\times10^9/L$ 或 $<4\times10^9/L$，伴或不伴核左移；⑤胸部X线检查显示片状浸润性阴影或间质性改变，伴或不伴胸腔积液。

以上①～④项中任何1项加第⑤项，并除外肺结核、肺部肿瘤、非感染性肺间质性疾病、肺水肿、肺不张、肺栓塞、肺嗜酸性粒细胞浸润症、肺血管炎等，可确立肺炎的临床诊断。

5．重症CAP的诊断标准　重症CAP是指符合CAP诊断的患者出现严重的临床表现，或脏器功能异常。如有严重的呼吸窘迫症状、血流动力学不稳定、需要吸入高浓度的氧（FiO_2），严重者需要机械通气支持、补充液体和血流动力学支持，有时需要应用血管活性药物支持并应该入住ICU进行呼吸监护。美国感染病学会（IDSA）和美国胸科学会（ATS）2007年公布的重症社区获得性肺炎的标准见表4-6。

表 4-6　重症社区获得性肺炎的标准

次要标准[a]
呼吸频率[b] ≥30 次/分
低氧血症[b]：$PaO_2/FiO_2 \leq 250mmHg$
多肺叶浸润影
意识模糊/定向力障碍
血尿素氮（BUN）>7.1mmol/L（20mg/dl）
WBC[c] $<4\times10^9/L$
血小板数 $<100\times10^9/L$
低体温（核心体温<36℃）
低血压，需要积极的液体复苏
主要标准
需要进行有创机械通气
感染性休克，需要应用血管活性药物

注：PaO_2/FiO_2：动脉血压氧分压/吸入氧浓度；WBC：白细胞总数；a：要考虑的其他标准包括低血糖（非糖尿病患者）、急性酒精中毒/酒精撤停、低钠血症、不能解释的代谢性酸中毒或乳酸水平增高，肝硬化和无脾；b：需要无创性通气可以代替呼吸频率≥30 次/分或 $PaO_2/FiO_2 \leq 250$；c：仅因感染所致

【治疗原则】

1．一般治疗　休息、氧疗、进食易消化富营养的饮食，保证热量，维持水和电解质的平衡。

2．对症治疗　①高热者可用物理降温；②祛痰用必漱平、氯化铵、氨溴索，3%氯化铵棕色合剂，生理盐水雾化吸入。有哮鸣音时加支气管扩张剂，如舒喘灵、氨茶碱等。干咳无痰用咳必清或可待因。

3．抗感染治疗

（1）抗菌药物的选择：治疗 CAP 时选择抗菌药物通常分为两个阶段，即初始致病原不明确时的经验性选择和致病原明确以后针对致病原及其药敏结果有针对性的选择。**经验性选药要考虑的因素是患者的病情和可能的致病细菌，如患者的病情是否适宜在门诊、住院或入住 ICU 治疗，**是否有假单胞菌或 MRSA 感染的可能（表 4-7）。针对性选药即主要依据特殊病原体及其药敏试验结果，以及此前的抗菌治疗效果（表 4-8）。

（2）抗菌药物的调整：**抗感染治疗 48～72h 后应对疗效进行评价。**初始治疗 72 小时后症状无改善或一度改善复又恶化，视为治疗无效，可能原因和处理：①药物未能覆盖致病菌或细菌耐药。根据痰培养和药敏试验结果，审慎调整抗菌药物。药敏试验显示同时有数种敏感药物，则

应选择敏感度高、抗菌谱窄、价廉、低毒的药物，并重复病原学检查；②特殊病原体感染，如结核分枝杆菌、真菌、肺孢子菌、病毒或地方性感染性疾病。应重新对有关资料进行分析并进行相应检查，包括对通常细菌的进一步检测，必要时采用侵袭性检查技术，明确病原学诊断并调整治疗方案；③出现并发症（如脓胸、迁徙性病灶）或存在影响疗效的宿主因素（如免疫损害），应进一步检查和确认，进行相应的处理；④非感染性疾病误诊肺炎。应认真收集病史、仔细体检和进行有关检查，以便确诊。

表 4-7 社区获得性肺炎的经验性抗生素选择推荐

门诊治疗

① 既往健康，3 个月以内未用过抗菌药物。选择大环内酯类（强烈推荐，证据等级Ⅰ）；多西环素（弱推荐，证据等级Ⅲ）

② 存在基础疾病，如慢性心、肺、肝或肾病；糖尿病、酗酒、恶性肿瘤、无脾、免疫抑制状态或应用免疫抑制药物；以往 3 个月内用过抗菌药物（患者可选用不同类型的药物来替代）。选用呼吸喹诺酮类（莫西沙星、吉米沙星或左氧氟沙星 * 750mg）（强烈推荐，证据等级Ⅰ）；β-内酰胺类加大环内酯类（强烈推荐，证据等级Ⅰ）

③ 在肺炎链球菌对大环内酯类高水平耐药（MIC≥16μg/ml）的发生率很高（ >25%）的地区，如果患者没有基础疾病，可考虑用②推荐的药物

需住院治疗，但不必收住 ICU

呼吸氟喹诺酮类（强烈推荐，证据等级Ⅰ）

β-内酰胺类加大环内酯类（强烈推荐，证据等级Ⅰ）

需入住 ICU 治疗

β-内酰胺类（头孢噻肟、头孢曲松或氨苄西林/舒巴坦加阿奇霉素，强烈推荐，证据等级Ⅱ）；或加呼吸喹诺酮类（强烈推荐，证据等级Ⅰ）；对于青霉素过敏者，推荐呼吸喹诺酮类加氨曲南

特殊的考虑

如果考虑假单胞菌感染：

抗肺炎链球菌，抗假单胞菌 β-内酰胺类（哌拉西林/他唑巴坦、头孢吡肟、亚胺培南或美洛培南）加环丙沙星或左旋氧氟沙星 * （750mg）

或以上 β-内酰胺类加氨基糖苷类和阿奇霉素

或以上 β-内酰胺类加氨基糖苷类和抗肺炎链球菌氟喹诺酮类

青霉素过敏者用氨曲南替代以上 β-内酰胺类（中等推荐，证据等级Ⅲ）

如果考虑是社区获得性耐甲氧西林金葡菌（CA-MRSA）感染，加万古霉素或利奈唑胺（中等推荐，证据等级Ⅲ）

注：以上推荐需根据当地社区获得性肺炎的病原学流行和耐药情况进行调整；* 左氧氟沙星每日 750mg 的推荐剂量在中国尚未获批准，有每日 500mg 的剂量可用

表 4-8　对特异致病原的抗菌药物推荐

致病原	首选抗菌药物	替代药物
肺炎链球菌		
不耐青霉素：MIC＜2μg/ml	青霉素 G、阿莫西林	大环内酯类、头孢菌素类（口服头孢泊肟酯、头孢丙烯、头孢呋辛、头孢地尼、头孢托仑酯）或注射（头孢呋辛、头孢噻肟）、克林霉素
耐青霉素：MIC≥2μg/ml	根据药敏结果选药，包括头孢噻肟、头孢曲松、氟喹诺酮	万古霉素、利奈唑胺、大剂量阿莫西林（青霉素 MIC≤4μg/ml 时，3g/d）
流感嗜血杆菌		
不产 β-内酰胺酶	阿莫西林	氟喹诺酮、多西环素、阿奇霉素、克拉霉素
产 β-内酰胺酶	第二代或第三代头孢菌素、阿莫西林-克拉维酸	氟喹诺酮、多西环素、阿奇霉素、克拉霉素
肺炎支原体/肺炎衣原体	大环内酯类、四环素	氟喹诺酮
军团菌	氟喹诺酮类、阿奇霉素	多西环素
鹦鹉热衣原体	四环素	大环内酯类
伯氏考克斯体	四环素	大环内酯类
土拉热弗朗西斯菌属	多西环素	庆大霉素、链霉素
鼠疫耶尔森菌	链霉素、庆大霉素	多西环素、氟喹诺酮类
炭疽芽胞杆菌	环丙沙星、左氧氟沙星、多西环素（通常和第 2 个药物合用）	其他氟喹诺酮、如果敏感，用 β-内酰胺类、利福平、克林霉素、氯霉素
肠杆菌科	第三代头孢菌素、碳青霉烯类（如果产生 ESBLs）	β-内酰胺类（β-内酰胺酶抑制剂、氟喹诺酮）
铜绿假单胞菌	抗假单胞菌 β-内酰胺类加上（环丙沙星、或左氧氟沙星或氨基糖苷类）	氨基糖苷类加（环丙沙星或左氧氟沙星）
类鼻疽伯克霍尔德菌	碳青霉烯类、头孢他啶	氟喹诺酮类、TMP-SMX
不动杆菌属	碳青霉烯类	头孢菌素-氨基糖苷、氨苄西林-舒巴坦、多黏菌素
金葡菌		
对甲氧西林敏感	抗葡萄球菌青霉素	头孢唑啉、克林霉素
耐甲氧西林	万古霉素、利奈唑胺	TMP-SMX
百日咳博德特菌	大环内酯类	TMP-SMX
厌氧菌（误吸）	β-内酰胺类/（酶抑制剂）、克林霉素	碳青霉烯类
流感病毒	奥塞他米韦、扎那米韦	
结核分枝杆菌	异烟肼加利福平加乙胺丁醇加吡嗪酰胺	

续 表

致病原	首选抗菌药物	替代药物
球孢子菌属	在正常宿主，没有发生感染，通常不必治疗；如果治疗，用伊曲康唑或氟康唑	两性霉素 B
组织胞浆菌	伊曲康唑	两性霉素 B
酵母菌	伊曲康唑	两性霉素 B

注：本表引自 IDSA/ATS 2007 年推荐，仅供参考。临床上应用时，还需根据当地致病原的药敏结果

4. 重要脏器功能的支持。

（俞森洋）

第五节　医院内肺炎

医院内肺炎（HAP）是指入院 48h 后发生的感染性肺实质炎症。不包括入院时尚处于感染潜伏期的肺炎。呼吸机相关肺炎（VAP）和医疗相关肺炎（HCAP）属 HAP 范畴。

【病原学】 医院内肺炎（HAP）的病原可由细菌、真菌、支原体、衣原体、病毒或原虫引起。其中细菌是最常见的致病原，也研究最多。

2005 年，美国胸科学会（ATS）HAP 指南指出，非免疫缺陷者的 HAP、VAP 和医疗相关肺炎（HCAP）通常由细菌感染引起，可能为多种细菌的混合感染，常见病原菌有需氧革兰阴性杆菌，包括铜绿假单胞菌、大肠埃希菌、肺炎克雷伯菌和不动杆菌。金黄色葡萄球菌感染常在糖尿病、头部创伤和 ICU 患者发生。口咽部定植菌（化脓链球菌、凝固酶阴性葡萄球菌、奈瑟菌属、棒状杆菌）过量生长，可造成免疫缺陷者和部分免疫正常者的 HAP。

综合我国 HAP 流行病学调查资料，**近年来 HAP 的病原学分布有以下特点：**

1. **仍以革兰阴性菌占多数，约占临床诊断为 HAP 的 60%**。其中以铜绿假单胞菌、肺炎克雷伯杆菌、大肠埃希菌、其他假单胞菌等较常见，常见细菌的耐药菌株比例较高。

2. **在革兰阳性菌中，以金黄色葡萄球菌多见（约占总数的 10%），产 β-内酰胺酶的阳性率达 90% 以上；近年来，耐甲氧西林菌株占金黄色葡萄球菌的比例显著增加。**

3. 由于广谱抗生素、激素和免疫抑制剂的应用，真菌感染明显增多。结核分枝杆菌感染又有回升趋势，且耐药率增加。

4. 混合性感染占医院内肺炎的半数以上，对选用的抗生素菌谱提出了更高要求。

5. 需要强调的是，在以上引用的国内统计资料中，均没有做厌氧菌、嗜肺军团菌、支原体和衣原体的相关检查，故都没有把它们包括在内。据国外文献报道，厌氧菌感染约占 HAP 的 30%，在非机械通气的患者中较常见，尤其是在老年、患有食管反流、留置鼻胃管和易致误吸的患者中发生率高。嗜肺军团菌感染在水源或冷却塔已被污染的医院较常见，英国约占全部 HAP 的 2%。中国军团菌、支原体、衣原体感染在 HAP 中的地位有待系统研究。

6. 有 1/3 ~ 1/2 的病例病原学检测结果阴性。统计资料中的大部分没有对病毒、原虫、非典型分枝杆菌等病原体进行检测，因此，不能反映 HAP 病原学的全貌。

【诊断要点】 HAP 的诊断包括：①确定患者是否患肺炎，以此解释临床症状和体征；②当存在肺炎时，确定其致病原。

1. 临床诊断标准　HAP 的临床诊断依据：①新近出现的咳嗽、咳痰，或原有呼吸道疾病症状加重，并出现脓性痰；伴或不伴胸痛；②发热；③肺实变体征或湿性啰音；④WBC $>10\times10^9$/L，或 $<4\times10^9$/L，伴或不伴核左移；⑤胸部 X 线检查显示片状、斑片状浸润性阴影或间质性改变，伴或不伴胸腔积液。

以上①～④项中任何 1 款加第⑤项，并除外肺结核、肺部肿瘤、非感染性肺间质疾病、肺水肿、肺不张、肺栓塞、肺嗜酸性粒细胞浸润症、肺血管炎等，可建立临床诊断。

美国的“HAP 诊断和治疗指南”指出，**胸部 X 线浸润性阴影加上 3 项中的 1 项临床表现（发热、白细胞增加、脓性痰）诊断 HAP，敏感性高、特异性低，会导致抗菌药物的过度应用；但如果要满足胸部 X 线浸润性阴影加上 3 项临床表现均齐备才诊断，则敏感性太低，会导致 HAP 的漏诊，延误治疗。胸部 X 线浸润影加上 3 项中的 2 项临床表现来诊断 HAP 是目前最准确的诊断标准。**一项将尸体病理学与病原体结合的研究显示，胸部 X 线浸润影加上 2 项临床表现诊断 HAP 的敏感性是 69%，特异性是 75%。

如果有发热、白细胞增多、脓性痰和痰或气管吸引物培养阳性，而没有新的肺浸润影，就可诊断医院获得性气管支气管炎。这一定义已应用于机械通气患者，医院内气管支气管炎是与延长 ICU 住院时间相关的，但不增加患者的死亡率。这些患者应用抗菌药物有益。有一前瞻性随机对照研究表明，社区获得性支气管感染的气管插管患者应用抗生素治疗，使得随后的肺炎发生率和患者死亡率减少。

为了提高对 HAP 诊断率及早期诊断，应注意：

（1）诊断 VAP 时，临床医师应考虑 X 线胸片出现新浸润影的众多原因及各种影响因素，并做好鉴别诊断。

（2）注重临床的资料、全面查体：有无感染的高危因素，如高龄、合并基础疾病、营养不良、意识障碍、胸腹部手术后等；有无感染机会，如长期住 ICU、长期鼻饲、气管插管及机械通气等；并动态观察，结合治疗的反应。

（3）重视病原学检查和对检查结果的分析：因为临床上鉴别发热和肺新浸润影原因方面存在困难，所以需采用多种措施和技术来帮助诊断 VAP，以便指导抗生素的选择和不必要的长期应用广谱抗生素，从而减少抗生素的不良反应并降低住院费用。**一个特别困难的问题是，确定培养出的病原菌是否为 VAP 的真正致病菌或仅仅是定植菌。**此外，虽然脓性气道分泌物可能表明存在肺炎，但也可发生于其他原因，其中大多数是感染，如气管支气管炎、鼻窦炎、局部气管切口处感染或误吸。病原学检查和对检查结果的分析要注意：

1）送检的标本必须符合规定，送检过程中避免污染；HAP 患者除呼吸道标本外应常规做血培养 2 次。培养结果意义的判断需参考细菌浓度。此外，呼吸道分泌物分离到的表皮葡萄球菌、除奴卡菌外的其他革兰阳性细菌、除流感嗜血杆菌外的嗜血杆菌属细菌、微球菌、肠球菌、念珠菌属和厌氧菌临床意义尚难以确定，应结合患者的临床情况考虑。对免疫损害宿主应重视特殊病原体（真菌、肺孢子菌、分枝杆菌及病毒等）的检查。

2）经筛选的痰液（涂片镜检鳞状上皮细胞 <10 个/低倍视野，白细胞 >25 个/低倍视野，或二者比例 $<1:2.5$），连续 2 次分离出相同病原菌，有条件者标本应尽快在 10 分钟内送实验室做痰液洗涤和定量培养，分离到的病原菌浓度 $\geq 10^7$ CFU/ml。

3）血培养阳性，或肺炎并发胸腔积液经穿刺抽液分离到病原体。

4）可认为非污染菌属的培养结果：经纤维支气管镜或人工气道吸引采集的下呼吸道分泌物分离出浓度 $\geq 10^5$ CFU/ml 的病原菌，或经环甲膜穿刺吸引物（TTA），或防污染标本毛刷（PSB）经纤维支气管镜或人工气道采集的下呼吸道分泌物分离出病原菌，对慢性阻塞性肺疾病患者其细菌浓度必须 $\geq 10^3$ CFU/ml。

5）呼吸道分泌物中检查到特殊病原体（包括军团菌）或呼吸道分泌物、血清及其他体液经免疫学方法检测证明（如 IFA），或有组织病理学证据。

（4）**按 Pugin 的临床肺感染评分诊断，可提高诊断的准确性。**CPIS 评分（表4-9）将临床、肺影像学、生理学（PaO_2/FiO_2）和细菌学资料等7 项指标计分，如果总分大于6 分则诊断为 HAP 或 VAP，应用抗生素 10～21 天，如果在第 3 天时，CPIS 评分仍少于 6 分，则停止抗生素治疗。CPIS 评分可提高 VAP 的诊断准确性。Fabregas 等应用患者死后立即做肺穿刺组织学检查和定量培养来验证，CPIS 的敏感性为 77%，特异性 42%。

表 4-9　临床肺部感染评分计算*+

1. 体温（℃）
   ≥36.5 和≤38.4 = 0 分
   ≥38.5 和≤38.9 = 1 分
   ≥39.0 或≤36.0 = 2 分
2. 血白细胞数（μl）
   ≥4000 或≤11000 = 0 分
   < 4000 或 > 11000 = 1 分；+带状核形式≥50% = +1 分
3. 气管分泌物
   无气管分泌物 = 0 分
   非脓性气管分泌物存在 = 1 分
   脓性气管分泌物存在 = 2 分
4. 氧合：PaO_2/FiO_2（mmHg）
   > 240 或 ARDS（ARDS 的诊断根据：$PaO_2/FiO_2 \leq 200$，肺动脉楔压≤18mmHg 和急性双肺浸润影）= 0 分
   ≤240 和无 ARDS = 2 分
5. 肺部影像学
   没有浸润影 = 0 分
   弥漫（或斑片）浸润影 = 1 分
   局限性浸润影 = 2 分
6. 肺浸润影的进展
   没有肺浸润影的进展 = 0 分
   肺浸润影进展（在排除 CHF 和 ARDS 后）= 2 分
7. 气管吸引物培养
   致病菌≠培养：罕见或少量或没有生长 = 0 分
   致病菌培养：中等或大量生长 = 1 分
   培养与涂片革兰染色所见为相同病菌，加 1 分

缩写：ARDS = 急性呼吸窘迫综合征；CHF = 充血性心力衰竭；PaO_2/FiO_2 = 动脉血氧分压与吸氧浓度的比值，可称为氧合指数

*：由 Pugin 和 Coworkers 修订

+：CPIS 的基线评分是以前 5 个指标，即体温、血白细胞计数、气管分泌物、氧合和肺浸润影特征为基础计算的，在 72 小时 CPIS 的计算则根据所有 7 个指标，并考虑肺浸润影的进展和气管吸引物的培养结果。基线评分或 72 小时评分 >6 分，考虑肺炎的诊断

≠：培养中为优势菌

2. 病原学经验性诊断的依据　临床上常不能等待实验室病原学确定之后再选用抗菌药物，故病原学的经验性诊断十分重要。诊断依据为：①患者的基础疾病及其治疗措施，诱发医院内肺炎的因素，如是否有慢性肺疾病、糖尿病、呼吸衰竭、肾功衰竭、胸腹手术史，是否已接受气管插管、机械通气、免疫抑制或抗生素等药物；②患者的年龄、免疫功能和健康状况，是否有长期卧床、营养不良、免疫功能低下及患有长期慢性消耗性疾病等；③HAP 的核心致病菌及其通常发病规律见表 4-10。当地细菌流行病学监测是重要参考；④要判断患者是否有多种抗生素耐药（MDR）致病菌感染的危险（表 4-11）；⑤痰液的性状：细菌性肺炎患者的痰液常呈黄色黏稠，量增加；克雷伯杆菌肺炎患者典型的痰呈砖红色、血样或胶冻样，类似草莓果酱，甚黏稠；链球菌肺炎痰可呈铁锈色；铜绿假单胞菌肺炎痰为绿色；厌氧杆菌所致肺感染痰有恶臭味；肺阿米巴感染典型的痰液呈棕褐色并带腥臭味；白色念珠菌感染痰呈白色，很黏，不易咳出，可拉成长丝；⑥胸部 X 线表现：根据不同肺炎的 X 线改变特点对病原学诊断有提示作用，如肺炎链球菌肺炎表现为大叶性，肺段或亚肺段分布；金黄色葡萄球菌肺炎的 X 线胸片呈多发性肺段浸润，易出现肺脓肿、肺气囊和脓胸。克雷伯杆菌肺炎的 X 线征象多变，右肺、两下肺和上叶后段为好发部位，早期为小叶浸润，后迅速扩展为大叶实变和脓肿形成，叶间裂常弧形下坠或叶间裂膨出。流感嗜血杆菌肺炎的 X 线表现，3/4 呈支气管肺炎改变，1/4 呈大叶或肺段实变。支原体肺炎的 X 线改变形态多样，可呈模糊的羽毛状或均匀的阴影，一般近肺门处阴影浓密，向肺野外逐渐变浅，边缘不清，可呈游走性。典型的 X 线改变对肺炎病原的诊断虽有提示作用，但临床上大多数医院内肺炎患者缺乏典型的胸部 X 线改变。

表 4-10　医院内肺炎的核心致病菌及其可能诱因

核心致病菌：	铜绿假单胞菌、肺炎克雷伯杆菌、肠杆菌属、大肠埃希菌、流感嗜血杆菌、黏质沙雷菌、不动杆菌、变形杆菌属、金黄色葡萄球菌
铜绿假单胞菌：	气管插管或切开，机械通气，长期或大量使用抗菌药物、皮质激素，慢性肺疾病，营养不良者
流感嗜血杆菌：	未用过抗生素者
金黄色葡萄球菌：	昏迷、糖尿病、头部外伤、肾功衰竭、近期流感、已使用多种抗生素者（多为耐甲氧西林菌株感染）
嗜肺军团菌：	应用大量皮质激素、细胞毒性化疗药物；意识无变化或未用过抗生素者
曲菌属：	已使用多种抗菌药物；或慢性阻塞性肺疾病并应用皮质激素者
厌氧菌：	大量误吸入胃内容物，近期做胸腹手术者
混合性细菌感染：	慢性阻塞性肺疾病，食管反流伴误吸，反复应用抗菌药物

表 4-11　多种抗生素耐药（MDR）致病菌感染的危险因素

在过去的 90 天内应用过抗菌药物
本次住院已 5 天或 5 天以上
患者所在的社区或医院的病房有抗生素耐药菌的高发生率
如为医疗机构相关肺炎（HCAP），存在以下危险因素
在过去的 90 天内，曾住院 2 天或 2 天以上
住在护理之家或其他医疗单位
在家中接受过注射治疗（包括抗生素）
在 30 天内接受慢性透析治疗
家庭创伤治疗
家庭成员中有患 MDR 菌感染
患者有免疫抑制性疾病和（或）接受免疫抑制治疗

【治疗原则】

1. 一般治疗　适当补液，维持水、电解质和酸碱平衡，如伴胸痛可用少量镇痛剂。体温不过高（38℃）无并发症，一般不用解热药；高热者应给予降温，但要避免大量给予解热镇痛剂防止患者大汗淋漓而虚脱。应用平喘和祛痰药有利于解除支气管痉挛和痰液的稀释排出，但应禁用强效镇咳剂。

2. 呼吸支持　PaO_2 < 8.0kPa(60mmHg)，应给予氧疗，严重缺氧或伴 CO_2 潴留者应予以气管插管和机械通气。

3. 胸部理疗　痰多黏稠、不易咳出者应给予翻身、拍背、振动或气管吸引，帮助痰液排出。鼓励或训练患者进行有效咳嗽。合并支气管扩张或肺脓肿时，若患者情况允许应行体位引流。

4. 气溶胶吸入和气道湿化　湿化疗法可降低痰液的黏稠度、促进黏液纤毛的廓清，尤适用于痰液黏稠、咳痰费力者。伴有支气管痉挛时可雾化吸入 β 受体激动剂，主要用于 COPD 合并肺炎患者。雾化吸入抗生素有利于增加气道内抗生素的局部浓度，减少排菌，但治疗急性感染性肺炎，应与静脉注射抗生素同时应用。

5. 抗生素的选用　**治疗医院内细菌性肺炎的关键是正确选用抗生素。**根据临床的诊断过程，临床选药方法可分为二个阶段，即病原菌尚不明确时的经验性选用和致病菌明确后的选用。

（1）经验性治疗：细菌性肺炎一经临床确诊，即需给予抗菌药物治疗。因医院内肺炎病原菌中，革兰阴性杆菌占 60% 以上，故所选抗生素的抗菌谱必须主要针对革兰阴性杆菌。近年的资料表明，院内肺炎的核心致病菌大多数为 β-内酰胺酶阳性菌，对氨苄西林和第一代头孢菌素的耐药率均在95%以上，对青霉素类和大环内酯类耐药率达90%，因此，宜选用第二、三代头孢菌素、氟喹诺酮类，或β-内酰胺类抗生素加β内酰胺酶抑制剂（克拉维酸或舒巴坦）复合物。**选用抗菌药物的强度和抗菌谱的范围应根据肺炎的轻重程度（轻中度或重度）和有无MDR致病菌感染的危险因素而定**，没有MDR致病菌感染危险因素的HAP、VAP，抗生素的选择较简单（表4-12），而有MDR致病菌感染危险因素的HAP或VAP，就要选择抗菌作用强、抗菌谱广的抗菌药物，并用足够剂量（表4-13）。ATS推荐的抗菌药物剂量和用法见表4-14。

表4-12 没有MDR致病菌感染危险的HAP、VAP的经验性抗生素治疗

可能致病菌	推荐抗菌药物
肺炎链球菌	头孢曲松
流感嗜血杆菌	或
甲氧西林敏感金葡菌	左氧氟沙星、莫西沙星，或环丙沙星
抗生素敏感的肠道革兰阴性杆菌	或
—大肠埃希菌	氨苄西林-舒巴坦
—克雷伯肺炎杆菌	或
—肠杆菌属	厄他培南（Ertapenem）
—变形杆菌属	
—黏质沙雷菌属	

表4-13 需要覆盖MDR致病菌感染的HAP、VAP的经验性抗生素治疗

可能致病菌	推荐的抗菌药物
表4-10中列出的致病菌和MDR致病菌	抗假单胞菌头孢菌素类
	或
铜绿假单胞菌	抗假单胞菌碳青霉烯类
肺炎克雷伯杆菌（ESBL⁺）	或
不动杆菌属⁺	β-内酰胺类加酶抑制剂
	加
	抗假单胞菌氟喹诺酮类
	或
	氨基糖苷类
	加
MRSA	利奈唑胺或万古霉素
嗜肺军团菌	大环内酯类

表 4-14　HAP、VAP 经验性初始治疗的抗菌药物剂量和用法（ATS 推荐）

抗菌药物	剂　量*
抗假单胞菌头孢菌素	
头孢吡肟	1～2g，q8～12h
头孢他啶	2g，q8h
碳青霉烯类	
依米配能	500mg，q6h，或 1g，q8h
美洛培南	1g，q8h
β-内酰胺类/酶抑制剂	
（哌拉西林/他唑巴坦）	4.5g，q6h
氨基糖苷类	
庆大霉素	7mg/(kg·d)
妥布霉素	7mg/(kg·d)
阿米卡星	20mg/(kg·d)
抗假单胞菌喹诺酮类	
左氧氟沙星	750mg/d
环丙沙星	400mg，q8h
万古霉素	15mg/kg，q12h
利奈唑胺	600mg，q12h

*：此推荐剂量是基于正常的肾功和肝功，推荐剂量是否适合中国人群，尚有待研究

根据中国大城市医院所统计的医院内肺炎病原，铜绿假单胞菌为最常见致病菌，混合感染占相当比例，合并真菌感染有增多趋势。选用抗生素时应予以兼顾。选用铜绿假单胞菌有效的广谱抗生素，如哌拉西林、泰门汀、头孢他啶、头孢哌酮、环丙沙星等，也可联合用药，β-丙酰胺类抗生素（抗假单胞菌青霉素类、第二、三代头孢菌素）加氨基糖苷类（庆大霉素、妥布霉素、阿米卡星）合用有协同作用，抗菌谱能覆盖大多数革兰阴性菌（包括假单胞菌属）和厌氧菌。虽然也能覆盖革兰阳性菌，但对金葡菌感染的疗效不够理想。氨基糖苷类有潜在的肾毒性，其穿透进入感染气道的能力较差，气道内的浓度低于血清浓度的 40%。感染的气道分泌物的酸性 pH 也可能影响氨基糖苷类的杀菌活性。氨曲南是一单环类 β-内酰胺抗生素，对革兰阴性菌，包括假单胞菌属有很强的抗菌活性，但对厌氧菌和革兰阳性菌无明显作用。虽然氨曲南的抗菌谱与氨基

糖苷类相似，但无明显的肾毒性。氨曲南不被大多数 β-内酰胺酶水解，故对耐青霉素和头孢菌素的革兰阴性菌丛仍有抗菌活性，但与青霉素或头孢菌素无明显协同作用。

氟喹诺酮类（如环丙沙星、氧氟沙星、左氧氟沙星）是广谱抗生素，用以治疗院内肺炎，对革兰阴性菌（包括假单胞菌属）和革兰阳性球菌（包括对甲氧西林敏感或耐药的金葡菌）均有很好的抗菌活性，但对肺炎链球菌和厌氧菌的抗菌活性较不肯定。**氟喹诺酮类的优点是对产 β-内酰胺酶的细菌仍有抗菌活性，呼吸道组织内的药物浓度水平很高，副作用较少，可用于对青霉素类和头孢菌素类过敏的患者。**

当怀疑为厌氧菌或嗜氧和厌氧菌混合感染时，可加用克林霉素或甲硝唑作经验性治疗。当患者有大量误吸，患有牙周或牙龈疾病、坏死性肺炎、尤其是有肺脓肿形成时，有必要进行抗厌氧菌治疗，加用克林霉素或甲硝唑。克林霉素对革兰阳性菌也有很好抗菌活性，与对革兰阴性菌有效的抗生素合用，作为医院内肺炎的经验性治疗是恰当的。

将抗假单胞菌青霉素和第三代头孢菌素联合应用进行双 β-内酰胺治疗已在临床上应用，可以避免与氨基糖苷类联用时的肾毒性。但有人对此做法的效果表示怀疑，因为这两种抗生素均是广谱，联合应用无协同作用。此外，同时应用两种 β-内酰胺可能刺激 β-内酰胺酶产物的增多，导致急性耐药菌的增加。而氨基糖苷类不影响 β-内酰胺酶及其产物。

当怀疑军团菌感染时，应加用大环内酯类药物（如红霉素、罗红霉素），尤其是肺炎严重，累及胸膜，心肌、中枢神经系统和肾等多种器官时，经验性治疗加用红霉素，至少用到病原学诊断明确以后。当表明有葡萄球菌感染，尤其是证明为耐甲氧西林葡萄球菌（MRSA）感染时，可用万古霉素、替考拉宁或利奈唑胺。复方新诺明对革兰阴性肠菌以及其他革兰阴性菌，如肠杆菌属、不动杆菌属、枸橼酸菌属、洋葱假单胞菌、嗜麦芽假单胞菌（对其他抗生素常耐药）均有很好的抗菌活性。对许多常见的感染，如链球菌肺炎、嗜血流感杆菌肺炎和卡他摩拉菌感染也有很好抗菌活性，对一些条件致病微生物，如肺孢子菌、奴卡菌属感染也有效。但除怀疑条件致病微生物感染以外，复方新诺明一般不用于医院内肺炎的经验性治疗。

（2）病原学明确以后的治疗：经过各种病原学检查，明确 HAP 的致病微生物后，即可有针对性地调整和选用对致病原更有效的抗菌药物。

调整和选择抗菌药物的依据是：初始经验性治疗的疗效和反应，致病原的类型及其抗生素的药敏结果。HAP 常见致病原的抗菌药物选择见表 4-15。

表 4-15　呼吸机相关肺炎常见致病原的抗生素治疗

致病原	首　选	次　选
铜绿假单胞菌	哌拉西林、头孢他啶、美洛西林、替卡西林	亚胺培南、左氧氟沙星、或加氨基糖苷类
革兰阴性杆菌	哌拉西林、泰门汀、第 3 与第 4 代头孢菌素、亚胺培南、美罗培南	左氧氟沙星、或加氨基糖苷类
嗜血流感杆菌	氨苄西林、头孢孟多	头孢呋辛、第三、四代头孢菌素
金葡菌	奈夫西林、苯唑西林	头孢孟多、万古霉素、利奈唑胺
肺炎链球菌	青霉素、红霉素、头孢唑林	头孢呋辛、头孢呋肟
厌氧菌	青霉素、克林霉素或加甲硝唑	
支原体	红霉素、甲红霉素、罗红霉素	四环素
真菌	氟康唑、卡泊芬净	伏立康唑、米卡芬净、两性霉素 B

（3）几种耐药菌的抗生素选择

1）铜绿假单胞菌：对单药治疗易产生耐药性，故主张联合用药，虽然联合用药的有效性尚未被证实。联合用药的方法多为抗假单胞菌 β-内酰胺类加氨基糖苷类，或加氟喹诺酮类。也有报道，以雾化吸入氨基糖苷类或多黏菌素作为全身用抗生素的辅助治疗的。

2）不动杆菌属：不动杆菌对许多抗生素天然耐药。最有效的抗生素是碳青霉烯类，氨苄西林-舒巴坦或哌拉西林-舒巴坦中的舒巴坦成分也有良好效果，甚至对依米配能耐药的菌株也有效。多黏菌素（colistin）静脉用或气雾吸入也有一定疗效。

3）产 ESBLs 的肠杆菌属：应避免应用三代头孢菌素，对四代头孢菌素头孢吡肟（马斯平）的效果有争议。可靠的选择是应用碳青霉烯类。对氨基糖苷类和氟喹诺酮类也很可能耐药。对哌拉西林/他唑巴坦的效果不肯定，虽有报道用其治疗 VAP，与其他抗生素比较，死亡率较低。

4）MRSA：通常选择万古霉素，文献报道，MRSA 肺炎应用万古霉素标准剂量（1g，q12h）的临床失败率达 40% 或更高，与利福平、氨基糖苷类或其他抗生素合用的疗效，尚无前瞻性研究证明。对药代动力学的研究显示，万古霉素治疗失败可能与剂量不足有关，因此很多医师主张应达到 15mg/L 或更高的血浓度，但这种持续注射的方法也没有前瞻性的研究证明比常规方法更有效。

研究证明，利奈唑胺（linezolid）治疗 MRSA 肺炎至少与万古霉素同样有效，是否疗效更好还有待证明，但万古霉素的肾毒性和增加剂量后需频繁监测血药浓度，使利奈唑胺的临床应用更具好处。

6. 综合治疗和免疫生物治疗　HAP 患者往往有各种严重基础疾病，并可能有营养不良、免疫功能障碍、酸碱平衡失调、电解质紊乱以及多脏器功能障碍等情况合并存在，因此，应采取综合性治疗措施，选用高效安全抗生素的同时，抓紧对患者基础疾病和合并症的处理，以便取得治疗肺炎的较好疗效。

HAP 的免疫治疗研究近年来取得了明显的进展，如研制了具有高免疫性的免疫球蛋白注射剂（IGIV），IGIV 含抗铜绿假单胞菌常见血清型的抗体效价比通常市售的 IGIV 制剂高 5 倍，临床初步试用可改善医院内铜绿假单胞菌肺炎患者的存活率、疗效超过单用抗生素的效果。一些抗内毒素抗体、细胞因子的抗体及受体拮抗剂、抗炎性反应物质等目前也正在应用分子生物学技术进行研制或临床试用过程中，为生物和免疫治疗肺炎开辟了一条新途径，但这些方法目前仍未达到临床普遍应用阶段。

7. 治疗失败的可能原因　HAP 治疗后效果不佳，应认真查找原因，并针对原因采取措施。常见的治疗失败的原因有病原学的诊断错误，抗菌药物选用不当，药物剂量不足，细菌产生耐药性，治疗过程中发生继发感染，二重感染，或发生药物毒性反应和过敏反应（如药物热）；没有采取综合治疗，如没有采取措施治疗患者的心力衰竭、糖尿病、水电解质失衡和酸碱紊乱等。

【危险因素和预防措施】 HAP 的危险因素可分为：①宿主因素：如高龄、严重的基础疾病、免疫抑制；②某些因素：如应用抗菌药物、住入 ICU、慢性基础性肺疾病、或昏迷，均增加了致病菌在口咽部或胃内的寄植；③促发吸入或反流的情况：包括气管插管、留置鼻胃管或仰卧位；④需要延长应用机械通气：增加与受污染的呼吸治疗仪或医务人员带菌的手接触的机会；⑤阻碍肺适当廓清的因素：如外科手术，尤其是头颈部、胸或上腹部的手术，因创伤或疾病而不能活动。HAP 的危险因素及建议采取的预防措施见表 4-16。

表 4-16　医院内肺炎的危险因素及建议采取的预防措施

危险因素	建议采取的预防措施
1. 细菌性肺炎 （1）宿主相关因素 年龄 >65 岁 基础疾病：	
慢性阻塞性肺疾病	应用激励呼吸的肺量计，经面罩给予呼气末正压（PEEP）或连续气道正压（CPAP）
免疫抑制	避免接触潜在医院内致病原，减少免疫抑制状态的持续时间，如给予粒细胞巨噬细胞集落刺激因子（GMCSF）
意识受抑制	应用中枢神经系统抑制剂需谨慎
外科手术（胸或腹）	采用适当的体位，尽早下床活动，适当的镇痛
（2）与治疗器具相关	所用器具应清洁，灭菌消毒，具备条件时应尽快撤除
气管插管和机械通气	吸引气管分泌物时操作轻柔；患者取半卧位，头抬高 30°～45°；有发生应激性溃疡出血危险的患者应用不碱化胃液的细胞黏膜保护剂；≥48 小时再更换呼吸机管道；及时引流和清除吸气管内的冷凝水；若有适应证，可用热湿交换器（HME）
留置鼻胃管或肠饲	常规检查导管放置是否恰当；没有必要时迅速拔去鼻胃管；胃内尚有食物残留时延长管饲间歇时间；患者取半卧位
（3）与个人或医疗操作相关	
手引起的交叉污染	教育和训练工作人员，及时洗手和戴手套，对肺炎患者进行监控
应用抗生素	应用抗生素需慎重，尤其是 ICU 中的高危患者
2. 军团菌感染	
（1）宿主相关因素	
免疫抑制	减少免疫抑制剂应用时间
（2）与医疗器具相关	
污染雾化器（液）引起气雾带菌	用前严格消毒雾化器；湿化器只能用无菌水；若没有适当的灭菌或消毒，不用凉雾的室内空气加湿器
（3）与环境相关	
来自污染水源的气溶胶	医院供水系统需高度氯化或高热，维护正常的供水系统；免疫抑制患者应饮用消毒水
冷却塔的设计	恰当地设计，安置和维护冷却塔

续 表

危险因素	建议采取的预防措施
3. 曲菌病	
（1）宿主相关因素	
严重粒细胞减少症	缩短免疫抑制状态的持续时间，如给予粒细胞巨噬细胞集落刺激因子；将患者安置于消毒隔离病房，并采取环境保护措施。患者需离开受保护的环境时应戴口罩
（2）与环境相关	
建设施工	将粒细胞减少症患者搬离邻近施工的场所，或将其安置于有隔离和环境保护条件的病房，若需离开受保护的环境时应戴口罩
曲菌的其他环境来源	维持医院正常的空气处理系统，尤其是免疫抑制患者的病房
4. 呼吸合胞病毒（RSV）感染	
（1）宿主相关因素	
年龄（<2岁、先天性心肺疾病、免疫抑制）	医院在RSV感染流行期间，应对严重RSV感染的高危患者常规进行入院前筛选检查，然后将患者和护理人员分组
（2）与个人或医疗操作相关（手引起的交叉污染）	教育个人，洗手，戴手套、穿隔离衣、流行期间用单人房间或将患者和护理人员分组，限制探视人员，将流感患者收入单人病房或专门病房
5. 流行性感冒	
（1）宿主相关因素（年龄>65岁、免疫抑制）	每年流感流行前给高危患者接种流感疫苗，流感流行期间进行药物预防，可用盐酸金刚烷胺或金刚乙胺
（2）个人相关（受感染的个人）	每年流感流行之前，为流感病房的医护人员进行预防接种，流行期间进行药物预防，用盐酸金刚烷胺或金刚乙胺

（俞森洋）

第六节　病毒性肺炎

【概述】 病毒是引起呼吸道感染的常见病原体，**病程通常为自限性**。病毒性肺炎患者多为婴幼儿、免疫功能缺陷患者和老年人，健康成人少见。引起病毒性肺炎的病毒：①原发性引起呼吸道感染的病毒，包括流感病毒、呼吸道合胞病毒、副流感病毒、麻疹病毒、鼻病毒、冠状病毒、腺病毒；②机会性引起呼吸道感染的病毒，包括巨细胞病毒、水痘-带状疱疹病毒、单纯疱疹病毒和EB病毒。**病毒性肺炎的临床表现和X线影像学改变无特异性。**上呼吸道感染咳嗽加重和进行性呼吸困难提示肺炎的发生。病毒性肺炎的诊断依靠流行病学、影像学特征，排除细菌性、支原体和衣原体等其他病原体引起的肺炎。病原学检查，包括病毒分离、血清学检查、病毒及病毒病原检测是确诊的依据。本节重点介绍见于成人的病毒性肺炎，包括流感病毒肺炎、单纯疱疹病毒肺炎及巨细胞病毒肺炎。

一、流感病毒肺炎

【诊断要点】

1．流行病学　在流感流行季节，一个单位或地区出现大量上呼吸道感染患者，或医院门诊、急诊上呼吸道感染患者明显增加。流感病毒是成人病毒性肺炎最常见病因。

2．临床表现　单纯的原发性病毒性肺炎少见，易累及有心脏病的患者，尤其是二尖瓣狭窄患者。常表现为持续高热，进行性呼吸困难，肺部可闻及湿性啰音。**少数病例病情进展迅速，出现休克、心力衰竭、急性呼吸窘迫综合征（ARDS）、多脏器功能障碍综合征。**患者原有的基础疾病亦可被诱发加重，呈现相应的临床表现。X线显示双肺弥漫性间质性渗出性病变，重症者两肺中下野可见弥漫性结节性浸润，少数可有肺实变。抗生素治疗无效。患者常因心力衰竭或呼吸衰竭死亡。

3．病原学检查　详见本章第二节流行性感冒。

【治疗原则】

1．有关抗流感病毒药物治疗，参见本章第二节流行性感冒。金刚烷胺：成人100mg每日2次。65岁及以上老人每天不超过100mg，疗程5～7天。早期应用才能减轻症状。

2．**要注意流感病毒肺炎可能同时合并有细菌性肺炎，**根据情况选用相应的抗菌药物。

3．对于重症流感病毒肺炎，合并呼吸衰竭时应给予呼吸支持，首选无创正压通气。

4．合并休克时给予相应抗休克治疗。出现其他脏器功能损害时，给予相应支持治疗。

5．中医中药辨证治疗。

二、单纯疱疹病毒肺炎

【诊断要点】

1．**成人单纯疱疹病毒肺炎　主要见于免疫功能缺陷患者，**如骨髓抑制及实体脏器移植应用免疫抑制剂的患者，一般发生在移植后的 2 个月内。咳嗽和呼吸困难是最常见的症状，大多数患者有发热，胸部 X 线表现为多灶性浸润病变，常伴有口腔和面部疱疹。严重患者有低氧血症。

2．病原学检查　①**病毒分离是诊断单纯疱疹病毒感染的主要依据；**②通过支气管镜毛刷、灌洗和活检取得下呼吸道样本进行细胞学和组织学检查，**发现多核巨细胞和核内包涵体有助于诊断；**③抗体检测有助于原发性感染的诊断，对复发性感染的诊断价值不大。

【治疗原则】　阿昔洛韦和阿糖腺苷对单纯疱疹病毒感染有效，**首选阿昔洛韦。**免疫缺陷者单纯疱疹病毒感染时，阿昔洛韦的剂量为 5mg/kg，静脉注射，q8～12h，根据肾功能调整剂量，疗程至少 7 天。

三、巨细胞病毒肺炎

【诊断要点】　**成人巨细胞病毒（CMV）肺炎多发生于器官移植后数月内，**诊断要点有：

1．体温超过 38℃，持续 3d 以上。

2．干咳、呼吸困难及低氧血症进行性加重。

3．X 线胸片或 CT 有磨玻璃影伴结节影及斑片状渗出等改变。

4．病原学检测阳性　肺泡灌洗液分离到 CMV 病毒；酶联免疫吸附法（ELISA）检测血清中 CMV IgM 阳性；定量 CMV-DNA 含量≥10^4/ml 基因拷贝数；CMV pp65 抗原阳性。

5．细菌、真菌、支原体、衣原体、肺孢子菌及结核菌等检查均为阴性。

【治疗原则】

1．调整或停用免疫抑制剂。

2．抗病毒治疗　首选更昔洛韦。①诱导期：静脉滴注 5mg/kg，每 12 小时 1 次，每次静滴 1 小时以上，疗程 14～21 日，肾功能减退者剂量应酌减；②维持期：静脉滴注 5mg/kg，每日 1 次，静滴 1 小时以上，维持期的时间应根据患者的病情。与 CMV 免疫球蛋白联用可提高疗效。**阿昔洛韦、阿糖腺苷或干扰素的疗效不确切。**

3．根据病情甲泼尼龙 40～80mg 静脉注射，每天 1～2 次。

4．可应用免疫球蛋白。

5．合并呼吸衰竭时应给予呼吸支持，首选无创正压通气。

（方向群）

第七节　肺炎支原体肺炎

【概述】　支原体有 100 多种，与人类疾病关系最大的有 3 种支原体，即肺炎支原体、人型支原体和解脲脲原体。肺炎支原体是明确的人类病原体，人型支原体和解脲脲原体一般认为是机会性感染病原体。我国有关社区获得性肺炎的流行病学调查中，肺炎支原体肺炎是重要的致病原。

【诊断要点】

1. 临床症状　肺炎支原体肺炎的**突出症状是干咳或刺激性咳嗽**。发热、有时可伴畏寒，但很少有寒战。有些患者可有肺部以外的并发症，如皮疹、心包炎、溶血性贫血、关节炎、脑膜脑炎和外周神经病变。

2. X线显示双肺斑片状浸润影，中下肺野明显，有时呈网状、云雾状，而且多变。仅有5%～20%的肺炎支原体感染者有胸膜渗出。肺炎支原体肺炎有时表现为**X线胸片与临床症状不相符合，X线胸片表现重而临床症状轻**。

3. 病原学检查

（1）培养：肺炎支原体培养较为困难，需要特殊营养培养基，且生长需要4～24天。急性感染后数月内上呼吸道仍可排出肺炎支原体，故培养阳性并不能确定就是急性感染。

（2）间接血凝抗体试验：主要是IgM，晚期可见IgG。间接血凝抗体阳性可保持1年以上。抗体阳性是支原体感染的指标，但阴性时不能排除支原体感染。酶联免疫吸附试验（ELISA）检测血清抗体有重要诊断价值。

（3）急性期恢复期双份血清进行抗体测定：**补体结合试验：起病10d后出现，恢复期效价1∶64或以上，或恢复期抗体效价与前相比有4倍或以上升高，有助于确诊。**

（4）冷凝集反应：效价1∶32或以上为阳性，肺炎支原体感染时有30%～80%的阳性率，感染后第1周末或第2周初效价上升，第4周达高峰，此后下降。但其他感染和非感染性疾病也可以引起升高，应注意鉴别。

【鉴别诊断】

1. 细菌性肺炎　临床表现较肺炎支原体肺炎重，X线的肺部浸润阴影也更明显，且白细胞计数及中性值一般明显升高。

2. 病毒性肺炎　如流感病毒性肺炎发生在流行季节，起病较急，肌肉酸痛明显，可能伴胃肠道症状；腺病毒肺炎多见于军营，常伴腹泻。

3. 军团菌肺炎和肺炎衣原体肺炎　临床鉴别诊断较为困难，应通过病原学加以鉴别。

【治疗原则】

1. 抗菌药物　临床可用于肺炎支原体肺炎治疗的药物包括大环内酯

类、氟喹诺酮类、四环素类等。

（1）首选大环内酯类：①红霉素：250～500mg 口服，q6～8h；或 1～2g 分次静脉滴注。疗程 2～3 周；②阿奇霉素：500mg，每日 1 次口服或静脉滴注；因半衰期长，连用 5 天后停 2 天再继续，疗程一般为 10～14 天；③罗红霉素：150mg，每日 2 次。疗程常为 10～14 天。

（2）氟喹诺酮类：①左氧氟沙星：200mg，每日 2 次口服或静脉滴注；②莫西沙星：400mg，每日 1 次口服或静脉滴注；③环丙沙星：200mg，每日 2 次口服或静脉滴注。疗程常为 7～14 天。

（3）四环素类：①多西环素：100mg 口服，每日 1 次；②米诺环素：100mg 口服，每日 2 次。

（4）红霉素和四环素虽然有效，但**用药后痰内肺炎支原体仍可持续存在达数月之久，约 10% 肺炎可复发，故少数症状迁延，肺阴影反复发生者，应延长抗菌药物疗程，**或换用另一种抗生素。

2. 对症治疗　镇咳药物，化痰药物，雾化吸入治疗。

3. 发生严重肺外并发症，给予相应处理。

（方向群）

第八节　肺炎衣原体肺炎

【概述】　衣原体属，包括 4 个衣原体种，即沙眼衣原体、鹦鹉热衣原体、肺炎衣原体和家畜衣原体。沙眼衣原体引起人类沙眼、包涵体性结膜炎、非淋球菌尿道炎、宫颈炎等。鹦鹉热衣原体引起人类的鹦鹉热，表现为呼吸道感染或以呼吸系统为主的全身性感染。家畜衣原体尚无引起人类疾病的报道。血清流行病学调查显示，人类的肺炎衣原体感染是世界普遍性的，成人有一半以上感染过肺炎衣原体，即血清存在肺炎衣原体特异性 IgG 抗体。

【诊断要点】

1. **追问鹦鹉、家禽、鸟类饲养或接触史。**

2. 症状　肺炎衣原体肺炎的症状无特异性，有时表现为无症状，有时症状较重。表现为发热、咳嗽等。有些患者可出现喘息或哮喘，成人肺炎患者多较严重，可发生呼吸衰竭。

3. 影像学　X 线显示双肺片状浸润，胸膜渗出不常见。**鹦鹉热衣原体肺炎患者肺内阴影吸收缓慢，有报道治疗 7 周后尚有 50% 患者病灶不能完全吸收。**

4. 病原学检查

(1) 培养：肺炎衣原体培养需要通过细胞培养，细胞内包涵体在72h以后出现，可通过特异性荧光抗体检测加以证实。

(2) 微量免疫荧光法：IgG≥512 和（或）IgM≥1∶32，在排除类风湿因子影响后提示近期感染。

(3) **急性期恢复期（发病后第2～3周）双份血清进行抗体测定：后者抗体效价与前者相比有4倍或以上升高，有助于确诊。**

【鉴别诊断】 参见肺炎支原体。

【治疗原则】

1. 抗菌药物

(1) 首选四环素类或大环内酯类：①多西环素：首剂200mg，以后100mg，口服，每日2次；②红霉素：500mg口服，q6h。疗程均为3周。复发者可进行第2疗程。

(2) 阿奇霉素：首剂500mg，每日1次，以后4天每次250mg，每日1次口服。或罗红霉素150mg，每日2次。疗程常为21天。氟喹诺酮类对肺炎衣原体也有效。

2. 注意隔离和对症治疗。

（方向群）

第九节　军团菌肺炎

【概述】 军团菌肺炎是嗜肺军团菌（legionella pneumophilia，LP）引起的以肺炎表现为主，可能合并肺外其他系统损害的感染性疾病，是军团病的一种临床类型。军团菌有42种64个血清型，其中20种已经证明对人类有致病性。中国曾发现小规模流行，几乎在全国各省市有散发病例报道。**吸烟、原患慢性肺疾病和免疫低下（如应用皮质激素）是发生LP的3大危险因素。**

【诊断要点】

1. 临床表现　军团菌肺炎除发热、咳嗽等肺部表现外，尚**伴有全身其他系统的表现和多器官受累，如相对缓脉、神志改变**、腹泻、蛋白尿及镜下血尿、**低血钠**等。

2. 影像学　胸部X线检查主要表现为迅速进展的非对称性、边缘不清的肺实质性浸润阴影，**胸腔积液见于约30%患者。**

3. 诊断标准　1992年中华医学会呼吸病分会制订的诊断标准如下：

（1）临床表现有发热、寒战、咳嗽、胸痛等症状。

（2）X线胸片具有浸润性阴影或伴胸腔积液。

（3）呼吸道分泌物、痰、血或胸腔积液在活性酵母浸膏琼脂培养基（B）或其他特殊培养基培养军团菌生长。

（4）呼吸道分泌物在荧光抗体检查LP阳性。

（5）**血间接荧光法检查急性期和恢复期2次抗体效价呈4倍或以上增高。**

（6）**尿LP-1抗原测定阳性**（注：敏感性55%～90%，平均74%，特异性95%，急性感染出现症状3天后可阳性，可持续到症状好转数月后。但假阴性率26%，因为只能检测血清Ⅰ型肺炎军团菌）。

凡具有1～2项加3～6项中的任何1项即可诊断军团菌肺炎。

【抗菌药物治疗原则】 临床可用于治疗军团菌肺炎的药物，**首选大环内酯类或氟喹诺酮类，**四环素类、利福平等也有效。

（1）大环内酯：①红霉素：250～500mg口服，q6～8h；或1～2g分次静脉滴注。重症2～4g/d，先静脉滴注，后可改口服，疗程至少3周。常见副作用有胃肠道反应、静脉炎、可逆性耳聋、Q-T间期延长；②阿奇霉素：500mg，每日1次口服或静脉滴注，连用3～5天；③罗红霉素：150mg，每日2次，疗程2～3周。

（2）氟喹诺酮类：①左氧氟沙星：200mg每日2次，口服或静脉滴注；②莫西沙星：400mg每日1次，口服或静脉滴注；③环丙沙星：200mg每日2次，口服或静脉滴注，疗程2～3周。

（3）四环素类：①多西环素：100mg口服，每日1次；②米诺环素：100mg口服，每日2次。

（4）利福平：一般和上述药物联合应用，400～600mg口服，每日1次。

（方向群）

第十节 肺炎链球菌肺炎

【概述】 肺炎链球菌常寄生在人体鼻咽部，属链球菌属，肺炎链球菌为革兰阳性双球菌，其荚膜多糖是型的特异性抗原，共有85个血清型，其中部分菌株致病力很强，主要引起肺炎，**是社区获得性肺炎第1位的病原菌，**还引起脑膜炎、心内膜炎、中耳炎、鼻窦炎、败血症等。

【诊断要点】

1．临床表现 肺炎链球菌肺炎多急性起病，表现为寒战、高热和胸痛。**痰的性状典型表现为铁锈色**。体格检查有时**有肺实变的体征**，包括管状呼吸音、叩诊浊音、听诊语颤增强等。

2．实验室检查　白细胞增多，中性粒细胞增多，但在严重感染患者减少。某些患者有肝酶和胆红素轻度升高。

3．影像学　胸部X线检查表现为片状密度增高影，或**表现为大片实变影**。约25%的患者会出现胸腔积液，但脓胸和空洞不多见。

4．病原**学检查　①新鲜合格痰标本涂片，革兰染色直接镜检**，如果找到典型革兰染色阳性双球菌，同时排除其他优势菌生长，对于诊断肺炎链球菌肺炎有提示价值；②合格的痰标本培养为肺炎链球菌有临床意义；③不同体液，如血清、胸腔积液、尿中检查有肺炎链球菌抗原有临床意义；④血液、胸腔积液、经皮肺穿刺组织，如果**细菌培养出肺炎链球菌，有确诊价值**。

【抗菌药物治疗原则】

1．青霉素敏感肺炎链球菌　**首选抗生素为青霉素G 240～320U/d，分4次静脉滴注；或阿莫西林500mg，静脉滴注，q8h**。疗程一般5～7天，或退热后3天停药，不必持续用到肺阴影消失。

2．青霉素中介水平耐药的肺炎链球菌肺炎　可用青霉素240万U，静脉滴注，q4～6h，或**头孢曲松1～2g，静脉滴注，每日1次**；或头孢噻肟1～2g，q8h；或厄他培南1g，静脉滴注，每日1次。

3．青霉素高水平耐药的肺炎链球菌肺炎　推荐使用万古霉素0.5g，静脉滴注，q8h，或**厄他培南1g，静脉滴注，每日1次；或莫西沙星400mg，每日1次静脉滴注**。

4．中国肺炎链球菌对大环内酯类耐药率普遍>60%，且多呈高水平耐药，因此，不宜单独应用大环内酯类。

【预防】　易感人群可注射肺炎链球菌疫苗，疫苗注射后2～3周血清内产生抗体，保护期至少1年，高危人群5～10年后需要重复接种。随着耐药菌增加，疫苗接种受重视。

（方向群）

第十一节　克雷伯杆菌肺炎

【概述】　克雷伯杆菌肺炎是肺炎克雷伯杆菌引起的急性肺部炎症，亦称肺炎杆菌肺炎。克雷伯杆菌在自然界普遍存在，是机会致病菌。导致的宿主因素包括住院、糖尿病、酗酒、大手术、静脉置管、气管插管、鼻饲管等。近年来，克雷伯杆菌在医院内感染中已占有重要地位，病菌传播迅速，可导致医院内暴发感染。分为原发性和继发性两类。

【诊断要点】

1. 临床表现　起病急骤，常有咳嗽、胸痛、呼吸困难、发热和寒战。**典型的痰液为黏稠血性，黏液样或胶冻样，有时可发生咯血。**

2. 影像学　克雷伯杆菌肺炎的胸部X线表现独特。肺叶实变多见于原发性，常发生在上叶中的一叶，**多在右侧，受累肺叶特征性的放射学表现为凝胶样沉重的痰液引起的叶间裂下垂，约半数有空洞形成。**而多数继发性肺炎呈小叶浸润表现，可累及多个肺叶。

3. 病原学检查　①痰涂片：合格的痰标本，如果在单个革兰染色阴性杆菌周围存在明显的荚膜，应怀疑肺炎克雷伯菌；②血培养（阳性率20%～60%）、胸腔积液或保护性毛刷纤维支气管镜检查获得阳性培养，可确立肺炎克雷伯菌肺炎诊断。

【抗菌药物治疗原则】

1. 非重症克雷伯杆菌肺炎**可用第三代头孢菌素或青霉素类/酶抑制剂复合制剂治疗：**头孢他啶4g/d，分2～3次静脉滴注；头孢哌酮4～6g/d，分2～3次静脉滴注；头孢吡肟2～4g/d，分2～3次静脉滴注；哌拉西林/他唑巴坦4.5g，q8h。

2. **重症患者一般主张联合应用抗菌药物，**及在上述药物的基础上加用氨基糖苷类药物，如阿米卡星200～400mg，静脉滴注q12h；依替米星150mg静脉滴注，q12h。或加用氟喹诺酮类药物，如环丙沙星200mg，静脉滴注，每日2次；莫西沙星400mg，静脉滴注每日1次。

3. **超广谱酶阳性（$ESBL^{+}$）患者首选碳青霉烯类药物，**亚胺培南1.5～3g/d，分3次静脉滴注；或美罗培南3～4g，分3～4次静脉滴注。

克雷伯杆菌肺炎的抗菌药物治疗的疗程一般为10～14天，病变广泛，有多发小脓肿时疗程至少3周。

（方向群）

第十二节　铜绿假单胞菌肺炎

【概述】　铜绿假单胞菌肺炎是铜绿假单胞菌感染所致，常发生于免疫低下或伴有基础疾病患者，是一种严重而又常见的医院内获得性感染。铜绿假单胞菌是一种条件致病菌，在正常人皮肤、呼吸道和肠道均存在。铜绿假单胞菌肺炎多见于老年、有免疫功能障碍或人工气道的住院患者。

院外感染偶尔也可发现，但几乎均发生于原有较严重基础疾病者，在部分患者中作为终末期合并症出现。

【诊断要点】

1. 临床特点 **铜绿假单胞菌肺炎一般分为原发性和继发性。**原发性为吸入性感染，往往有慢性肺部疾病史。长期使用抗生素导致菌群失调，应用气管插管、机械通气等导致黏膜屏障受损是发病的主要原因。继发性感染常为败血症后，多有严重全身基础疾病。中毒症状明显，体温波动大，高峰在清晨，有相对缓脉，神志模糊。咳嗽有大量黄脓痰，少数患者咳**典型的翠绿色脓性痰，**咯血罕见。体征不典型。

2. 影像学 最常见者为弥漫性两侧支气管肺炎，可累及多个肺叶，以双下叶常见。有时可见大小不等的结节状浸润，有融合倾向，可见多发性小脓腔，也可伴少量胸腔积液，但极少有脓胸。

3. 病原学检查 血培养、胸腔积液或保护性毛刷纤维支气管镜检查获得阳性培养，可确立病原学诊断。**痰培养为铜绿假单胞菌，不一定是铜绿假单胞菌感染，而可能是定植，尤其是长期建立人工气道者。**

【抗菌药物治疗原则】

1. 具有抗铜绿假单胞菌活性的青霉素类药物 哌拉西林/他唑巴坦4.5g，静脉滴注 q8h；替卡西林/克拉维酸3.2g，静脉滴注 q6～8h。

2. 具有抗铜绿假单胞活性头孢菌素类药物 头孢他啶2～4g/d，分2～3次静脉滴注，头孢哌酮/舒巴坦4～6g/d，分2～3次静脉滴注；头孢吡肟2～4g/d，分2～3次静脉滴注。

3. 碳青霉烯类药物 亚胺培南1.5～3g/d，分3次静脉滴注；或美罗培南3～4g/d，分3～4次静脉滴注。

4. 重症患者一般主张联合应用抗菌药物，即在上述药物的基础上加用氨基糖苷类药物，如阿米卡星200～400mg，静脉滴注，q12h；依替米星150mg，静脉滴注 q12h。或加用氟喹诺酮类药物，如环丙沙星200mg，静脉滴注，每日2次。

（方向群）

第十三节 流感嗜血杆菌肺炎

【概述】 流感嗜血杆菌肺炎是流感嗜血杆菌肺炎所引起，目前一般认为在社区获得性肺炎中是仅次于肺炎链球菌的第二位致病菌。人是流感嗜血杆菌的唯一宿主，不同地区、不同时期，带菌率可有很大差异，儿童往往高于成人，主要寄居在上呼吸道。**成人患有慢性肺部疾病、心脏病、低丙种球蛋白血症和长期吸烟者易患。**

【诊断要点】

1. 临床表现　症状无特异性、主要表现为发热、咳嗽、咳痰等，起病急。

2. 影像学　X 线胸片上成人患者**多表现为支气管肺炎改变，**呈两肺下叶浸润，少数患者呈一叶或多叶节段性肺炎及大叶性肺炎改变。很少形成脓肿。

3. 病原学检查　①痰培养分离到具有荚膜的流感嗜血杆菌有临床意义；②血培养、胸腔积液或保护性毛刷纤维支气管镜检查获得阳性培养，可确立病原学诊断。

【抗菌药物治疗原则】

1. 青霉素类药物　根据病情用氨苄西林/舒巴坦 1.5～12g/d，分 2～4 次静脉滴注；阿莫西林/克拉维酸 2.4～3.6g/d，分 2～3 次静脉滴注。

2. 头孢菌素类药物　第二代头孢菌素头孢呋辛 1.5～3.0g/d，分 2 次静脉滴注；或头孢曲松 1～2g，静脉滴注，每日 1 次；或头孢噻肟 4～6g/d，分 2～3 次静脉滴注。

3. 大环内酯　①红霉素：250～500mg 口服，q6～8h；或 1～2g 分次静脉滴注；②阿奇霉素：500mg，每日 1 次，口服或静脉滴注。

4. 氟喹诺酮类　①左氧氟沙星：200mg，每日 2 次，口服或静脉滴注；②莫西沙星：400mg，每日 1 次，口服或静脉滴注；③环丙沙星：200mg，每日 2 次，口服或静脉滴注。

药物选择：第二代头孢菌素用于轻中度感染；第三代头孢菌素以及氟喹诺酮类用于中重度流感嗜血杆菌肺炎；极重症用第四代头孢菌素或碳青霉烯类。

（方向群）

第十四节　金黄色葡萄球菌肺炎

【概述】　金黄色葡萄球菌（简称金葡菌）是葡萄球菌属中最重要的致病菌，致病力极强，近年来，耐药株逐渐增多。人体是金葡菌在自然界中最主要的宿主之一，通常葡萄球菌主要定植于鼻前庭黏膜，还有腋窝、阴道、皮肤破损处以及会阴等部位。临床上长期应用糖皮质激素、抗肿瘤药物和其他免疫抑制剂及慢性消耗性疾病患者，如糖尿病、恶性肿瘤、再生障碍性贫血、严重肝病，尤其是门脉高压侧支循环者；急性呼吸道传染病，如麻疹、流行性感冒患者；长期应用广谱抗生素而致体内菌群失调者以及静脉应用毒品者，均为葡萄球菌的易感人群。**金黄色葡萄球菌肺炎分为原发性及血源性。**

【诊断要点】

1．**吸入性**金黄色葡萄球菌肺炎通常有误吸、醉酒病史。**血源性**葡萄球菌肺炎常有皮肤疖痈史，皮肤黏膜烧伤裂伤破损等葡萄球菌感染史。

2．吸入性患者可有高热、咳嗽咳脓痰等症状。血源性葡萄球菌肺炎血行播散引起者早期以中毒性表现为主，呼吸道症状不明显。

3．胸部 X 线影像学　**肺浸润、肺脓肿、肺气囊肿和脓胸、脓气胸为金葡菌肺炎的 4 大 X 线征象，多形性和多变性为其特点。**原发性感染者早期表现为大片絮状、密度不均的阴影。病变短期内变化大，可出现空洞或蜂窝状透亮区，或在阴影周围出现大小不等的气肿大泡。血源性葡萄球菌肺炎早期在两肺的周边部出现大小不等的斑片状或团块状阴影，边缘清楚，类似转移肺癌。随病变发展，病灶周围出现肺气囊肿，并迅速发展成肺脓肿。

4．病原学检查　①**痰涂片革兰染色可见大量成堆的葡萄球菌和脓细胞，白细胞内见到球菌有诊断价值；**②血培养、胸腔积液或保护性毛刷纤维支气管镜检查获得阳性培养，可确立病原学诊断。

【抗菌药物治疗原则】

1．甲氧西林敏感的金黄色葡萄球菌

（1）青霉素类药物：苯唑西林 2～4g/d，分 3～4 次静脉滴注；氯唑西林 2～6g/d，3～4 次静脉滴注。

（2）头孢菌素类：头孢唑啉 1～2g/d，分 2 次静脉滴注；头孢呋辛 1.5～3.0g/d，分 2 次静脉滴注。

（3）其他：克林霉素 0.6～1.2g/d，分 2～4 静脉滴注；莫西沙星 400mg/d，静脉滴注。

2．甲氧西林耐药的金黄色葡萄球菌

（1）糖肽类抗生素：目前国内应用的有：①万古霉素，成人剂量 1.5～2g/d，分 2～3 次缓慢静滴；②去甲万古霉素，成人 0.8～1.6g/d，分2～3 次缓慢滴注；③替考拉宁，400mg/d 静脉滴注，疗程不少于 3 周。**糖肽类抗生素对肾功能有影响，应用时应监测肾功能。**

（2）利奈唑胺：600mg，每日 2 次，静脉滴注，注意监测血小板。

（方向群）

第十五节 肺奴卡菌病

由奴卡菌引起的肺化脓性疾病，易经血行播散致远处，形成脑脓肿、多发性皮下脓肿。**奴卡菌在形态上虽然与真菌相似，但在分类上却是真正的细菌，与真菌无关。**

【诊断要点】

1. 多见于免疫缺陷，尤其是细胞免疫缺陷患者，或接受大剂量皮质激素治疗的患者。起病大多缓慢。

2. X线示肺叶或肺段片状阴影，可有厚壁空洞，肺门淋巴结肿大。

3. 痰液检查 如连续多次发现同一类型奴卡菌，结合临床可诊断。

4. 经环甲膜穿刺或纤维支气管镜保护毛刷取得的标本，或血、胸腔积液培养有奴卡菌生长者可确诊。

5. 组织病理学及组织细菌培养 病理检查可见无巨细胞的干酪样坏死，并可见到许多纤细分枝状革兰阳性菌丝。

【治疗原则】

1. 磺胺嘧啶 4～8g/d，分次口服。

2. 复方新诺明 每日4～8片，分次口服。

3. 链霉素 0.75～1.0g/d，肌内注射。

4. 氨苄青霉素与红霉素或磺胺嘧啶合用，或与邻氯青霉素合用，联合用药治疗效果较好。

5. 耐药者可选头孢菌素或碳青霉烯类。

6. 药物选择尽可能以药敏试验为指导。疗程宜长，不少于6周。

7. 充分引流脓肿，必要时配合手术治疗。

（李洪霞）

第十六节 肺真菌病

【诊断要点】

1. EORTC /MSG 2008年的分级诊断标准 2002年欧洲癌症研究和治疗组织/侵袭性真菌感染协作组及国立变态反应和感染性疾病学会真菌病研究组（EORTC /MSG）最早提出了侵袭性真菌感染的分级诊断标准。2008年EORTC /MSG正式发表了修订后的分级诊断标准（表4-17）。修订版仍将诊断分为确诊、临床诊断及拟诊3个级别，仍将诊断依据分为宿主因素、临床标准、真菌学（微生物学检查和组织病理学）标准 3 个部分，但在以下 4 个方面做了较大修改。

（1）用侵袭性真菌病代替了过去的侵袭性真菌感染，强调侵袭性真菌病是真菌感染引起的疾病过程。

（2）修订后的确诊标准：①强调不管是否具备宿主因素或临床标准，真菌学符合确诊标准就可诊断；②强调确诊标准适用于所有患者，不再局限于免疫缺陷患者。而临床诊断及拟诊标准仍强调只适用于免疫缺陷患者；③比较特殊的是，对于新型隐球菌而言，脑脊液隐球菌抗原阳性或脑脊液墨汁染色阳性就可确诊播散性隐球菌病。

（3）宿主因素、临床标准等内容均和过去有很大不同。例如，宿主因素：考虑到发热不具有特异性，已将发热从宿主因素中删除。临床标准：删除主要临床特征及次要临床特征的区分，强调 CT 的特征性改变。

（4）严格限定了拟诊的诊断标准，目的是尽可能剔除非真菌病患者。强调拟诊为具有 1 项宿主因素和 1 项临床标准，但不具有真菌学标准。1 项宿主因素和 1 项微生物学标准不再纳入拟诊。需要说明的是，EORTC / MSG 的分级诊断标准未考虑肺孢子菌。

侵袭性真菌病的确诊标准

真菌：病理组织学、细胞病理学或直接镜检来自针吸或活检的组织标本，发现菌丝（非酵母菌的丝状真菌）或"黑酵母样体"并伴有相应的肺组织损害。或者无菌术获得的标本培养发现真菌或"黑酵母"，标本（除外支气管肺泡灌洗液、鼻窦标本及尿液）来自正常无菌且临床或影像学异常的部位，并伴有感染性疾病的过程。或者血培养发现真菌（如镰刀真菌种）并与感染性疾病的过程相一致。

酵母菌：病理组织学、细胞病理学或直接镜检正常无菌部位（除外黏膜）的组织标本（来自针吸或活检）发现酵母细胞，例如，形成囊体的芽生酵母提示隐球菌属，念珠菌属显示真或假菌丝。或者无菌术获得的标本培养发现酵母菌，标本（包括放置 24 小时以内的引流液）来自正常无菌且临床或影像学异常的部位并伴有感染性疾病的过程。或者血培养发现酵母菌或酵母样真菌。或者脑脊液隐球菌抗原阳性（血培养发现曲菌总是代表污染）。

侵袭性真菌病的临床诊断标准：同时具有 1 项宿主因素、1 项临床标准以及 1 项真菌学标准。

宿主因素：①外周血中性粒细胞减少（中性粒细胞 $<0.5\times10^9/L$，持续 >10 天），时间与真菌病发作吻合；②接受异体干细胞移植；③变态反应性支气管肺曲菌病患者除外，长期激素治疗［相当于泼尼松 0.3mg/(kg·d)，>3 周］；④在过去 90 天内接受 T 细胞免疫抑制剂，如环孢素、TNF-α 阻断剂、特异单克隆抗体或核苷类似物治疗；⑤遗传的严重免疫缺陷病（如慢性肉芽肿性疾病或严重的联合免疫缺陷）。

临床标准（必须与检测的真菌一致并且与目前疾病发作的时间相吻合）：①下呼吸道真菌病：存在三者之一 CT 征象，即实性边界清楚病灶有或无晕征、新月征、空洞；②气管支气管炎：支气管镜下见气管支气管溃疡、结节、假膜、斑块、焦痂。

真菌学标准：①直接检查（细胞学、直接镜检或培养）：痰、支气管肺泡灌洗液、支气管刷片、鼻窦吸引物发现真菌；②间接检查（检测抗原或细胞壁成分）：a 曲菌：血清、支气管肺泡灌洗液、脑脊液检测到半乳甘露聚糖抗原；b 侵袭性真菌病（除外接合菌和隐球菌）：血清检测到 1,3-B-D 葡聚糖抗原。

侵袭性真菌病的拟诊标准：同时具有 1 项宿主因素和 1 项临床标准，但不具有真菌学标准。1 项宿主因素和 1 项微生物学标准不再纳入拟诊。

表 4-17 2008 EORTC /MSG 侵袭性真菌病的分级诊断标准

分级级别	危险因素	临床特征	微生物学	组织病理学
确诊(proven)	+/-	+/-	+[a]	+
临床诊断(propable)	+	+	+	-
拟诊(possible)	+	+	-	-

注：a 肺组织、胸腔积液、血液真菌培养阳性（血培养发现曲菌总是代表污染）

2. 中华医学会呼吸病学分会感染学组 2007 年发表的肺真菌病的诊断和治疗专家共识　侵袭性肺真菌病诊断标准在中国目前的多个版本，多数是在 2002 年 EORTC /MSG 侵袭性真菌感染的分级诊断标准基础上修改制订而成。下面介绍的是中华医学会呼吸病学分会感染学组 2007 年发表的肺真菌病的诊断和治疗专家共识。读者可与 2008 年 EORTC /MSG 侵袭性真菌感染的分级诊断标准对照阅读。

诊断依据由宿主因素、临床特征、真菌学（微生物学检查和组织病理学）3 部分组成。诊断分为确诊、临床诊断及拟诊 3 个级别（表 4 - 18）。

侵袭性肺真菌病的宿主因素：

（1）外周血中性粒细胞 $<0.5\times10^9/L$，持续 >10 天。

（2）体温 >38℃或 <36℃，并伴有下列情况之一：①此前 60 天内出现过持续的中性粒细胞减少（≥10 天）；②此前 30 天内曾接受或正在接受免疫抑制剂治疗；③有侵袭性真菌感染史；④AIDS 患者；⑤存在移植物抗宿主病；⑥持续应用糖皮质激素 3 周以上；⑦有慢性基础疾病；⑧创伤、大手术、长期住 ICU、长时间机械通气、体内留置导管、全胃肠外营养和长期使用广谱抗生素等（任何 1 项）。

侵袭性肺真菌病的临床特征：

（1）主要临床特征：①侵袭性肺曲菌病：感染早期胸部 X 线和 CT 检查可见胸膜下密度增高的结节影，病灶周围可出现晕轮征。发病 10～15 天后，肺实变区液化、坏死，胸部 X 线和 CT 检查可见空腔阴影或新月征；②肺孢子菌肺炎：胸部 CT 检查可见磨玻璃样肺间质浸润，伴有低氧血症。

（2）次要临床特征：① 持续发热 >96h，经积极的抗生素治疗无效；②具有肺部感染的症状及体征：咳嗽、咳痰、咯血、胸痛和呼吸困难及肺部啰音或胸膜摩擦音等体征；③影像学检查可见除主要临床特征之外的、新的非特异性肺部浸润影。

侵袭性肺真菌病的微生物学检查：①气管内吸引物或合格痰标本直接镜检发现菌丝，且培养连续≥2 次分离到同种真菌；②支气管肺泡灌洗液（BALF）经直接镜检发现菌丝，真菌培养阳性；③合格痰液或 BALF 直接镜检或培养发现新生隐球菌；④乳胶凝集法检测隐球菌荚膜多糖抗原呈阳性结果；⑤血清 1，3-B-D 葡聚糖抗原检测（G 试验）连续 2 次阳性；⑥血清半乳甘露聚糖抗原检测（GM 试验）连续 2 次阳性。

确诊（proven）：符合宿主因素≥1 项、具有侵袭性肺真菌病的临床特征并具有肺组织病理学和（或）如下任何 1 项微生物学证据：①无菌术下取得的肺组织、胸腔积液或血液标本培养有真菌生长，但血液标本曲菌或青霉属（除外马尼菲青真菌）培养阳性时，需结合临床排除标本污染的可能；②肺组织标本、胸腔积液或血液镜检发现隐球菌；③肺组织标本、BALF 或痰液用组织化学或细胞化学方法染色发现肺孢子菌包囊、滋养体或囊内小体。

临床诊断（probable）：同时符合宿主因素≥1 项、侵袭性肺真菌病的 1 项主要临床特征，或 2 项次要临床特征以及 1 项微生物学检查证据。

拟诊（possible）：同时符合宿主发病危险因素≥1 项、侵袭性肺真菌病的 1 项主要临床特征或 2 项次要临床特征。

表 4-18 侵袭性肺真菌病的分级诊断标准

分级级别	危险因素	临床特征[a]	微生物学	组织病理学
确诊	+	+	+[b]	+
临床诊断	+	+	+	-
拟诊	+	+	-	-

注：a 包括影像学；+：有；-：无；b 肺组织、胸腔积液、血液真菌培养阳性；除确诊标准外，也包括特异性真菌抗原检测阳性及合格的深部痰标本连续≥2 次分离到同种真菌

【治疗原则】 侵袭性肺真菌病强调早期诊断、早期治疗，在临床实践中不能机械照搬上述国内外诊断标准，以免延误治疗时机。另外，侵袭性肺真菌病患者多存在免疫功能受损，在给予抗真菌药物治疗的同时，强调尽快恢复患者的免疫功能（如停用激素、T 细胞免疫抑制剂等）。

1. 肺念珠菌病 疗程持续至症状消失，肺部阴影吸收，合格痰标本真菌培养连续 2 次阴性。①氟康唑 400mg，1 次/天，静脉滴注，病情改善后改用口服；②伊曲康唑 200～400mg/d，静脉滴注，病情改善后改用口服；③伏立康唑 200mg，2 次/日（首日 6mg/kg，2 次/日），静脉滴注，病情改善后改用口服。

2. 肺曲菌病 疗程持续至症状消失，肺部阴影吸收，疗程多需持续 12～16 周，疗效不满意者，需手术切除病灶。①伏立康唑 200mg，2 次/天（首日 6mg/kg，2 次/天），静脉滴注；②卡泊芬净 50mg，1 次/天（首日 70mg，1 次/天），静脉滴注；③伊曲康唑 200～400mg/d，静脉滴注。

3. 肺隐球菌病 ①免疫机制健全宿主和无症状患者，肺部为单发的结节或片影，可暂不治疗，密切随访 2～3 个月，如病灶无吸收或进展，可选氟康唑或伊曲康唑 200～400mg/d，直到肺部病灶吸收，疗程 6～12 个月；②对于免疫抑制、有症状、脑膜炎患者必须治疗，可选两性霉素 B 0.7～1mg/(kg·d) 和 5-氟胞嘧啶（5-FC）100mg/(kg·d) 强化治疗 2 周，之后应用氟康唑或伊曲康唑 200～400mg/d 治疗，直到症状消失，所有病灶吸收，隐球菌病原学检查转阴。以后仍需定期随访，警惕复发；③对免疫功能不能恢复或 AIDS 患者需要终生用药。

4. 肺毛霉菌病 疗程同肺曲菌病。两性霉素 B 为主要治疗药物，1～1.5mg/(kg·d)，疗程至少 6～10 周，总量 2～5g，如果不能耐受，可应用两性霉素 B 脂质体 3～5mg/(kg·d)。两性霉素 B 虽为抗真菌的经典药物，但副作用多，包括肾毒性大，老年人注意酌减剂量。另外，新型口服唑类抗真菌药物泊沙康唑对毛霉菌有效，200mg，4 次/日。

5. 肺孢子菌病　见本章十九节。

（李洪霞）

第十七节　肺　结　核

【概述】　结核病由结核分枝杆菌引起，是我国重点防治疾病之一。对肺结核病及时、准确的诊断和彻底治愈患者，不仅在于恢复患者健康，而且是消除传染源、控制结核病流行的最重要措施。

【诊断要点】

1. 临床表现　①咳嗽、咳痰3周或以上，可伴有咯血、胸痛、呼吸困难等症状；②**常午后低热，可伴盗汗、乏力、食欲降低、体重减轻、月经失调**；③结核变态反应引起的过敏表现：结节性红斑、泡性结膜炎和结核风湿症等；④**结核菌素皮肤试验**：中国是结核病高流行国家，儿童普种卡介苗，阳性对诊断结核病意义不大，但对未种卡介苗儿童则提示已受结核分枝杆菌（简称结核菌）感染或体内有活动性结核病。当呈现强阳性时表示机体处于超过敏状态，发病概率高，可作为临床诊断结核病的参考指征；⑤患肺结核时，肺部体征常不明显。肺部病变较广泛时可有相应体征，有明显空洞或并发支气管扩张时可闻及中小水泡音。

2. 影像学　一般而言，肺结核胸部X线表现可有的特点：①**多发生在肺上叶尖后段、肺下叶背段、后基底段**；②病变可局限也可多肺段侵犯；③**X线影像可呈多形态表现，即同时呈现渗出、增殖、纤维和干酪性病变，也可伴有钙化**；④易合并空洞；⑤可伴有支气管播散灶；⑥可伴胸腔积液、胸膜增厚与粘连；⑦呈球形病灶时直径多在3cm以内，周围可有卫星病灶；⑦病变吸收慢，一个月以内变化较小。

胸部CT扫描有补充性诊断价值的情况：①发现胸内隐匿部位病变，包括气管、支气管内的病变；②早期发现肺内粟粒阴影；③诊断有困难的肿块阴影、空洞、孤立结节和浸润阴影的鉴别诊断；④了解肺门、纵隔淋巴结肿大情况，鉴别纵隔淋巴结结核与肿瘤；⑤少量胸腔积液、包裹积液、叶间积液和其他胸膜病变的检出；⑦囊肿与实体肿块的鉴别。

3. 病原学检查　①痰涂片抗酸染色阳性只能说明抗酸杆菌存在，不能区分是结核菌还是非结核菌，因我国非结核分枝杆菌病发病较少，故检出抗酸杆菌对诊断结核病有极重要的意义；②分离培养法灵敏度高于涂片镜检法，可直接获得菌落，便于与非结核分枝杆菌鉴别，是结核病诊断金标准。

4．结核杆菌培养阳性是诊断结核的确诊标准，对于3次痰涂片及1次培养阴性的肺结核，即所谓“菌阴肺结核”，中华医学会结核学分会2001年的诊断标准为：①典型肺结核临床症状和胸部X线表现；②抗结核治疗有效；③临床可排除其他非结核性肺部疾患；④PPD（5U）强阳性、血清抗结核抗体阳性；⑤痰结核菌PCR探针检测呈阳性；⑥肺外组织病理证实结核病变；⑦BALF检出抗酸分枝杆菌；⑧支气管或肺部组织病理证实结核病变。具备①~⑥中3项或⑦~⑧中任何1项可诊断。

【抗结核药物治疗原则】 强调早期、规律、全程、适量、联合五项原则。整个化疗方案分为强化和巩固两个阶段。

1．常用药物及用法见表4-19。

表4-19 常用抗结核药物剂量及用法

药名(缩写)	每日剂量		间歇疗法		用法
	50kg	>50kg	50kg	>50kg	
异烟肼(H)	0.3	0.3	0.5	0.6	每日1次顿服
链霉素(S)	0.75	0.75	0.75	0.75	每日1次肌注
利福平(R)	0.45	0.6	0.6	0.6	每日1次顿服
利福喷汀(L)			0.45	0.6	用药日每日1次顿服
吡嗪酰胺(Z)	1.5	1.5	2.0	2.0	每日1次或每日分3次
乙胺丁醇(E)	0.75	1.0	1.0	1.2	每日1次顿服
对氨基水杨酸(P)	8.0	8.0	1.0	1.2	每日分3次服用
阿米卡星(AMK)	0.4	0.4	0.4	0.4	每日1次肌注
氧氟沙星(OFLX)	0.4	0.6			每日1次或每日分3次
丙硫异烟胺(TH)	0.75	1.0			每日分3次服用
卷曲霉素(CPM)	0.75	0.75			每日1次肌注
左氧氟沙星(LVFX)	0.3	0.3			每日1次或每日分3次
卫菲特(RIFATER)					体重50kg,每日4片顿服 体重60kg,每日5片顿服
卫菲宁(RIFINA)					每日3片服

2．初治肺结核的治疗 有下列情况之一者谓初治：①尚未开始抗结核治疗的患者；②正进行标准化疗方案用药而未满疗程的患者；③不规则化疗未满1个月的患者。初治方案：强化期2个月/巩固期4个月。药

名前数字表示用药月数，药名右下方数字表示每周用药次数。常用方案：2S（E）HRZ/4HR；2S（E）HRZ/4 H_3R_3；$2S_3$（E）$H_3R_3/4H_3R_3$；$2S_3$（E_3）$H_3Z_3/4H_3R_3$；2S（E）HRZ/4HRE；2RIFAIER/4RIFINAH。初治强化期第2个月末痰涂片仍阳性，强化方案可延长1个月，总疗程6个月不变（巩固期缩短1个月）。若第5个月痰涂片仍阳性，第6个月阴性，巩固期延长2个月，总疗程为8个月。对粟粒型肺结核（无结核性脑膜炎者）上述方案疗程可适当延长，不采用间歇治疗方案，强化期为3个月，巩固期为HR方案6～9个月，总疗程为9～12个月。菌阴肺结核患者可在上述方案的强化期中删除链霉素或乙胺丁醇。

3. 复治肺结核的治疗　有下列情况之一者为复治：①初治失败的患者；②规则用药满疗程后痰菌又复阳的患者；③不规律化疗超过1个月的患者；④慢性排菌患者。复治方案：强化期3个月/巩固期5个月。常用方案：2SHRZE/1HRZE/5HRE；2SHRZE/1HRZE/$5H_3R_3E_3$；$2S_3H_3R_3E_3/1H_3R_3Z_3E_3/5H_3R_3E_3$。

4. 耐多药肺结核的治疗　对至少包括INH和RFP两种或两种以上药物产生耐药的结核病为多药耐药。WHO推荐的未获得（或缺乏）药敏试验结果但临床考虑多药耐药时，可使用的化疗方案为强化期使用AMK（或CPM）＋TH＋Z＋OFLX联合，巩固期使用TH＋OFLX联合。强化期至少3个月，巩固期至少18个月，总疗程21个月以上。

5. 抗结核药物不良反应及处理　①胃肠道反应：异烟肼、利福平、乙胺丁醇3种药物发生胃肠道反应的概率较高。一般情况下无需停药，可以调整饮食，应用甲氧氯普胺（胃复安）等进行对症处理，症状多能缓解；②肝损害：抗结核药物中对肝有损害的药物主要有异烟肼、利福平、吡嗪酰胺，**ALT＜2～3倍正常值，且总胆红素正常时，一般不停抗结核药，可加用葡醛内酯、多烯磷脂酰胆碱、还原型谷胱甘肽等保肝治疗。**ALT＞2～3倍正常值，且总胆红素轻度升高时可考虑停用有肝损害作用的抗结核药，同时用上述保肝药物治疗。如果ALT及胆红素＞2～3倍正常值且持续升高，可以考虑暂停抗结核药，加强保肝治疗，恢复用药时应替换有可能引起肝损害的药物；③神经系统不良反应：主要药物为异烟肼及左氧氟沙星，轻者出现下肢麻木等外周神经炎表现，给予维生素B_6口服。严重者出现记忆减退，反射亢进，精神失常，幻觉。如出现上述症状，应予停用异烟肼及左氧氟沙，并给予神经营养药对症治疗；④视神经炎：服用乙胺丁醇的患者易出现球后视神经炎，其发生与剂量有关，表现为视敏度降低，辨色力受损，视野缩窄，出现暗点，视力减退，此时应立即停药，一般能自行恢复；⑤第 8 对颅神经损害：链霉素等可引起前庭功能障碍和听觉丧失、耳塞、耳鸣，使用链霉素引起耳毒性反应的较多，可给予多种维生素、神经营养药物治疗，以改善症状，若发现患者耳有堵塞感或耳鸣时应立即停药；⑥肾毒性：氨基糖苷类尤其是链霉素可导致肾功能异常，其受损程度随链霉素剂量和疗程的增加而增多。临床上可出现蛋白尿、管型尿，必要时可停药，一般停药后可恢复。

（方向群）

第十八节　非结核分枝杆菌病

【诊断要点】 评估疑诊非结核分枝杆菌（nontuberculous mycobacterial，NTM）肺病的患者，最少应包括以下标准：①X 线胸片；如 X 线胸片未见空洞应行高分辨 CT（HRCT）检查；②3 次或 3 次以上的痰标本抗酸染色检查；③除外其他疾病，如结核。**临床、X 线及微生物是同等重要，且必须全部满足 NTM 肺病的诊断标准。**以下的标准适用于有症状且伴有 X 线片影、结节或空洞，或者 HRCT 显示伴有多发小结节的多灶性支气管扩张。这些标准最符合鸟分枝杆菌、柯萨奇分枝杆菌、脓肿分枝杆菌。对多数其他的非结核分枝杆菌所知不多，尚不肯定这些诊断标准是否普遍适用于所有的非结核分枝杆菌呼吸道病原。

临床：肺部症状，X 线胸片有结节或空洞影，或者 HRCT 显示伴有多发小结节的多灶性支气管扩张。并且适当除外其他诊断。

微生物学：至少 2 次痰标本培养阳性（如果最初的痰标本结果是非诊断性的，考虑重复痰涂片查抗酸杆菌及培养）。或者至少 1 次支气管冲洗或灌洗培养阳性。或者经支气管或其他肺活检有分枝杆菌的组织病理学特点（肉芽肿性炎或抗酸染色），并且活检标本 NTM 培养阳性。或者活检显示分枝杆菌的组织病理学特点（肉芽肿性炎或抗酸杆菌），并且 1 次或 1 次以上的痰或支气管灌洗标本的 NTM 培养阳性。当遇到不常见或通常代表环境污染的 NTM，应请专家会诊。

疑诊 NTM 肺病但不符合诊断标准的患者应随访直到明确诊断或明确排除诊断。**作出 NTM 肺病诊断本身，并不意味着必须进行治疗，治疗的决定要根据每个患者治疗的益处和潜在风险而作出。**

【治疗原则】　多数 NTM 病原菌的治疗疗程是以更常见的菌种，如 MAC 和堪萨斯分枝杆菌的治疗推荐为基础的（坚持治疗至阴性痰培养持续 12 个月）。NTM 病的治疗一般不是直接仿效结核的治疗。**很多 NTM 的**

体外药敏与抗分枝杆菌药物的临床疗效相关性不好。NTM 分离株的常规体外药敏试验价值有限。不推荐疑诊 NTM 肺病的经验性治疗。

1. 鸟分枝杆菌复合物（MAC）肺病　①对于有结节或支气管扩张症的 MAC 肺病的多数患者，推荐的初始方案是克拉霉素 1000mg 或阿奇霉素 500mg、乙胺丁醇 25mg/kg 和利福平 600mg，每周 3 次；②对于有纤维空洞或严重的结节/支气管扩张的 MAC 肺病患者，推荐的初始方案包括克拉霉素 500～1000mg/d 或阿奇霉素 250mg/d、乙胺丁醇 15mg/(kg · d) 和利福平 10mg/(kg · d)（最大量 600mg）；③因为有发生大环内酯耐药的 MAC 分离株的风险，不能使用大环内酯单药治疗 MAC；④对于有足够心肺储备能承受部分或全部肺切除的患者，外科切除局部病灶并联合多药治疗方案可成功治疗 MAC 肺病。由 MAC 引起的孤立肺结节经外科切除可治愈。

2. 堪萨斯分枝杆菌　①患者接受每日方案，包括利福平 10mg/(kg · d)（最大量 600mg）、乙胺丁醇 15mg/(kg · d)、异烟肼 5mg/(kg · d)（最大量 300mg）和维生素 B_6 50mg/d；②对于利福平耐药的堪萨斯分枝杆菌病患者，推荐体外药敏为基础的 3 药方案，包括克拉霉素或阿奇霉素、莫西沙星、乙胺丁醇、磺胺甲恶唑或链霉素。

3. 脓肿分枝杆菌　①局部脓肿分枝杆菌的唯一可预测的根治性治疗是外科切除肺部病灶联合多药化疗；②周期性给予多种药物治疗达几个月，可能有助于控制脓肿分枝杆菌肺病的症状和进展，多种药物包括大环内酯和 1 种或 1 种以上的注射药物（阿米卡星、头孢西汀或伊米配能），或者多个注射药物的联合应用。

（李洪霞）

第十九节　肺孢子菌病

肺孢子菌又称耶氏（或卡氏）肺孢子菌。曾经归类于寄生虫，现归类于真菌类。

【诊断要点】

1. 多数患者免疫功能低下　AIDS，肿瘤放化疗，器官移植，长期应用糖皮质激素或免疫抑制剂，白细胞减少，尤其是外周血 $CD4^+$ 细胞 < 200/μl。

2. 早期表现　为发热、干咳、气短，晚期可有严重呼吸困难、进行性低氧血症和呼吸衰竭。

3. 胸部X线　早期呈粟粒状、网状、结节状间质性炎症改变。以肺门周围浸润为主，向肺外周播散，继而出现肺泡炎性改变，病变广泛，向心性分布，与肺水肿相似。

4. **诱导痰、气管内吸取物，支气管灌洗液或肺活检找到肺孢子菌的包囊或滋养体可确诊。**

【治疗原则】

1. **首选复方磺胺甲基异恶唑2片，q8h，疗程21天。**

2. 如果合并明显的低氧血症（呼吸空气时氧分压<70mmHg）和**两肺弥漫性病变者，**需静脉用药，同时**加用糖皮质激素：**泼尼松40mg，口服，Bid，5天；泼尼松40mg，口服，qd，5天；泼尼松20mg，口服，qd，11天。疗程21天。

3. 对磺胺药物过敏可选用克林霉素300~450mg静脉滴注，q6h，联合伯氨喹啉口服15~30mg，qd。

4. **棘白菌素类抗真菌药物，如卡泊芬净也有一定的疗效。**卡泊芬净50mg，qd（首日70mg，qd），静脉滴注。

（李洪霞）

第二十节　肺部寄生虫病

【诊断要点】

1. 流行病学史　患者在流行区进食生的或未煮熟的石蟹、喇蛄史。疫水接触史。牧区居住史，有牛、羊、犬密切接触史，或长期从事动物皮毛加工、收购工作。

2. 临床症状　长期咳嗽、咯血、**咳棕褐色果酱样痰，或烂桃样痰。**部分患者低热盗汗，呼吸困难。

3. 胸部X线特征　肺吸虫病肺野内可见边缘模糊的圆形、椭圆形浸润阴影，呈单房、多房囊状。多位于中下肺，有时有少量胸腔积液。肺包虫病肺野内可见单发圆形阴影，右肺下叶多见，多位于周边。囊壁可有钙化。囊肿破裂后可有新月征、双弓征、水上浮莲征、内囊滚动征。肝源性阿米巴肺脓肿均在右下肺。

4. 痰病原学检查　痰液内查找虫卵、幼虫或原虫（如阿米巴原虫）。

5. **外周血嗜酸性粒细胞明显增多，痰嗜酸性粒细胞增多，**对肺部寄生虫病的诊断有一定的参考价值。

6. 血清免疫学试验　常用间接血凝试验、补体结合试验、间接免疫荧光抗体技术或酶联免疫吸附试验，包虫补体结合试验、肺吸虫补体结合试验等，有助于肺部寄生虫病的确诊。

7. 皮下结节或肿块活检　见嗜酸性肉芽肿，内有虫卵或幼虫可确诊。

【治疗原则】

1. 肺吸虫病　①吡喹酮每次25mg/kg，每日3次，连用2天，总剂量150mg/kg；②硫氯酚（硫双二氯酚）1.0g，每日3次，10~15天为1个疗程，可用2~3个疗程。

2. 肺包虫病　①手术治疗，是根治的主要方法，应争取早期手术；②药物治疗，适用于不能手术者。甲苯咪唑30mg/(kg·d)，分3次服，3个月为1个疗程，多房包虫疗程持续1年；丙硫苯咪唑10~18mg/(kg·d)，28天为1个疗程，共3个疗程，每疗程间隔14天。

3. 肺、胸膜阿米巴病　①甲硝唑0.4~0.8g，每日3次口服，10~20天；②替硝唑（甲硝磺酰咪唑）2g，每晚1次，3天为1个疗程，间歇2~7天，可用2~3个疗程。

（李洪霞）

第二十一节　肺　脓　肿

【诊断要点】

1. 口腔手术、昏迷呕吐、异物吸入史，急性发作的畏寒、**高热、咳嗽和咳大量脓臭痰。**

2. 白细胞总数和中性粒细胞显著增高，总数可达2万~3万/μl，中性粒细胞达80%~90%。

3. **胸部X线特征　肺野大片浓密炎性阴影中有脓腔及液平面的征象，**血源性肺脓肿X线可见一肺或两肺边缘部有多发的散在小片状炎症阴影或边缘较整齐的球形病灶，其中可见脓腔及液平面。必要时行胸部CT检查。

4. 血、痰培养，包括厌氧菌培养，分离细菌，有助于作出病原诊断。如怀疑结核、寄生虫感染，应做痰涂片抗酸染色或痰找虫卵。

【治疗原则】　治疗原则为抗炎和引流。

1. 抗生素治疗　①青霉素：静脉滴注240万~1000万U/d；②脆弱类杆菌对青霉素不敏感，可联合用林可霉素0.5g，每日3~4次口服；或0.6g每日2~3次肌内注射；病情严重者可用0.6~1.2g加入5%葡萄糖溶液100ml内静脉滴注，每日2次。或甲硝唑0.4g，每日3次口服；③嗜肺军团杆菌所致的肺脓肿，可选红霉素或喹诺酮类抗生素。**抗生素疗程一般为8～12周，或直至临床症状完全消失，X线片显示脓腔及炎性病变完全消散，仅残留条索状纤维阴影为止。**

2. 痰液引流，祛痰药，如氯化铵0.3g、氨溴索30mg，每日3次口服，可使痰液易咳出。痰浓稠者，可用气道湿化，如超声雾化吸入等以利痰液的引流。患者一般情况较好，发热不高者，体位引流可助脓液的排出。使脓肿部位处于高位，在患部轻拍，2～3次/日，每次10～15分钟。

3. 外科治疗　**慢性肺脓肿经内科治疗3个月，脓腔仍不缩小，感染不能控制；或并发支气管扩张、脓胸、支气管胸膜瘘；大咯血危及生命时，需外科治疗。**

（李洪霞）

第二十二节　脓　　胸

脓胸是指胸膜腔因感染而积脓。

【诊断要点】

1. 有肺炎、胸部外伤或手术史，发热，胸痛。

2. 血白细胞及中性粒细胞计数增多。

3. **有杵状指，有胸膜腔积液体征**（患侧胸部触觉语颤减弱，叩诊呈浊音并有叩击痛，听诊呼吸音减弱或消失）。

4. 胸部X线　可见肋膈窦消失，呈外高内低的弧形阴影，大量积液可使患侧胸部呈一片均匀模糊阴影，纵隔向健侧移位。

5. **胸腔穿刺抽出混浊液体或脓液，细菌培养可为阳性。**

【治疗原则】

1. 控制感染　根据病原菌及药敏试验选用有效足量的抗菌药物，静脉给药，观察疗效并及时调整药物和剂量。

2. **排除脓液　应尽早施行胸腔闭式引流，排尽脓液。如脓液黏稠，可用无菌生理盐水冲洗，直至流出液体不再浑浊，注入适当抗生素。**

3. 全身支持治疗　包括给予高蛋白、高热量、高维生素饮食，鼓励患者多饮水，必要时静脉补液并输血。

4. **慢性脓胸多需手术治疗。**

（李洪霞）

第二十三节　吸入性肺炎

吸入性肺炎（aspiration pneumonia）是指口咽部分泌物、胃内容物或其他刺激性液体被吸入下呼吸道，吸入同时可将咽部寄植菌带入肺内，先是引起化学性肺炎或损伤，后产生以厌氧菌感染为主的继发性细菌性肺炎。

【诊断要点】

1．诊断吸入性肺炎　**应关注两点，一是有无误吸的危险因素和证据，二是有无肺炎的诊断依据。**误吸的危险因素包括高龄老人，常在脑血管病、帕金森病后、吞咽困难、咳嗽反射减弱、饮水或进食后呛咳、口腔卫生差或建立人工气道、管饲饮食、胃食管反流或在发生呕吐、昏迷、癫痫大发作、醉酒等情况后（表4-20）。**如果气管中咳出或吸出食物，即为误吸的直接证据。**有些患者可无明显的误吸诱因和证据，而是隐性误吸，可通过对患者的咳嗽反射和吞咽功能的评估，胃食管反流的检查（胃食管pH监测）作为辅助证据。

表4-20　误吸的危险因素

癫痫的发作
意识水平的减低，由于创伤、酒精过量、过多应用镇静剂或全身麻醉
意识水平减低的患者发生恶心、呕吐
脑卒中，中枢系统疾病：Alzheimer disease、肌萎缩侧索硬化、帕金森病
吞咽功能障碍
心脏骤停
隐性误吸（发生误吸但没有明显的咳嗽或呼吸困难）
口腔卫生差：口咽部病原菌定植增多
气管插管和机械通气：口咽部分泌物增多，咳嗽反射减弱，分泌物沿气囊壁微误吸
管饲饮食：食管相对关闭不全，胃内容物反流
免疫功能和肺功能的降低

2．肺炎的表现　除常见征象，如发热、寒战、胸痛、咳嗽、咳黄色脓痰，听诊肺内有湿啰音，外周血白细胞总数、分类中性粒细胞增多外，还有以下特点：①**胸部X线片或肺CT：常显示上叶后段或下叶背段和后基底段的新的浸润阴影。右肺比左肺更常见；**②症状可轻可重，视吸入物的多少、性质而定，误吸后即可出现呼吸困难，呼吸频快，但摄X线

胸片可阴性，24～48 小时后才出现浸润影；③可反复发生；④血 C-反应蛋白、降钙素原增高。

3．吸入性肺炎的常见致病菌　有统计表明，**医院外发生的吸入性肺炎单纯厌氧菌所致者约 60%，厌氧菌与需氧菌混合感染约 30%**，单纯需氧菌感染仅占少数。而**医院内发生的吸入性肺炎，厌氧菌与需氧菌的混合感染约占 50%，单纯厌氧菌所致者约 17%**，其余为需氧革兰阴性菌感染。常见的厌氧菌有消化球菌、消化链球菌、梭形杆菌、脆弱类杆菌等。**常反复发生，成为难治性感染，并发展为机化性肺炎，即"蜂窝肺"**。

4．咳嗽反射和吞咽功能的评估　有多种方法，临床检查包括：口腔控制和食物残余，舌的动度，喉部上抬、位移、发音质量、会厌闭合功能、吞咽后咳嗽，辅以颈部听诊，人工气道者给予着色食物，观察气道吸引物中是否有着色物质。吞咽困难的临床表现有：口中流涎或漏出食物，吞咽触发延迟，吞咽前、中或后咳嗽，口腔中食物堆积，鼻部漏出食物或液体，进食时间延长等。在临床上目前检查吞咽功能异常较普遍采用的方法有：①电视透视吞咽评估（VFSS）：VFSS 是观察口腔、咽、喉和上消化道解剖和吞咽功能的录像带或荧光屏数码图像。患者直坐，摄像取后前位和侧位，让患者吞咽适量的硫酸钡（可混入不同黏稠度的食物或饮料），观察显示器上的 X 线透视图像，同时录像或数码形式记录以作进一步分析。VFSS 过程中还可测试头部姿势对吞咽动作的影响；②吞咽激发试验（SPT）或简易吞咽激发试验：用一根细导管经鼻置于喉上方，注入 1ml 蒸馏水，测定随后出现吞咽动作的时间（潜伏时间），Nakazawa 等比较了健康老人、无吸入肺炎史的痴呆老人以及患吸入性肺炎老人的吞咽潜伏时间分别为 1.2±0.1s、5.2±0.6s 和 12.5±3.0s；此外，经鼻导管吸入不同浓度的枸橼酸确定咳嗽阈值，结果 3 组患者的咳嗽阈值分别是 2.6±4.0mg/ml、37.1±16.7mg/ml 和 >360mg/ml；③水吞咽试验（WST）：要求患者在 10s 内饮水 10～30ml，饮水过程中无中断无吸入证据为正常。第一次先饮 10ml，其敏感性和特异性为 71.4% 和 70.8%；第二次饮 30ml，敏感性和特异性为 72.0% 和 70.3%。Teramoto 认为，SPT 较 WST 法更简便有效；④其他：目前有人采用纤维内镜、闪烁显像、肌电图描记和压力测定等来评估患者的吞咽功能和误吸危险。

【治疗原则】

1．胃酸吸入早期为化学性肺炎，不需要应用抗生素，但吸入细菌性分泌物或继发细菌感染则需应用广谱抗生素治疗，美国胸科学会（ATS）推荐应用 β-内酰胺/β-内酰胺酶抑制剂，克林霉素或碳青霉烯类。为加强抗厌氧菌感染，可加用甲硝唑、替硝唑、奥硝唑或左旋奥硝唑。

2. 早期应用**支气管镜吸引**。如果吸入较多量食物，或发生大叶肺不张，可经纤维支气管镜行支气管吸引。必要时行支气管灌洗。如果是高龄老人或病情危重者，在气管插管和机械通气、较高吸氧浓度下进行操作比较安全。

3. 若吸入后诱发 ARDS 或大面积的肺炎，患者发生严重顽固性缺氧或二氧化碳潴留，应给予呼吸支持。

4. 不提倡常规应用肾上腺皮质激素，但**有以下指征时可考虑短期给予中小剂量激素：**①发生严重的脓毒症（sepsis）；②ARDS；③误吸早期发生严重的支气管痉挛。

【预防】

1. 调整饮食　①进餐前让患者安静休息30分钟，进餐时让患者集中精力进食，避免边进食边看电视或与人交谈；②进食或管饲时，保持坐位或高枕卧位，进食后仍保持此体位30分钟；③患者颈部微屈，采用下颌向下可减少某些吞咽困难患者的误吸；④经口进食者，调整患者的进食速度和每一口的量，增加食物的稠度（如糊状或布丁），避免吞咽时呛咳。

2. 管饲饮食　偶尔进食呛咳患者不一定改用管饲饮食，有学者认为，没有证据支持管饲饮食可减少晚期痴呆患者吸入性肺炎的发生率。但对于有严重吞咽困难，进食时频繁呛咳，反复发生吸入性肺炎的患者仍应改口服为经鼻胃管饲喂。管饲饮食患者可采用以下措施来防止吸入性肺炎：①持续滴注或用鼻饲泵在16～20小时内将1天的食物匀速注入，晚上休息4～8小时。管饲速度<100～150ml/h。每隔4～6小时，回抽胃内容，若发现胃内有食物潴留，应暂停灌注食物；②床头抬高30°～45°；③询问患者有无上腹饱胀、恶心、欲吐、反胃、胃灼热等症状，检查是否有腹胀，肠鸣音是否减弱，评估患者胃肠蠕动和胃排空情况，在喂食2小时后，胃内残留容量应<10ml，最多不超过100ml，<200ml的误吸率为20%～26%，胃内残留量>200ml误吸率增加至25%～40%。故胃内残留量>200ml时应暂停喂食；④存在胃排空减慢时，可给予促胃肠动力药物，如西沙必利、吗丁啉、红霉素等。

3. 机械通气患者吸入性肺炎的预防　①气管插管患者严禁经口进食；②鼻饲前吸净呼吸道痰液及分泌物，避免在进餐时或餐后半小时内吸痰，减少刺激，避免胃内容物反流；③对需建立人工气道者，提倡应用持续声门下吸引；④及时吸净患者口咽部和气囊上分泌物；⑤避免呼吸机管道内的冷凝水倒灌进患者气道。

（俞森洋）

第二十四节 放射性肺炎

胸部肿瘤，如乳腺瘤、食管癌、肺癌和其他恶性肿瘤接受放射治疗后，在放射野内的正常组织发生放射性损伤，表现为炎性反应，称为放射性肺炎。

【诊断】

1．询问病史　胸部曾接受过大剂量或范围广的放射治疗；或老年、体弱、原有肺部疾病，有接受过放射治疗的病史。

2．症状　放射性肺炎轻者可无明显的症状。常于放射治疗一段时间后出现肺炎的症状及胸部X线征象。常见症状有刺激性干咳、气短和胸痛。可有发热，一般在38℃左右，伴有食管炎症状，气短常呈进行性加剧。放射性损伤导致肋骨骨折时，可出现胸痛。肺纤维化明显时可呼吸困难加重并出现发绀。

（1）急性放射性肺炎：**大剂量或大面积放射治疗1个月内出现肺炎的表现。**

（2）慢性放射性肺炎：**一般在放射治疗后1～3个月出现肺炎的表现。**

3．体征　放射部位皮肤萎缩和硬结，局部毛细血管扩张。照射区肺部叩诊呈浊音，可闻及干、湿啰音和摩擦音，如炎症严重，发生永久性肺纤维化，则干咳可持续存在，气短明显，活动后加剧。患者易发生呼吸道感染，最后并发肺动脉高压和肺源性心脏病。此时患者发绀，端坐呼吸；查体有颈静脉怒张、肝大及压痛、全身水肿等右心衰竭征象。

4．胸部X线表现　急性期在照射的肺野上出现弥漫性模糊阴影，其间隐约可见网状条索影，边缘不整齐，如同支气管肺炎或肺水肿。**病变的范围与胸廓表面照射野一致（适形放疗以病灶为中心，多角度照射，一旦发生放射性肺炎，范围较大）**。慢性期发生肺纤维化，病变成条索状或团块状收缩或局限性肺不张。纵隔胸膜和心包有大量粘连，纵隔向患侧移位，膈肌升高，一侧胸廓收缩。

【鉴别诊断】

1．**注意与肺癌复发、癌性淋巴管炎、细菌性肺炎和间质性肺疾病等相鉴别**　胸部X线或CT表现：肺癌复发可见病灶扩大，边缘隆起，压迫或推挤支气管；癌性淋巴管炎常伴有肺门淋巴结肿大，病灶边缘不清楚；结合放射治疗史、干咳、进行性气短、胸部影像学改变以及肺功能检查，放射性肺炎的诊断一般并不困难。

2．放射性肺炎的部位一般与照射野相符，经足量放射引起肺纤维化，使肺和纵隔组织形成团状，但无肿瘤复发证据，也无其他器官的转移。此点可与肺部肿瘤恶化相鉴别。

【防治原则】

1．预防　为预防放射性肺炎的发生，应严格掌握放射野、时间与剂量。发现放射性肺炎，应**及时停止放射治疗**。

2．治疗　主要是对症治疗。肺部继发感染是诱导放射性肺炎发生的原因之一，老年、体弱、有慢性肺疾病患者易发生放射性肺炎。

（1）**肾上腺皮质激素**：泼尼松，每日40～60mg，分4次口服，症状控制以后逐渐减量，直至每日10mg，全程3～6周，急性严重患者可在使用抗生素的同时给予地塞米松10～20mg，静脉推注。

（2）抗感染治疗：放射性肺炎继发感染时，给予有效抗生素治疗。

（3）抗肺损伤：文献报道，**大剂量乙酰半胱氨酸**有抗肺损伤作用，但尚缺乏研究证明对放射性肺炎的有效性。

（4）对症治疗：静卧休息，适当的氧气吸入，并预防心力衰竭。对咳嗽、痰黏稠不易咳出的患者，可给予必嗽平16mg口服，3次/日，或氨溴索30mg，3次/日。抗凝疗法对防止小血管栓塞有效。

（俞森洋）

第二十五节　呼吸机相关肺炎

呼吸机相关肺炎（ventilator-associated pnuemonia，VAP）是急性呼吸衰竭患者在接受机械通气至少48小时以后发生的肺炎，主要是细菌性肺炎。气管插管和机械通气使肺炎的发生率增加4～21倍，10%～65%的机械通气患者可发生VAP，发生率随机械通气时间的延长而增加。VAP的发生也显著增加病死率。

【危险因素】　诱发口咽、气道或胃内细菌定植和VAP的临床情况和危险因素见表4-21。

表 4-21 诱发细菌定植和 VAP 的临床情况和危险因素

酒精中毒	酸中毒	胃液碱化
抗生素治疗	营养不良	仰卧位
糖尿病	氮质血症	管路/气道操作（<72h 更换管路）
低氧血症	此前病毒感染	免疫抑制
纤支镜检查	白细胞减少	放射
气管插管	外科手术	恶性肿瘤
气管切开	白细胞增多	昏迷
胸腔导管引流	严重基础病	严重病情（APACHE 评分≥18）
低血压	基础肺疾病	
鼻胃管/肠饲	经鼻气管插管	

【致病菌】 VAP 致病菌多为革兰阴性菌，而病毒和厌氧菌罕见。从 VAP 标本分离出的细菌常分为内源性和外源性两类，典型的外源性细菌常为污染医院环境的铜绿假单胞菌，内源性细菌常为人体肠道内菌属——大肠埃希菌。在 52 例 VAP 患者经纤维支气管镜保护性毛刷（PBS）和（或）支气管肺泡灌洗（BAL）取材做定量培养，结果革兰阴性菌占 61%，革兰阳性菌占 38%，厌氧菌占 1%。**约 40% 患者为多菌种混合感染。**

【诊断和鉴别诊断】 肺炎的临床诊断标准为：发热，咳脓性痰，白细胞增多，X 线胸片出现新的浸润影。美国有关机械通气专题研讨会提出**诊断 VAP，X 线胸片必须有新的浸润影，并至少具备下列之一表现：肺炎的组织学证据、阳性血或胸腔积液培养并与气管内吸引发现的致病原一致、新的发热和白细胞增多、脓性气管吸引物。**为了证明肺炎与应用呼吸机相关，新的浸润影必须在建立机械通气至少 48 小时后发生。

单凭一般临床资料来诊断 VAP 不可靠，有一前瞻性研究显示，临床诊断的准确性为 62%，仅有 33% 的治疗计划符合实际有效治疗。有 16% 没有肺炎的患者给予不必要的抗生素。诊断 VAP 时，应考虑到 X 线胸片上出现新浸润影的众多原因及各种影响因素，并作好鉴别诊断。首先，危重患者常只能照床旁 X 线胸片，由于技术上的限制，不理想的胸片质量可能对“浸润影”作出过度评价。胸片上原有的慢性基础病变也可混淆或掩盖新浸润影的 X 线征象。此外，危重患者出现新的肺浸润影也可由许多其他非感染性原因引起，如肺不张、胃液误吸、肺梗死、肺出血、

ARDS、不典型肺水肿、胸腔积液和闭塞性细支气管炎。

Meduri 等报道，严格符合 VAP 标准者只有 42% 有发热和新的肺阴影。而机械通气患者发热也可以是其他部位感染，如鼻窦炎、血管内置管部位和泌尿道感染。更值得注意的是，ARDS 患者发热的非感染性原因也十分常见（表 4-22）。因此，应将 VAP 与可引起发热和肺阴影的各种原因进行鉴别。C-反应蛋白和降钙素原的升高有利于感染的诊断，并用来追随抗感染治疗的反应。对机械通气发热患者的系统诊治程序见图 4-2。

表 4-22　机械通气患者发热的非感染性原因

肾上腺功能不全
乙醇撤停
脑出血
药物热
急性肺损伤的纤维增生期
血肿
心肌梗死
精神抑制恶性综合征
胰腺炎
输血反应
静脉血栓栓塞

一个颇为困难的问题是，确定培养出的病原菌是否为 VAP 的真正致病菌或仅仅是定植菌。近年来国内外学者均推荐应用一些特殊的检查技术，如经纤维支气管镜保护性标本刷（PSB）、保护性支气管肺泡灌洗（BAL）和细菌定量培养（细菌定量培养的阳性阈值：PSB $\geq 10^3$ CFU/ml，BAL $\geq 10^4$ CFU/ml）来明确 VAP 的致病原。但这些诊断技术尚不能在临床上普遍应用。此外，虽然脓性气道分泌物可能表明存在肺炎，但也可能是其他感染，如气管支气管炎、鼻窦炎、局部气管切口处感染或误吸。

因为临床上鉴别发热和肺新浸润影原因方面存在困难，所以需采用多种措施和技术来帮助诊断 VAP，以便指导抗生素的选择和不必要的长期应用广谱抗生素，减少抗生素的副作用，降低住院费用。我们推荐应用 CPIS 评分（见本章第五节表 4-10）。CPIS 评分根据临床 7 项指标计分，如果总分大于 6 分则诊断为 VAP，应用抗生素 10～21 天。

【治疗原则】

1. 一般治疗　给予适当补液，记录出入量，因呼吸道的失水已经气

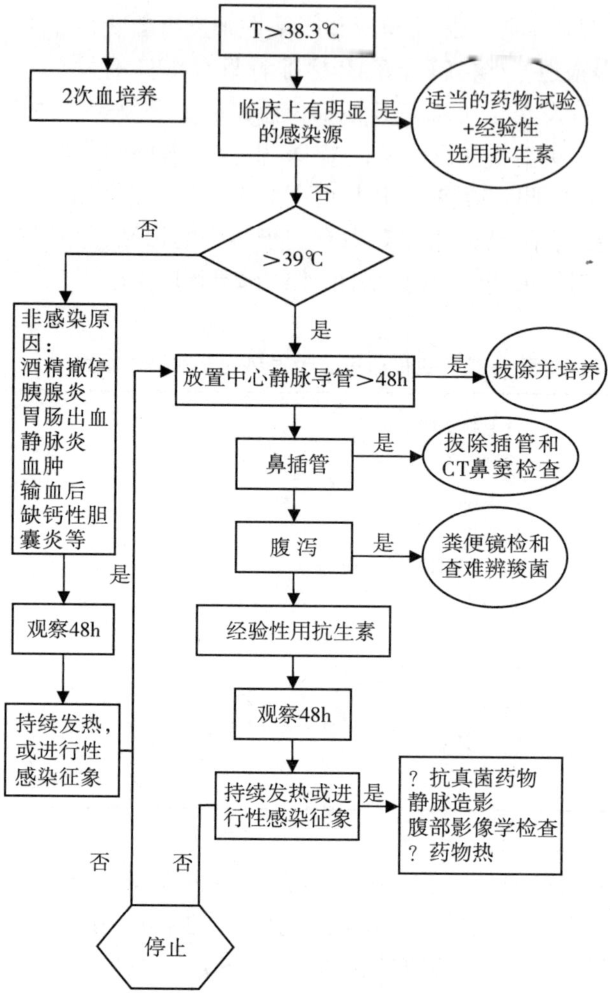

图 4-2　机械通气患者发热的诊断程序

道湿化补充，不应再计入出量。伴胸痛可用少量镇痛剂；体温不过高（38℃）又无并发症，一般不用解热药，但高热者应给予降温。平喘和祛痰药物的应用有利于解除支气管痉挛和痰液的稀释排出，但应禁用强效镇咳剂。

2. 抗菌药的选用　VAP 治疗的关键是正确选用抗菌药。现临床常用的选药方法是，病原菌尚不明确时经验性的选药，致病菌明确后有针对性地调整和选药。

（1）经验性治疗：细菌性肺炎一经临床确诊，即需给予抗菌药物治疗。因 VAP 病原菌中，革兰阴性杆菌占 60% 以上，故所选抗生素的抗菌谱必须主要针对革兰阴性杆菌。选用抗菌药物的强度和抗菌谱的范围应根据肺炎的轻重程度（轻中度或重度）和有无危险因素而定（表4-23）。有学者根据肺炎致病菌有无多药耐药致病菌的可能性，提出VAP的诊断和治疗方案（图4-3）。

表4-23　呼吸机相关肺炎的经验性抗生素治疗

轻、中度肺炎

1. 无危险因素　病原菌多为核心致病菌，如铜绿假单胞菌、肺炎克雷伯杆菌、肠杆菌属、大肠埃希菌、流感嗜血杆菌、黏质沙雷菌、不动杆菌、变形杆菌属、金黄色葡萄球菌

　选用抗菌药：哌拉西林

　（基本抗菌药）头孢唑林加庆大霉素

　第二代头孢菌素（如头孢呋辛、头孢羟唑、头孢替坦、头孢美唑）

　非抗铜绿假单胞菌的第三代头孢菌素（头孢噻肟、头孢唑肟、头孢曲松）

　氟喹诺酮类（环丙沙星、氧氟沙星、左氧氟沙星、莫西沙星）

　β-内酰胺抗生素加β-内酰胺酶抑制剂复合物：奥格门汀（阿莫西林-克拉维酸）、优立新（氨苄西林-舒巴坦）、泰门汀（替卡西林-克拉维酸）

2. 有危险因素

（1）大量误吸，或胸腹大手术。病原菌常为核心致病菌加厌氧菌

　选用抗菌药：基本抗生素加甲硝唑（或克林霉素）

（2）糖尿病，昏迷、头部外伤。病原菌常为核心致病菌加金葡菌

　选用抗菌药：基本抗生素加耐酶青霉素类（苯唑西林或奈夫西林、或基本抗生素加万古霉素

（3）大剂量皮质激素。病原菌常为核心致病菌加嗜肺军团菌

　选用抗菌药：基本抗生素加大环内酯类（红霉素、罗红霉素、甲红霉素、或阿奇霉素）

（4）人工气道，机械通气。病原菌常为核心致病菌中的铜绿假单胞菌，或混合菌感染

　选用抗菌药：抗假单胞菌青霉素（哌拉西林、阿洛西林、美洛西林等）

　头孢他啶或氨曲南

　泰门汀（替卡西林-克拉维酸）

　环丙沙星

（5）多种危险因素（包括长期住院，长期应用免疫抑制剂，反复应用抗生素等）

　病原菌多为核心致病菌的混合感染、耐药菌感染、合并真菌感染

　选用抗菌药：同重度肺炎

　重度肺炎：病原菌多为核心致病菌的混合感染，耐药菌感染，合并真菌感染

　选用抗菌药：头孢他啶

　泰能（亚胺配能-西拉司丁）、美平（美洛培南）、帕尼培南

　舒普深（头孢哌酮-舒巴坦）

　环丙沙星、左氧氟沙星、莫西沙星、或其他新喹诺酮类

　需联合用药，可加氨基糖苷类（庆大霉素、妥布霉素、阿米卡星）

　若合并真菌感染，可加氟康唑、伊曲康唑、伏立康唑、卡泊芬净等

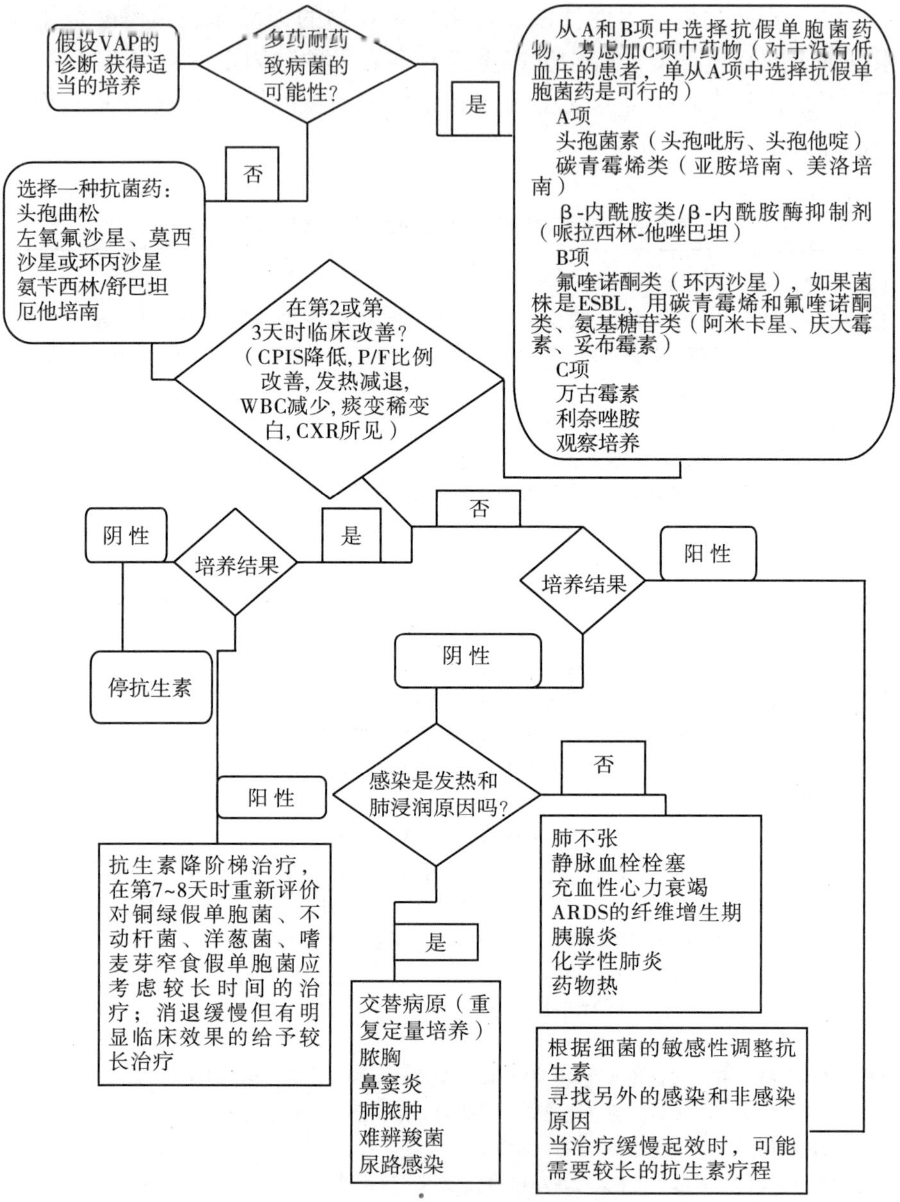

图4-3　VAP的诊断和治疗方案

（2）病原学明确以后的治疗：可有针对性地调整和选用对致病原更有效的抗菌药物。调整和选择抗菌药物的依据是：初始经验性治疗的疗效和反应，致病原的类型及其抗生素的药敏结果。VAP常见致病原的抗菌药物选择参见本章**第五节表4-15**。

3. 综合治疗和免疫生物治疗　VAP患者往往有各种严重基础疾病，并可能有营养不良、免疫功能障碍、酸碱平衡失调、电解质紊乱以及多脏器功能障碍等情况合并存在。因此，要采取综合性治疗措施，在选用高效安全抗生素同时，抓紧对患者基础疾病和合并症的处理，以取得治疗VAP的较好疗效。

有条件，可用具有高免疫性的免疫球蛋白注射剂（IGIV），IGIV含抗铜绿假单胞菌常见血清型的抗体效价比通常市售的IGIV制剂高5倍，临床初步试用可改善医院内铜绿假单胞菌肺炎患者的存活率、疗效超过单用抗生素的效果。也可用胸腺肽α_1（日达仙）1.6mg，每日1次，皮下注射。酌情输注200ml的新鲜血浆或新鲜全血，对严重感染有一定疗效。

【VAP治疗失败的问题】　VAP的死亡率很高，初始治疗效果不佳，甚至失败，是经常发生的，遇此情况应积极寻找原因，针对原因采取相应措施，而不能依靠频繁更换抗生素或盲目升高抗生素档次，或大量联合用药。只有这样才能提高VAP的治疗效果，降低其死亡率。常见治疗失败的原因有病原学的诊断错误，抗菌药物选用不当，药物剂量不足，细菌产生耐药性，治疗过程中发生继发感染，二重感染，或发生药物毒性反应和过敏反应（如药物热）；没有采取综合治疗，如没有采取措施治疗患者的心力衰竭、糖尿病、水电解质失衡和酸碱紊乱等。

1. 抗生素治疗的失败原因　抗生素治疗VAP失败的原因见表4-24。

2. 抗生素治疗失败的对策

（1）全面检查分析，重新进行诊断：遇到治疗效果不佳时，应重新分析所有临床资料，包括重新全面体检，摄X线胸片，分析气管吸引物的培养结果和药敏试验报告。必要时还可做胸部CT检查，经纤维支气管镜PSB和定量细菌培养。临床上仍需具体分析，考虑原来的诊断是否正确。尤其要注意肺外感染病灶，如鼻窦炎、导管相关感染、气管插管后鼻腔咽后壁的糜烂溃疡或脓肿等。复查胸片的价值，除评价肺炎的阴影变化情况以外，更重要的是要明确有没有解剖分隔的病灶，如肺脓肿、胸腔积液、脓胸和气道阻塞后肺不张，必要时加摄侧位X线胸片和CT片，对鉴别病变有帮助。除感染因素以外，一些非感染因素，如肺栓塞、肺梗死、纤维增生期ARDS、药物热、闭塞性细支气管炎伴机化性肺炎（brochiolitis obliterans with organizing pneumonia，BOOP）等也应注意鉴别。

表 4-24 抗生素治疗 VAP 失败的原因

1. VAP 的诊断错误
    - 不存在肺炎
    - 其他感染问题
        - 不同的抗生素敏感性
        - 需要引流或移去装置（如血管内置入的导管）
    - 其他非感染性问题
    - 怀疑的致病原错误
2. 原来的致病原持续存在
    - 致病菌对选用的抗生素不敏感
    - 局部的抗生素浓度不足
        - 药理学问题
        - 解剖上的限制
    - 感染的转移灶
    - 宿主防御缺陷
3. 继发感染性肺炎
    - 反复发生肺炎
    - 不同的致病菌
4. 肺外感染
    - 同时发生的感染
    - 继发感染
5. 器官功能不全
    - SIRS
        - 败血症休克
        - 多器官功能障碍综合征
    - 纤维增生期的 ARDS
6. 药物毒性
    - 药物热
    - 过敏
    - 器官功能障碍

（2）抗生素的调整：全面复习和分析临床资料，包括实验室的病原学检查资料，综合判断，并进行抗生素调整。如果 VAP 患者在治疗 48 ~ 72 小时后迅速恶化，因为开始用药无病原学依据，所以抗生素的调整或增加应主要根据原来抗生素抗菌谱中的漏洞予以弥补或加强。若患者初始病情改善而后来又恶化，则要考虑肺内或肺外的继发感染、解剖因素或非感染性疾病，找出恶化的原因后再考虑更换、增加、减少或甚至停用抗生素。还应考虑到病情恶化的程度和速度。若患者治疗后缓慢但进行性改善，则只要密切观察，不需要改变抗生素治疗，可适当的延长疗程。改善营养，提高机体免疫力对患者有益。

【VAP 的预防】 VAP 的死亡率很高，VAP 患者即使救治后存活，也延长了住院时间，使医疗费用增加。因此，如何采取切实有效的预防措施降低 VAP 的发生率，是保障机械通气取得成功、提高患者存活率的重要环节。预防 VAP 的策略见图 4-4。

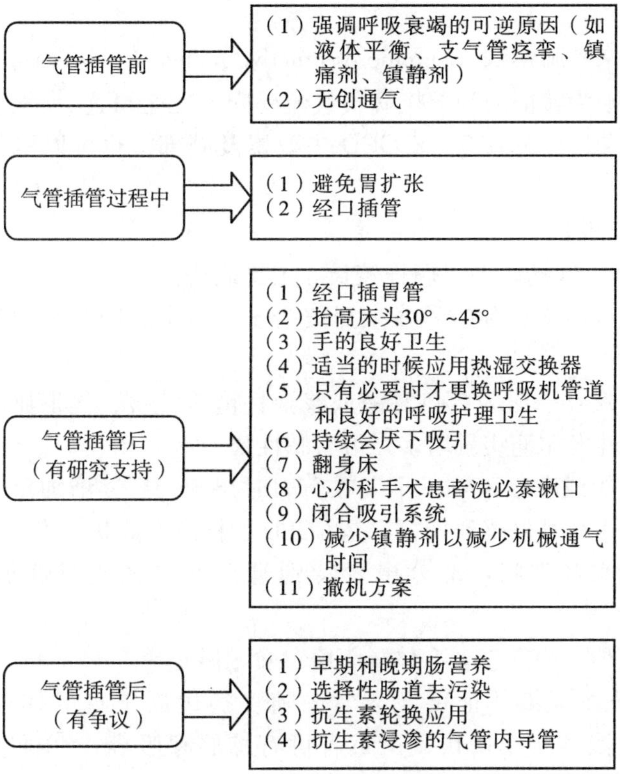

图 4-4 预防 VAP 的策略

（俞森洋）

第五章 气流阻塞性疾病

第一节 慢性阻塞性肺疾病（COPD）

慢性阻塞性肺疾病（chronic obstructive pulmonary disease，COPD）是一组气流受限为特征的肺部疾病，气流受限不完全可逆，呈进行性发展，是可以预防和治疗的疾病。**COPD 主要累及肺部，也可以引起肺外各器官的损害。**

【临床表现】

1. 症状 起病缓慢、病程较长。主要症状：

（1）慢性咳嗽：随病程发展可终身不愈。常晨间咳嗽明显，夜间有阵咳或排痰。

（2）咳痰：一般为白色黏液或浆液性泡沫性痰，偶带血丝，清晨排痰较多。急性发作期痰量增多，可有脓性痰。

（3）气短或呼吸困难：早期在劳力时出现，后逐渐加重，以致在日常活动甚至休息时也感到气短，是 COPD 的标志性症状。

（4）喘息和胸闷：部分患者特别是重度患者或急性加重时出现喘息。

（5）其他：晚期患者有体重下降、食欲减退等。

2. 体征 早期体征可无异常，随疾病进展出现的体征：①部分患者呼吸变浅，频率增快，严重者可有**缩唇呼吸**等；②桶状胸；③双侧语颤减弱。叩诊双肺部过清音，心浊音界缩小，肺下界和肝浊音界下降。两肺呼吸音减弱，呼气延长，部分患者可闻及湿啰音和（或）干啰音。

【辅助检查】

1. 肺功能检查 是判断气流受限的主要客观指标，对 COPD 诊断、严重程度评价、疾病进展、预后及治疗反应等有重要意义。

（1）第一秒用力呼气容积占用力肺活量百分比（FEV_1/FVC）是评价气流受限的一项敏感指标。第一秒用力呼气容积占预计值百分比（**FEV_1%预计值）是评估 COPD 严重程度的良好指标**，其变异性小，易于操作。

吸入支气管舒张药后 $FEV_1/FVC < 70\%$ 及 $FEV_1 < 80\%$ 预计值者，可确定为不能完全可逆的气流受限。

（2）肺总量（TLC）、功能残气量（FRC）和残气量（RV）增高，肺活量（VC）减低，表明肺过度充气，有参考价值。因 TLC 增加不及 RV 增高程度明显，故 RV/TLC 增高。

（3）一氧化碳弥散量（DLco）及 DLco 与肺泡通气量（VA）比值（DLco/VA）下降，该项指标对诊断有参考价值。

2．胸部 X 线检查　COPD 早期 X 线胸片可无变化，以后可出现肺纹理增粗、紊乱等非特异性改变，也可出现肺气肿改变。X 线胸片改变对 COPD 诊断特异性不高，主要作为确定肺部并发症及与其他肺疾病鉴别之用。

3．胸部 CT 检查　CT 检查不应作为 COPD 的常规检查。高分辨 CT 对有疑问病例的鉴别诊断有一定意义。

4．血气检查　对确定发生低氧血症、高碳酸血症、酸碱平衡失调以及判断呼吸衰竭的类型有重要价值。

5．其他　COPD 合并细菌感染时，外周血白细胞增多，核左移。痰培养可能查出病原菌；常见病原菌为肺炎链球菌、流感嗜血杆菌、卡他莫拉菌、肺炎克雷伯杆菌等。

【COPD 严重程度分级】　见表 5-1。

表 5-1　慢性阻塞性肺疾病的严重程度分级

分级	分级标准	分级	分级标准
Ⅰ级：轻度	$FEV_1/FVC < 70\%$ $FEV_1 \geq 80\%$ 预计值 有或无慢性咳嗽、咳痰症状	Ⅲ级：重度	$FEV_1/FVC < 70\%$ $30\% \leq FEV_1 < 50\%$ 预计值 有或无慢性咳嗽、咳痰症状
Ⅱ级：中度	$FEV_1/FVC < 70\%$ $50\% \leq FEV_1 < 80\%$ 预计值 有或无慢性咳嗽、咳痰症状	Ⅳ：极重度	$FEV_1/FVC < 70\%$ $FEV_1 < 30\%$ 预计值 或 $FEV_1 < 50\%$ 预计值，伴慢性呼吸衰竭

【鉴别诊断】　与支气管哮喘、支气管扩张、肺结核、弥漫性泛细支气管炎、支气管肺癌、其他原因所致呼吸气腔扩大等疾病相鉴别。

【治疗原则】

1．稳定期治疗

（1）教育和劝导患者戒烟；因职业或环境粉尘、刺激性气体所致者，应脱离污染环境。

（2）支气管舒张药：包括短期按需应用以暂时缓解症状，及长期规则应用以减轻症状。

1）β_2 肾上腺素能受体激动剂：主要有沙丁胺醇（salbutamol）气雾剂，每次 100～200μg（1～2 喷），定量吸入，疗效持续 4～5 小时，每 24 小时不超过 8～12 喷。特布他林（terbutaline）气雾剂亦有同样作用。可缓解症状，尚有沙美特罗（salmeterol）、福莫特罗（formoterol）等长效 β_2 肾上腺素受体激动剂，每日仅需吸入 2 次。

2）抗胆碱能药：是 COPD 常用的药物，主要品种为异丙托溴铵（ipratropinm）气雾剂，定量吸入，起效较沙丁胺醇慢，持续 6～8 小时，每次 40～80μg，每天 3～4 次。长效抗胆碱药有**噻托溴铵**（tiotropium bromide）选择性作用于 M_1、M_3 受体，每次吸入 18μg，每天 1 次。

3）茶碱类：茶碱缓释或控释片 0.2g，每 12 小时 1 次；氨茶碱（aminophylline）0.1g，每日 3 次。

（3）祛痰药：对痰不易咳出者可应用。常用药物有盐酸氨溴索（ambroxol），30mg，每日 3 次，N-乙酰半胱氨酸（N-acetylcysteine）0.2g，每日 3 次，或羧甲司坦（carbocisteine）0.5g，每日 3 次。稀化黏素 0.5g，每日 3 次。

（4）糖皮质激素：对重度和极重度患者（Ⅲ级和Ⅳ级），反复加重的患者，有研究显示长期吸入糖皮质激素与长效 β_2 肾上腺素受体激动剂联合制剂，可增加运动耐量、减少急性加重发作频率、提高生活质量，甚至有些患者的肺功能得到改善。目前常用剂型有沙美特罗加氟替卡松、福莫特罗加布地奈德。

（5）长期家庭氧疗（LTOT）：对 COPD 慢性呼吸衰竭者可提高生活质量和生存率。对血流动力学、运动能力、肺生理和精神状态均会产生有益的影响。LTOT 指征：①$PaO_2 \leq 55$mmHg 或 $SaO_2 \leq 88\%$，有或没有高碳酸血症；②PaO_2 55～60mmHg，或 $SaO_2 < 89\%$，并有肺动脉高压、心力衰竭水肿或红细胞增多症（血细胞比容 >0.55）。一般用鼻导管吸氧，氧流量为 1.0～2.0L/min，吸氧时间 10～15h/d。目的是使患者在静息状态下，达到 $PaO_2 \geq 60$mmHg 和（或）SaO_2 升至 90%。

2. 急性加重期治疗　**急性加重是指咳嗽、咳痰、呼吸困难比平时加重或痰量增多或成黄痰；或者是需要改变用药方案。**

（1）确定急性加重期的原因及病情严重程度，最多见的急性加重原因是细菌或病毒感染。

（2）根据病情严重程度决定门诊或住院治疗。

（3）支气管舒张药：药物同稳定期。

有严重喘息症状者可给予较大剂量雾化吸入治疗，如应用沙丁胺醇500μg或异丙托溴铵500μg，或沙丁胺醇1000μg加异丙托溴铵250～500μg，通过小型雾化器给患者吸入治疗以缓解症状。

（4）低流量吸氧：发生低氧血症者可鼻导管吸氧，或通过文丘里（venturi）面罩吸氧。**应避免吸入氧浓度过高引起二氧化碳潴留。**

（5）抗生素：当患者呼吸困难加重、咳嗽伴痰量增加、有脓性痰时，应根据患者所在地常见病原菌类型及药物敏感情况积极选用抗生素治疗。例如，给予β－内酰胺类/β－内酰胺酶抑制剂；第二代头孢菌素、大环内酯类或喹诺酮类；门诊可用阿莫西林/克拉维酸、头孢唑肟0.25g每日3次、头孢呋辛0.5g每日2次、左氧氟沙星0.4g每日1次、莫西沙星或加替沙星0.4g，每日1次；较重者可应用第三代头孢菌素，如头孢曲松钠2.0g加于生理盐水中静脉滴注，每天1次。住院患者当根据疾病严重程度和预计的病原菌更积极的给予抗生素，一般多静脉滴注给药。如果找到确切的病原菌，根据药敏结果选用抗生素。

（6）糖皮质激素：对需住院治疗的急性加重期患者可考虑口服泼尼松龙30～40mg/d，也可静脉给予甲泼尼龙40～80mg，每日1次，连续5～7天。

（7）祛痰剂：溴己新8～16mg，每日3次；氨溴索30mg，每日3次，酌情选用。

（孙宝君）

第二节　支气管哮喘

支气管哮喘（简称哮喘）是由多种细胞（如嗜酸性粒细胞、肥大细胞、T淋巴细胞、中性粒细胞、气道上皮细胞等）和细胞组分参与的气道慢性炎症性疾病。这种慢性炎症与气道高反应性相关，通常出现广泛多变的可逆性气流受限，并引起反复发作性的喘息、气短、胸闷或咳嗽等症状，常在夜间和（或）清晨发作、加剧，多数患者可自行缓解或经治疗缓解。

【诊断要点】

1．诊断标准

（1）反复发作喘息、气短、胸闷或咳嗽，多与接触变应原、冷空气、物理、化学性刺激以及病毒性上呼吸道感染、运动等有关。

（2）发作时在双肺可闻及散在或弥漫性、以呼气相为主的哮鸣音，呼气相延长。

（3）上述症状和体征可经治疗缓解或自行缓解。

（4）除外其他疾病所引起的喘息、气短、胸闷和咳嗽。

（5）临床表现不典型者（如无明显喘息或体征），至少应具备以下1项试验阳性：

1）支气管激发试验或运动激发试验阳性。

2）支气管舒张试验阳性 FEV_1 增加≥12%，且 FEV_1 增加绝对值≥200ml。

3）呼气流量峰值（PEF）日内变异率≥20%。

符合1～4条或4、5条者，可以诊断为哮喘。

2. 支气管哮喘的分期及控制水平分级　支气管哮喘可分为急性发作期、非急性发作期。

（1）哮喘急性发作：是指喘息、气促、咳嗽、胸闷等症状突然发生，或原有症状急剧加重，常有呼吸困难，以呼气流量降低为其特征，常因接触变应原、刺激物或呼吸道感染诱发。其程度轻重不一，病情加重，可在数小时或数天内出现，偶尔可在数分钟内即危及生命，故应对病情作出正确评估，给予及时有效的紧急治疗。**哮喘急性发作时病情严重程度分为4级，见表5-2。**

表5-2　哮喘急性发作的病情严重度分级

临床特点	轻度	中度	重度	危重
气短	步行、上楼时	稍事活动	休息时	
体位	可平卧	喜坐位	端坐呼吸	
讲话方式	连续成句	常有中断	单字	不能讲话
精神状态	可有焦虑/尚安静	时有焦虑或烦躁	常有焦虑、烦躁	嗜睡、意识模糊
出汗	无	有	大汗淋漓	
呼吸频率	轻度增加	增加	常>30次/分	
辅助呼吸肌活动及三凹征	常无	可有	常有	胸腹矛盾运动
哮鸣音	散在，呼吸末期	响亮、弥漫	响亮、弥漫	减弱、乃至无

续　表

临床特点	轻度	中度	重度	危重
脉率（次/分）	<100	100～120	>120	脉率变慢或不规则
奇脉（深吸气时收缩压下降，mmHg）	无，<10	可有，10～25	常有，>25	无
使用 β_2 激动剂后 PEF 预计值或个人最佳值%	>80%	60%～80%	<60% 或 <100L/min 或作用时间 <2h	
PaO_2（吸空气，mmHg）	正常	≥60	<60	
$PaCO_2$（mmHg）	<45	≤45	>45	
SaO_2（吸空气,%）	>95	91～95	≤90	
pH				降低

注：只要符合某一严重程度的某些指标，而不需满足全部指标，即可提示为该级别的急性发作

（2）非急性发作期（亦称慢性持续期）：许多哮喘患者即使没有急性发作，但在相当长的时间内仍有不同频度和（或）不同程度地出现症状（喘息、咳嗽、胸闷等），肺通气功能下降。过去曾以患者白天、夜间哮喘发作的频度和肺功能测定指标为依据，将非急性发作期的哮喘病情严重程度分为间歇性、轻度持续、中度持续和重度持续 4 级，目前这种分级方法主要用于治疗前或初始治疗时严重程度的判断，在临床研究中更有其应用价值。现在推荐的对于哮喘控制水平的评估是更为可靠和实用的严重性评估方法，更容易被临床医师掌握，有助于指导临床治疗，使哮喘得到更好的控制。**哮喘控制水平的分级**见表 5-3。

表 5-3 控制水平分级

	完全控制（满足以下所有条件）	部分控制（在任何 1 周内出现以下 1~2 项特征）	未控制（在任何 1 周内）
白天症状	无（或≤2 次/周）	2 次/周	
活动受限	无	有	
夜间症状/憋醒	无	有	出现≥3 项部分控制特征
需要使用缓解药的次数	无（或≤2 次/周）	2 次/周	
肺功能（PEF 或 FEV_1）	正常或≥正常预计值/本人最佳值的 80%	<正常预计值/或本人最佳值的 80%	
急性发作	无	≥每年 1 次	在任何 1 周内出现 1 次

【治疗原则】

1．急性发作期的治疗　急性发作的治疗目的是尽快缓解气道阻塞，纠正低氧血症，恢复肺功能，预防进一步恶化或再次发作，防止并发症。一般根据病情的分度进行综合性治疗。

（1）轻度：**每日定时吸入糖皮质激素（倍氯米松 200~500μg BDP），出现症状时吸入短效 β_2 受体激动剂，可间断吸入。**效果不佳时可加用口服 β_2 受体激动剂控释片或小量茶碱控释片（200mg/d），或加用抗胆碱药，如异丙托溴铵气雾剂吸入。

（2）中度：**吸入皮质激素剂量一般为每日 500~1000μg BDP；规则吸入 β_2 激动剂或联合抗胆碱药吸入，或口服长效 β_2 受体激动剂。亦可加用口服白三烯（LT）受体阻断剂，**若不能缓解，可持续雾化吸入 β_2 受体激动剂（或联合用抗胆碱药吸入），或口服泼尼松龙 30~50mg/d，5~10d。必要时可用氨茶碱静脉注射。

（3）重度至危重度：**持续雾化吸入 β_2 受体激动剂，**或合并抗胆碱药；或静脉滴注氨茶碱或沙丁胺醇。加用口服 LT 拮抗剂。**静脉滴注琥珀酸氢化可的松（400~1000mg/d）或甲泼尼龙（80~160mg/d）。**无激素依赖倾向者，待病情得到控制和缓解后（3~5d）停药；有激素依赖倾向者应延长给药时间，控制哮喘症状后改为口服给药，并逐步减少激素用量。注意维持水、电解质平衡，纠正酸碱失衡，当 pH <7.20 时，且合

并代谢性酸中毒时，应适当补碱；可给予氧疗，如病情恶化缺氧不能纠正进行无创通气或插管机械通气。若并发气胸，在胸腔引流气体下仍可机械通气。此外应预防下呼吸道感染等。

2. 哮喘非急性发作期的治疗　一般哮喘经过急性期治疗症状得到控制，但哮喘的慢性炎症病理生理改变仍然存在，因此，必须制订哮喘的长期治疗方案。**根据哮喘的控制水平选择合适的治疗方案**（图5-1）。

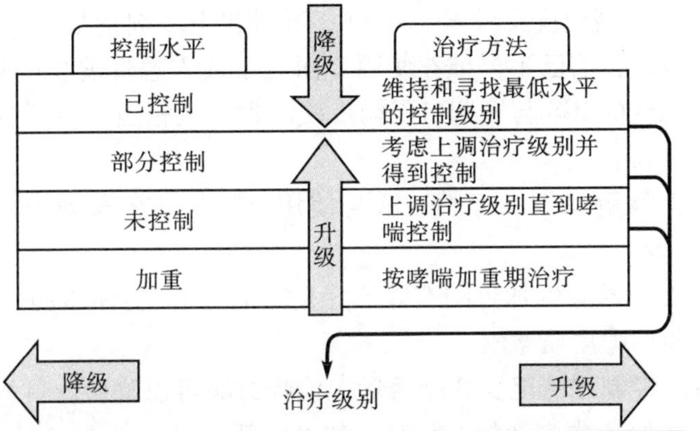

级别1	级别2	级别3	级别4	级别5
按需使用速效β_2受体激动剂	按需使用速效β_2受体激动剂			
控制药物的选择	选择1种	选择1种	增加1种或多种	增加1种或多种
	低剂量ICS	低剂量ICS加长效β_2受体激动剂	中、高剂量ICS加长效β_2受体激动剂	口腔糖皮质激素（低剂量）
	白三烯调节剂	中或高剂量ICS	白三烯调节剂	抗IgE治疗
		低剂量ICS加白三烯调节剂	控释茶碱	
		低剂量ICS加控释茶碱		

图5-1　哮喘长期管理的治疗方案

对于大多数未经治疗的持续性哮喘患者，初始治疗应从第2级治疗方案开始，如果初始评估提示哮喘处于严重未控制，治疗应从第3级方案开始。在每一级治疗方案中速效β_2受体激动剂都应按需使用，以迅速缓解哮喘症状。

除非规律地联合使用吸入型糖皮质激素，否则不建议规律使用短效和长效 β_2 受体激动剂。

由于哮喘的复发性以及多变性，需不断评估哮喘的控制水平，治疗方法则依据控制水平进行调整。如果目前的治疗方案不能够使哮喘得到控制，治疗方案应该升级直至达到哮喘控制为止。具体方法如下：

（1）迅速起效的支气管舒张剂：短效或长效 β_2 受体激动剂，多次使用支气管舒张剂可以暂时缓解症状，但是在 1～2 天内重复使用则需要增加控制治疗药物。

（2）吸入型糖皮质激素（ICS）：暂时将 ICS 剂量加倍，已证实对控制哮喘无效，目前已不再推荐使用。而对于成人急性恶化的哮喘患者，4 倍或更高剂量的 ICS 与短期口服糖皮质激素疗效相当，高剂量 ICS 应维持使用 7～14 天。

（3）为缓解和控制哮喘，联合使用 ICS 与速效长效 β_2 受体激动剂（如福莫特罗）。

（4）对哮喘急性加重的有效治疗是高剂量 β_2 受体激动剂及大剂量口服或静脉使用糖皮质激素。

当哮喘控制维持至少 3 个月后，治疗方案可以降级。具体方法如下：

（1）当吸入中高剂量 ICS 时，剂量减低 50%。

（2）当单独使用低剂量 ICS 哮喘控制，多数患者的治疗可改为每天 1 次剂量。

（3）当 ICS 与长效 β_2 受体激动剂联合使用时，哮喘控制后，首先 ICS 减量 50%，长效 β_2 受体激动剂治疗不变。如哮喘控制仍能维持，继续减少 ICS 剂量至低剂量联合治疗时，可选择改为每日 1 次联合用药或停用长效 β_2 受体激动剂，单独应用 ICS。

（4）当 ICS 与控制发作的药物（不是长效 β_2 受体激动剂）联合使用时，ICS 的剂量减少 50% 并逐渐减到低剂量时，停用联合治疗的药物。

（5）如果患者以最低控制发作药物剂量维持哮喘控制 1 年未复发，则可停用控制发作药物。

（孙宝君）

第三节　变态反应性支气管肺曲菌病

变态反应性支气管肺曲菌病（ABPA），**以机体对寄生于支气管内的烟曲菌发生变态反应为主要特点。**

【诊断要点】

1. 主要诊断标准　①**支气管阻塞症状发作（哮喘）**；②**外周血嗜酸性粒细胞增多**；③曲菌变应原速发性皮肤划痕试验阳性；④血清曲菌变应原沉淀抗体阳性；⑤**血清总 IgE 浓度增高**；⑥肺部影像学检查存在一过性或固定性肺部浸润影；⑦中央型支气管扩张。

2. 次要诊断标准　①痰涂片和（或）培养反复找到曲菌；②咳出棕色黏液栓或斑片的病史；③血清曲菌特异性 IgE 抗体增高；④曲菌变应原迟发性皮肤试验阳性。

美国囊性纤维化基金会根据高危人群的特点提出的改良诊断标准：①烟曲菌抗原皮内试验快速反应阳性；②血清沉淀试验阳性；③血清总 IgE 升高 >1000U/ml。次要条件：①周围血嗜酸性粒细胞 $>1\times10^9/L$；②肺部游走性浸润阴影；③血清烟曲菌特异性 IgE/IgG 比例升高；④痰涂片或培养烟曲菌阳性。主要条件和次要条件各符合 2 条以上就可作出诊断。

烟曲菌皮试阳性是诊断 ABPA 的必要条件。若皮试阴性，则可以排除 ABPA。皮试包括皮肤点刺试验和皮内试验，以组胺作为阳性对照，生理盐水为阴性对照。皮肤点刺试验敏感性稍差但安全性好。先进行皮肤点刺试验，若阴性再进行皮内试验，仍然阴性者则可排除 ABPA。皮试阳性的患者则应进一步做血清学检查。

【治疗原则】

1. 皮质激素　口服激素是变态反应性支气管肺曲菌病（ABPA）的基本治疗药物。治疗目标是抑制炎症反应和机体对曲菌抗原发生的免疫反应。泼尼松 0.5mg/(kg·d)，2 周后改为隔日给药，以后逐渐减量至停药，疗程 3 个月。

2. 抗真菌药物　联合使用抗曲菌的药物治疗以清除或者减少支气管内定植的曲菌，减轻气道炎症，缓解哮喘症状，并能减少激素的用量。伊曲康唑口服 200mg，1～2 次/天，疗程≥16 周。

3. **治疗过程中追随观察血清总 IgE 浓度、肺部影像学检查和肺功能是监测 ABPA 病情变化的 3 项重要指标，并要注意激素的副作用。**治疗目标是尽可能降低不可逆肺损害的发生和发展。

（李洪霞）

第四节 支气管扩张

支气管扩张（bronchiectasis）指支气管及其周围肺组织的慢性炎症损坏管壁，导致支气管扩张和变形，多见于儿童和青年。病变累及引流不畅的区域，如肺上叶，并不一定伴有排脓性痰，而以咯血为唯一的临床表现，此类支气管扩张称为“干性支气管扩张”。

【诊断要点】

1. 发病对象以儿童及青年最多，过去曾患有百日咳、麻疹、肺炎、肺结核等疾病。

2. 有慢性鼻炎、鼻窦炎、慢性扁桃腺炎、龋齿、齿龈炎。

3. **常有长期咳嗽、大量脓痰、反复咯血**和肺部感染史。若反复继发感染，可出现食欲不振、盗汗、消瘦、贫血等症状。**典型的痰液分为4层：**上层为泡沫，中层为黏液，下层为脓性物，底层为坏死组织。如合并厌氧菌感染，痰有恶臭味。

4. **常持续存在固定部位的湿性啰音和杵状指。**

5. X线显示正常或双下肺纹理紊乱、增粗，或呈卷发样改变，或呈片状阴影，或呈肺不张改变。

6. 支气管造影、CT、**高分辨率CT（HRCT）等可确定支管扩张的病变部位、程度和形态改变，如柱状、囊状或混合性改变。**

7. 鉴别诊断　排除慢性支气管炎、肺脓肿、先天性肺囊肿、肺结核等疾病。有些疾病以支气管扩张为其表现之一，同时有其他表现和原因，如Kartageners综合征（支气管扩张、鼻窦炎和内脏转位三联症）、Young综合征（支气管扩张、鼻窦炎和阻塞性无精子症三联症）、先天性巨大气管-支气管症（trachobrochomegaly）、与遗传因素有关的先天性丙种球蛋白缺乏症、肺囊性纤维化等，不要漏诊。

【治疗原则】

1. 治疗基础疾病。

2. 一般治疗　加强营养、纠正贫血等支持疗法。咯血时需安静休息、情绪稳定。

3. 控制感染

（1）出现痰量及其脓性成分增加等急性感染征象时需应用抗生素。根据病情轻重，可口服、肌注或静脉滴注1种或2种不同种类的抗生素。

（2）可依据痰革兰染色和痰培养指导抗生素应用，但在开始时常需给予经验治疗。如果怀疑革兰阳性球菌类感染，可选择青霉素、半合成青霉素，或大环内酯类，或喹诺酮类抗生素。如怀疑革兰阴性菌感染，可选择氨基糖苷类、第三代头孢菌素、喹诺酮类。如果怀疑厌氧菌感染，可加用甲硝唑或替硝唑。同时还要警惕真菌感染，对长期用抗生素、疗效不佳的患者应做真菌培养和药敏试验。

（3）抗生素应用至体温降至正常，痰液明显减少后1周左右，可考虑停药。

4. 镇咳、祛痰，保持气道通畅

（1）祛痰剂：不宜用中枢性镇咳剂（如可待因等），以免抑制咳嗽，妨碍痰液的排出。使用祛痰剂，如复方甘草合剂，10ml 口服，3 次/天；溴己新（必嗽平）16mg，口服，3 次/天；稀化黏素 300g，口服，3 次/天；N-乙酰半胱氨酸 600mg，口服，2 次/天；也可用生理盐水或加糜蛋白酶 5 毫克/次，雾化吸入，2～4 次/天。

（2）支气管扩张剂：部分患者由于气道反应性增高和炎症的刺激，导致支气管痉挛，妨碍痰液排出。在不咯血的情况下，可选用支气管扩张剂，如氨茶碱 0.1g，口服，3 次/日，或喘定 0.2g，口服，3 次/天。也可选用 β_2 受体激动剂，如沙丁胺醇口服制剂 2～4mg，3 次/天，或雾化溶液 2～3ml 加等量生理盐水雾化吸入，2～4 次/天。

（3）体位引流：体位引流时体位选择见第三章第十节。

（4）经纤维支气管镜吸痰：对感染严重，经祛痰药和体位引流仍难排出脓痰者，可用纤维支气管镜吸痰，37℃温生理盐水 50～100ml 灌洗，吸尽脓痰后局部注入适量抗生素。

5. 治疗咯血　有少、中量咯血可在门诊治疗，可给予卡巴克络 10mg，口服，3 次/天；维生素 K 4mg 口服，3 次/天；酚磺乙胺 0.5～1.0g，口服，3 次/天；云南白药 0.5g 口服，3 次/天。大咯血患者应及时住院治疗（参见第一章第二节）。

6. 手术治疗

适应证：①反复急性感染和大量咯血，严重危害健康，危及生命。病变比较局限，在一叶或一侧肺内；②一般情况和心肺功能良好，能耐受手术。

禁忌证：①两肺病变广泛；②年老、体弱；③严重肺气肿，心肌功能差，或有其他严重全身性疾病。

（邹　琳）

第五节 肺 不 张

肺不张（atelectasis）一词来源于希腊语，原意为扩张不全。一侧、一叶或一段肺内气体减少和体积缩小，称肺不张。若肺萎缩的程度不太严重，称为肺膨胀不全。分为先天性和后天获得性两类。

【诊断要点】 肺不张的诊断，依靠胸部影像学（胸部X线片和肺CT），一般不困难。关键是要明确肺不张的原因，尤其不要漏诊肿瘤、结核等这些重要疾病，并针对病因进行治疗。

1. 症状

（1）小面积肺不张或发展缓慢者可无症状。

（2）数肺叶或一侧全肺不张，尤其是突然发病者，有显著胸痛、胸闷、气促、喘鸣、发绀、心动过速，甚至窒息感。

（3）并发感染时可出现发热、咳嗽、咳痰等。

2. 体征

（1）大面积肺不张，气管向患侧移位，患侧胸廓塌陷，肋间隙变窄，呼吸运动减弱，叩诊浊音，呼吸音减弱或消失，心脏向患侧移位。

（2）如有继发感染，可听到湿啰音。

（3）肺不张时间较长时，不张肺体积缩小，余肺代偿性扩张，因此，叩诊不一定为浊音，有时可为过清音，呼吸音也不一定减弱。

3. 胸部X线检查 可出现肺不张的直接征象和间接征象。

（1）直接征象：①不张的肺组织密度增高；②肺体积缩小；③形态、轮廓或位置的改变：叶段肺不张呈钝三角形，宽而钝的面朝向肋膈胸膜面，尖端指向肺门，有扇形、三角形、带形、圆形等。

（2）间接征象：①叶间裂向不张的肺侧移位；②肺纹理的分布异常：由于肺体积缩小，病变区的支气管和血管纹理聚拢，而邻近肺代偿性膨胀，致使血管纹理稀疏，并向不张的肺叶弓形移位；③肺门影缩小和消失，向不张的患侧移位，或与肺不张的致密影融合；④纵隔、心脏、气管向患侧移位；⑤横膈升高，胸廓缩小，肋间隙变窄。

（3）不同疾病引起的肺不张的胸片表现：①癌性肺不张：当癌组织向支气管腔外蔓延或局部淋巴结肿大时，X线胸片可见肿块和叶间裂移位同时出现，右肺上叶的病变可呈不同程度的“S”形，或肺不张边缘呈“波浪形”；②结核性肺不张：支气管阻塞部位多发生在2～4级支气管，支气管扭曲变形，可伴支气管播散病灶；其他肺野有时可见结核灶，可有明显的胸膜肥厚粘连。

【治疗原则】

1. 病因治疗　**确定病因后，针对病因采取相应的治疗措施。**

2. 对症治疗　**及时清除支气管内的异物、分泌物、血块等（包括导管指引、纤维支气管镜吸引）。**胸、腹部手术后，鼓励患者用力咳嗽、深呼吸，协助患者定时翻身、拍背。给予患者充足水分和湿化呼吸道，以利于分泌物和痰液咳出。**继发感染时，应及时应用抗生素。**

3. 外科手术　缓慢形成或存在时间较久的肺不张，如肺组织慢性炎症导致机化、纤维收缩，即使支气管阻塞因素得到解除，肺也难以复张，应进行外科手术切除。

（邹　琳）

第六章 肺部肿瘤

第一节 原发性支气管肺癌

原发性支气管癌（primary bronchogenic carcinoma），简称肺癌（lung cancer），为起源于支气管黏膜或腺体的恶性肿瘤。肺癌发病率为男性肿瘤的首位，并由于早期诊断不足致使预后差。

【肺癌临床分期】 肺癌的TNM分期见表6-1，临床分期见表6-2。

表6-1 肺癌的TNM分期（UICC第7版，2009年公布）

原发肿瘤（T）分期

T_x 原发肿瘤大小无法测量；痰、支气管冲洗液中找到癌细胞，但影像学或支气管镜检查未发现原发肿瘤

T_0 没有原发肿瘤的证据

Tis 原位癌

T_{1a}原发肿瘤最大径≤2cm，局限于肺和脏层胸膜内，未累及主支气管；或局限于气管壁的肿瘤，不论大小，不论是否累及主支气管，一律分为T_{1a}

T_{1b}原发肿瘤最大径>2cm，≤3cm

T_{2a}肿瘤有以下任何情况者：最大直径>3cm，≤5cm；累及主支气管，但肿瘤距离隆突≥2cm；累及脏层胸膜；产生肺段或肺叶不张或阻塞性肺炎

T_{2b}肿瘤最大直径>5cm，≤7cm

T_3 任何大小肿瘤有以下情况之一者：原发肿瘤最大直径>7cm，累及胸壁或横膈或纵隔胸膜，或支气管（距隆突<2cm，但未及隆突），或心包；产生全肺不张或阻塞性肺炎；原发肿瘤同一肺叶出现卫星结节

T_4 任何大小的肿瘤，侵及以下之一者：心脏，大气管，食管，气管，纵隔，隆突，或椎体；原发肿瘤同侧不同肺叶出现卫星结节

淋巴结转移（N）分期

N_x 淋巴结转移情况无法判断

N_0 无区域淋巴结转移

N_1 同侧支气管和（或）肺门淋巴结转移

N_2 同侧纵隔和（或）隆突下淋巴结转移

N_3 对侧纵隔和（或）对侧肺门，和（或）同侧或对侧前斜角肌或锁骨上区淋巴结转移

远处转移（M）分期

M_x 无法评价有无远处转移

M_0 无远处转移

M_{1a}胸膜播散（恶性胸腔积液、心包积液或胸膜结节）

M_{1b}原发肿瘤对侧肺叶出现卫星结节；有远处转移（肺/胸膜外）

表 6-2　肺癌 TNM 分期（UICC 第 7 版）

隐匿期	T_x　N_0　M_0	$Ⅱ_b$期	T_{2b}　N_1　M_0
0 期	T_{is}　N_0　M_0		T_3　N_0　M_0
$Ⅰ_a$期	$T_{1\,a,b}$　N_0　M_0	$Ⅲ_a$ 期	$T_{1\,a,b}$ $T_{2a,b}$ N_2 M_0
$Ⅰ_b$期	T_{2a}　N_0　M_0		T_3　$N_{1\sim2}$　M_0
			T_4　$N_{0\sim1}$ M_0
$Ⅱ_a$期	$T_{1\,a,b}$　N_1　M_0	$Ⅲ_b$ 期	T_4　N_2　M_0
	T_{2a}　N_1　M_0		任何 T　N_3 M_0
	T_{2b}　N_0　M_0	Ⅳ期	任何 T N M_1

【临床表现】 有 5% ~15% 的患者无症状，仅在常规体检、胸部影像学检查时发现。其余的患者可表现或多或少与肺癌有关的症状与体征，按部位可分为原发肿瘤、肺外胸内扩展、胸外转移和胸外表现 4 类。

1. 原发肿瘤引起的症状和体征

（1）咳嗽：常为刺激性呛咳，无痰或咳少量白色黏痰，当肿瘤引起支气管狭窄后，咳嗽带高调金属音。伴有继发感染时，痰量增加，且呈黏液脓性。

（2）血痰或咯血：多见于中央型肺癌。肿瘤向管腔内生长者可有间歇或持续性痰中带血，偶可引起大咯血。

（3）气短或喘鸣：肿瘤引起部分气道阻塞时，可有呼吸困难、气短、喘息，偶尔表现为喘鸣，听诊时可发现局限或单侧哮鸣音。

（4）发热：肿瘤引起的阻塞性肺炎是发热的主要原因，抗生素治疗效果不佳。肿瘤组织坏死也可引起发热。

（5）体重下降：肿瘤发展到晚期，由于肿瘤毒素和消耗的原因，并有感染、疼痛所致的食欲减退，可表现为消瘦或恶病质。

2. 肺外胸内扩展引起的症状和体征

（1）胸痛：近半数患者可有模糊或难以描述的胸痛或钝痛，可由于肿瘤细胞侵犯所致，也可由于阻塞性炎症波及部分胸膜或胸壁引起。若肿瘤位于胸膜附近，则产生不规则的钝痛或隐痛，疼痛于呼吸、咳嗽时加重。肋骨、脊柱受侵犯时疼痛较剧烈，可有压痛点，与呼吸、咳嗽无关。肿瘤压迫肋间神经，胸痛可累及其分布区。

（2）声嘶：癌肿直接压迫或转移致纵隔淋巴结压迫喉返神经（多见左侧），引起声嘶。

（3）吞咽困难：癌肿侵犯或压迫食管，可引起吞咽困难，尚可引起气管-食管瘘，导致肺部感染。

（4）胸腔积液：约10%的患者有不同程度的胸腔积液，通常提示肿瘤转移累及胸膜或肺淋巴回流受阻。

（5）上腔静脉阻塞综合征：是肿瘤压迫上腔静脉造成静脉回流受阻引起。表现为头面部和上半身淤血水肿，颈部肿胀，颈静脉扩张，患者常主诉领口进行性变紧，可在前胸壁见到扩张的静脉侧支循环。

（6）Horner综合征：肺尖部肺癌又称肺上沟瘤（pancoast瘤），压迫颈部交感神经，引起病侧上睑下垂、瞳孔缩小、眼球内陷，同侧额部与胸壁少汗或无汗。

3．胸外转移引起的症状和体征　以小细胞肺癌居多，其次为未分化大细胞肺癌、腺癌、鳞癌。

（1）转移至中枢神经系统：可引起颅压增高，如头痛、恶心、呕吐、精神状态异常。少见的症状为癫痫发作、偏瘫、小脑功能障碍、定向力和语言障碍。此外，还可有脑病、小脑皮质变性、外周神经病变、肌无力及精神症状。

（2）转移至骨骼：可引起骨痛和病理性骨折。肿瘤转移至脊柱可压迫脊髓引起肢体感觉及运动障碍甚至瘫痪。

（3）转移至腹部：肝转移最常见。胰腺转移，可表现为胰腺炎症状或阻塞性黄疸。转移到胃肠道、肾上腺和腹膜后淋巴结，则多无临床症状，依靠CT、MRI或PET作出诊断。

（4）转移至淋巴结：锁骨上淋巴结是肺癌转移的常见部位，可毫无症状。典型者多位于前斜角肌区，固定且坚硬，逐渐增大、增多，可以融合，多无痛感。

4．胸外表现　指肺癌非转移性胸外表现，或称之为副癌综合征（paraneoplastic syndrome），常见的表现有：

（1）肥大性肺性骨关节病（hypertrophic pulmonary osteoarthropathy）：表现为四肢长骨远端骨膜增生，关节肿胀、疼痛、触痛及杵状指（趾）。肿瘤切除后症状减轻或消失。

（2）异位促性腺激素分泌综合征：合并异位促性腺激素的肺癌不多，大部分是大细胞肺癌，主要为男性轻度疼痛性乳房发育和增生性骨关节病。

（3）异位促肾上腺皮质激素分泌异常综合征：小细胞肺癌或支气管类癌是引起库欣综合征的最常见细胞类型，很多患者在瘤组织中甚至血中可测到促肾上腺皮质激素（ACTH）增高。

（4）抗利尿激素分泌异常综合征：不适当的抗利尿激素分泌可导致低钠（血清钠 <135mmol/L），低渗（血浆渗透压 <280mmol/L）。当血清钠 <120mmol/L 时可出现厌食、恶心、呕吐等水中毒症状，还可伴有逐渐加重的神经并发症。

（5）神经肌肉综合征：包括小脑皮质变性、脊髓小脑变性、周围神经病变、重症肌无力和肌病等。发生原因不明确。症状与肿瘤的部位和有无转移无关，可以发生于肿瘤出现前数年，也可与肿瘤同时发生；在手术切除后尚可发生，或原有的症状无改变。可发生于各型肺癌，但多见于小细胞未分化癌。

（6）异位甲状旁腺激素分泌综合征：可由肿瘤分泌过多甲状旁腺激素相关蛋白引起，常见于鳞癌。患者以高钙血症为特点，还可表现为嗜睡、厌食、恶心、呕吐、体重减轻及精神变化。切除肿瘤后血钙水平可恢复正常。

（7）类癌综合征：是肿瘤分泌 5-TH 及缓激肽、血管舒缓素和儿茶酚胺等所致。主要表现为面部、上肢躯干的潮红或水肿、腹痛、腹泻、心动过速、喘息、瘙痒和感觉异常。

此外，还可有黑色棘皮症、皮肌炎、掌跖皮肤过度角化症、硬皮症，以及栓塞性静脉炎、非感染性栓塞性心内膜炎、血小板减少性紫癜、毛细血管病性渗血性贫血等肺外表现。

【影像学及其他检查】

1. 胸部影像学检查

（1）胸部 X 线检查：中央型肺癌表现为肺门阴影增浓、增大，受累肺段、肺叶呈局限性气肿、不张，或同一部位反复发生肺炎。周围型肺癌早期多呈局限性小斑片状阴影，边缘不清，密度较淡，易误诊为炎症或结核。随着肿瘤增大，阴影渐增大，密度增高，呈圆形或类圆形，边缘常呈分叶状，伴有脐凹或细毛刺。癌组织坏死与支气管相通后，表现为厚壁、偏心、内缘凹凸不平的癌性空洞。

（2）CT 扫描：CT 可明显提高分辨率，发现 X 线检查盲区（如肺尖、膈上、心后、纵隔等处）的病灶。高分辨 CT 可清晰地显示肿瘤的分叶、边缘的毛刺、胸膜凹陷征，支气管充气征和空泡征，甚至钙质分布类型。

2. 磁共振显像（magnetic resonance imaging，MRI）　与 CT 相比，在明确肿瘤与大血管之间的关系上有优越性，而在发现小病灶（<5mm）方面则不如 CT 敏感。

3. 放射性核素显像　目前应用的方法为放射性核素肿瘤阳性显像和

放射免疫肿瘤显像。前者性能稳定，但特异性差。后者特异性高，但制备过程复杂，影响因素多，稳定性不如前者。

4. 正电子发射计算机体层显像（PET） PET扫描对肺癌的敏感性可达95%，特异性可达90%，对发现转移病灶也很敏感，但对肺泡细胞癌的敏感性较差，评价时应予考虑。

5. 痰脱落细胞检查 如果痰标本收集方法得当，3次以上的系列痰标本可使中央型肺癌的诊断率提高到80%，周围型肺癌的诊断率达50%。

6. 纤维支气管镜检查和电子支气管镜检查 对诊断、确定病变范围及明确手术指征、方式有帮助。纤维支气管镜可见的支气管内病变，刷检的诊断率可达92%，活检诊断率可达93%。

7. 经皮肺穿刺活检术 适用于常规方法不能确诊的周围型病灶的诊断，可在CT引导下进行。

8. 纵隔镜检查 纵隔镜检查是一种对纵隔转移淋巴结进行评价和取活检的创伤性检查手段，利于肿瘤的诊断及TNM分期。

9. 胸腔镜检查 主要用于确定胸腔积液或胸膜肿块的性质。

10. 其他细胞或病理检查 如胸腔积液细胞学检查及胸膜、淋巴结、肝或骨髓活检。

11. 开胸肺活检 若经痰细胞学检查、支气管镜检查和针刺活检等项检查均未能确立细胞学诊断，则考虑开胸肺活检，但必须根据患者的年龄、肺功能等仔细权衡利弊后决定。

12. 肿瘤标志物检查 肺癌的标志物很多，其中包括蛋白质、内分泌物质、肽类和各种抗原物质，如癌胚抗原（CEA）及可溶性膜抗原（如CA-50、CA-125、CA-199、CA-724）；某些酶，如神经特异性烯醇酶（NSE）、Cyfra21-1等虽然对肺癌的诊断有一定帮助，但缺乏特异性。对某些肺癌的病情监测有一定参考价值。

【诊断要点】 肺癌的治疗效果与肺癌的早期诊断密切相关。肺癌的可疑征象：①无明显诱因的刺激性咳嗽持续2~3周，治疗无效；原有慢性呼吸道疾病，咳嗽性质改变；②短期内持续或反复痰中带血或咯血，且无其他原因可解释；③反复发作的同一部位肺炎，特别是肺段性肺炎；④原因不明的肺脓肿，无中毒症状，无大量脓痰，无异物吸入史，抗炎治疗效果不显著；⑤原因不明的四肢关节疼痛及杵状指（趾）；⑥影像学有肿瘤征象；⑦原有肺结核病灶已稳定，而形态或性质发生改变；⑧无中毒症状的胸腔积液，尤其是呈血性、进行性增加者。有上述表现之一，即值得怀疑，需进行必要的辅助检查，包括影像学检查，尤其是低剂量

CT 扫描，但是细胞学和病理学检查仍是确诊肺癌的必要手段。

【治疗原则】

1. 非小细胞肺癌（NSCLC）

（1）手术：对于可耐受手术的Ⅰa、Ⅰb、Ⅱa 和Ⅱb 期 NSCLC，首选手术。Ⅲa 期病变若患者的年龄、心肺功能和解剖位置合适，也可考虑手术。术前化疗（新辅助化疗）可使许多原先不能手术者降级而能够手术。

（2）根治性放疗：Ⅲ期患者以及拒绝或不能耐受手术的Ⅰ、Ⅱ期患者均可考虑根治性放疗。

（3）化学药物治疗（简称化疗）：联合化疗可增加生存率、缓解症状以及提高生活质量，可使30% ~40%的患者部分缓解，近5%的患者完全缓解，中位生存期为9 ~10 个月，1 年生存率为40%。因此，若患者行为状态评分≤2 分，且主要器官功能可耐受，可给予化疗。化疗应以含铂的两药方案为标准治疗，如紫杉醇 + 卡铂、多西紫杉醇 + 顺铂或长春瑞滨 + 顺铂，吉西他滨 + 顺铂以及培美曲塞 + 顺铂等以铂类为基础的化疗方案。具体方案见表 6-3。适当的支持治疗（镇吐药、用顺铂时补充液体、监测血细胞计数和血生化、监测出血或感染的征象以及需要时给予红细胞生成素和粒细胞集落刺激因子以刺激血细胞增生），并且根据最低粒细胞计数调整化疗剂量。

表 6-3　NSCLC 化疗联用方案

联化方案	药物组成及剂量	疗程
(1)NP	NVB 25mg/m^2,ivgtt,$d_{1、8}$	21d 为1周期
	DDP 20 ~30mg/m^2,ivgtt,$d_{2\text{-}4}$	4周期为1疗程
(2)TP	PTX 135 ~175mg/m^2,ivgtt,3h,d_1(需预处理)	21d 为1周期
	DDP 20 ~30mg/m^2,ivgtt,$d_{2\text{-}4}$	4周期为1疗程
(3)GP	GEM 1000mg/m^2,ivgtt,$d_{1、8}$	21d 为1周期
	DDP 20mg/m^2,ivgtt,$d_{2\text{-}4}$	4周期为1疗程
(4)TD	TXT 75mg/m^2,ivgtt,d_1	21d 为1周期
	DDP 20mg/m^2,ivgtt,$d_{2\text{-}4}$	4周期为1疗程
(5)恩度	恩度7. 5mg/m^2,ivgtt,qd ×14d	14d 为1疗程
	①NP + 恩度;②TP + 恩度;③GP + 恩度	休息7d,再用14d

注：NVB：长春瑞滨；DDP：顺铂；PTX：紫杉醇；GEM：吉西他滨；TXT：多西紫杉醇

（4）靶向治疗：肿瘤分子靶向治疗是以肿瘤组织或细胞中所具有的特异性（或相对特异）分子为靶点，利用分子靶向药物特异性阻断该靶点的生物学功能，选择性从分子水平来逆转肿瘤细胞的恶性生物学行为，从而达到抑制肿瘤生长甚至肿瘤消退的目的。部分药物已经在晚期NSCLC治疗中显示出较好的临床疗效，已经被一些指南纳为一二线治疗药物。其中包括以表皮生长因子受体为靶点的靶向治疗，代表药物为**吉非替尼（gefitinib）、厄洛替尼（erlotinib）和单克隆抗体（MAb cetuximab）**，可用于化疗失败或无法接受化疗的患者。此外是以肿瘤血管生成为靶点的靶向治疗，其中bevacizumab（rhuMAb-VEGF）、恩度联合化疗能明显提高化疗治疗晚期NSCLC的有效率、并延长肿瘤中位进展时间。

2. 小细胞肺癌（SCLC）

（1）化疗：推荐以化疗为主的综合治疗以延长患者生存期。化疗方案见表6-4。

表6-4 SCLC化疗联用方案

联化方案	药物组成及剂量	疗程
(1)CAV	CTX 800mg/m^2, ivgtt, d_1	21d为1周期
	ADM 40~50mg/m^2, ivgtt, d_1	6周期为1疗程
	VCR 2mg, ivgtt, d_1	
(2)EP	CBP 300mg/m^2, ivgtt, d_1	21d为1周期
	VP-16 60mg/m^2, ivgtt, d_{1-4}	6周期为1疗程
(3)EIP	VP-16 60~75mg/m^2, ivgtt, d_{1-4}	28d为1周期
	IFO 1.2g/m^2, ivgtt, d_{1-3}	4周期为1疗程
	DDP 20mg/m^2, ivgtt, d_{1-4}	
	注：必须加用美斯钠，在注射IFO开始后4h、8h给药，d_{1-3}	
(4)CP	CBP 300mg/m^2, ivgtt, d_1	21d为1周期
	PTX 135mg/m^2, ivgtt, d_1	4周期为1疗程
(5)TD	TXT 75mg/m^2, ivgtt, d_1	21d为1周期
	DDP 60mg/m^2, ivgtt, d_1	4周期为1疗程
(6)CD	CPT-11 60mg/m^2, ivgtt, $d_{1、8、15}$	28d为1周期
	DDP 60mg/m^2, ivgtt, d_1	4周期为1疗程

注：CTX：环磷酰胺；ADM：阿霉素；VCR：长春新碱；CBP：卡铂；VP-16：依托泊苷；IFO：异环磷酰胺；CPT-11：伊立替康

（2）放疗：放疗联合化疗是局限期 SCLC 标准治疗策略，早期联合放疗优于晚期联合放疗。对有明确脑转移者应给予全脑高剂量放疗（40Gy）。对完全缓解的患者可给予预防性脑放疗（PCI），能显著地减少脑转移（存活≥2 年，未做 PCI 的患者 60% ~80% 发生脑转移），但生存受益小。

（3）尽管常规不推荐 SCLC 手术治疗，偶尔也有患者符合切除术的要求（纵隔淋巴结阴性，且无转移者）。

3．生物反应调节剂（biological response modifier，BRM）　BRM 为小细胞肺癌提供了一种新的治疗手段，如小剂量干扰素（2×10^{6}U）每周 3 次间歇疗法。转移因子、左旋咪唑、集落刺激因子（CSF）在肺癌的治疗中都能增加机体对化疗、放疗的耐受性，提高疗效。

4．中医药治疗　祖国医学有许多单方及配方在肺癌的治疗中可与西药治疗起协同作用，减少患者对放疗、化疗的反应，提高机体的抗病能力，在巩固疗效、促进机体功能恢复中起到辅助作用。

第二节　淋巴瘤和肺部其他恶性肿瘤

一、肺恶性淋巴瘤

肺恶性淋巴瘤（malignant lymphoma）是指单纯发生于肺组织内，而无纵隔、肺门和肺外部位的淋巴瘤。原发于肺的恶性淋巴瘤不足恶性淋巴瘤总数的 1%。本病起源于肺支气管黏膜下淋巴组织和动静脉周围的淋巴组织。**肺恶性淋巴瘤分为霍奇金淋巴瘤和非霍奇金淋巴瘤，**前者罕见，病因至今未明，可能与病毒感染和机体免疫功能缺陷有关。

【诊断要点】

1．临床表现　可发生于任何年龄，以 40 ~60 岁多见。起病缓慢，病程较长，30% ~50% 的患者可无症状。常见的症状为持续性咳嗽、咯血、气促、胸闷或呼吸困难，严重者可发生呼吸衰竭。发热、乏力、体重减轻在霍奇金淋巴瘤多见。肿瘤累及肺门或纵隔淋巴结，可出现上腔静脉梗阻综合征、Horner 综合征、膈肌麻痹、声嘶等。病变侵及胸膜，可出现单侧或双侧胸腔积液，部分患者以胸腔积液为首发症状。

2．X 线检查　X 线表现多样。可呈肺实质内或肺门旁单发的圆形、卵圆形、分叶状、密度均匀、边界清楚的肿块影，或为多发结节影。单侧或双侧，伴淋巴结肿大。也可见绒毛状渗出性阴影，沿支气管走行方向分布的条索状、斑点状或细网状浸润影及纤维结节样浸润影等。

3. 诊断 经纤维支气管镜肺活检、肺穿刺活检、开胸肺活检或应用纵隔镜行病变组织活检，可作出确切的诊断。

【治疗原则】 以手术切除为主，术后加用化疗或（和）放疗。预后尚好，5 年生存率为 60% ~70%。

二、肺部其他原发恶性肿瘤

（一）支气管类癌（bronchial carcinoid） 也称肺类癌（pulmonary carcinoid），是起源于正常存在于支气管黏膜中有神经内分泌功能的 Kulchitsky 细胞的一种**肺部低度恶性的神经内分泌肿瘤**。可分为典型和不典型两类，不典型类癌约占 10%。

【诊断要点】

1. 临床表现 发病以成年人多见。临床症状与肿瘤发生的部位、大小有关。周围型类癌可无症状，常于查体时偶然发现。若肿瘤位于气管及主支气管则可有慢性咳嗽、咯血、喘鸣及呼吸困难等症状，**少数可表现为典型的类癌综合征和库欣综合征**。类癌综合征表现为皮肤潮红、腹泻、哮喘、心动过速、心瓣膜病和糙皮病。

2. X 线表现 根据肿瘤发生的部位，支气管类癌亦分中心型和周围型，中心型较周围型多见。中心型类癌的 X 线表现主要为阻塞性改变，如肺不张、阻塞性肺炎等。常规 X 线体层可见支气管内圆形、边缘清楚的软组织阴影。CT 扫描可显示支气管腔内病变，并可向腔外生长，多累及段支气管。周围型类癌 X 线表现为孤立性肺结节样改变，一般 <3cm，边缘清楚，少数病例可达 6cm 大小，亦可有周围肺浸润改变，在 X 线上很难与其他原因引起的孤立性肺结节相鉴别。

3. 纤维支气管镜检查 中心型类癌可经纤维支气管镜检查，取活检而明确诊断。确诊率为 50% 左右。因肿瘤位于上皮之下，为完整类癌所覆盖，**活检时仅能取到肿瘤的表浅组织，不易获得类癌的阳性病理结果。**

【治疗原则】 支气管类癌恶性程度较低，但仍属恶性肿瘤，可发生近、远处转移，因此，对于支气管类癌应**尽可能切除肿瘤，并尽可能保留正常肺组织**。大多数中心型类癌手术切除经常可治愈。不典型类癌预后较差。

（二）腺样囊性癌（adenoid cystic carcinoma） 又称圆柱瘤，起源于支气管黏液腺上皮，**是一种缓慢生长的恶性肿瘤**。在确诊后，部分患者仍可存活 10 年以上。

【诊断要点】

1. 临床表现 本病多发生于 40 ~50 岁人群。肿瘤主要生长于气管、隆突部及大支气管，主要表现为喘鸣和吸气性呼吸困难。也可有干咳、胸痛、咳血丝痰等临床症状。

2. 胸部X线检查 胸部X线片往往无异常发现。气管、支气管断层像及胸部CT可发现气管或支气管内有占位性肿块。

3. 纤维支气管镜检查 病变在管腔内者，可呈息肉样或结节样新生物，突向或堵塞管腔，亦可见管腔狭窄。经纤维支气管镜活检可确诊。

【治疗原则】 腺样囊性癌的恶性程度较类癌为高，**应积极手术切除**。根据肿瘤发生的部位和侵及的范围决定手术方法，如可行肺叶切除或气管成形术等。如手术不能彻底切除者，加用放射治疗，可降低复发率。

（三）黏液表皮样瘤（mucoepidermoid tumors） 也称黏液表皮样癌。**主要发生于气管、支气管的黏液腺导管上皮**，亦有人报道可发生于鳞状化生的支气管上皮。**属于低度恶性的肿瘤。较少见。**

根据肿瘤的生物学特性分为低度恶性和高度恶性两型。前者被认为是从支气管的黏液腺起源的，恶性程度低；后者是从支气管表面上皮起源的，大多数病例与腺鳞癌相当，此型侵袭性大，预后较差。

【诊断要点】

1. 临床表现 患者年龄较轻，平均年龄35岁。肿瘤好发于大气道，故主要表现为气道阻塞症状，如反复肺炎、咯血、咳嗽、喘鸣和呼吸困难等。病程较长。

2. 胸部X线检查 与腺样囊性癌类似。

3. 纤维支气管镜检查 镜下可见支气管内不规则肿物向腔内突出。

【治疗原则】 **以手术切除为主**，可行肺叶或全肺切除，并行肺门淋巴结清扫。**对于高度恶性型则宜联合应用化疗及放疗。**

（四）肺透明细胞瘤与透明细胞癌

肺透明细胞瘤（pulmonary clear-cell tumor）是**因瘤细胞胞质透明而得名**，生化分析时可见瘤组织中含有游离及膜固着糖原，亦名“糖肿瘤”（sugar tumor）。成人多见，通常位于肺周边部，瘤体呈圆形或卵圆形，表面光滑，境界清楚，无包膜。多数病例无症状，体检时偶然发现。

透明细胞癌（pulmonary clear-cell carcinoma）是分化差的腺癌的一个亚型，由大量片状细胞或实质性细胞组成，细胞核小且位于细胞中央，胞质透明而丰富，一般无膜固着糖原，以此与肺透明细胞瘤相鉴别。另外，透明细胞癌与转移性肾细胞癌极为相似，但后者细胞质内有大量脂肪，而游离的单颗粒糖原量少。腺癌的透明细胞亚型的预后一般与肺腺癌一样。

因两种肿瘤的症状、体征、X线表现常难与肺癌及其他肺部肿瘤相鉴别，故应手术切除。预后良好，术后不易复发。

（五）原发性肺化学感受器瘤（pulmonary chemodectoma） **被认为是一种发生于与迷走神经有关的几组细胞的非嗜铬性副神经节，故又称非嗜铬性副神经节瘤，极少见。**

【诊断要点】

1. 临床表现　多见于20～50岁之间的成年人，一般无症状，于查体时发现，部分病例可有胸痛、胸闷、心悸、气短，偶尔咯血及合并高血压。

2. 病理特点　肺内化学感受器瘤来源于肺间质细静脉周围的化学感受器细胞，细胞增生和集结即形成肿瘤。

3. X线表现　肿瘤可单发或多发。单发者表现为肺内孤立性较大的圆形或类圆形肿块，边缘清楚，密度均匀；多发者常为两肺散在多个大小不等的类圆形或小结节状密度增高影，以肺门及两下肺野较多，边缘清楚，密度较心脏略淡，X线片应与肺泡癌鉴别。

【治疗原则】 手术切除可以治愈。

（六）肺癌肉瘤（pulmonary carcinosarcoma）　是一种罕见的既含有癌又含有肉瘤两种成分的复合性肿瘤。癌的成分一般为鳞癌。肉瘤样成分呈梭形细胞，类似纤维肉瘤或恶性纤维组织细胞瘤，偶尔可有软骨肉瘤、骨肉瘤或横纹肌肉瘤的成分。也可见破骨细胞样巨细胞。

【诊断要点】

1. 临床表现　多见于成人，咳嗽、咳血痰、胸痛为主要症状。

2. X线表现　呈块状阴影，有分叶，密度均匀，边界尚清。

3. 支气管镜检查　支气管内见息肉样肿物，**经活检见癌及肉瘤两种成分确诊，**如仅见一种成分，明确诊断较困难。

【治疗原则】

1. 外科手术　可行肺叶切除术。

2. 放疗与化疗　根据病情术后行放疗和化疗。

（七）肺原发性血管外皮细胞瘤　血管外皮细胞瘤（hemangiopericytoma）起源于环绕毛细血管的zimmtman外皮细胞。肿瘤呈圆形或结节状，其大小可从数厘米直至占据半侧胸腔。瘤体内有大量毛细血管，内衬以扁平血管内皮细胞，其外为异常增生的圆形、椭圆形或梭形的血管外皮细胞，可向周围组织浸润生长，是潜在恶性肿瘤。

【诊断要点】

1. 临床表现 青壮年多见。早期常无任何临床症状，常在健康查体时被发现。当肿瘤增大（直径 >5cm）时，临床上可出现胸痛、咳嗽、血痰、胸闷、气短和发热等症状。

2. X 线表现 首次发现肿瘤往往较大，多数直径 >5cm，约 1/3 的肿瘤直径 >10cm。肿瘤呈圆形或椭圆形，密度均匀致密，境界清楚，边缘光滑，可有分叶征象，无钙化，多无毛刺。

3. 支气管镜或经皮肺穿刺检查 病理活检可明确诊断。

【治疗原则】

1. 外科手术 肺叶切除是最佳选择。

2. 放疗与化疗 根据病理报告可采取单独放疗或化疗，可以延长患者的存活期。

（八）原发性肺肉瘤 原发性肺肉瘤（primary sarcoma of the lung）起源于纤维组织、肌肉组织、软骨组织和肺的其他间叶组织。以纤维肉瘤居多。

【诊断要点】

1. 临床表现 各年龄组均可发生，青壮年男性多见。症状与肿瘤的大小、部位有关。肿瘤较小时可无任何临床症状。以后则表现为咳嗽、咯血、胸痛、胸闷等，晚期病例可有发热、呼吸困难、食欲不振、乏力、消瘦，少数可见杵状指。亦可出现胸腔积液、上腔静脉综合征。

2. X 线表现 可分为周围型和中央型两种类型。①周围型：肺野内见圆形或椭圆形，密度均匀、境界清楚、边缘光滑的团块状阴影，多有分叶征象，少数可形成空洞。肿瘤大小不等，直径 6～7cm 者多见，大者可占据一叶肺，甚至一侧胸腔。累及胸膜可引起胸腔积液，亦可侵犯肋骨促使肋骨破坏；②中央型：发生在支气管内的肿瘤可引起阻塞性肺炎和肺不张征象。CT 扫描对肿瘤的形态及边缘情况有更好的显示。

3. 纤维支气管镜和肺穿刺病理活检 对生长在气管、支气管的肿瘤行纤维支气管镜检查，能获得病理组织学诊断；对周边型病变，肺穿刺获取组织材料有利于确诊。

【治疗原则】 原发性肺肉瘤对放疗和化疗不敏感，手术切除为首选的治疗方法。晚期患者酌情给予放疗和化疗，能起到姑息治疗作用。

（九）肺母细胞瘤 肺母细胞瘤（blastoma of the lung）为极少见的恶性肿瘤，肺母细胞瘤因组织学与胚胎肺相似，也称为肺组织胚胎瘤。与肺癌难以区别，术前往往误诊为肺癌。此瘤通常位于肺的外周部，生长缓慢，病程长，预后随年龄而异，年龄愈大，预后愈差。

【诊断要点】

1．临床表现　肺母细胞瘤可发生于任何年龄组，包括儿童甚至新生儿，主要表现为咳嗽、痰中带血、胸痛、呼吸困难等，可呈进行性加重。

2．X线表现　胸部X线显示多为肺内团状密度增高影，边缘光滑，密度均匀，内无钙化点。多呈周围型分布，单发为主，亦可发生在两肺。

3．诊断　因病灶多为周围型，纤维支气管镜及痰细胞学难获得阳性结果。经皮细针抽吸活检亦不能诊断为肺母细胞瘤，唯一可靠的诊断是术中切除活检。

【治疗原则】

1．外科手术　手术切除为首选方法。

2．放疗与化疗　根治性切除后辅以放疗或化疗是目前公认的治疗方法，单一治疗效果较差。

（十）硬化性上皮样血管肉瘤　硬化性上皮样血管肉瘤（hemangiosarcoma）是一种罕见的低度恶性的多中心肿瘤。肿瘤可发生远处转移。

【诊断要点】

1．临床表现　中青年女性多见，病程较长，可有咳嗽、胸闷、胸痛等症状，晚期患者常由于咯血、继发感染或呼吸衰竭死亡。

2．X线表现　在最初的胸片上，可见平均1cm大小的少数几个结节散及全肺。随后，结节数目及大小缓慢进行性增加。

3．病理特点　肉眼下肿瘤是硬癌性的。显微镜下，每个结节有3个同心区，周围区致密，小而多的息肉样丛充满肺泡；中间区衬及立方形良性肺细胞的肺泡，陷入间质性、透明性硬化及浸润性肿瘤细胞之中，向中心区接近，硬化增加，肿瘤细胞减少，可找到坏死及钙化。弹力组织染色下，在硬化区可见到恶性细胞衬于血管壁或堵塞于血管中。

【治疗原则】　手术切除，必要时联合化疗或放疗。

第三节　肺转移瘤

肺转移瘤是指人体各部位的原发恶性肿瘤，在其发展过程中，通过血行播散或淋巴管转移至肺形成的肿瘤。肺的淋巴血液丰富，极易发生转移性肿瘤。

【诊断要点】

1．确定原发肿瘤部位　**对于已经明确的原发肿瘤的肺转移容易诊断，而未明确原发肿瘤部位时，应尽快查明。**包括病史、体检、痰细胞学检查、X 线检查、CT 或磁共振检查、B 超、PET-CT 检查、淋巴结及组织活检、支气管镜检查，以及必要的外科手术探查等。

2. 临床表现　大部分肺转移瘤发生于肺的周边，早期可以无症状，至疾病的晚期才会出现咳嗽、咳痰、咯血、胸痛、呼吸困难等。

3. 痰瘤细胞学检查　**肺转移瘤的痰瘤细胞检出阳性率不高**，只作为辅助诊断手段。

4. 胸部 X 线检查　**肺部多发结节是肿瘤肺转移的典型 X 线征象**。病灶大小一致，也可以大小不等；还可以表现为单个结节。肺转移癌由于来源不同还可出现结节型、肺炎型、巨块型、空洞型、肺门纵隔型、钙化型及混合型等 X 线征象。**CT 检查是确诊肺转移瘤的最佳方法**。

5. PET-CT 检查　**对于原发肿瘤来源不明确的肺转移癌行 PET-CT 检查**，较易发现原发病灶的部位。

6. 活体组织检查　通过淋巴结活检、纤维支气管镜肺活检、肺穿刺活检、开胸肺活检或应用纵隔镜做病变组织活检，可作出肯定的诊断。

7. 肿瘤标志物　CEA 在很多肿瘤中均可阳性；AFP 阳性应考虑原发性肝癌或睾丸肿瘤；CA-125 和 CA-199 阳性应考虑消化道肿瘤或胰腺癌。而肺癌可以有多种标志物阳性。

【治疗原则】

1. 手术治疗　肺转移癌为单发病灶，或虽为多发病灶，但局限于一叶或同一侧肺部，手术治疗效果较好。

2. 化学药物治疗　**对于全身播散性的肺转移癌，化学治疗是首选**。目前认为对化疗有显著效果的肺转移癌有绒癌、睾丸癌、肉瘤等，还有小儿的 Wilms 肿瘤、Ewing 肉瘤等。对化疗有较明显疗效的肺转移癌有卵巢癌、骨肉瘤、乳腺癌、小儿神经胚胎细胞癌等。关于化疗方案，可采用单药或联合化疗。

3. 放射治疗　放疗对肺转移癌的治疗作用有限。但对有气管、食管受压或疼痛的患者可选择姑息性放疗。对全身广泛转移，大量胸腔积液，一般身体情况极差，或原发肿瘤未经治疗、发展快、对放射线不敏感的患者禁用放疗。

4. **免疫疗法　作为与化疗或手术的配合的辅助治疗**，常选用转移因子、干扰素、卡介苗等。

5. 特异性药物治疗　甲状腺癌肺转移时，可用 ^{131}I 治疗。肾癌肺转移时，以黄体酮、睾丸素类药物治疗，可达到抑制肿瘤生长目的。乳腺癌肺转移时，使用三苯氧胺能进一步提高疗效。

6. 外科内分泌疗法　尤其适用于乳腺癌的肺转移，即将患者肾上腺和卵巢切除后，部分患者的肺转移灶可能吸收或形成纤维化。

第四节　支气管、肺良性肿瘤及瘤样病变

一、肺错构瘤

肺错构瘤（hamartoma of lung）为正常肺组织因胚胎发育异常形成瘤样畸形，瘤体的组成成分主要是软骨和脂肪组织，还有腺体、平滑肌、纤维组织和上皮组织，部分伴有钙化，**是最常见的良性肿瘤**。

【诊断要点】

1. 临床表现　错构瘤可发生于任何年龄，40～60 岁多见。男性发病率是女性的 2～4 倍。肺内错构瘤一般无症状，多于查体做 X 线检查时发现，少数患者有咳嗽、咯血、胸痛、发热等症状。气管内、隆突部的错构瘤可有喘鸣、严重呼吸困难和发绀，位于叶支气管、一侧主支气管的，如有部分梗阻和狭窄，可有慢性肺化脓症的表现，并反复发作引起继发性支气管扩张、阻塞性肺炎、肺气肿。

2. 胸部 X 线检查　X 线显示圆形、椭圆形阴影，有分叶，边界锐利，周围无浸润，钙化点多在中心部而且分布均匀，直径一般为 2～4cm，**典型的呈“爆米花样钙化”。钙化点是与其他恶性肿瘤鉴别的根据。**

3. 纤维支气管镜检查　腔内型错构瘤可以通过纤维支气管镜直接看到肿物，质地较硬，表面覆盖有正常黏膜，因为不易采取组织进行病理学检查，所以此项检查并非必要。如患者有肺不张和反复感染不能排除肺癌，则需行此项检查获取病理学诊断。

【治疗原则】　错构瘤很少发生恶变。**治疗原则是手术切除**。手术预后良好，且无复发。

二、肺炎性假瘤

肺炎性假瘤（inflammatory pseudotumor of the lung）为较少见的肺实质内瘤样炎性增生性病变，其病因尚不明确，很可能是肺部细菌或病毒感染后引起的局限性非特异性炎症病变及机化。其临床表现、X 线征象和病理标本的肉眼所见难与肺癌及其他良性肿瘤相鉴别，临床和病理检查时易误诊。

【诊断要点】

1. 临床表现　一般患者年龄较轻，多发生于 21～50 岁成年人，女性多见，50% 以上患者无症状。而常见的症状是痰中带血丝、咳痰、发热、

胸痛、消瘦等。

2. 胸部X线检查　X线检查可见肺野内边界清楚的圆形、椭圆形或轻度分叶的肿块影，肿块绝大多数与周围肺组织分界清楚，外表光滑，边缘锐利，病变处密度较高而均匀，少数肿块可有斑点钙化影。多为单发，偶有多发，病灶大小不一。此种阴影可经积极的抗炎治疗于短期内逐渐缩小，但如炎症病灶已机化，往往此阴影呈长期静止不变的良性经过。在X线胸片上，肺炎性假瘤与周围型支气管肺癌不易区别。

【治疗原则】　抗炎治疗可使肿块缩小。但多数患者经抗炎治疗肿块无变化，需手术切除。

三、硬化性血管瘤

硬化性血管瘤（hemangioma）是肺部少见的良性肿瘤。1956年Liebow和Hubbell首次报告本病。目前认为本瘤可能来源于Ⅱ型肺泡上皮细胞。

【诊断要点】

1. 临床表现　发病年龄范围从15～83岁，40岁以上者居多，多数为女性。半数以上患者无症状，常为体检时发现，部分患者有咳嗽、咳痰带血、胸痛、低热等。

2. 胸部X线检查　X线片显示为孤立性圆形肿块，位于肺周边部，也可位于肺门或胸膜下，质地均匀，边缘光滑，偶见凹凸不平及分叶状，有小透亮区，极少数有钙化点。特征是支气管动脉造影见瘤周有瓜皮样网状血管影。

3. 本病难与肺癌等病变相鉴别，多于手术切除病灶后才明确诊断。

【治疗原则】　手术切除，多选择病灶摘除或肺叶切除，无复发。

四、支气管乳头状瘤

支气管乳头状瘤（papiloma of bronchus）主要发生于喉部、气管支气管壁，向腔内呈息肉状、簇状生长。病灶呈无蒂或有短蒂附着于支气管壁。若病变发生在细支气管或终末细支气管，肿瘤可蔓延至邻近的肺泡腔。**单发或多发**。肿瘤阻塞支气管可引起阻塞性肺炎、肺不张，并可形成空洞和支气管扩张。**有人认为，与病毒感染有关，少数可发生恶变。**

【诊断要点】

1. 临床表现　喉部乳头状瘤常见于小儿，一般为单发，也可多发，呈乳状瘤病，局部复发率高。气管支气管乳头瘤少见，多发生于中年男性，有多发、复发之特点。主要表现为咳嗽、咯血、喘鸣等症状，反复发生的肺炎、肺不张。

2. 胸部X线检查 胸部平片往往无任何发现，或为继发改变。断层片可以显示病变部位和轮廓。

3. 纤维支气管镜检查 可以直接观察并做活组织检查，明确诊断。

【治疗原则】

1. 气管乳头状瘤单发小簇的可以通过纤维支气管镜进行切除、电灼。

2. 肿瘤多发、体积较大时，行手术切除。

3. 对肿瘤存在时间较长，远端肺组织已不可恢复性损害的，则应行肺叶切除术。

无论何种治疗方法，**均需注意术后复发问题。**

五、肺畸胎瘤

肺畸胎瘤（pulmonary teratoma）系指含有所在部位没有的多种组织形态的肿瘤。肺畸胎瘤原发于肺，是罕见的肺良性肿瘤。支气管内畸胎瘤更为罕见。畸胎瘤内含有外胚、中胚和内胚层组织。表面有包膜，光滑，可分叶。切面见囊腔，多数为多房性囊腔，少数为单囊。囊壁厚薄不一，腔内充满皮脂、胶冻样物及毛发。囊壁可含有皮肤、毛发、其他皮肤附件、神经细胞、牙齿以及腺体组织、肌肉、血管等。囊腔与支气管相通。

【诊断要点】

1. 临床表现 性别无差异，30岁以下多见，小儿也有。无合并感染者可在查体胸部透视时发现，实质恶性肿瘤的体积不大，但可导致上腔静脉梗阻。**不少患者突然咳出毛发、皮脂腺、豆腐渣样物质，可作为诊断依据，**多数患者就诊症状为咳嗽、咯血、气短、胸痛、胸闷、消瘦、乏力，恶性者可有声嘶、上腔静脉梗阻、膈神经麻痹等。

2. 胸部X线检查 胸片显示团块状阴影，边缘光滑，可有分叶，密度不均，内有蜂窝状或条索状透光区。**肿物中心部分常有钙化点、骨和牙齿状阴影，对确诊有帮助。**肺CT可显示畸胎瘤的特点：①后壁囊肿；②囊肿内钙化出现率30%～60%，脂肪出现率50%～60%。肿块内出现脂肪及脂肪液平是诊断良性畸胎瘤的特异性指征。

【治疗原则】 肺畸胎瘤一经发现不论肿瘤大小、性质良恶，均应早期手术，术后预后良好。

六、支气管平滑肌瘤

支气管平滑肌瘤（intrabronchial leiomyoma）是起源于气管及支气管平滑肌、肺组织内血管壁的平滑肌和胚胎平滑肌组织的良性肿瘤。气管及支气管平滑肌瘤向腔内生长，形成灰白色圆形实性结节，有完整包膜。

【诊断要点】

1. 临床表现　①气管平滑肌瘤男性多于女性，以中年人多见。由于肿瘤向腔内生长，常有刺激性咳嗽。当肿瘤增大，可表现为部分或完全性支气管阻塞症状，患者出现咳嗽加重、气短、局限性哮鸣，**极易被误认为支气管哮喘，上述喘鸣可因体位改变而诱发或消失，支气管扩张剂治疗无效**。其他常见症状有发热、咯血、反复性肺炎等；②肺平滑肌瘤：多数发生于女性。多数无症状，在体检中发现。当瘤体较大或邻近支气管受压，可出现咳嗽、胸痛、胸闷、咳血丝痰、乏力等，偶见大量咯血。

2. X 线检查　X 线胸片及胸部 CT 显示气管或肺内实质性肿物，边界清楚，密度均匀，无空洞或钙化。与肺癌及其他支气管内肿瘤不易鉴别。当肿瘤阻塞支气管时，可发生阻塞性肺炎、肺不张。

3. 支气管镜检查　气管及支气管平滑肌瘤在支气管镜下可见到肿瘤，经活组织病理检查即可明确诊断。

【治疗原则】　手术切除。目前已有报告，可在支气管镜下切除支气管平滑肌瘤或使用激光消除肿瘤。肺平滑肌瘤可开胸行肿瘤局部切除术，切除术后预后良好。

七、支气管软骨瘤

支气管软骨瘤（bronchial chondroma）来源于气管、支气管和细支气管的软骨，属于罕见的良性肿瘤。

【诊断要点】

1. 临床表现　肿瘤生长缓慢，临床症状多不明显。当肿瘤增大阻塞支气管，可造成阻塞性肺炎，在有症状的患者中，如肺内有多发结节，应注意与转移性平滑肌肉瘤相鉴别。

2. X 线表现　X 线胸片可显示单个或多个圆形结节，边界清。**它与错构瘤均可显示瘤内有钙化点，故难以鉴别，但后者还含有脂肪、淋巴、上皮或腺体样组织。**

【治疗原则】　主张采取积极的手术治疗。

八、肺纤维瘤

肺纤维瘤（fibroma of lung）是肺部极少见的一种良性肿瘤。可发生于气管、支气管壁或外周肺组织。

【诊断要点】

1. 临床表现　以男性多见，好发年龄 20～40 岁。患者多无症状，常在 X 线胸片检查时偶尔发现。支气管腔内的纤维瘤可引起阻塞性肺炎或肺不张。

2．胸部X线检查　显示肿物为圆形致密阴影，边缘整齐，密度均匀，无分叶及毛刺。增强CT扫描有轻度强化，少数纤维瘤可见沙粒状钙化。

3．纤维支气管镜　可显示支气管腔内纤维瘤，经支气管镜行肿物活检，病理可得到正确诊断。肺内的肿瘤可经皮穿刺活检明确诊断。

【治疗原则】 手术切除。

九、肺脂肪瘤

脂肪瘤来自于支气管及肺内的脂肪组织。支气管黏膜下层脂肪组织较多，因此发生于支气管的脂肪瘤达80%以上，肺内很少发生。

【诊断要点】

1．临床表现　男性多于女性，高出4～5倍。年龄自32～65岁，中位年龄51岁。多数肺脂肪瘤无症状，而在体检时被发现。支气管脂肪瘤当瘤体微小时亦无症状，一旦出现症状后，可持续数周至数十年。早期表现为干咳、气喘或胸闷，常被误以为慢性支气管炎。随着肿瘤的增大，可产生反复阻塞性肺炎、肺不张、支气管扩张或肺实变。

2．X线检查　X线胸片检查往往显示正常，故可长期被延误诊断。直至瘤体增大，阻塞管腔，出现阻塞性肺炎、肺不张。气管、支气管断层片可明确支气管脂肪瘤的部位及阻塞程度。肺实质脂肪瘤则显示为边界清楚、光滑，**阴影密度均匀、较淡，内可见肺纹理，此为其特征性的表现。CT对肺实质脂肪瘤诊断非常正确，**一般可见孤立性结节，位于肺周边，肿物轮廓清楚，光整，极少分叶，并显示脂肪瘤的壁有纤维组织环绕，瘤中间可有纤细的纤维索条分隔。

3．支气管镜检查　发生于较大支气管的脂肪瘤，支气管镜下可见到息肉状的肿物，表面光滑，色淡黄或灰黄，带蒂的肿物易活动。活检常不易成功，且所得脂肪组织难与正常支气管壁的脂肪区别。**支气管镜下所见瘤的形态，结合CT可以作出正确诊断。**

【治疗原则】 脂肪瘤一旦确诊，应尽早手术切除。支气管内脂肪瘤可行支气管镜下切除，必要时行肺段、肺叶切除。肺脂肪瘤大多位于脏层胸膜下，可行肿瘤摘除，对肺组织损伤极小。

（孙宝君）

第七章 肺循环疾病

第一节 肺 栓 塞

肺栓塞（pulmonary embolism，PE）是来自静脉系统或右心的栓子脱落后，堵塞肺动脉或其分支引起的一组疾病或临床综合征。包括肺血栓栓塞症、脂肪栓塞综合征、羊水栓塞、空气栓塞、肿瘤栓塞等。

提高对本病的认识，给予足够重视和及时进行相应检查，是减少 PE 漏诊和误诊的关键。

【临床表现】 ①呼吸困难，胸膜痛、咳嗽、心悸、焦虑等症状，呼吸急促、心动过速、肺内闻及湿啰音等体征；②下肢肿胀、小腿痛等是诊断深静脉血栓形成（DVT）和 PE 的重要线索；③大面积 PE 的表现：严重呼吸困难，晕厥、呼吸急促、右心功能不全和低血压。可以猝死（约有 5% 患者），或发病后数小时内死亡，休克和急性右心衰竭为突出表现。可有小量咯血（约占 10%）。患者可发生晕厥及高血压；④并发肺梗死时常有发热、胸痛、咯血、黄痰及胸腔积液，但**出现“肺梗死三联征”（呼吸困难、胸痛和咯血）者不足 30%**；⑤反复发作或多发性小 PE 时可逐渐引起肺动脉高压。体征还有颈静脉充盈，$P_2 > A_2$，三尖瓣区收缩期杂音，心动过速及奔马律。临床表现严重程度个体差异很大。

【辅助检查】

1. 化验　白细胞、血沉、乳酸脱氢酶、CPK、SGOT、胆红素可升高；心肌酶谱明显增高有利于 PE 与急性心肌梗死的鉴别诊断。可溶性纤维蛋白复合物（SFC）和血清纤维蛋白原降解产物（FDP）在 PE 中的阳性率为 55% ~75% 。

2. 动脉血气分析　可正常，**常见低氧血症**，肺泡-动脉氧分压增加或呼吸性碱中毒（$PaCO_2$ 降低）。

3. X 线胸片　无特异性，可能异常有肺不张、浸润影、胸腔积液、患侧膈肌升高、局部血量减少。胸片有助于与其他疾病的鉴别诊断，也对放射性核素扫描的解释有用。

4. 心电图　典型改变为电轴右偏、顺钟向转位、新发生的不完全或完全性右束支阻滞，心房纤颤和 $S_{I}Q_{III}T_{III}$ 波型（Ⅰ导联 S 波深、Ⅲ导联 Q 波显著和 T 波倒置），有时出现肺性 P 波，或肺-冠脉反射所致的心肌缺血表现，如 ST 段抬高或压低（仅只有 26% 的患者）。

5. **D-二聚体检测 敏感性很高（87% ~99%），不特异，当 D-二聚体 <500ng/ml 时，对 PE 有强烈的否定价值。**但是肺炎、心肌梗死、心力衰竭、癌症、或外科手术的患者均可升高。住院时间越长，假阳性率增加，静脉穿刺部位血块或卧床的血流淤滞均可使其增高。

6. CT 肺动脉造影（CTPA） **CTPA 的敏感性高于肺扫描**（87% ~95% 对 65%）。对发现主干、叶或段（近端）PE 有很高敏感性和特异性。但难以发现亚段以下（ <5 mm）PE。怀疑大面积 PE 者应在 1h 内，怀疑非大面积 PE 者应在 24h 内进行 CTPA。

PE 的直接 CTPA 征象：肺动脉内低密度充盈缺损，部分或完全包围在血流之间（轨道征），或呈完全的充盈缺损，远端血管不显影（呈杯口状），敏感性 53% ~89%，特异性 78% ~100%；间接征象：为楔形高密度影，尖端与相应阻塞的肺动脉相连，基底靠近胸膜。肺动脉高压，中心肺动脉扩张；周围分支显著纤细，构成“残根征”。心脏增大，胸腔积液。

CTPA 已逐渐取代其他影像学检查。CTPA 1 次检查可同时获得肺动脉（CTPA）和深静脉情况（CTV），从而提高 PE 和 DVT 的诊断率。CTPA创伤小，除碘过敏者外，几乎所有患者均能耐受该检查。还可用 CTPA 评价下腔静脉滤网情况。

CTPA 可作为怀疑 PE 者的首选影像检查方法，能可靠诊断大面积 PE。如果 CTPA 检查阴性，下肢深静脉超声也阴性，推迟抗凝治疗是安全的；如果 CTPA 诊断 PE，可以不再需要做其他检查即开始 PE 治疗。

CTPA 缺点：不容易发现亚段以下的 PE，需注射造影剂，因快速和深呼吸引起的动作误差可使图像不清。

7. 磁共振（MRI）检查 对诊断 PE 敏感、特异。不需注射有肾毒性的造影剂，故适用于老年人群。有幽闭恐怖和 MRI 检查禁忌证者（如安装永久起搏器者）禁用此项检查。

8. **超声心动图 能发现 PE 引起的急性右心负荷和肺动压增加，**并有助于与其他疾患（如急性心梗、心脏压塞、感染性心内膜炎、主动脉夹层）鉴别。但仅有 40% 的 PE 患者显示右心室异常。偶可看见主肺动脉内的血栓。诊断 PE 的价值与检查者的经验相关。经食管超声更敏感。

9. 肺扫描　通气-灌注（V/Q）肺扫描大多已被 CTPA 替代。典型征象：肺段分布的灌注缺损，但通气/灌注不匹配。V/Q 扫描报告的临床意义：正常肺扫描 = 无 PE；低或中度临床概率 + 扫描低度可能 = 排除 PE；高度临床概率 + 扫描高度可能 = 诊断 PE；其他情况 = 需要进一步检查。

10. 肺血管造影　是诊断 PE 的金标准，敏感性 98%，特异性 95% ~ 98%。阴性结果可安全终止抗凝治疗。因是有创性检查，通常在各种无创性检查尚不能确定诊断时采用。肺血管造影的禁忌证：明显出血危险和肾功能不全。并发症有心律失常、腹股沟血肿等。

【深静脉血栓（DVT）的评价】　有下肢 DVT 者约半数可发生 PE，而 DVT 的治疗与 PE 相同，因此诊断 DVT 可避免进一步的检查。但没有 DVT，并不能排除 PE。**80% 以上的 PE 患者被证实有 DVT，但大多数 DVT 没有临床表现。**①超声多普勒血流检查可发现 95% 以上有症状和体征的近端 DVT，但对髂和腓肠肌 DVT 的发现率低，当血栓小，新鲜和容易压缩和非闭塞性时，或在高度肥胖、下肢水肿情况下，超声多普勒检查常呈假阴性；②阻抗体积描记法对发现近端 DVT 敏感，对复发性 DVT 的诊断有其独特价值。但在中心静脉压或腹压增高、严重周围血管病、或手术后小腿肿胀患者中可出现假阳性；③磁共振（MRI）：对有症状的近端 DVT 的诊断敏感性和特异性可达 90% ~ 100%。可发现盆腔和上肢 DVT、非闭塞性血栓，并可区别急性和慢性 DVT；④静脉造影：虽是诊断 DVT 的金标准，但属有创性检查。

【治疗原则】

1. PE 的治疗策略　PE 的治疗应个体化，要考虑 PE 栓子的大小、患者病情严重程度、肺循环阻塞范围和程度等因素。应结合实验室检查结果并监测这些指标。但任何高-中度可疑 PE 患者，在实验室检查前即可给予肝素抗凝治疗。PE 治疗的策略可参考以下流程图（图 7-1）。

2. PE 的治疗要点　见表 7-1。

3. 抗凝治疗方法介绍　可减少 60% ~ 70% 的致命性 PE 发生率，减少反复发生的血栓栓塞率，防止已有血栓的局部扩展。抗凝的绝对禁忌证包括活动性内出血，如颅内病变、出血或肿瘤。常用抗凝药物有肝素、低分子肝素和华法林。

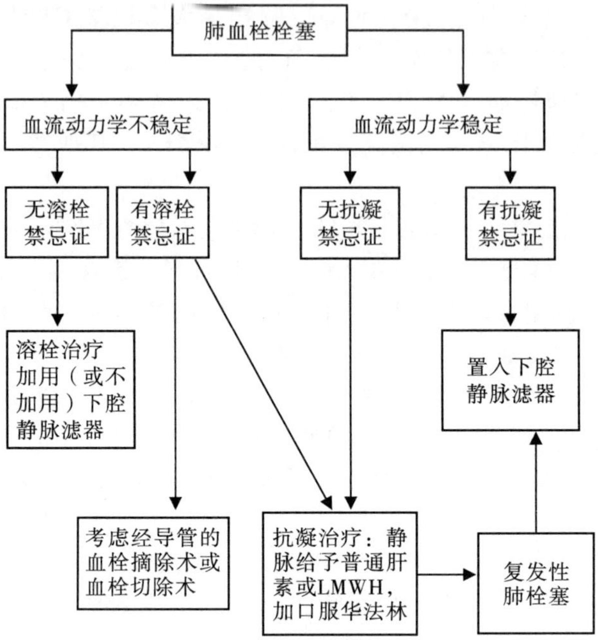

图 7-1 肺血栓栓塞治疗的参考选择策略

表 7-1 肺栓塞的治疗要点

血流动力学稳定
①绝对卧床休息、吸氧、镇痛等：适用于伴有气短、心率过快、低氧血症患者
②肝素：首剂静注：5000～10000U 或 80U/kg；维持 1300U/h 或 18U/（kg·h）
③放置下腔静脉过滤网：适用于肝素抗凝禁忌者或凝血高危患者
明显肺功能损害，血流动力学不稳定
①给 O_2，必要时机械通气：用小潮气量（7ml/kg），避免过高 PEEP
②维持血压：多巴胺 200mg 加入 500ml 液内静滴，开始速率为 0.5～1μg/(kg·min)，以后调节滴速；去甲肾上腺素静点：0.1μg/(kg·min)，维持血压于正常水平；慎用胶体溶液，防止右心衰竭
③溶栓药物：tPa：50～100mg（＞2h）静点；或链激酶：25 万 U（＞30min），然后 10 万 U/h（24h）；或尿激酶：4400U/kg（＞10min），然后 4400U/(kg·h)（12～24h）
④外科手术治疗

（1）肝素

1）持续静脉注射：应在临床诊断 PE 后立即开始应用，**临床上高度可能 PE 病例，如无抗凝绝对禁忌证，在进行影像学检查之前就应该立即**

给予。肝素注射后立即起作用。**用药期间应密切监测活化部分凝血活酶时间（APTT）。根据APTT调整肝素剂量**（表7-2），年龄、肝肾功能影响肝素的剂量效应。并发症：出血发生率约为5%，随年龄有增加趋势。诱导血小板减少症发生率约为5%。

表7-2　静脉注射肝素剂量表

开始剂量	80U/kg，然后　18U/(kg·h)
APTT<35s（<1.2倍对照）	80U/kg，然后　以4U/(kg·h)的注射速度增加
APTT 35~45s（1.2~1.5倍对照）	40U/kg，然后　以2U/(kg·h)的注射速度增加
APTT 46~70s（1.5~2.3倍对照）	不变
APTT 71~90s（2.3~3.0倍对照）	以2U/(kg·h)的注射速度减少
APTT>90s（>3.0倍对照）	停止注射1h，然后以3U/(kg·h)的注射速度减少

2）间歇静脉注射法：用量为5000U，每小时1次，或7500U，每6小时1次，静脉推注，每日总量为3万U。

3）间歇皮下注射法：用量为5000U，每4小时1次，或1万U，每8小时1次，或2万U，每12小时1次，皮下注射。肌内注射易出现血肿，不能应用。肝素用药时间以急性过程平息，临床情况好转，血栓明显溶解为止，通常7~10天。

肝素治疗的主要并发症是出血，出血部位常见于皮肤、插管处、胃肠道、腹膜后间隙或颅内。凡年龄>60岁、异常凝血、尿毒症、酒精性肝炎、舒张压>110mmHg或严重肺动脉高压症易发生出血，使用肝素应非常慎重。一般用肝素前，必须测定凝血时间、活化部分凝血活酶时间（APTT）、凝血酶原时间及血浆肝素水平等来调节剂量，以维持凝血时间延长1倍，或**APTT延长至对照值的1.5~2.3倍为所需剂量**。当并发出血，APTT及凝血时间延长时应中断治疗数小时。如出血明显可用等量鱼精蛋白对抗肝素的作用。

一旦达到抗凝的理想水平，可加服华法林来抗凝治疗。对于口服抗凝治疗仍反复发生血栓的患者或口服药物不能防止复发性血栓症的恶性肿瘤患者，偶尔也可考虑给予长期肝素治疗，虽然常较好耐受，但老年患者长期应用可发生或加重骨质疏松，或使APTT升高。

使用肝素的禁忌证：2个月内有脑出血、肝肾功能不全、患有出血性疾病、活动性消化性溃疡、10天内刚做过大手术（尤其是颅内及眼科手术）及亚急性感染性心内膜炎。

（2）低分子量肝素（LMWH）：可与 AT-Ⅲ结合而产生抗凝作用。因 LMWH 对因子 Xa 比凝血酶有较高的亲和力，故不影响 APTT。**LMWH 可每日 1 次或 2 次皮下注射，并无需实验室监测。**同普通肝素相比，LMWH 具有较强的抗凝作用，不影响血小板聚集和微血管通透性，出血的并发症也较少。

LMWH 产品的抗凝活性、药代动力学、治疗作用及安全性均存在一定差异。各种 LMWH 具体使用方法见表 7-3。

表 7-3　常用 LMWH 的推荐用法

LMWH(药品名)	剂量	使用间期	最短治疗用药时间
那屈肝素钙(nadroparin，商品名：速碧林，fraxiparine)	<50kg，0.4ml 50～59kg，0.5ml 60～69kg，0.6ml 70～79kg，0.7ml 80～89kg，0.8ml ≥90kg，0.9ml	q12h，皮下注射	5天
依诺肝素钠(enoxaparin，克赛)	100U/kg	q12h，皮下注射	10天
达肝素钠(dalteparin，法安明)	200U/kg	每日1次	5天
瑞肝素钠(reviparin)	35～45kg，3500U 45～60kg，4200U >60kg，6300U	q12h，皮下注射	5天
亭扎肝素钠(tinzaparin)	175U/kg	每日1次	5天

LMWH 与普通肝素有同样的疗效和安全性，而且比较容易使用。但**大面积 PE 病例和需要迅速逆转紧急临床情况时，首剂应该使用普通肝素进行冲击治疗；随后再应用 LMWH。**

（3）华法林：口服华法林与注射肝素通常要有重叠时间，**推荐在肝素治疗的第 1～3 天加用，初始剂量为 3.0～5.0mg，维持量为每日 2.5～5mg。直至国际正常化比率（INR）达 2～3 之间（通常与肝素重叠治疗需 4～5 天），然后停用肝素或 LMWH，单用华法林。**华法林的代谢受多种药物影响，如别嘌呤醇、胺碘酮、西咪替丁、奎尼丁，某些抗生素和口服降糖药等。剂量反应在个体之间也存在差异，故要密切监测 INR，对老年患者尤其必要。有效治疗水平为 INR 达 2～3，进一步提高 INR 并不能降低 DVT 或 PE 率，反增加出血率。

口服华法林的理想疗程，取决于栓塞类型和危险因素。**危险因素短期内可消除者，疗程 3 个月；栓子来源不明的首发 PE 病例，疗程至少 3～6 个月；**反复发生的特发性 PE，疗程取决于患者个体情况，需权衡出血和复发风险，常需长期抗凝；如果栓塞危险因素持续存在，有家族性易栓症者，推荐终生华法林治疗。

出血危险直接与其抗凝的强度相关，合用阿司匹林或既往有消化道出血史者增加出血率。与华法林相关的少量出血（通常定义为没有发生后果）可停药观察，发生较严重出血者，在停药同时有指征采用迅速逆转其抗凝作用的措施，如输注新鲜冰冻血浆等。对过度抗凝而没有大出血的患者常给予维生素 K 治疗。

4. 溶栓治疗

（1）适应证：①**急性大面积 PE 合并休克或低血压者；**②大面积 PE 仅有右心功能不全而没有循环障碍，或急性次大面积 PE 患者是否进行溶栓，尚有争论；③急性 PE 伴有难治性低氧血症或严重呼吸衰竭，如无禁忌证也可进行溶栓治疗。而非大面积 PE，溶栓与肝素抗凝治疗比较，生存率无明显差异，死亡率均为 5%。溶栓治疗出血甚至死亡的危险明显增加，其中颅内出血占 1.9%。因此，**对不存在右室超负荷的 PE 不提倡溶栓。**

常用溶栓药物有尿激酶、链激酶和 rt-PA，对加速肺栓塞的溶解有相似的作用。链激酶的好处是费用最低，但对有近期感染、有高水平抗链球菌抗体的患者可能无效。急性肺栓塞的溶血栓治疗方案见表 7-4。

与单用肝素比较，**溶栓治疗导致大出血的危险性增加 3 倍以上。**大出血是指致命性出血，脑出血，或需要外科处理或输血的出血，3 种溶栓药物有相似的发生率，约为 12%。

（2）禁忌证：见表 7-5。

表7-4 急性肺栓塞的溶血栓参考治疗

溶栓药物	用法	注意事项
SK 链激酶 (streptokinase)	负荷量:25万U静脉注射,注射时间>30分钟;随后10万U/h,静脉滴注,共12~72小时	①溶栓药应用个体化;②可能出现发热、寒战、腹痛、恶心、呕吐、穿刺部位出血、变态反应;③溶栓的时间窗一般定为14天以内,但鉴于可能存在血栓的动态形成过程,对溶栓的时间窗不作严格规定;④溶栓应尽可能在PTE确诊的前提下慎重进行;⑤溶栓前宜留置外周静脉套管针,以方便溶栓中取血监测,避免反复穿刺血管;⑥溶栓治疗结束后,应每24小时测定1次凝血酶原时间(PT)或活化部分凝血活酶时间(APTT),当其水平低于正常值的2倍时,应重新开始规范的肝素治疗;⑦有出血时,给予羟基苄胺或6-氨基己酸治疗,严重者可补充纤维蛋白原或输新鲜全血
UK 尿激酶 (urokinase)	负荷量:4400U/kg,溶于15ml液体中静脉注射,注射时间>10分钟;随后2200U/(kg·h),静脉滴注共12小时	
rt-PA 重组组织型纤维蛋白溶酶原激活剂	100mg静脉滴注,注射时间>2小时;我国多中心研究结果:rt-PA50mg静脉注射,疗效与rt-PA100mg相似,但安全性更好	

注:以上药物均经周围静脉连续输入

表7-5 溶栓治疗的禁忌证

绝对禁忌证:

任何部位的活动性出血
出血性中风病史
近期(2个月内)颅内或脊柱内手术
颅内肿瘤,动静脉畸形,或血管瘤
已知出血性素质
严重高血压(未控制)

相对禁忌证:

妊娠或产后10天
外伤、较大手术,不能压迫部位血管的穿刺(10d内)
近期胃肠道或泌尿生殖系出血(10d内)
高血压:收缩压>180及(和)舒张压>110mmHg
急性心包炎
明显肝疾病
眼内出血
年龄>75岁
近期接受口服抗凝剂
亚急性感染性心内膜炎
脑血管疾病
二尖瓣狭窄伴心房纤颤
溶栓剂过敏

5. 下腔静脉置网术　适用于：①抗凝治疗有禁忌证的下肢 DVT 患者；②经充分抗凝治疗仍有反复发作的肺栓塞患者；③慢性栓塞性肺动脉高压症伴有较高血栓脱落危险的 DVT；④近端大块血栓溶栓前、行肺动脉血栓切除术或肺动脉血栓内膜剥脱术的病例的保护性措施；⑤慢性栓塞性肺动脉高压症伴有较高血栓脱落危险的 DVT。

下腔静脉置网术对预防再次 PE 极为有效，放置滤器后 PE 的发生率为 2.6%～5.6%。术后因复发性肺血栓致死者<1%。下腔静脉置网术的并发症有：①过滤网放置部位不准；②过滤网迁移至其他部位；③网的近端或远端有新的血栓形成；④腔静脉管壁被腐蚀或穿空及穿刺部位出血。

置网术的目的：应能过滤血栓但不阻塞血管管腔；位置固定良好，不易迁移至其他部位；静脉过滤网也可通过心导管植入下腔静脉，死亡率极低，并发症为 1.5%，肺栓塞复发率约 3.5%。

6. 外科手术治疗　①肺动脉血栓摘除术；②肺动脉血栓内膜剥脱术；③下腔静脉结扎术或折叠术；④导管肺动脉血栓切除术。各有不同的手术指征和方法。

【DVT 和 PE 的预防】　预防深静脉血栓（DVT）是预防 PE 的最有效方法。预测及治疗深静脉血栓的高危人群也有助于减少肺栓塞的发病率。

1. 加强对深静脉血栓高危人群的监测　外科创伤及手术后由 DVT 导致的 PE 肺栓塞危险性较高。中心静脉插管后导管相关性静脉血栓的发生率也日益增加。长期卧床患者极易发生静脉血栓。有上述情况者都属 PE 高危人群，应予以密切监测。具有静脉血栓形成倾向的常见外科和内科危险因素见表 7-6。

表 7-6　静脉血栓形成的常见内外科危险因素

外科因素	内科因素
年龄>40 岁	心排出量减少
下肢矫形外科手术	以往血栓栓塞病史
泌尿外科手术	肾病综合征
妇产科手术	雌激素治疗
神经外科手术	脓毒症
外伤	肥胖
	血液系统疾病
	红细胞增多症
	长期卧床
	脑卒中
	炎性肠道疾病
	阵发性夜间血红蛋白尿
	癌症

2．物理方法　预防下肢DVT形成的措施包括妥善的护理，如使用弹力袜压缩浅表静脉、间歇性压缩下肢浅表静脉、抬高下肢、加强腿部活动、经常更换体位等，均有效。

3．药物　①右旋糖酐：右旋糖酐有抗血栓形成的作用，所用剂量为每日1.5g/kg，5～7d。但老年和心脏病患者易扩容过量，应慎用；②小剂量肝素对预防术后深静脉血栓的发生有肯定效果，在血栓形成的高危人群和接受外科手术时间超过30min者，应给予预防性抗凝治疗，一般使用肝素5000U，皮下注射，每12小时1次，直至患者能下床活动。对外科手术患者，可在术前2h给药，术后每8～12小时1次，一般用至术后5～7天，但应警惕术后出血的危险。目前低分子肝素的应用已逐渐增多，因低分子肝素对血小板的抑制功能较小，故出血的危险减少；③术前口服华法林有预防深静脉血栓的作用，用药后12～18小时出现凝血酶原时间延长，作用可持续4～5d，用量可每3d给药1次，成人首剂为15～20mg（年老体弱及糖尿病患者用半量即可），次日5～10mg，3d后即可给维持量2.5～5mg/d。有出血倾向者禁用，凝血酶原活性降至正常的15%以下或有出血时，应立即停药。

4．防止血栓脱落　采取积极措施，预防深静脉血栓，及时监测有无深静脉血栓形成，治疗深静脉血栓，防止栓子脱落，对预防和减少肺栓塞的发生极为重要。一旦发现肺栓塞，应尽早予以抗凝及溶栓治疗。肺栓塞的预防性治疗见表7-7。

表7-7　肺栓塞的预防性治疗

疾病情况	治疗方案
全髋或膝关节置换术，髋或骨盆骨折	华法林（目标：INR 2.0～2.5）×(4～6) w　或低分子肝素×5～14d，30mg皮下注射，1日2次或间隙性浅静脉压缩±华法林
妇科癌症手术	华法林（目标INR 2.0±2.6）±间隙性浅静脉压缩或肝素5000U q8h±间隙性浅静脉压缩
泌尿外科手术	华法林（目标：INR 2.0～2.5）±间隙性浅静脉压缩
胸外科手术	间隙性浅静脉压缩+肝素5000U q8h
高危人群普通外科手术（静脉血栓、癌症、肥胖等）	间隙性浅静脉压缩或下肢弹力压缩袜+肝素5000U q8h
普通外科，妇科手术（普通人群）	下肢弹力压缩袜+肝素5000U q8h

续　表

疾病情况	治疗方案
神经外科，眼外科或其他外科手术（有抗凝预防治疗禁忌者）	下肢弹力压缩袜 ± 间隙性浅静脉压缩
内科患者，需要预防血栓形成者	下肢弹力压缩袜 + 肝素 5000U q8 ~ 12h 或单用间隙性浅静脉压缩

* INR = 国际标准化比率

（俞森洋）

第二节　肺源性心脏病

肺源性心脏病（肺心病）是肺、胸廓或肺血管病变所致的肺循环阻力增加，肺动脉压力增高，进而出现右心肥厚、扩大，甚至发生右心衰竭。按病程的缓急可分为急性肺源性心脏病和慢性肺源性心脏病，前者最常见的病因是大面积或次大面积肺栓塞，主要的病理改变是右心室扩张。后者最常见的病因是慢性阻塞性肺疾病（COPD），其主要的病理改变早期是右心室肥厚，晚期出现右心室扩张。本节主要介绍慢性肺源性心脏病。

【诊断要点】

1. 病史　**引起慢性肺心病的常见病因是 COPD，**其次为支气管哮喘、支气管扩张、肺间质纤维化等。其他还包括胸廓、脊柱畸形及肺血管疾病等（表 7-8）。

表 7-8　引起慢性肺源性心脏病的常见疾病

支气管肺疾病	通气驱动力失常性疾病
COPD、支气管哮喘、支气管扩张、肺结核、肺尘埃沉着病（尘肺）、肺间质纤维化、弥漫性泛细支气管炎等	肥胖-低通气综合征、原发性肺泡低通气、睡眠呼吸暂停综合征等
胸廓疾病	肺血管疾病
广泛性胸膜粘连、强直性脊柱炎、胸廓和脊柱畸形或侧弯等	特发性肺动脉高压、慢性血栓栓塞性肺动脉高压等
神经肌肉疾病	
重症肌无力、脊髓灰质炎等	

2. 临床表现

（1）心肺功能代偿期：主要表现为原发胸、肺疾患及肺动脉高压、右心室肥大的症状。查体有桶状胸，呼吸动度减弱，叩诊呈过清音，呼吸音减弱，肺动脉瓣区第二心音亢进、剑突下有收缩期搏动、三尖瓣区心音明显增加以及收缩期杂音等，部分患者有颈静脉充盈。

（2）肺心功能失代偿期：上述症状进一步加重，出现呼吸性酸中毒，心悸、发绀症状明显，并可因缺氧和 CO_2 潴留引起中枢神经系统症状，如头痛、头胀、兴奋、失眠或嗜睡、神志恍惚，甚至精神错乱或昏迷。体检可发现皮肤潮红，浅表静脉扩张，球结膜充血水肿，瞳孔缩小，对光反射迟钝等。右心衰竭时患者心悸气促加重，尿量减少、恶心、腹胀、食欲缺乏、下肢水肿。体格检查颈静脉充盈或怒张，发绀，心率增快，剑突下舒张期奔马律，肝大、压痛，肝颈反流征阳性，腹部可出现移动性浊音，下肢甚至全身水肿。

3. 辅助检查

（1）X 线胸片诊断标准：具有 1～4 项中 2 项或以上者或具有第 5 项可诊断肺心病。具有 1～4 项中的 1 项可提示。

1）右肺下动脉干横径≥15mm；右肺下动脉干横径与气管横径比值≥1.07；或经动态观察较原右肺下动脉增宽＞2mm。

2）肺动脉段中度凸出或其高度≥3mm。

3）中心肺动脉扩张与外围分支纤细，二者形成鲜明对比。

4）肺动脉圆锥部显著凸出（右前斜位 45°）或锥高≥7 mm。

5）右心室增大（结合不同体位判断）。

（2）心电图诊断标准：包括 7 项主要条件和 2 项次要条件：具有 1 条主要条件者即可诊断肺心病，2 条次要条件为可疑肺心病的心电图表现。

主要条件：①额面平均电轴≥＋90°；②V_1 导联 R/S≥1；③重度顺钟向转位（V_5 R/S≤1）；④$RV_1+SV_5>1.05mV$；⑤aVR 导联 R/S 或 R/Q≥1；⑥V_1～V_3 呈 QS、Qr、qr（需除外心肌梗死）；⑦肺型 P 波：P≥0.22 mV 或 P≥0.2 mV 呈尖峰形，结合电轴＞＋80°；或当低电压时，P＞1/2R 波，呈尖峰型，结合电轴＞＋80°。次要条件：①肢体导联低电压；②右束支传导阻滞（不完全性或完全性）。

（3）超声心动图诊断标准：具有 2 项条件者（其中必具 1 项主要条件）可诊断肺心病。

主要条件：①右室流出道内径≥30mm；②右心室内径≥20mm；③右室

前壁厚度≥5.0mm，或有前壁搏动幅度增强者；④左室与右室内径比值<2；⑤右肺动脉内径≥18mm，或主肺动脉内径≥20mm；⑥右室流出道与左房内径之比值>1.4；⑦肺动脉瓣超声心动图出现肺动脉高压征象。

参考条件：①室间隔厚度≥12mm，搏幅<5mm或呈矛盾征象；②右房≥25mm（剑突下区）；③三尖瓣前叶曲线DF、EF速度增快，E峰呈尖高型，或有AC间期延长；④二尖瓣前叶曲线幅度低，CE<18mm，CD段上升缓慢，呈水平位。或EF下降速度减慢<90mm/s。

【治疗原则】 肺心病缓解期以治疗原发肺部慢性基础疾病为主，长期家庭氧疗、呼吸锻炼，以及提高机体抵抗力，防止感染为主。**肺心病急性加重多由呼吸道感染诱发，故应积极控制感染，改善呼吸功能，纠正缺氧和二氧化碳潴留，控制呼吸衰竭和心力衰竭。**

1. 控制呼吸道感染　根据患者基础疾病及严重程度，并结合当地常见致病菌以及耐药趋势，选择抗生素。如初始治疗方案不佳，应及时根据细菌培养、药敏结果调整抗生素。

2. 保持呼吸道通畅　包括口服和雾化吸入平喘、化痰药物，及时吸痰，必要时气管插管或气管切开。

3. 氧疗　长期低流量吸氧可缓解肺心病症状，降低病死率。结合患者的病情有针对性地采用各种氧疗措施，如鼻导管或鼻塞吸氧、文丘里面罩吸氧、无创通气或有创通气给氧，以改善患者的缺氧状态。

4. 控制心力衰竭　慢性肺心病时一般经过氧疗、控制呼吸道感染、改善通气后，心力衰竭症状可减轻或消失，不需常规使用利尿剂和强心药，对病情重或上述治疗无效时可考虑适当使用小剂量、短疗程、作用缓和的利尿药，如氢氯噻嗪25mg，1～3次/日，联合螺内酯40mg，1～2次/日，严重者可使用呋塞米20mg，口服或静脉，1～2次/日，同时注意补钾。对于肺心病右心功能障碍，**因缺氧使心脏对洋地黄的敏感性增加，易发生中毒，**故一般不使用，但在下列情况下可考虑使用洋地黄：①感染已控制，呼吸功能已改善，经利尿剂治疗右心功能仍未能改善；②合并室上性快速性心律失常，如心房纤颤、室上性心动过速；③以右心功能衰竭为主要表现而无明显急性感染；④合并急性左心功能衰竭。

5. 积极治疗并发症　**常见并发症为肺性脑病、酸碱失衡及电解质紊乱、心律失常、消化道出血、休克、弥散性血管内凝血等。**肺性脑病是慢性肺心病死亡的首要原因。对不准备实施机械通气的患者应特别注意慎用镇静催眠药，以避免呼吸抑制。慢性肺心病发生呼吸衰竭时，由于缺氧和二氧化碳潴留，易发生呼吸性酸中毒、代谢性酸中毒、代谢性碱中毒等单纯或双重、三重酸碱失衡及电解质紊乱，应进行监测，及时采取措施纠正。对严重呼吸性酸中毒可行呼吸机辅助治疗排出过多的CO_2，严重代谢性酸中毒患者可静脉用碳酸氢钠。

6. 抗凝治疗 肺心病急性加重期有发生肺血栓栓塞的中度危险性，抗凝治疗可能在疾病的控制和临床预后方面会产生良好的效果。一般给予普通肝素6250U或12500U溶于250ml液体中静脉点滴，或者低分子肝素皮下注射，每日1次，7～10天为1个疗程。

（张伟华）

第三节 特发性肺动脉高压

特发性肺动脉高压（idiopathic pulmonary arterial hypertension，IPAH）指原因不明的肺血管阻力增加引起持续性肺动脉压力升高，在静息状态下肺动脉平均压力大于25mmHg，在运动状态下大于30mmHg，而肺毛细血管嵌顿压或左房压力≤15mmHg，并排除所有引起肺动脉高压的继发性因素。IPAH发病率为1～2/100万，多见于中青年人，平均患病年龄为36岁，女男之比为2～3∶1。近年研究发现，IPAH发生与骨形成蛋白Ⅱ的基因突变有关。由于目前尚缺乏有效的根治性药物，IPAH平均生存期仅为2.8年，死亡的主要原因是右心衰竭。

【诊断要点】

1. 临床表现

（1）症状：活动后呼吸困难（最为常见），胸痛，晕厥，咯血。

（2）体征

1）肺动脉瓣第二心音（P_2）亢进。

2）肺动脉瓣听诊区喷射性收缩期杂音。

3）三尖瓣区第四心音。

4）肺动脉瓣舒张期（graham steel）杂音，在吸气相较明显（提示肺动脉瓣环或右心室流出道扩大）。

（3）合并右心功能不全可表现为：①颈静脉充盈或怒张；②三尖瓣区第三心音；③肝大，肝颈静脉反流征阳性；④下肢水肿；⑤腹腔积液。

2. 辅助检查

（1）实验室检查：为除外继发于结缔组织病、血管炎、门脉高压、AIDS等引起的肺动脉高压需进行相关检查，如ANA、抗dsDNA、抗ENA抗体、抗RNP抗体、抗rRNP、抗Jo-1、抗着丝点抗体、抗磷脂抗体和

ANCA 等。肝功能与肝炎病毒标志物、HIV 抗体、甲状腺功能、动脉血气分析等。

（2）心电图：对于疑诊 IPAH 的患者应常规进行心电图检查。心电图检查可提供右心房、右心室、心律失常及预后的信息，但心电图诊断肺动脉高压的敏感性较低。

（3）多普勒超声心动图：是筛查肺动脉高压的无创检查手段。可通过测定和计算三尖瓣反流速度和反流压差估测肺动脉收缩压。另外，多普勒超声心动图还可以排除先天性心脏病及二尖瓣狭窄等可左向右分流引起肺动脉高压。

（4）X 线胸片：可排除实质性肺部疾病引起的继发性肺动脉高压。轻到中度 IPAH 患者胸片可正常，重度 IPAH 患者胸片可见：①肺动脉段突出，肺门动脉明显扩张，左右肺动脉粗大；②整个肺野清晰，纹理纤细，与扩张的肺门动脉形成鲜明对比（截断现象）；③右心房、右心室扩大。

（5）放射性核素肺通气灌注扫描：是排除慢性栓塞性肺动脉高压的重要手段。慢性栓塞性肺动脉高压有不同程度的灌注缺损，而特发性肺动脉高压患者可呈弥漫性稀疏或基本正常。

（6）胸部 CT：CT 肺动脉造影（CTPA）可帮助排除肺栓塞、慢性栓塞性肺动脉高压；高分辨 CT 能有助于排除肺间质纤维化、肺静脉闭塞征、肺泡蛋白沉积症等肺部疾病。

（7）肺动脉造影：不常用于特发性肺动脉高压的诊断，当鉴别诊断有困难时，肺动脉造影可帮助排除肺栓塞、肺动脉肿瘤等继发性引起肺动脉高压的疾病。

（8）多导睡眠监测：因为 10% ~20% 的睡眠呼吸障碍患者合并有肺动脉高压，所以对可疑患者应行睡眠监测，排除睡眠呼吸障碍相关性肺动脉高压。

（9）右心导管检查：是诊断肺动脉高压的金标准，并可获取详细的肺血管血流动力学的资料，所以严格讲，如无右心导管资料不能诊断特发性肺动脉高压。右心导管术应在有条件的医院进行。

（10）胸腔镜肺活检：肺活检是有创的检查，尤其对中、重度肺动脉高压患者风险大，因此，不推荐肺动脉高压患者常规进行肺活检检查。进行活检时应注意取材深入肺内 1cm，肺组织应大于 2.5cm ×1.5cm ×1cm。

3．诊断策略

（1）通过病史、体检、心电图及胸部 X 线等初步检查，对疑诊肺动脉高压的患者进行超声心动图检查初步诊断 PH。

（2）排除继发于心、肺以及结缔组织疾病等病因引起的肺动脉高压（图 7-2）。

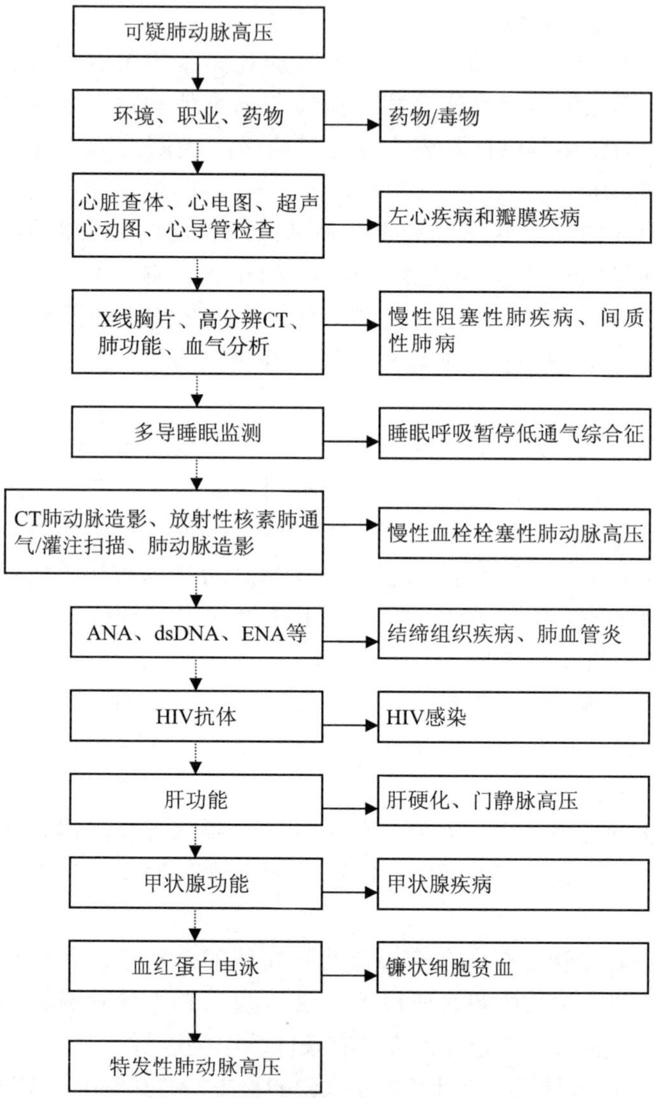

图 7-2 特发性肺动脉高压的诊断

（3）右心导管检查明确诊断，并获取肺血流动力学资料，同时进行急性血管舒张试验。

（4）评估肺动脉高压严重程度和预后，包括 6 分钟步行距离测定、WHO 肺动脉高压功能分级和风险评估（表 7-9、表 7-10）。

表 7-9　WHO 肺动脉高压功能分级标准

级别	特征
Ⅰ级	无体力活动受限，日常体力活动不引起呼吸困难、乏力、胸痛或晕厥
Ⅱ级	静息状态无不适，体力活动轻度受限，一般体力活动可引起呼吸困难、乏力、胸痛或晕厥
Ⅲ级	体力活动明显受限，静息状态下无不适，轻微体力活动就可引起呼吸困难、乏力、胸痛或晕厥
Ⅳ级	静息状态下有呼吸困难和（或）乏力，有右心衰竭表现，任何活动都可加重病情

表 7-10　肺动脉高压风险评估

	低　危	高　危
右心衰竭临床表现	无	有
症状进展速度	缓慢	快
WHO 分级	Ⅱ，Ⅲ	Ⅳ
6 分钟步行距离	长（>400m）	短（<300m）
运动心肺功能检查	最大氧耗量 >10.4ml/(kg·min)	最大氧耗量 <10.4ml/(kg·min)
超声心动图	右心室功能轻度受损	心包积液、明显右心室增大或功能不全、右心房增大
血流动力学	右房压 <10mmHg，心指数 >2.5L/($min \cdot m^2$)	右房压 >20mmHg，心指数 <2.0L/($min \cdot m^2$)
BNP	轻度增高	明显增高

【治疗原则】　肺动脉高压的治疗以减轻患者症状，改善生活质量和提高生存率为主要目的。IPAH 的治疗策略参见图 7-3。

1. 氧疗　长期氧疗可有效降低肺血管阻力和肺动脉压力，提高患者生存率。对 IPAH 低氧血症患者，可采用经鼻或面罩吸氧，使血氧饱和度在 90% 以上。

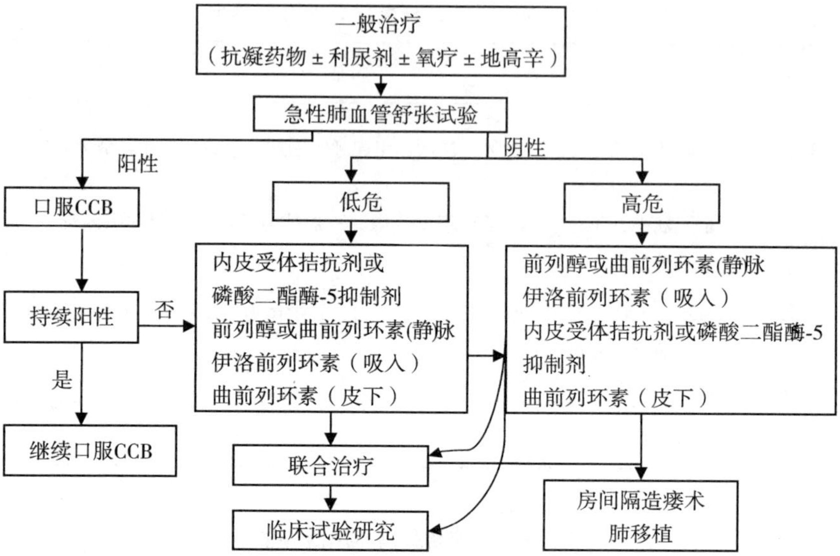

图 7-3 特发性肺动脉高压的治疗

2. 抗凝治疗 IPAH 患者应坚持长期抗凝治疗，华法林起始剂量 3 ~ 5mg/d，维持剂量 1.5 ~ 3mg/d，INR 维持在 1.5 ~ 2.5。

3. 利尿剂和强心药 对于存在右心负荷过重的 IPAH，尤其是出现下肢水肿和（或）腹腔积液，应考虑给予利尿剂，但应注意避免电解质紊乱、心律失常和血容量不足。对于难治性右心衰竭、右心功能障碍伴发房性心律失常、或右心功能障碍伴发左室功能衰竭的肺动脉高压患者，可给予洋地黄类药物，但长期治疗的效果尚不肯定。

4. 扩张肺血管和降低肺动脉压力药物

（1）钙离子通道阻滞剂（calcium channel blockers，CCB）：CCB 主要用于急性肺血管扩张试验阳性的肺动脉高压患者。常用药物有硝苯地平、地尔硫䓬和氨氯地平。其他 CCB，如维拉帕米负性肌力作用大，应避免使用。对心率 <100 次/分 IPAH 患者首选硝苯地平，心率 >100 次/分选择地尔硫䓬。CCB 治疗肺动脉高压，应从小剂量开始，一般硝苯地平 10mg，3 次/日；地尔硫䓬 30mg，3 次/日；逐渐加量，每 2 ~ 4 周加量 1 次，加量过程中密切观察患者心率、血压及心功能情况，摸索出患者最大耐受剂量。CCB 治疗后患者肺动脉高压功能分级维持 Ⅰ 或 Ⅱ 级，血流动力学指标接近正常，可认为 CCB 治疗有效。应用 CCB 治疗 IPAH 应注意，只有 12% 左右 IPAH 急性肺血管扩张试验阳性，其中仅一半的患者 CCB 长期有效，因此不应盲目对所有 IPAH 患者使用 CCB。

（2）前列环素及其类似物：常用的前列环素类药物包括**依前列醇（epoprostenol）、依洛前列素（ilprost）、曲前列环素（treprostinil）以及贝前列素（beraprost）**。依前列醇半衰期短，需要持续中心静脉给药。起始剂量 2ng/(kg·min)，逐渐增加剂量，一般长期治疗的剂量范围为 25～40ng/(kg·min)。曲前列环素较依前列醇稳定，半衰期 4.5 小时，可皮下注射给药，但皮下注射部位的疼痛和皮疹发生率高。目前国内可应用的前列环素类似物只有依洛前列素，商品名万他维（ventavis）。用法：雾化吸入，2.5～5 微克/次，6～9 次/天。常见不良反应为：头痛、下颌痛、面红、恶心、腹泻、皮疹和肌肉骨骼疼痛。

（3）内皮素受体拮抗剂：包括**波生坦、司他生坦、安贝生坦**。波生坦是内皮素-1 受体 A 和 B 的双重拮抗剂，2006 年已在我国上市，商品名全可利（tracleer）。用法：口服，125 毫克/次，每日 2 次。主要副作用为肝损害，表现为谷丙转氨酶和谷草转氨酶升高，总胆红素升高，少数可出现贫血、下肢水肿、腹痛、发热、疲劳或流感样症状。对中重度肝功能不全以及转氨酶高于正常 3 倍以上患者禁用波生坦。司他生坦和安贝生坦是高选择性内皮素-1 受体 A 的拮抗剂，目前司他生坦在欧洲、加拿大和澳大利亚已上市，2007 年美国 FDA 批准安贝生坦用于Ⅱ、Ⅲ级 IPAH 患者。

（4）磷酸二酯酶-5 抑制剂：包括**西地那非、他达拉非、伐地那非等**。西地那非商品名 Revatio，2005 年和 2006 年在美国和欧洲已批准西地那非用于治疗肺动脉高压，目前尚未在中国得到审批。用法：起始剂量 25 毫克/次，3 次/日，如患者可耐受，剂量增加至 50mg，4 次/日。常见副作用腹泻、皮疹、头痛、消化不良，视觉异常为轻度和一过性，表现为视物色淡、光感增强和视物模糊。他达拉非、伐地那非是新型磷酸二酯酶-5 抑制剂，半衰期长，肺选择性高，2009 年 FDA 已批准他达拉非用于治疗 IPAH，用法：40mg，1 次/日。最常见的不良反应是头痛、肌肉疼痛和颜面潮红，大多数为中度或轻度，根据 FDA 的报告，他达那非应该避免用于有重度肝、肾损伤的患者。

（5）药物联合治疗：单药治疗无效，可考虑联合应用不同作用机制的降低肺动脉高压药物，以增加疗效和减少高剂量使用单药的不良反应。目前已有文献报道的**联合治疗较单药有效的方案包括波生坦＋西地那非、**

依前列醇＋西地那非、西地那非＋吸入依洛前列环素、波生坦＋曲前列环素、波生坦＋吸入依洛前列环素，但这些研究多为小规模、非随机对照研究，并且观察时间较短，还需要进一步评价治疗的有效性和不良反应。

6. 手术治疗

（1）房间隔造口术：通过球囊导管扩张和撕裂房间隔，形成左右心房之间的交通，以调节右-左分流量，缓解右心过高负荷，改善右心功能，是一种姑息性治疗手段。主要适用于经规范药物治疗无效的肺动脉高压分级Ⅲ、Ⅳ级或反复晕厥发作以及难治性右心衰竭的肺动脉高压患者，排除标准为超声心动图或右心导管检查显示房间隔交通和右房压＞20mmHg。禁忌证包括严重左、右心功能障碍（特别是LVEF＜50%）和全肺阻力严重增高者。

（2）肺移植：对药物或其他治疗均无效患者还可进行单肺、双肺或心肺联合移植。国外报道，肺动脉高压患者肺移植后5年存活率为70.9%，10年存活率40.9%。移植相关并发症主要有缺血再灌注肺损伤、急性排异反应、感染、慢性排异反应或闭塞性细支气管炎综合征等。

肺动脉高压的临床分类：2003年威尼斯第三届世界PAH会议修订的肺动脉高压的临床分类标准见表7-11，将不同病因的PAH划分为5大类。

表7-11 肺动脉高压的临床分类（WHO 2003年）

一、肺动脉高压
1. 特发性肺动脉高压（idiopathic pulmonary arterial hypertension，IPAH）
2. 家族性肺动脉高压（familial pulmonary arterial hypertension，FPAH）
3. 危险因素或疾病相关性肺动脉高压
结缔组织病
先天性体-肺循环分流性疾病
门脉高压
HIV感染
药物和毒素
其他：甲状腺疾病、糖原贮积病、Gaucher病、遗传性出血性毛细血管扩张症、骨髓增生异常综合征、血红蛋白病、脾切除后

续　表

4. 肺静脉或毛细血管病变
肺静脉闭塞病（pulmonary veno-occlusive disease，PVOD）
肺毛细血管瘤（pulmonary capillary hemangiomatosis，PCH）
5. 新生儿持续性肺动脉高压（PPHN）
二、左心疾病相关肺动脉高压
1. 主要累及左房或左室的心脏疾病
2. 二尖瓣或主动脉瓣疾病
三、呼吸系统疾病和（或）低氧血症相关肺动脉高压
1. 慢性阻塞性肺疾病（COPD）
2. 间质性肺疾病
3. 睡眠呼吸障碍（如阻塞性睡眠呼吸暂停）
4. 肺泡低通气综合征
5. 慢性高原病
6. 新生儿肺病
7. 肺泡-毛细血管发育不良
四、慢性血栓形成和（或）栓塞性疾病相关肺动脉高压
1. 肺动脉近端血栓栓塞
2. 肺动脉远端血栓栓塞
3. 远端肺动脉梗阻
非血栓性肺栓塞（肿瘤、寄生虫、异物）
原位血栓形成
五、其他原因肺动脉高压
1. 结节病
2. 肺朗格汉斯细胞组织细胞增多症
3. 肺淋巴管血管肌瘤病
4. 肺血管受压（淋巴结肿大、肿瘤、纤维素性纵隔炎）

（张伟华）

第四节　肺动静脉瘘

肺动静脉瘘（pulmonary arteriovenous malformations，PAVM）是指畸形血管取代正常毛细血管，使肺动脉和肺静脉直接相通，造成肺循环和体循环之间的分流。PAVM 是一种少见疾病，**绝大部分 PAVM 与遗传性出血性毛细血管扩张症（hereditary hemorrhagic telangiectasia，HHT）有关**，极少部分由创伤和先心病手术治疗引起。大约 80% 以上的 PAVM 患者都合并 HHT，尤其是肺部多发 PAVM 的患者合并 HHT 可能性更高。因此，如果患者没有创伤或手术病史，应当对患者及其亲属进行 HHT 的筛查。

【诊断要点】

1. 临床表现

（1）PAVM 常见于 HHT，所以有 HHT 的各种临床表现，如反复鼻出血、毛细血管扩张、消化道出血和缺铁性贫血。

（2）PAVM 本身的主要的临床表现

1）畸形血管破裂引起的出血，**表现为咯血或血胸**，严重者危及生命。

2）肺循环和体循环之间的直接交通引起右向左分流导致**低氧血症**，以及反常栓子通过畸形扩张的血管进入体循环而造成**器官栓塞**，尤其是脑栓塞。栓塞既可发生于有呼吸道症状的患者，也可能是 PAVM 患者的首发症状。有菌性反常栓子导致的脑脓肿发生率约 9%。脑卒中或一过性脑缺血发作的发生率约 24%，而无症状的脑血管栓塞的发生率 2 倍于此。**体格检查约 1/3 的患者有发绀或杵状指，近半数患者有血管杂音。**

2. 辅助检查　对于有下述情况患者应进一步安排检查除外 PAVM 可能：①皮肤黏膜毛细血管扩张；②咯血或慢性缺氧的表现，或脑栓塞、脑脓肿的表现；③X 线胸片发现 1 个或多个边界清楚肺结节。

（1）胸部影像学检查

1）X 线胸片：**典型表现为 1 个或多个边界清楚的类圆形或分叶状肿物，直径多为 1～5cm，有血管与肺门相连接。在 X 线透视下，可有搏动性，并且在患者作 Muller 动作时缩小，Valsalva 动作时增大。**

2）胸部 CT：**是 PAVM 的确诊性检查。增强胸部 CT 可以清楚显示扩张的血管囊和流入和流出血管。螺旋 CT 比普通的轴面 CT 有更高的敏感性**；如果使用更薄的扫描层面并且相邻层面重叠 50%，则能进一步提高微小病灶的检出率。偶尔 PAVM 与一般的血管瘤较难鉴别，应该进一步检查有无右向左分流。

（2）右向左分流的检测

1）放射性核素显像：^{99m}Tc 标记的聚合白蛋白（macroaggregated albumin，MAA）直径为 10～80μm，肺泡毛细血管直径一般为在 8～15μm 之间。正常情况下，静脉注射^{99m}Tc 标记 MAA 随血循环到达肺泡毛细血管时将被截获，不能到达体循环。如果存在右向左分流，则^{99m}Tc-MAA 可通过分流的血管到达体循环，因此，测定肺部和体循环放射值（通常以右肾为代表）就可计算出短路血管的分流量。

2）超声声学检查：采用静脉注入超声造影剂（吲哚氰绿或振荡的生理盐水），由它们产生小泡（直径 >20μm），正常情况下从右心到达肺部时不能穿过肺毛细血管而被阻滞和吸收，因此，不能在左心房内发现小泡的存在。如果即刻在左心房、左心室发现小泡，则提示存在心内分流。如果小泡离开右心房、右心室经过 3～6 个心动周期后，经食管或经胸超声波检查在左心房、左心室内发现小泡的回声（称为迟缓型心脏声学造影阳性），则提示有肺内分流。

（3）肺动脉造影检查　肺动脉造影检查曾是诊断 PAVM 的金标准，但随着 CT 检查技术的进步，目前基本上已不需要肺动脉造影来确诊 PAVM，一般只在栓塞治疗或手术之前才进行肺动脉造影。

【治疗原则】

1．栓塞治疗

（1）通过选择性肺动脉插管在畸形的肺动脉内放置栓子阻断分流，是首选的治疗方法。

（2）成功率 47%，长期有效率 75%。

（3）栓塞治疗的局限性是对于直径 <2mm 血管，不能将栓子放入血管。

（4）栓塞治疗通常非常安全，严重并发症极少，主要包括胸膜炎、肺梗死、反常栓塞。

2．手术治疗　基本上被栓塞疗法取代。目前主要用于只有单个病灶、且供血动脉直径 <2mm 的非 HHT 患者。

3．药物治疗　为了防止发生脑脓肿，在牙科操作或外科手术之前应该给予预防性抗感染治疗。

4．治疗后随诊　栓塞或手术切除后，去掉了低阻力的分流血管之后，会促进原先看不见的病灶在数月后变大；也有少数病例会在原来栓塞的部位复发。因此，需随诊数月，并行右向左分流的检查，病情稳定后每 5 年左右随诊 1 次。

5．筛查

（1）绝大多数的 PAVM 见于 HHT 患者，故**对所有 PAVM 患者均应考虑 HHT 的可能性。**HTT 的临床诊断可以参照下面的国际标准，符合 4 条中的3条即可确诊，符合2条为疑似病例：①反复自发性鼻出血；②特征部位（口唇，口腔，指尖和鼻部）的皮肤黏膜毛细血管扩张；③内脏器官的病变：胃肠道毛细血管扩张或肺、肝、脑、脊髓的AVM；④直系亲属患病。

（2）对确定有PAVM的HHT患者，其家族成员中35%均能检查出有PAVM。因此对其家属应进行筛查：①初筛：询问病史和查体，正侧位胸片，直立位和平卧位动脉血氧饱和度；②对初筛有异常者进一步行胸部CT（最好是薄层螺旋CT），或^{99m}Tc-MAA放射性核素显像、吸纯氧试验、心脏超声造影明确有无PAVM；③对于筛查阴性的家属每5～10年复查1次，对青春期和妊娠时PAVM发生的高风险期，更应注意筛查。

（张伟华）

第八章　弥漫性肺部疾病

第一节　间质性肺部疾病总论

【定义】 间质性肺疾病（interstitial lung disease，ILD）是一组异原性疾病，病变涉及到肺泡壁和肺泡周围组织，主要发生在肺间质，可累及肺泡上皮细胞、肺毛细血管内皮细胞和肺动静脉。因 ILD 病变不仅局限于肺间质，且常伴有肺实质受累，**故也称弥漫性肺实质疾病**（diffuse parenchymal lung disease，DPLD）。

【分类】 ILD（DPLD）分类见图 8-1。特发性间质性肺炎（IIP）的主要特点见表 8-1。

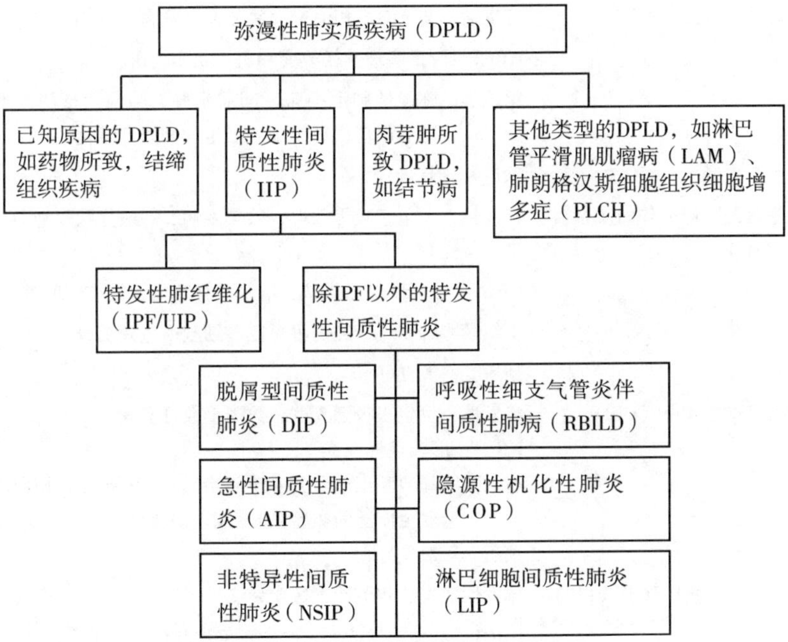

图 8-1　弥漫性肺实质疾病（DPLD）的分类

表 8-1 特发性间质性肺炎（IIP）的主要特点

IIP 类型	特点
特发性肺纤维化（IPF）/普通性间质性肺炎（UIP）	特发性，数年发病
	HRCT 间质纤维化、“蜂窝肺”改变、轻微磨玻璃样改变，病变沿胸膜下和下肺分布
	组织学 间质纤维化区域（增生的成纤维细胞灶组成）穿插正常肺组织，炎症轻微
	预后 较差
非特异性间质性肺炎（NSIP）	特发性或与某些结缔组织疾病相关，数月到数年发病
	HRCT 弥漫磨玻璃样、小网格状影、轻微蜂窝状改变
	组织学 不同程度炎症和纤维化，较 UIP 病变更均匀
	预后 多样性，可能预后良好
隐源性机化性肺炎（COP）	特发性或疾病相关性，数月发病
	HRCT 实变，以基底部、胸膜下和支气管周围分布为主
	组织学 肉芽肿组织填塞肺泡腔，伴或不伴延及细支气管
	预后 一般良好
急性间质性肺炎（AIP）	特发性 与 ARDS 相似，通常数天内发病
	HRCT 弥漫磨玻璃样改变和斑片状实变影
	组织学 弥漫性肺泡损害，间质水肿，肺泡内透明膜形成，随后出现成纤维细胞增生和间质纤维化
	预后 较差
呼吸性细支气管炎伴间质性肺病（RB-ILD）	特发性，发生于吸烟人群，数年发病，一般症状较轻微
	HRCT 小叶中央型结节，磨玻璃样改变，气道壁增厚
	组织学 细支气管腔内可见巨噬细胞内色素沉着
	预后 一般良好
脱屑性间质性肺炎（DIP）	特发性，发生于吸烟人群，数周至数月发病
	HRCT 磨玻璃样改变
	组织学 肺泡腔巨噬细胞内色素沉着（可能属于 RB-ILD 病变更广泛的类型），短期内病变均一
	预后 一般良好
淋巴细胞性间质性肺炎（LIP）	特发性或疾病相关性，数年发病
	HRCT 磨玻璃样改变，常出现网格状影
	组织学 肺间质弥漫性淋巴细胞浸润
	预后 多样性

【症状】

1. 进行性呼吸困难　**特征性症状，呼吸浅而快，发绀**。病初发生于运动时，随着病情进展，静息时发生呼吸困难。

2. 干咳、咯血　**刺激性干咳**，劳动或用力呼吸而诱发干咳。干咳多见于结节病、COP、PLCH、过敏性肺炎或淋巴管癌病等。弥漫性肺泡细胞癌可产生黏液样盐味痰。弥漫性肺泡出血综合征患者有咯血。已知 ILD 患者如新近有咯血，应考虑恶性疾病的可能性。

3. 胸痛　不常见，但 RA、SLE、MCTD 和某些药物诱发的疾病，可发生胸膜胸痛。结节病患者常有胸骨后疼痛。

4. 提示结缔组织疾病的症状　骨骼肌疼痛、衰弱、疲乏、发热、**关节疼痛或肿胀、光过敏现象、雷诺现象、**胸膜炎、眼干、口干等。偶尔结缔组织疾病的肺部表现先出现于系统症状之前约数月或数年，尤其是 RA、SLE 和 PM-DM。

【体征】

1. 肺部听诊　有表浅、细小、高调的啰音，以吸气相为主，称为**爆裂音或 Velcro 啰音**。爆裂音来自末梢气道，以中下肺和双肺底居多。ILD 患者不常有喘鸣音，但有时可出现在淋巴管癌病、慢性嗜酸性肺炎、Churg-Strauss 综合征等

2. 杵状指　IPF/UIP 患者可有**杵状指**，出现早、程度重。如已知病因的 ILD 患者出现指端膨大，应注意并发肺癌的可能。

3. 发绀　23% ~53% 的 ILD 患者可有发绀。

4. 肺动脉高压征象　**晚期可有明显的肺动脉高压**，肺动脉听诊区第二心音亢进。右心衰体征：颈静脉怒张，肝大和周围性水肿等。

5. 其他　消瘦、乏力、食欲不振和关节疼痛，继发感染时发热。

【肺外表现】 ILD 的肺外表现可提供诊断线索（表 8-2）。

【并发症】 ILD 患者随着病情的进展，可出现多种相关的并发症（表 8-3）。

【实验室检查】 实验室检查的异常可提示某些可能伴随的疾病（表 8-4）。

【肺功能检查】

1. 阻塞性通气功能障碍　气道阻塞表现的间质性肺疾病主要有结节病、PLCH 及淋巴管平滑肌瘤病（LAM）。

表 8-2 间质性肺疾病的肺外表现

临床发现	相关病情
体循环系统高血压	结缔组织疾病；神经纤维瘤；某些弥漫性肺泡出血综合征
皮肤改变	
红斑结节	结缔组织疾病；贝赫切特综合征
斑丘疹	药物诱发；淀粉样变；脂质沉积症；结缔组织疾病；戈谢病(gaucher disease)
日光性皮疹	皮肌炎
毛细血管扩张	硬皮病
雷诺现象	特发性肺纤维化；结缔组织疾病
皮肤血管炎	系统性血管炎；结缔组织疾病
皮下结节	类风湿性关节炎；结节病
钙质沉着	皮肌炎；硬皮病
眼部改变	
葡萄膜炎	结节病；贝赫切特病；强直性脊椎炎
巩膜炎	系统性血管炎；SLE；硬皮病；结节病
干性角膜结膜炎	淋巴细胞间质性肺炎
眼干、口干	结节病、干燥综合征或其他结缔组织疾病
腮腺肿大	结节病；淋巴细胞间质性肺炎
鼻窦炎	坏死性肉芽肿血管炎〔韦格纳肉芽肿（Wegener 肉芽肿)〕
周围淋巴结肿大	结节病；淋巴管癌；淋巴细胞间质性肺炎；淋巴瘤
肝脾大	结节病；嗜酸粒细胞性肉芽肿；结缔组织疾病；淀粉样变；淋巴细胞间质性肺炎
心包炎	放射性肺炎；结缔组织疾病
肌炎	结缔组织疾病
肌肉疼痛和近端肌无力	多发性肌炎
关节炎	结缔组织疾病或结节病的可能性
中枢神经系统异常的表现	结节病（颅神经异常、尿崩症和垂体功能异常)、PLCH（尿崩症）和结节性硬化（癫痫、精神迟缓）
皮肤异常、周围淋巴结肿大和肝脾大	结节病
误吸和吞咽困难	提示吸入性肺炎，可能与硬皮病和混合性结缔组织病相关

表 8-3 ILD 的合并症

1. 心血管系统并发症；因慢性缺氧、进行性肺动脉高压合并右心室肥厚和肺心病；左心室衰竭常见，与缺血性心脏疾病有关
2. 肺部感染：肺部感染发生率增加，与皮质激素或细胞毒药物的应用相关
3. 肺栓塞：临床恶化有时与肺栓塞有关；突然出现的呼吸困难、不能解释的动脉血气恶化，如不能用肺部感染解释，应考虑肺栓塞，必要时作肺通气-灌注扫描或肺动脉造影
4. 恶性疾病：特发性肺纤维化和硬皮病患者患恶性疾病的可能性增加（尤其患肺腺癌的可能增加）
5. 气胸
6. 治疗的合并症：①长期大剂量的糖皮质激素的治疗：肌病、消化性溃疡、体液/电解质异常、白内障、骨质疏松和易伴发感染；②细胞毒药物：增加感染的易感性、骨髓抑制、肝炎和出血性膀胱炎。

表 8-4 间质性肺疾病的实验室检查

实验室异常发现	可能伴随疾病
血沉、血常规和尿常规	
血沉＞50mm/h	肺-肾综合征；系统性血管炎、韦格纳肉芽肿；慢性嗜酸性肺炎；恶性肿瘤
白细胞增多	系统性血管炎；过敏性肺炎；嗜酸粒细胞性肺炎；急性间质性肺炎；隐源性机化性肺炎（COP）
白细胞减少	结节病；结缔组织疾病；淋巴瘤；药物诱发
嗜酸细胞增多	嗜酸粒细胞性肺炎;结节病;系统性血管炎;药物诱发
血小板减少	结节病；结缔组织疾病；药物诱发；高雪病
缺铁性贫血	弥漫性肺泡出血综合征
溶血性贫血	结缔组织疾病；结节病；淋巴瘤；药物诱发
正常细胞性贫血	弥漫性肺泡出血综合征；结缔组织疾病；淋巴管癌病
尿沉渣异常	结缔组织疾病；系统性血管炎；药物诱发
抗体、丙种球蛋白、血清免疫复合物	
低丙种球蛋白血症	淋巴细胞间质性肺炎
高丙种球蛋白血症	结缔组织疾病;结节病;系统性血管炎;淋巴细胞间质性肺炎;淋巴瘤
血清免疫复合物	特发性肺纤维化(IPF)；淋巴细胞间质性肺炎；系统性血管炎；结缔组织疾病；嗜酸性肉芽肿
血清自身抗体（RF，ANA）	结节病；IPF/UIP；淋巴细胞性间质性肺炎；结缔组织疾病（RF，ANA，SS-A，SS-B，anti-ds DNA）；系统性血管炎；硅沉着病；石棉肺

续 表

实验室异常发现	可能伴随疾病
抗肾小球基底膜抗体	肺-肾综合征
抗中性粒细胞胞质抗体（C-ANCA）	坏死性肉芽肿血管炎（韦格纳肉芽肿）Churg-Strauss 综合征；显微镜下多血管炎；系统性坏死性血管炎；肺血管炎
类风湿因子阳性	类风湿关节炎；IPF/UIP
抗 Jo-1	多发性肌炎-皮肌炎
血清沉淀抗体	过敏性肺炎
对特异抗原的淋巴细胞转换试验	慢性铍病；铝工人病；金-诱发肺炎
血液化学检查	
肝功能异常	肉样瘤；SLE；间质性肺疾病伴发肝炎/肝硬化；药物诱发；恶性肿瘤
血尿素氮增加	肺-肾综合征；结缔组织疾病；Goodpasture 综合征；系统性血管炎
血钙增加	结节病；恶性疾病
肌酸磷酸激酶	多发性肌炎/皮肌炎
血清血管紧张素转化酶	结节病；过敏性肺泡炎；硅沉着病；戈谢病

2．限制性通气障碍　肺活量减少，肺总量明显降低，功能残气量和残气量也减少。第一秒用力呼气容量与用力肺活量之比值（FEV_1/FVC）正常或偏高。

3．弥散功能降低　一氧化碳（CO）弥散量降低。

4．血氧分压降低　PaO_2 为 66～96mmHg。肺泡动脉氧分压差增大。肺内分流增加，可达 15%～30%。生理无效腔亦增大。

【支气管-肺泡灌洗液检查】

1．IPF 和结缔组织疾病伴肺间质纤维化　中性粒细胞增多。

2．过敏性肺炎、结节病时　淋巴细胞增多。

3．嗜酸粒细胞性肺炎　嗜酸性粒细胞增加。

4．BALF 估测治疗反应和预后　**BALF 中以淋巴细胞增多为主者对糖皮质激素反应较好，其预后也好；而以中性粒细胞和嗜酸性粒细胞增多为主者，糖皮质激素的效果不如细胞毒性药物，患者预后相对较差。**

5．BALF 的诊断价值　BALF 某些异常发现可确诊和提示有些 ILD 疾病（表 8-5）。

表 8-5　BALF 对某些 ILD 的诊断价值

相关疾病	BALF 发现
淋巴管癌病，肺泡癌，肺淋巴瘤	恶性细胞
弥漫性肺泡内出血	充满含铁血黄素的巨噬细胞，红细胞
肺泡蛋白沉着症	肺泡内充满脂蛋白样物质（PAS 染色阳性）
脂质肺炎	巨噬细胞内脂肪颗粒
嗜酸性肉芽肿	单克隆抗体（T6）阳性组织细胞 电镜证实在灌洗的巨噬细胞有 Birbeck 颗粒
石棉相关的肺部疾病	铁锈色小体
脂质沉积症	肺泡巨噬细胞中脂肪色素沉着
铍病	对铍盐淋巴细胞转换试验阳性
硅沉着病	偏振光显微镜可发现粉尘颗粒
坏死性肉芽肿血管炎（韦格纳肉芽肿）	$ANCA^+$

【肺组织活检】

1．经支气管镜肺活检（TBLB）　创伤性检查，**首选右下肺的前、外、后基底段作为活检部位。每次可摘取肺组织 4～6 块，每块组织为 1～2mm。缺点是因组织缺少，不能全面观察肺泡炎的范围和程度，确诊率较低。**TBLB 的并发症：气胸约 5%；避免做中叶及舌叶的肺活检，只做一侧肺活检（避免双侧气胸）。TBLB 的禁忌证：①肺大疱、肺动脉高压、呼吸衰竭；②应用呼吸机进行正压通气的患者；③不能很好合作的患者。

2．外科肺活检（开胸肺活检/经胸腔镜肺活检）　如需外科肺活检应在治疗前进行。应根据 HRCT 所见精确地确定活检部位，把中间异常区域或毗邻已形成蜂窝旁的比较正常的肺区域做为取活检的靶位，以明确诊断。

【胸片】

1．磨玻璃样改变　早期只有模糊或淡淡的网状形及肺容积的降低。

2．细网状阴影　是渗出、浸润、水肿、周围肺组织间隔纤维化的结果。

3．弥漫性结节影　小结节影可以 1～5mm 大小不等。结节融合可表现为斑片状实变形。CT 也可发现结节影，**结节影在肉芽肿疾病中（如结节病等）为最常见的发现。**

4. 蜂窝肺 随着炎症和纤维化的进展，肺野上出现小的、圆形的囊样的空腔，大小为4～10mm，壁厚为0.5～1mm。

5. 纵隔和肺门淋巴结肿大 气管旁和对称性双肺门淋巴结肿大为诊断结节病的重要表现，但也可见于淋巴瘤和转移瘤。

6. 其他 ①自发性气胸：见于任何ILD，多见于嗜酸性肉芽肿、PLCH和LAM等；②胸腔积液：不多见。充血性心衰，恶性肿瘤淋巴管转移；③肺门蛋壳样钙化：硅沉着病；④胸膜钙化：见于石棉肺。

【胸部HRCT】

1. 胸膜下弧线状影 胸膜下0.5cm以内的于胸壁内面弧度一致的曲线形影，也称为新月影。主要见于IPF/UIP。

2. 不规则线状影 表现为与胸膜面垂直的细线形影，长1～2cm，宽1mm，以两下叶多见。为胸膜下的小叶间隔增厚所致。

3. 不规则线状网状影 小叶内线、网状影，尤其多见于肺周边和基底部，是肺纤维化的特征性改变。常伴有收缩性细支气管和支气管扩张。不规则线状影见于各种原因所致的肺纤维化，也包括慢性外源性过敏性肺泡炎和结节病。

4. 肺实变影 病变早期有小叶状影，边缘不规则，中间可见含气支气管影。

5. 小结节影 观察肺部小结节影时应注意结节影的大小、外观和分布。随机、均匀分布的小结节影，与解剖结构无关，其病变常源于血行播散性病变：如粟粒性肺结核、转移癌、播散性组织胞浆菌病、巨细胞病毒感染或疱疹病毒感染；沿淋巴管分布是指沿支气管血管束、终末细支气管周围、小叶间隔和胸膜下分布的小结节影，见于结节病、硅沉着病和癌性淋巴管炎；小叶中心性分布是指多个小结节影出现在次级肺小叶中心，小结节离胸膜3mm以上，可见于血管和血管周围病变，如肺水肿、出血和血管炎等。

6. 囊性变 多见于LAM和PLCH。LAM的肺囊性变壁薄、多发、较大，周围有相对正常的肺实质。肺囊性变还可见于囊性肺转移癌和感染性肺栓塞，也见于干燥综合征相关的LIP。还可发生于HIV相关的肺孢子菌病。

7. 蜂窝状影 两肺下叶膈面和背面多见，为边缘清楚的空腔。其病理基础为较小的空腔为肺泡管及呼吸性细支气管的扩张，有的为肺泡性气肿所致。

8. 磨玻璃样改变 是指均匀薄雾状的透光减低区，提示过敏性肺炎、肺水肿、肺出血或AIP，及免疫抑制时出现的肺孢子菌感染、病毒感染或 COP。慢性浸润性肺疾病时，磨玻璃样改变为肺泡充填性病变所致，如肺泡蛋白沉着症和细支气管肺泡癌。

9. 支气管扩张　多数为柱状支气管扩张，可与支气管扭曲并存。

[支气管镜检查和支气管肺泡灌洗]　可获得某些实验室资料或提示某一疾病的诊断。

[外科肺活检]　除非患者有典型的 UIP/IPF 临床表现和影像学改变外，**外科肺活检对明确临床和病理诊断相当重要。**

【治疗】　间质性肺疾病的治疗尚无统一的治疗方案，ILD 的病因不同，其治疗方法也不同，治疗应个体化、“量体裁衣”。某些 ILD 预后较好，对治疗的反应颇佳（表 8-6）。

表 8-6　常用治疗 ILD 方法的疗效

治疗效果良好	治疗效果差
结节病	IPF/UIP
急性过敏性肺泡炎(外源性过敏性肺泡炎)	慢性继发和进展性肺纤维化
药物诱发(急性)	慢性结节病
环境/职业/吸入因素(少量接触/轻度疾病)	慢性过敏性肺泡炎
特发性肺血管炎	慢性环境/职业/吸入因素
COP	伴有胶原血管疾病(RA,进行性系统性硬化,SLE,PM/DM)
RBILD	慢性吸入
慢性嗜酸粒细胞性肺炎	慢性放射性肺炎
LIP	肺纤维化伴有/合并肺动脉高压
原发性肺泡蛋白沉着症	慢性特发性 BOOP
急性放射性肺炎	BOOP 伴有胶原血管疾病
NSIP	慢性肺泡出血综合征
	肺静脉阻塞综合征
	闭塞性细支气管炎伴有或不伴有 ILD,类风湿关节炎,进行性系统性硬化,肺移植,吸入毒性气体/烟雾
	不明原因的 AIP
	肺朗格汉斯细胞组织细胞增多症(PLCH)
	结节性硬化
	家族性特发性肺纤维化

（蔡柏蔷）

第二节　特发性肺间质纤维化

【定义】 特发性肺间质纤维化（idiopathic pulmonary fibrosis，IPF）为不明原因的肺间质性疾病中最常见的一种疾病，多见于40岁以上男性。呈亚急性或慢性经过，表现为进行性呼吸困难伴刺激性干咳，病情常持续进展，多死于呼吸衰竭和继发肺部感染。**基本病理类型为普通间质性肺炎（UIP）**。

【临床表现】

1. 症状　①进行性呼吸困难：隐匿出现，呈进行性发展。初为劳力性，重症者静息时亦有症状。呼吸浅快；②刺激性干咳：咳少量白痰，劳力或用力呼吸而诱发咳嗽。继发感染时可咳脓痰。血痰少见。

2. 体征　①深吸气可闻及浅表、粗糙而密集的细湿啰音，分布广泛，以中、下肺及肺底为主，称为 **Velcro 啰音或爆裂音**；②杵状指（趾）；③发绀；④晚期出现肺动脉高压、肺心病体征。

【影像学】

1. X线胸片　**早期正常。磨玻璃样改变，间质纤维化条索影，出现环形小囊性透亮区谓之蜂窝肺，为终末期改变**。偶可出现自发性气胸。

2. 胸部HRCT　有助于早期发现病变，发现特殊部位，如背部周边部、膈肌部、纵隔和支气管-血管周围的病变及微细病变，可发现小叶胸膜增厚、囊性小气腔和蜂窝肺等。

【肺功能】

1. 肺容量降低　TLC、VC降低，MMEF、$FEV_1/FVC\%$ 正常。

2. 弥散功能障碍　一氧化碳弥散量（DLco）下降。

3. 通气弥散失衡　PaO_2 下降，$P(A-a)O_2$ 增大。

【支气管肺泡灌洗】 支气管肺泡灌洗液（BALF）中细胞总数增多，以巨噬细胞、中性粒细胞增多为主，中性粒细胞在急性期可增加5倍以上，部分有嗜酸性粒细胞增加，表明对糖皮质激素反应不敏感；少数以淋巴细胞增多为主的类型，对糖皮质激素反应较好。

【实验室检查】

1. 免疫球蛋白　如IgG、IgM、IgA等增高。

2. 自身免疫抗体　**如类风湿因子、抗核抗体可阳性。**

3. 血沉增快。

4. 部分患者有血清天冬氨酸转氨酶（AST）、乳酸脱氢酶（LDH）

增高。

5. 偶有嗜酸性粒细胞增多及继发性红细胞增多症。

【诊断与鉴别诊断】 根据临床表现、影像学、典型肺功能改变/和支气管肺泡灌洗可以进行初步诊断，确诊需依赖肺活检后行组织病理学检查。临床上尚未作外科肺活检时，IPF诊断仍不明确，但**如符合下列全部主要诊断标准，以及4项次要标准中的3项，IPF临床诊断的正确性明显增加**（表8-7）。

表8-7　尚未进行外科手术活检时诊断IPF

主要诊断标准	次要诊断标准
①排除已知的ILD的其他病因，如某些药物所致的毒性反应、环境污染和结缔组织疾病所致ILD	①年龄>50岁
②异常的肺功能，包括限制性通气功能障碍（肺活量降低，常伴有FEV_1/FVC比值的增加）以及气体交换功能的损害〔P（A-a）O_2的增加，PaO_2的降低伴有静息时或者运动后DLco的降低〕	②双侧肺底吸气爆裂音（干啰音或“Velcro”类型的啰音）
③HRCT显示双侧肺底部网状阴影伴有少量的磨玻璃样改变	③起病隐匿，或者表现为不能解释的运动后呼吸困难
④经支气管镜肺活检或者BAL检查缺乏其他疾病的诊断依据	④病程>3个月

应注意与其他ILD及各种心、肺疾患相鉴别。急性肺炎、肺结核、肺水肿、肺癌淋巴管浸润、肺泡癌、多发性肺梗死相鉴别，亚急型与慢性型应与慢性心功能不全、肺结核、BOOP、结节病以及职业性肺疾病相鉴别。

【治疗】

1. 对症治疗　吸氧、镇咳、祛痰等。及时控制继发性肺部感染。

2. 糖皮质激素治疗　糖皮质激素治疗对肺泡炎有效。对晚期病变患者或高龄患者不考虑应用糖皮质激素治疗。

方案：泼尼松20mg/d，病情稳定后在3～6周逐渐减量至2.5～10mg/d，至少维持1年，如减量过程中病情反复，宜再次加大剂量以控制病情，若仍有效维持治疗2年，部分患者需终身治疗。老年人、发绀、杵状指、低氧血症及影像学示广泛纤维化或蜂窝肺，宜对症治疗、吸氧等，而不推荐糖皮质激素治疗。糖皮质激素治疗2～3周后若仍无确切有效的证据，应尽快减量、或停用，或以维持剂量联合应用免疫抑制剂。

3．免疫抑制剂　一般用细胞毒药物，糖皮质激素不能耐受、疗效差或无效者，可联用或改用此类药物。①硫唑嘌呤：为首选药物，2mg/kg，最大150mg/d；②环磷酰胺：50～150mg/d口服，或200～400mg静脉推注，每周1～2次，总量8～12g；③环孢素A：每日5mg/kg，疗程1年；④雷公藤多苷：10～20mg/d，长期或间断使用；⑤甲氨蝶呤：口服，10mg，每周1次。

4．N-乙酰半胱氨酸（NAC）　600mg，tid。

5．联合治疗　泼尼松龙（逐渐从0.5mg/d到10～20mg/d），联合硫唑嘌呤（2mg/kg，最大150mg/d）及N-乙酰半胱氨酸（NAC，600mg tid），联合治疗比单一泼尼松龙或硫唑嘌呤有效。

6．青霉胺　能抑制免疫反应。每日1.5～1.8g，每日3～4次口服，可同时服用维生素B_6预防神经炎。

7．肺移植。

【预后】　至今无明确的治疗方法证明能改善IPF患者的存活或能显著地改变IPF的临床进程。大部分IPF病情持续进展，预后差，死亡率高。糖皮质激素等治疗暂时缓解病情，但从总体上不足以改变自然病程与预后。IPF急性加重若未及时治疗，常在2周～6个月内死亡。慢性型平均病程5～6年，少数可存活至15～20年。

（蔡柏蔷）

第三节　脱屑性间质性肺炎、呼吸性细支气管肺炎伴间质性肺病及淋巴细胞性间质性肺炎

一、脱屑性间质性肺炎

【定义】　脱屑性间质性肺炎（desquamative interstitial pneumonitis，DIP）属于特发性间质性肺炎（IIP）的一种病理类型。病理学特点为肺泡腔内均匀散布大量的巨噬细胞，肺泡间隔的炎症或纤维化相对较轻，肺泡结构通常无明显破坏，蜂窝样改变或成纤维细胞灶，极少见肺泡腔内的巨噬细胞过去被误认为是从肺泡壁脱落的上皮细胞，故称为脱屑性间质性肺炎。病变呈弥漫分布，镜下各视野所见大致相同，但常以细支气管周围更显著。

【临床特点】

1．发病年龄　40～50岁。**男性稍多，基本上都是吸烟者。**

2. 临床表现　进行性加重的呼吸困难及干咳、发热、乏力、体重下降等。**可有杵状指，肺部可闻及吸气相的爆裂音（Velcro 啰音）。**

3. 并发症　气胸，胸腔积液，偶见有肺心病的临床表现。

【影像学】

1. X 线胸片　部分 DIP 患者胸片可正常。**胸片改变通常为轻度三角形透光度减低的阴影，沿着心缘从肺门向双肺底放射，不累及肋膈角。**双肺底血管影增粗增多。弥漫性磨玻璃样改变较常见，有时有颗粒状或结节影。

2. HRCT　**磨玻璃样改变。**其他包括不规则的线状、网状影，但范围较局限，**常常局限于肺底。**50% 的病例有不规则线状阴影伴扭曲变形，提示纤维化。有时可发现牵引性支气管扩张，但程度较轻，也可有蜂窝肺改变和小的囊腔。

【治疗】　糖皮质激素治疗效果较好，剂量为 0.5 ~ 1mg/(kg·d)，6 ~ 8 周后逐渐减量，每 10 天减 5mg，减到 20mg/d 时至少维持 2 个月，以保持症状稳定。然后缓慢减量至停用，应维持治疗约 1 年。部分患者能自行缓解，或病情稳定多年。

如临床表现严重，可先静脉使用甲基泼尼松龙冲击治疗，根据体重给予 500 ~ 1000mg/d，共 3 天，然后改为口服治疗。

【预后】　多数 DIP 患者预后较良好，部分 DIP 病例未经治疗自发缓解。DIP 也可进展为纤维化、蜂窝肺。DIP 病例应长期随诊。

二、呼吸性细支气管肺炎伴间质性肺病

【定义】　呼吸性细支气管肺炎伴间质性肺病（RBILD）为 IIP 中的另一类疾病。呼吸性细支气管炎是一种常见于严重吸烟者的临床病理综合征。外科肺活检病理学显示呼吸性细支气管炎，同时周围肺组织存在多簇的巨噬细胞，肺泡间隔增厚伴有轻微的慢性炎细胞浸润。根据 IIP 的共识，**只有临床、影像学、病理学标准全部符合者才能诊断 RBILD。**

【临床表现】　渐进性进展的活动后呼吸困难和明显的咳嗽。其他症状包括胸痛、体重减轻，发热和咯血较少见，偶尔会发生气胸。杵状指罕见。有吸气末的湿啰音。

【影像学】

1. X 线胸片　20% 可正常。弥散对称的网状结节伴磨玻璃样变。其他包括支气管壁增厚，小的规则或不规则的模糊影，及肺野内的环状影。

2. 胸部 HRCT　不同程度的斑片状阴影、磨玻璃样改变和小叶中心型结节，很少见有蜂窝结构样改变。由于气体陷闭，可有上叶的肺气肿

和某些肺区的局部透亮度增加。

【肺功能检查】 多为限制性或混合性通气功能障碍，伴有肺弥散功能（DLco）的减少。休息时或运动后可能会出现轻微的低氧血症。

【RBILD 与 DIP 的关系】 RBILD 与 DIP 的共同点是均为吸烟相关的间质性肺疾病，HRCT 上表现为磨玻璃样改变。两种疾病都通常需要开胸肺活检来确诊。**RBILD 可能是 DIP 的一个早期或者较轻的类型，** DIP 是一种在老年患者中发展快、表现为更严重的间质性疾病。这两种疾病鉴别要点见表 8-8。

表 8-8 DIP 和 RBILD 的比较

	脱屑性间质性肺炎（DIP）	呼吸性细支气管肺炎伴间质性肺病（RBILD）
年龄（岁）	30～54	30～50
性别	男＞女	男＝女
临床特点	隐袭性的呼吸困难，咳嗽，杵状指，肺底湿啰音	呼吸困难，咳嗽
高分辨 CT	下部，周围性磨玻璃样改变	磨玻璃样改变，中心小叶性结节，有时有中心小叶性肺气肿
肺功能检查	限制性通气功能障碍伴 DLco 的减少	可能正常，限制性/阻塞性通气功能障碍伴最低限度的 DLco 减少
支气管肺泡灌洗液	混合的淋巴细胞和中性粒细胞，增加的巨噬细胞	戒烟后巨噬细胞增加，少见中性粒细胞
组织学	巨噬细胞积累甚至在肺泡腔消失	巨噬细胞在肺泡内积累，小气道周围的支气管炎症
预后	比 IPF 好，对糖皮质激素治疗反应好，可能复发	变数——戒烟后消退，但吸烟后加重
其他特点	吸烟：90% 为吸烟者	吸烟

【治疗】 患者经过主动或被迫戒烟后病情可能稳定或改善，如肺功能能维持，观察戒烟后效果比较稳妥。如果肺功能无改善或者出现一定程度的加重，可行每日 30～40mg 泼尼松的试验性治疗，疗程 4 周。

三、淋巴细胞性间质性肺炎

【定义】 淋巴细胞性间质性肺炎（lymphocytic interstitial pneumonitis，LIP）是一种与免疫反应异常有关的疾病，其病理改变特征为肺间质内弥漫性成熟的淋巴细胞及浆细胞浸润，可呈结节状增生。肺实质及淋巴结亦可有增生性改变。

【临床表现】 常为女性，发病年龄40～70岁，起病缓慢，进行性干咳、呼吸困难。可有发热、盗汗、消瘦，偶有咯血、胸痛、关节痛，一些患者无症状。查体可在双肺底听到爆裂音。杵状指及外周淋巴结肿大或肝脾大在儿童患者中多见。特发性LIP极少进展为纤维化，因而杵状指（趾）、爆裂音及其他生理特征常缺如或轻微。

【影像学】

1. X线胸片　双下肺为主的网状、粗网状结节状或细网状结节状影，可有粟粒影以及斑片状的浸润影、实变影，病变弥漫分布。

2. 胸部HRCT　边界不清的小叶中央性结节和胸膜下小结节（1～4mm）、磨玻璃样影、支气管血管束增厚、小叶间隔增厚，以下叶分布多见，部分患者有薄壁囊状气腔。纵隔淋巴结肿大多见于儿童患者或干燥综合征患者。

【肺功能】 限制性通气功能障碍，包括TLC、FVC、FEV_1降低，FEV_1/FVC升高，一氧化碳弥散量降低。

【治疗】 糖皮质激素或联合免疫抑制剂。糖皮质激素剂量为：泼尼松0.75～1mg/(kg·d)，最大100mg/d，服用8～12周或直至病情稳定，然后逐渐减量至0.25 mg/(kg·d)，继续服用6～12周。

【预后】 LIP病程个体间差异很大，一些患者治疗反应极好，能完全缓解；部分患者可进展为肺纤维化和肺心病。近5%的患者发展为低度恶性B细胞淋巴瘤。

（蔡柏蔷）

第四节　非特异性间质性肺炎

【定义】 非特异性间质性肺炎（non-specific interstitial pneumonitis，NSIP）是特发性间质性肺炎的一种病理组织学类型，而不是一种特异的临床疾病。**NSIP与UIP相比最重要的区别是对糖皮质激素的治疗有反应及预后较好。** NSIP可表现为特发性，也可与其他系统疾病相关，这些疾病大都是结缔组织疾病。

【临床表现】

1. 病史　以中老年为主，平均年龄52岁。起病方式呈亚急性。部分患者可能与结缔组织病相关，有机灰尘吸入及过去急性肺损伤史。

2. 症状　咳嗽、呼吸困难和双下肺爆裂音。部分患者有发热，杵状指少见。**合并结缔组织病的病例，肺部表现可先于其他系统的症状。**

3. 血气分析有低氧血症，肺功能检查为限制性通气功能障碍。

【影像学】

1. X线胸片　双肺弥漫性或片状分布的网状间质纹理增厚伴不同程度磨玻璃样影，**病变在外周部及双下肺明显。**

2. 胸部HRCT　双肺磨玻璃样影，呈片状分布，更多见于胸膜下区域，常伴小片实变影；也可见到不规则线状影及牵引性支气管扩张；蜂窝样变很少见。

【诊断】 **确诊必须行外科肺活检。**经支气管肺活检TBLB所取得的标本不足以作出NSIP的病理学诊断。

【鉴别诊断】 NSIP是一种病理组织学分型，需与UIP等进行鉴别。

【治疗】 选用糖皮质激素联合或不联合免疫抑制剂进行治疗，疗程至少6个月。然后根据症状、血气分析及肺功能决定是否继续治疗。

1. 糖皮质激素　**泼尼松0.5mg/(kg·d)应用4周后减为0.25mg/(kg·d)，8周后继续以0.125mg/(kg·d)或0.25mg/kg，隔日使用。**

2. 免疫抑制剂　硫唑嘌呤：由25～50mg/d开始，每1～2周增加25mg，直至2～3mg/(kg·d)，最大量不超过150mg/d。环磷酰胺：口服，由25～50mg/d开始，每1～2周增加25mg，直至2mg/(kg·d)，最大量不超过150mg/d。

【预后】 多数患者治疗后症状改善或维持稳定。病理类型为细胞型者，预后良好。

（蔡柏蔷）

第五节　急性间质性肺炎

【定义】 急性间质性疾病（AIP）是一种病因不明，以暴发起病、快速进展为呼吸衰竭、具有极高死亡率为特征的肺间质性疾病。**临床表现与急性呼吸窘迫综合征（ARDS）相似，病理学则为弥漫性肺泡损伤(diffuse alveolar damage，DAD)。**既往曾称为Hamman-Rich综合征。

【临床表现】

1. 病史　发病年龄7～83岁。**起病突然，病初有类似上呼吸道病毒感染的症状，持续1天至几周，迅速出现呼吸衰竭，大部分患者在1～2个月内死亡。**

2. 症状和体征　突然发热，干咳，继发感染时可有脓痰；有胸闷、乏力、进行性加重的呼吸困难，伴有发绀、喘鸣、胸部紧迫或束带感。双肺底闻及爆裂音。可发生自发性气胸。

【实验室检查】 **血白细胞增多，少数有嗜酸性粒细胞轻度增多，**红细胞和血红蛋白因缺氧而继发增高。血沉增快，血气分析为呼吸衰竭Ⅰ型，偶见Ⅱ型。

【影像学】

1. X线胸片 与ARDS的影像学相似。早期为中下野散在或广泛的点片状、斑片状阴影。以后出现不对称的弥漫性网状、条索状及斑点状浸润性阴影，并扩展至中上肺野，尤以外带明显；但肺尖部病变少见，肺门淋巴结不大；偶见气胸及胸腔积液。

2. 胸部CT 多为双肺小片状阴影、边缘模糊的磨玻璃样变、广泛分布的网状结节样阴影和实变影。

【诊断】 诊断标准：①急性下呼吸道疾病，发病时间≤60日；②影像学检查示双肺弥漫性浸润阴影；③肺活检示弥漫性、机化性或浸润性的肺泡损伤；④不存在任何已知的突发疾病或其他易感因素，如感染、系统性炎性反应综合征（SIRS）、污染环境或毒物接触史、结缔组织疾病和原先已有的间质性肺疾病；⑤既往胸片正常。

【鉴别诊断】

1. 慢性间质性肺炎 包括UIP、DIP、NSIP和继发于结缔组织疾病的肺间质病变，这些疾病也会出现急性加重。其共同特点是起病隐匿、病程较长。

2. ARDS 组织学特征为肺间质水肿和DAD，故**二者在临床表现和组织上均难以鉴别。但ARDS多有原发病及明确的病因，所以病史在此起决定性作用。**

3. 隐源性机化性肺炎（COP） 起病较急，但进展缓慢。胸片示双肺多发性斑片影，在病程中常有明显的游走。HRCT可见片状或结节状分布的较强的密度增高区，不见血管影像，其边缘区域有“空气-支气管造影征”。病理特点是阻塞性细支气管炎，有肉芽组织堵塞于扩大的小气道内。

【治疗】

1. **糖皮质激素 反应尚好，应早期、大量和长期地应用。用法：泼尼松40~80mg/d，持续3个月，病情稳定后逐渐减量，维持时间当视病情发展而定，但疗程不宜短于1年。**如减量时病情复发加重，应重新加大剂量。如病情凶险，可用冲击疗法：静脉注射甲基泼尼松龙500~

1000mg/d，持续3～5天；稳定后改为口服。还可以考虑联合用药：甲基泼尼松龙250mg/d＋环磷酰胺1500mg/d＋长春新碱2mg/d。

2．机械通气　急速进展的呼吸衰竭应进行机械通气治疗，加用一定水平的PEEP将有助于克服肺泡的塌陷，减轻纤维化的产生。

（蔡柏蔷）

第六节　弥漫性泛细支气管炎

【定义】 弥漫性泛细支气管炎（diffuse panbronchiolitis，DPB）是一种独立的小气道疾病，是以呼吸细支气管为主要区域的弥漫性炎性疾病。**DPB是一种鼻窦-支气管综合征，**其特征为慢性鼻窦炎和支气管炎症。主要表现为慢性咳嗽、咳痰和活动后呼吸困难。常有反复发作的肺部感染，并可诱发呼吸衰竭。目前DPB的病因不明，可能与遗传，体质因素等有密切关系。

【临床表现】

1．病史　发生于20～40岁，性别无差别。常有慢性鼻窦炎的病史。

2．症状　隐袭发病，**常见三大症状为慢性咳嗽、咳痰及活动时气短。**早期咳无色或白色痰，痰量逐渐增多，变为脓痰。并发铜绿假单胞菌感染时，脓痰增多。晚期可出现肺动脉高压和肺心病，最终将演变为慢性呼吸衰竭。

3．慢性鼻炎症状　鼻塞，流脓涕，嗅觉减退，必要时可摄鼻窦相或鼻镜检查。

4．体征　大部分有湿啰音，有时有干啰音。啰音多为水泡音，以两下肺为主。啰音的密度越高，则PaO_2越低。早期有低氧血症，伴有发绀及轻度杵状指。

【影像学】

1．X线胸片　**双肺弥漫性播散性的小结节影，边缘不清，主要分布于肺底部。**可因气体陷闭造成肺部充分过度。轻度支气管扩张常发生于中叶和舌叶，表现为双轨征。随着病情进展，可出现囊性病变或弥漫性支气管扩张。

2．胸部CT

（1）弥漫性小结节影和线状阴影，小叶中心性小颗粒状，肺小动脉逐渐分支变细，在其前端或其邻近可见小结节，**宛如“小雪团挂在树枝上”的影像，而且与胸壁有少许间隔是其特点。**CT上的圆形影常散在分布于胸膜至支气管和血管分支的末端以及叶中部区域。

（2）小支气管和细支气管扩张，表现为双轨征或小环形影。以两肺下叶最明显，多呈弥漫性，近端细支气管常有扩张和增厚。治疗后小结节状阴影可消退。

（3）支气管壁增厚。

（4）易合并中叶和舌叶肺不张。

【实验室检查】

1．常规检查　**白细胞增多，C-反应蛋白和血沉增加。IgG 和 IgA 增加。类风湿关节炎试验阳性。冷凝集试验增高。**效价通常升高 4～16 倍（×512 到×2048）。周围血淋巴细胞 CD4/CD8 之比是增加的。HLA-B54 存在，如阳性，有助于诊断。

2．肺功能检查　阻塞性通气功能障碍，RV 和 RV/TLC 增加，有时伴有限制性通气障碍。但肺顺应性和弥散功能多在正常范围，血气分析显示低氧血症，晚期伴有高碳酸血症。

3．细菌学检查　急性加重期可检出铜绿假单胞菌、流感嗜血杆菌、肺炎链球菌和金黄色葡萄球菌等。

【诊断】 诊断标准：

1．临床症状　持续性咳嗽、咳痰及活动时气短。

2．胸部听诊　断续性湿性啰音（多数为水泡音，有时伴有连续性干啰音或高调喘鸣音）。

3．胸片　X 线胸片示两肺弥漫散在的颗粒状阴影（常伴有肺过度膨胀，病情进展可见两下肺支气管扩张，有时伴有局灶性肺炎）。胸部 CT 示小叶中心性颗粒状阴影。

4．肺功能　$FEV_1/FVC < 70\%$，病情进展可伴有肺活量下降，残气量增加，通常无弥散功能减低。

5．血液检查　冷凝集效价增高（>64 倍）。

6．合并慢性鼻窦炎或有既往鼻窦炎病史（尽可能由 X 线照片确诊）。

满足上述主要临床表现（1）～（6）项者即可作出临床诊断。病理组织学有助于确诊。但临床诊断并不一定均具备 DPB 的病理组织改变。为获得病理诊断，必要时可进行开胸或经支气管镜肺活检（TBLB）。

应注意与慢性支气管炎、COP、支气管扩张、支气管哮喘和 COPD 进行鉴别诊断。

【治疗】

1．治疗原则　无论痰培养结果如何，**均首选红霉素，初期病例每日**

口服600mg或400mg，治疗6个月以上，对于病情发展的病例可使用2年以上，复发病例可再使用红霉素。

2. 其他大环内酯类抗生素　如克拉仙（CAM）、罗红霉素（RXM）与红霉素疗效相同。

3. 急性发作期治疗　当有明显感染症状时，如发热、咳脓痰、痰量增多、血沉增快、血白细胞及中性粒细胞增多，**针对病原菌及根据药物敏感试验选用抗生素。使用其他抗生素时，不停用红霉素。**

4. 辅助疗法　祛痰剂及使用支气管扩张剂，如β受体激动剂等。有低氧血症时使用氧疗。

（蔡柏蔷）

第七节　隐源性机化性肺炎

【定义】　隐源性机化性肺炎（cryptogenic organizing pneumonia，COP）原称闭塞性细支气管炎伴机化性肺炎（bronchiolitis obliterans with organizing pneumonia，BOOP），为一种小气道腔内肉芽组织阻塞造成的疾病，有时可完全阻塞小气道，肉芽组织延伸到肺泡管和肺泡。COP为特发，也可是各种免疫过程、中毒和炎症等所引起，其特点包括结缔组织增殖形成腔内息肉、纤维渗出、肺泡内巨噬细胞累积、肺泡壁炎症等，但肺组织结构仍完整。

【临床表现】

1. 病史　多见于50~60岁。男女性别无差异。

2. 症状　发热、干咳；呼吸困难（活动后明显加重），伴周身不适、厌食和体重下降。较少见症状有支气管分泌物增多、咯血、胸痛、关节痛和夜间盗汗。

3. 体征　肺部听诊有爆裂音，肺实变区或内可闻及粗啰音，偶然可听到支气管呼吸音。杵状指少见。

4. 临床类型

（1）多发性肺炎型：临床表现有发热，咳嗽，体重减轻，轻度呼吸困难，红细胞沉降率增快；**影像学表现为多发性可游走的肺泡浸润影；**糖皮质激素治疗后缓解。

（2）孤立性肺炎型：临床表现与第一组类似，但X线胸片为孤立肺部阴影。

（3）弥漫性间质性肺炎型：缺少类似流感的发热、全身不适等症状，呼吸困难较明显，且呈进行性加重；影像学表现以弥漫性间质浸润为主，可伴有或不伴有肺泡浸润；糖皮质激素治疗只有部分有效。

【影像学】

1．多发性双肺斑片状浸润影　最为常见的、最有特征性的影像学表现。**双侧分布的浸润阴影，阴影能自行游走。阴影密度从磨玻璃样改变到实变。**阴影大小不等，从3～5cm到整个肺叶，边缘不清，**常有“空气-支气管造影”征。**

2．双侧弥漫性、不对称的肺部浸润影　为网状、结节灶或网状结节型。有时肺间质影上可有肺泡影，然而**无蜂窝肺的表现。**CT可显示这种小阴影为圆形或不规则形。

3．孤立局灶性肺类型　孤立肺部阴影常发生于上肺野，阴影内常显示“空气-支气管造影”，偶可发现空洞。阴影边缘清楚，常呈叶段状分布，可呈圆形或结节形。阴影通常无进展，可稳定数月到数年。

【实验室检查】

1．肺功能　为限制型改变，偶可正常。FEV_1/FVC在大部分非吸烟患者中仍正常，弥散功能下降，有低氧血症、肺泡-动脉氧分压差增加。

2．常规化验　**血沉增快。C-反应蛋白增多，白细胞轻到中度增多，中性粒细胞增多。**自身抗体为阴性或轻度阳性。

3．支气管肺泡灌洗　支气管灌洗液的细胞分类显示巨噬细胞减少，淋巴细胞、中性粒细胞和嗜酸性粒细胞增加。COP多发型肺泡影类型中，淋巴细胞、中性粒细胞、嗜酸性粒细胞的“混合”性的增加，**巨噬细胞内常有“空泡”状改变（泡沫型巨噬细胞）。**

【诊断】　以下特点可提示COP：

1．起病缓慢，且有迁延性的呼吸道症状（干咳、发热、气短）、爆裂音（Velcro啰音）和周身症状、体重下降和周身不适。

2．实验室检查　血白细胞增多、血沉增快和C-反应蛋白阳性。

3．影像学　双肺多发性斑片状浸润影，双肺弥漫性网状间质阴影或呈大叶分布的肺泡性浸润影。特征性的改变为游走性阴影。

4．支气管肺泡灌洗液　淋巴细胞、嗜酸性粒细胞和中性粒细胞均增加。

5．临床上不支持肺结核、支原体和真菌等肺部感染，抗生素治疗也无效。

6．糖皮质激素治疗效果明显。

诊断COP需经开胸肺活检或胸腔镜下肺活检，经病理组织学证实有COP的特征性所见才能确诊。经支气管镜肺活检（TBLB），因肺组织标本过少，不能得到特征性病理所见。

【鉴别诊断】

1. 特发性肺间质纤维化（IPF） IPF 患者有较多较密的细湿啰音，杵状指多见，支气管肺泡灌洗液中淋巴细胞不高，影像学常表现间质性改变，有肺容积降低和蜂窝肺的改变。IPF 对糖皮质激素治疗反应欠佳。

2. 慢性嗜酸性粒细胞肺炎（CEP） COP 与 CEP 在临床上相似，二者对糖皮质激素治疗反应良好，X 线胸片表现也相似，且都有嗜酸性粒细胞的增加。但 COP 嗜酸性粒细胞的增加很少超过 10%。另外，CEP 病理学上的特点为肺泡腔内和基质内有较多的嗜酸性粒细胞浸润。

3. 外源性过敏性肺泡炎 临床表现和影像学均与 COP 相近，且肺部阴影也呈游走性，二者对皮质激素均有良好的治疗反应。但从职业史、环境、吸入诱发实验和抗体-补体血清学检查等方面可鉴别这两种疾病。

4. 闭塞性支气管炎（BO） BO 是一种小气道疾病，表现为快速进行性呼吸困难，肺部可闻及高调的吸气中期干鸣音；X 线胸片提示肺过度充气，但无浸润阴影；肺功能显示阻塞性通气功能障碍，而一氧化碳弥散功能正常。BO 对糖皮质激素治疗反应差，预后不良。

【治疗】

1. 初期糖皮质激素治疗 最佳剂量和疗程尚不清楚。开始用泼尼松 0.75～1 mg/(kg · d)，时间为 1～3 个月。

2. 糖皮质激素减量期 第二阶段治疗期间将泼尼松由初期剂量，逐渐减量至 20～40mg，时间为 3 个月。

3. 糖皮质激素维持治疗期 维持剂量为泼尼松 5～10mg/d，后期可改为泼尼松 5mg，隔日 1 次。

泼尼松全疗程为 1 年。泼尼松停药过早则有复发的可能。泼尼松治疗过程中应警惕激素的各种并发症，尤其是肺部真菌感染。

COP 预后良好，经治疗后临床和病理生理异常可完全恢复。但 COP 复发常见，应认真考虑复发的 COP 患者延长糖皮质激素治疗的风险和疗效。

（蔡柏蔷）

第八节 嗜酸性粒细胞肺部疾病

嗜酸性粒细胞肺部疾病（pulmonary eosinophilia，PE）是**以 X 线胸片浸润、血中嗜酸性粒细胞增多为典型表现的一组疾病（表 8-9）**。发病可能与变态反应有关，症状有咳嗽、气短、胸闷、哮喘等。

表 8-9　嗜酸性粒细胞肺疾病的病因

疾病类型	特　点
单纯型肺嗜酸性粒细胞增多症——吕弗勒综合征（Löffler syndrome）	旅行史，症状持续数天到数周，咳嗽，全身不适，厌食，鼻炎，盗汗，低热，呼吸困难，喘息。痰中可检出嗜酸性粒细胞和幼虫。血嗜酸性粒细胞增多
慢性或迁延型肺嗜酸性粒细胞增多症	症状持续数周到数月，伴随系统症状。咳嗽、咳痰、咯血、呼吸困难、新发哮喘、发热、盗汗、体重下降。痰嗜酸性粒细胞增多
急性嗜酸性粒细胞肺炎	症状持续时间短，少于 5 天。发热、咳嗽、呼吸困难及全身不适。低氧血征。BALF 嗜酸性粒细胞比例增加，1/3 患者嗜酸性粒细胞增多
热带型肺嗜酸性粒细胞增多症	旅行史，症状持续数周到数月，可缓解和复发。咳嗽、喘息、咳痰、呼吸困难、胸痛、发热、体重下降、乏力。痰中可见嗜酸性粒细胞。血嗜酸性粒细胞增加，IgE 增高
变态反应性支气管肺曲菌病（ABPA）	哮喘病史，症状明显，持续数周到数月，伴系统症状。血中嗜酸性粒细胞增多。曲菌皮肤试验阳性，IgE 增高。曲菌沉淀素增高
变应性肉芽肿病和血管炎 Churg-Strauss 综合征	鼻炎，既往哮喘病史，其他器官受累，伴随系统症状。症状持续时间更长，数周到数月。血中嗜酸性粒细胞增多，组织嗜酸性粒细胞浸润

一、单纯型肺嗜酸性粒细胞增多症

【定义】 单纯型肺嗜酸性粒细胞增多症为寄生虫或者药物等引起的肺部暂时性变态反应，特点为全身症状轻微，X 线胸片呈一过性肺部浸润影，血嗜酸性粒细胞增多，病程数天到数周。

【病因】 **主要是寄生虫或者药物引起的变态反应。**寄生虫包括蛔虫、钩虫、丝虫、绦虫等。药物有阿司匹林、青霉素、呋喃坦叮、磺胺等。

【临床表现】

1. 症状　无症状或症状轻微，咳嗽、咳少量黏液痰、头痛、食欲不振等，类似感冒，偶有血痰及呼吸困难，全身不适，厌食，不伴发热或者有低热。

2. 体征　少量干湿啰音。

3. 实验室检查　①外周血白细胞总数正常或者略增高，**血嗜酸性粒细胞达 10% ~70%，血清 IgE、IgM 升高；②痰及 BALF 中嗜酸性粒细胞**

增多；③X 线胸片：**单侧或双肺斑片状浸润影，下肺多见，边缘模糊，呈游走性。肺部阴影多在 1～2 周内消失**；④因蛔虫感染引起者，症状出现后 2～3 个月时从粪便可以查出虫卵。

【诊断】 主要诊断依据：①症状及体征轻；②肺部阴影呈游走性；③血中嗜酸性粒细胞增多；④病程短，<1 个月，能自愈。

【鉴别诊断】

1. 感染性肺炎　应与病毒性肺炎、支原体肺炎、细菌性肺炎相鉴别。

2. 结缔组织病的肺部表现　如发热明显，症状持续不缓解，且伴有全身多系统受累症状，应考虑系统性结缔组织病累及肺部。

【治疗】

1. **多数可不治自愈**。可对症治疗，止咳化痰，继发感染时予适当的抗生素治疗。

2. 停止使用过敏药物，避免接触变应原。寄生虫感染者予驱虫剂治疗。

3. 症状明显且反复发作者，可予泼尼松治疗，剂量为 20～30mg/d，待症状控制和肺部阴影消失可逐渐减量至停药，疗程一般不超过 1 个月。

二、慢性或迁延型肺嗜酸性粒细胞增多症

【定义】 慢性或迁延型肺嗜酸性粒细胞增多症（chronic or persistent eosinophilic pneumonia）**病程较长，通常为 2～6 个月，甚至可超过 1 年。**症状较 Löffler 综合征更重，表现为发热、干咳、或有呼吸困难。中青年发病率高，女性更多见。病因不明，可能与自身免疫因素有关

【临床表现】

1. 症状　起病缓慢，病程 1 个月至 1 年。病初干咳为主，后期咳少量黏痰，偶有咯血。低热、盗汗、体重减轻等全身症状。**部分患者表现为进行性呼吸困难，甚至发展为急性呼吸窘迫综合征（ARDS）。**

2. 体征　部分有哮鸣音，晚期可以出现捻发音。

3. 实验室检查　①外周血白细胞计数中度增多，**嗜酸性粒细胞达 60%～90%；②痰中有较多嗜酸性粒细胞**；③X 线胸片：非肺段性浸润影，病变相对固定、无游走性；④肺功能：呈限制性通气功能障碍，肺弥散功能下降，晚期可有低氧血症；⑤支气管肺泡灌洗液（BALF）中嗜酸性粒细胞数达 30%～50%；⑥经支气管肺活检或开胸肺活检是诊断的可靠手段。

【诊断】 根据症状、体征、病程、外周血嗜酸性粒细胞增多以及胸

部X线表现可作出临床诊断，必要时可行肺活检以明确诊断。

【治疗】 常用泼尼松30～40mg/d，症状好转后逐渐减量至停药，疗程一般为4～6个月。预后一般良好。

三、急性嗜酸性粒细胞肺炎

【定义】 急性嗜酸性粒细胞肺炎（acute eosinophilic pneumonia）病因不明，**可能是因为吸入某种不明抗原产生变态反应。**

【临床表现】

1．症状　症状常持续数小时或数天。表现为高热、肌肉疼痛、咳嗽、呼吸困难等。

2．体征　双肺底弥漫性湿啰音。

3．实验室检查　①外周血白细胞计数中度增多，1/3患者嗜酸性粒细胞增多；②X线胸片：弥漫性肺浸润影，可有胸腔积液；③胸部CT：示弥漫性肺实质浸润；④肺功能：呈限制性通气功能障碍，肺弥散功能下降；⑤ **BALF中嗜酸性粒细胞数增多大于25%**；⑥肺活检：肺泡内及间质单核细胞尤其是嗜酸性粒细胞浸润，伴透明膜形成及其他弥漫性肺泡损伤表现，类似与急性呼吸窘迫综合征相似。

【诊断】 诊断依据：急性发病，发热，严重低氧血症，弥漫性肺部浸润影，BALF血嗜酸性粒细胞增多大于25%，缺乏寄生虫、真菌以及其他肺部感染证据，无明确的药物反应。对糖皮质激素反应良好，停用后不容易复发。必要时肺活检明确诊断。

【治疗】 糖皮质激素治疗，可试用甲泼尼松龙60mg，q6h，连续1～2天。症状好转后逐渐减量，一般需使用2～4周。

四、热带型肺嗜酸性粒细胞增多症

本病见于印度、缅甸、斯里兰卡、印度尼西亚、非洲和南美洲等地，中国南京及长江一带也有发现。

【定义】 **本病与丝虫感染引起的变态反应有关**，多见于青年女性，症状特点为阵发性咳嗽、喘息，血嗜酸性粒细胞增多，X线胸片示肺内弥漫性斑片状阴影，海群生和砷剂治疗有效。

【临床表现】

1．症状　起病缓慢，阵发性痉挛性干咳、咳少量黏液痰，常有哮喘样发作，可伴有发热、乏力、食欲不振、体重下降等全身症状。

2．体征　双肺可闻及哮鸣音和湿啰音，肝和淋巴结肿大。

3．实验室检查　①外周血白细胞总数$>15\times10^9/L$，嗜酸性粒细胞为20%～90%；②**丝虫补体结合试验阳性**；③X线胸片：弥漫性小结节和斑片状阴影，边界不清，融合成片，多见于双侧中下肺野，慢性期可有肺纤维化表现；④肺功能：早期为阻塞性通气功能障碍，晚期有限制性通气功能障碍及弥散功能下降。

【诊断】 诊断依据：①丝虫病流行地区；②阵发性咳嗽和哮喘；③血中嗜酸性粒细胞增多；④丝虫补体结合试验阳性；⑤X 线胸片表现；⑥抗丝虫药物治疗效果明显。

【治疗】 **主要为抗丝虫治疗，首选药物为海群生，6~8mg/(kg·d)，分3次口服，疗程10~14天。**也可用卡巴砷，400~600mg/d，分2~3次给药，10天为1疗程。如上述治疗无效，可予亚乙酰拉砷治疗。多数病例预后良好，少数发展为肺纤维化。

五、变态反应性支气管肺曲菌病

【定义】 变态反应性支气管肺曲菌病（allergic bronchopulmonary aspergillosis，ABPA）是**人体对曲菌发生超敏反应引起的一种疾病。**

【临床表现】

1. 病史 多见于儿童和年轻人，有特异性体质和家族特异性疾病史。易患特异性疾病，如变应性鼻炎、特异性皮炎、荨麻疹或有食物、药物过敏史。

2. 症状 发作以秋冬季多见，气喘常见，咳嗽、咳痰、低热、咯血、胸痛、消瘦、乏力、盗汗等。**痰液具特征性，除白黏痰、黄脓痰外，可有西红柿样痰、土块样痰、豆渣样痰、块样痰，约2/3的患者痰中可见支气管管型（痰栓）。**

3. 体征 哮鸣音，肺浸润部位可听到捻发音、支气管呼吸音，黏液嵌顿引起肺不张时有呼吸音减低。

【影像学】

1. 非特异性改变 肺浸润和肺不张，肺浸润呈均质性斑片状、片状或点片状渗出影，病变部位不定，密度从磨玻璃样到实变影。肺不张为痰栓引起。晚期可出现肺气肿、纤维化、空腔、肺叶收缩等。

2. 特异性改变 **特异性改变为中心型支气管扩张，**多见于上叶，表现为特征性的平行线阴影或环状阴影。环状阴影为扩张支气管的横断面表现，直径1~2cm。如果分泌物填满了已扩张的支气管，表现为带状或牙膏样阴影、指套样阴影、结节状阴影。

【实验室检查】

1. 痰 痰栓镜检可发现菌丝，常见嗜酸性粒细胞。**痰曲菌培养的阳性率为50%。**

2. 血常规 外周血嗜酸性粒细胞明显增多，嗜酸性粒细胞≥8%，绝对值≥0.6×10^9/L，通常在1×10^9/L以上。

3. 血清学 **血清总IgE水平明显增高，血清烟曲菌特异性IgE和(或)IgG水平升高。急性发作期血清中存在抗曲菌属的沉淀抗体。**

4. 皮肤试验 用混合真菌、混合曲菌和烟曲菌提取液进行皮试，于15~20分钟内出现阳性风团为阳性速发性皮肤反应，部分可出现双相反应。

5. 肺功能 可存在可逆性阻塞性通气功能障碍，可逆试验阳性率为31%~56%。

【诊断】 诊断标准：①哮喘病史；②烟曲菌抗原皮内试验呈速发阳性反应；③血清总IgE升高(>417U/ml或者>1000ng/ml)；④血清烟曲菌特异性IgE和(或)IgG水平升高；⑤肺部浸润(目前或过去)；⑥周围血嗜酸性粒细胞增多；⑦中心型支气管扩张；⑧血清沉淀试验阳性。符合8条标准可诊断为ABPA伴中心型支气管扩张(ABPA-central bronchiectasis，ABPA-CB)，符合除第7条以外的其他7条，可诊断为血清学阳性的ABPA(ABPA-seropositive，ABPA-S)。

ABPA的简易诊断标准，即符合上述①+②+③+⑦条者可诊断为ABPA-CB，④也有助于诊断。符合①+②+③+④+⑤条者可诊断为ABPA-S。

此外，以下几点也有助于诊断：①痰涂片或培养烟曲菌阳性；②咳痰栓或痰中带褐色、黑色、绿色物质；③痰中嗜酸性粒细胞增多；④影像学示支气管壁增厚或手套征(意味着支气管痰栓阻塞)。

【治疗】

1. 糖皮质激素 泼尼松0.5mg/(kg·d)，连续2周，6~8周内逐渐减量。不建议长期使用全身糖皮质激素治疗。

2. 伊曲康唑 抑制曲菌的增生，伊曲康唑400mg/d，疗程为16周。

(蔡柏蔷)

第九节 过敏性肺炎

【定义】 过敏性肺炎(hypersensitivity pneumonitis)既往称为外源性过敏性肺泡炎，是一种因反复吸入有机抗原或低分子化学抗原所引起、免疫反应介导的肺部疾病，病理改变为肺间质、肺泡和终末细支气管的炎症反应，逐渐形成非干酪性肉芽肿，持续暴露于抗原可发展为肺间质纤维化。

【病因】 与反复吸入有机粉尘有关：①微生物类：包括细菌（嗜热放线菌、枯草杆菌、克雷伯杆菌等）、真菌（曲菌、青霉菌、分枝孢子菌、毛孢子菌等）、阿米巴；②动物蛋白：鸟禽类的粪便或蛋白，动物皮毛，蚕蛹等；③化学制剂：异氰酸盐等。较常见的农民肺，是存在于发霉干草及谷物中的嗜热放线菌引起。

【临床表现】

1．病史 症状与接触抗原的频率、程度和宿主对抗原的反应有关，主要累及肺部。

2．症状 ①急性：短时间吸入大量抗原后4～12小时内症状发作，胸闷、呼吸困难和干咳，伴有发热、寒战、乏力、头痛和躯体痛等全身症状，脱离接触抗原后数天内症状可缓解；②亚急性：咳嗽和呼吸困难持续，长达数天及数周，伴食欲不振、体重下降；③慢性：反复接触抗原而引起，或由急性、亚急性迁延而来，起病隐匿，表现为进行性呼吸困难，伴或不伴咳嗽，可发展为肺心病、呼吸衰竭。

3．体征 双肺有爆裂音和哮鸣音，发绀及杵状指。

【影像学】

1．X线胸片 急性期正常，也可表现为双肺磨玻璃样改变、双肺弥漫性1～4mm的小结节影或斑片状浸润影。慢性期发展为肺间质纤维化，表现为网状结节影或纤维条索影、肺容积缩小、蜂窝肺。

2．胸部HRCT 磨玻璃样改变，弥漫性、边界不清的小叶中心型小结节影。

【实验室检查】

1．肺功能检查 早期正常，反复与抗原接触出现肺功能损害，以限制性通气功能障碍为主，肺活量和肺总量下降，弥散功能下降，严重时有低氧血症。

2．支气管肺泡灌洗（BAL） 细胞数增多5倍以上，接触抗原后24小时内中性粒细胞一过性增加，随后淋巴细胞增多，主要为T淋巴细胞，CD4/CD8比例倒置。

3．**血清特异性抗原的沉淀抗体阳性。**

4．吸入激发试验 用抗原物的提取液雾化吸入，数小时后出现症状为阳性反应，有助于诊断。使用和解释激发试验应慎重。

【诊断】 根据抗原接触史，典型的临床症状及体征，X线胸片，胸部HRCT，血清沉淀抗体，肺功能及BAL特点，可作出诊断。必要时做肺活检。

【鉴别诊断】

1. 感染性肺炎　无吸入变应原等诱因，咳嗽、咳脓痰，肺部体征较局限（湿啰音、或实变），血 WBC 明显增多，X 线胸片显示局部浸润影或实变，无血清沉淀抗体，抗生素治疗有效。

2. 变应性哮喘　多有过敏体质，接触抗原后即刻发病，以喘憋为主，有咳嗽及咳少量黏痰，但无发热，双肺可闻及哮鸣音。血嗜酸性粒细胞增多，血清总 IgE 及特异性 IgE 升高，无沉淀抗体。X 线胸片无明显异常，肺功能为可逆性阻塞性通气功能障碍。

3. 特发性肺纤维化（IPF）　外源性过敏性肺泡炎晚期也表现为咳嗽、呼吸困难，影像学也有肺纤维化表现，与 IPF 难以区分。但工作及生活中的抗原接触史，发病早期的典型症状、体征，有助于二者鉴别诊断。

【治疗】

1. 立即脱离工作环境、避免吸入抗原。急性症状可自行缓解。

2. 重症病例，应予泼尼松治疗，40～60mg/d 口服，疗程为 1 个月，症状缓解逐渐减量至停用。晚期明显纤维化者，糖皮质激素治疗无效。

3. 继发肺部感染给予抗生素治疗。

（蔡柏蔷）

第十节　弥漫性肺泡出血

【定义】　弥漫性肺泡出血（diffuse alveolar hemorrhage，DAH），是指多种病因引起的肺泡毛细血管受损导致的小的肺血管（毛细血管、小静脉、小动脉）出血，临床表现为咳嗽、呼吸困难和咯血。

【病因】

1. 伴有毛细血管炎的 DAH　韦格纳肉芽肿、系统性坏死性血管炎、显微镜下多血管炎、过敏性紫癜、抗磷脂综合征等。此类疾病由于免疫复合物沉积、或抗体直接作用于基底膜而引起毛细血管损伤。

2. 不伴有毛细血管炎的 DAH　特发性肺含铁血黄素沉着症、弥漫性肺泡损害、青霉胺过敏、二尖瓣狭窄、凝血性疾病、肺静脉阻塞性疾病等。

系统性红斑狼疮（SLE）和 Goodpasture 综合征可伴有或不伴有肺毛细血管炎。

【临床表现】

1. 症状　咳嗽、呼吸困难和咯血。如肺泡内出血与近端气道不相通，临床上可无咯血。其他症状取决于DAH的原发病因，包括发热、皮肤血管炎、鼻窦炎、关节炎、肾小球肾炎的症状和体征。

2. 体征　正常，或有肺部湿啰音，贫血貌及原发病体征。

【实验室检查】

1. 血常规　小细胞低色素性贫血。

2. 尿常规　如有尿沉渣、尿蛋白定量异常或者肾功能异常则说明存在肾小球肾炎，提示Goodpasture综合征、SLE等结缔组织病、系统性血管炎等。

3. 影像学　**弥漫性或局灶性斑片状肺泡浸润影，在不同部位反复出现，CT示肺实变，**由于反复发作，最终可发展成慢性肺间质浸润。

4. 肺功能　DAH活动性出血期表现为一氧化碳弥散量增加，故**弥散量增加是观察DAH复发的敏感指标，**也有利于发现缺乏咯血症状的DAH病例。进展为肺间质纤维化时可出现限制性通气功能障碍。

5. BALF　**有大量红细胞和含铁血黄素巨噬细胞。**

6. **原发病相关检查　抗肾小球基底膜抗体（抗GBM抗体）提示Goodpasture综合征，c-ANCA阳性提示坏死性肉芽肿血管炎（韦格纳肉芽肿），ANA和抗DNA抗体阳性提示SLE等结缔组织病。**

【诊断】根据反复发作的咳嗽、呼吸困难和咯血，伴或不伴小细胞低色素性贫血，影像学显示肺泡浸润影，肺功能CO弥散量增加，BALF中有大量红细胞和含铁血黄素巨噬细胞，基本可诊断DAH。进一步要明确原发病的诊断。

【鉴别诊断】

1. 与以咯血为主要表现的其他疾病鉴别　咯血可以来源于肺泡毛细血管，但更多的是来源于支气管血管、肺血管，往往是气道、肺实质的损伤所致，常见有支气管扩张、肺部肿瘤、坏死性肺炎、肺梗死、肺血管畸形等，需予以鉴别。

2. 咯血症状不明显的DAH，需与其他影像学有肺泡浸润影的疾病鉴别。此时，一氧化碳弥散量增加以及BALF中有大量红细胞和含铁血黄素巨噬细胞，具有重要的鉴别意义。

【治疗】

1. 一般治疗　大量咯血应卧床休息，吸氧，予止血药，必要时输血。慢性期注意纠正缺铁性贫血。继发感染时予抗菌药物。

2. **针对原发病治疗，必要时予糖皮质激素及免疫抑制剂治疗。**

（蔡柏蔷）

第十一节　坏死性肉芽肿血管炎（韦格纳肉芽肿）

【定义】 坏死性肉芽肿血管炎（Necrotizing Granulomatous Vasculitis，NGV）原称为韦格纳肉芽肿（Wegner granulomatosis，WG）是一种病因不明的中、小血管坏死性肉芽肿性炎性疾病。为一种**具有三联征的血管炎病，即上和（或）下呼吸道坏死性肉芽肿血管炎、肾小球局灶或弥漫性肾炎和广泛性坏死性血管炎**。任何年龄均可发病，多见于 40～60 岁的男性。

【临床表现】 全身症状为发热、乏力、体重下降、厌食、贫血和头晕等一般临床表现。

1．上呼吸道　病初最常累及部位。咽痛、口腔溃疡，慢性鼻窦炎、慢性鼻炎、鼻溃疡和由此引起的鞍状鼻，中耳炎、乳突炎以及听力丧失，声嘶和声门下狭窄等。上呼吸道继发感染常发生在鼻窦，多为金黄色葡萄球菌感染。

2．肺　**肺受累是 NGV 的基本特征之一**。最常见的症状是咳嗽、咯血、呼吸困难和胸膜炎，继发肺部感染不多见。

3．肾　肾受累疾病初期少见，但**最终可出现肾受累，表现为蛋白尿、血尿、红细胞管型和肾功能不全**。出现蛋白尿后迅速发展为爆发性肾小球肾炎，导致不可逆性肾功能衰竭。

4．眼　眼部症状多为非特异性，包括角膜炎、巩膜炎、葡萄膜炎、结膜炎和视神经炎等，8% 患者可能失明，**突眼对 NGV 有一定诊断价值。**

5．皮肤　紫癜是常见皮肤病变，好发于下肢，也可以见于躯干、上肢和面部，结节和皮肤溃疡不多见。

6．关节　关节痛，大小关节均可累及，缓解后不遗留关节残疾，一般与疾病活动相平行，不需要单独治疗。

7．神经系统　周围神经病变最常见，如多发性单神经炎、远侧对称性多神经病等。血管炎也可累及中枢神经系统。

【实验室检查】

1．一般检查　正细胞、正色素性贫血，白细胞、血小板升高，血沉、C-反应蛋白增多，**免疫球蛋白尤其 IgA 升高明显。类风湿因子阳性，抗核抗体和冷球蛋白常为阴性**，总补体及 C3 水平正常或略增多。肾脏病变时可出现蛋白尿、血尿或管型尿。

2．抗中性粒细胞胞质抗体　c-ANCA 即抗蛋白酶 3（PR3）抗体对

NGV 诊断的特异性达 95% ~98%，活动期局限型患者 c-ANCA 阳性率达 70% ~80%，完全缓解期绝大部分患者转为阴性。

【影像学】 常见为浸润性病变和结节。肺浸润性阴影可以是一过性、迁移性，甚至未经治疗即可消失。肺结节常为多发、双侧，可有空洞形成，可见胸膜渗出性病变。弥漫性出血及纵隔和（或）肺门淋巴结肿大少见。

【病理】 **组织学检查是确诊 NGV 的"金标准"，一般从鼻窦或其周围器官、肺和肾取活检标本。**典型病理表现为坏死性肉芽肿炎症和（或）血管炎。病变主要累及中、小动静脉，毛细血管及周围组织，血管壁有炎性细胞浸润，包括大量多核巨细胞和少量嗜酸性粒细胞，常不形成结核样结节，血管腔易闭塞，在周围病变进程中形成栅栏样组织排列的坏死肉芽肿。

【诊断】 NGV 的诊断主要根据临床表现和病理特征。美国风湿病学会（ACR）1990 年提出的 NGV 的分类标准（表 8-10）。符合 4 项标准中 2 项或 2 项以上时，可诊断为 WG。

表 8-10 ACR（1990 年）确定的坏死性肉芽肿血管炎（韦格纳肉芽肿）分类标准

标准	定义
鼻或口腔炎症	疼痛或无痛性口腔溃疡，或脓性或血性鼻分泌物
胸部 X 线片异常	显示有结节，固定的浸润灶，或空洞
尿沉渣异常	镜下血尿（每高倍视野 >5 个红细胞）或红细胞管型
活检有肉芽肿炎症	病理显示动脉壁内或血管周围或血管外区域有肉芽肿炎症

【鉴别诊断】

1．Churg-Strauss 血管炎　也为坏死性、肉芽肿性血管炎，但其特征还有嗜酸性粒细胞增多和哮喘，上呼吸道受累一般无破坏性改变，肺空洞型结节罕见。ANCA 阳性率 10% ~60%，且为核周型抗中性粒细胞胞质抗体（p-ANCA）。

2．显微性多血管炎　主要累及小动脉、小静脉和毛细血管的坏死性血管炎，也可累及中、小血管，坏死性肾小球肾炎和肺毛细血管炎常见，但无肉芽肿形成。p-ANCA 阳性。

3．结节性多动脉炎　为中小动脉受累的坏死性血管炎，不累及微血管，无肉芽肿形成。很少累及肺，肾受累多见。ANCA 阳性率低。

4. 肺出血-肾炎综合征　主要表现为肺出血和肾小球肾炎，肺、肾外其他脏器很少受累，组织学可见抗基底膜抗体线性沉积于肺和肾组织中。

5. 淋巴瘤样肉芽肿　罕见上呼吸道病变，组织活检可见淋巴细胞样及浆细胞浸润，免疫过氧化酶染色，细胞内多克隆免疫球蛋白。

【治疗】

1. **糖皮质激素　泼尼松开始可用大剂量，≥1mg/(kg·d)，急性症状消失后（肾功能稳定，肺浸润消散）泼尼松可逐渐减量至停用。**对危及生命的重症（弥散性肺出血、急性进展性肾小球肾炎），用大剂量静脉甲泼尼松龙冲击治疗，每日1.0g，连用3天，然后继续应用常规剂量糖皮质激素治疗。

2. **细胞毒药物　常与糖皮质激素合用，**首选环磷酰胺，口服治疗环磷酰胺，2mg/(kg·d)加上大剂量泼尼松，1mg/(kg·d)。对重症患者，环磷酰胺开始3~5mg/(kg·d)，3~4天后减至2mg/(kg·d)。泼尼松在急性症状消失后逐渐减量，环磷酰胺应在症状完全缓解后至少维持1年开始减量，一般2~3个月减25mg直到停药。

为维持缓解，防止复发，某些患者可能一直需要低剂量的环磷酰胺维持治疗。治疗期间应密切观察外周血象。对于环磷酰胺长期治疗不能耐受的患者，可用硫唑嘌呤，2mg/(kg·d)加小剂量泼尼松（5~10mg/d）维持治疗，一般治疗时间为0.5~2年。

3. **高剂量免疫球蛋白静注（IVIG）治疗**　对于糖皮质激素和免疫抑制剂无效的患者可用IVIG治疗，应用剂量要大，一般总剂量不低于2.0g/kg。

（蔡柏蔷）

第十二节　肺血管炎

【定义】　血管炎（vasculitis）是一组以血管壁炎症与破坏为主要病理改变的异质性疾病，临床表现与受累血管的类型、大小、部位及病理特点相关。血管炎可为一个单发疾病，也可为某一疾病临床表现的一部分，如系统性红斑狼疮、类风湿关节炎、干燥综合征等。血管炎本身可以是系统性的，引起多系统的器官功能障碍，也可能仅仅局限于某一器官。肺含有丰富的血管，血管炎时常常受累，这一组发生于肺血管壁的炎症（炎性细胞浸润和血管壁坏死）则称为肺血管炎（pulmonary vasculitis）。

肺血管炎最常见于原发的系统性小血管炎，尤其是抗中性粒细胞胞质抗体（ANCA）相关的小血管炎，包括坏死性肉芽肿血管炎（韦格纳肉芽肿)、显微镜下多血管炎和 Churg-Strauss 综合征。但原发累及中到大血管的血管炎（结节性多动脉炎、大动脉炎）、原发的免疫复合物介导的血管炎（肺出血-肾炎综合征）及继发的血管炎（继发于系统性红斑狼疮的血管炎）也可累及肺部。从本质上讲，肺血管炎属于病理诊断。

【分类】 目前主要根据受累血管的大小对血管炎进行分类（表 8-11）。肺血管炎的病理分类见表 8-12。

表 8-11 血管炎分类

分 类	肺部受累	受累血管的大小和特点	ANCA
小血管炎			
坏死性肉芽肿血管炎(韦格纳肉芽肿)	常见	小到中等血管受累,呼吸道受累	c-ANCA(+)75%
			p-ANCA(+)15%
Churg-Strauss 综合征	常见	嗜酸性粒细胞增多、呼吸道肉芽肿、小到中等血管受累和哮喘	p-ANCA(+)70%
显微镜下多血管炎(MPA)	常见	累及小血管,很少或无免疫物沉淀	c-ANCA(+)15%
			p-ANCA(+)60%
Goodpasture 综合征	常见	肺泡出血和肾小球肾炎	p-ANCA(+)10% ~20%
中血管炎			
结节性多动脉炎	少见	中到小动脉受累,无微小动脉、毛细血管和静脉受累	阴性
大血管炎			
巨细胞动脉炎	少见	主动脉和分支/颞动脉,发病>50岁 主动脉和分支,发病>50岁	阴性
大动脉炎	常见		阴性

表 8-12　肺血管炎的病理分类

分　类	疾　病
坏死性肉芽肿样血管炎	坏死性肉芽肿血管炎（韦格纳肉芽肿）、Churg-Strauss 综合征、坏死性结节病样肉芽肿
血管中心性淋巴细胞增生性疾病	良性淋巴细胞血管炎和肉芽肿病、淋巴瘤样肉芽肿病、血管中心性大细胞淋巴瘤
其他类型血管炎	结节性多动脉炎、过敏性血管炎，肺部感染，吸毒，贝赫切特病

一、Churg-Strauss 综合征

【定义】 Churg-Strauss 综合征（CSS）也称为变应性肉芽肿病，**典型表现为重度哮喘、肺与肺外脏器中、小动静脉炎及坏死性肉芽肿和外周血嗜酸性粒细胞数增多三联征**。病变可累及肺、心、胰腺、脾、肾和皮肤的小动脉和小静脉，典型表现为肉芽肿和坏死性病变。

【临床表现】

1．病史　发病年龄 10～70 岁。有支气管哮喘和过敏性鼻炎病史。

2．症状　咳嗽、咯血、发热、乏力及体重下降；累及皮肤、周围神经、胃肠道、心、肾、关节、骨骼肌和中枢神经系统时，表现为紫癜、多发性周围神经炎、腹泻、高血压和关节痛等症状。

【实验室检查】

1．**血常规　嗜酸性粒细胞计数大于 2×10^9/L。**

2．**血清 IgE 升高（大于 600U/L），循环免疫复合物阳性。**

3．**抗中性粒细胞胞质抗体（ANCA）阳性，多为核周型 ANCA（p-ANCA）。**

【影像学】 浸润性阴影、斑点状或结节状阴影、弥漫性肺间质病变和胸腔积液。胸部 CT 为磨玻璃样改变或实变阴影，肺部小结节影、叶间隔增厚和支气管管壁增厚较少见。

【诊断】 CSS 的临床诊断标准见表 8-13。

【鉴别诊断】

1．坏死性肉芽肿血管炎（韦格纳肉芽肿）　无哮喘和嗜酸性粒细胞浸润，病变最终多累及肾，主要为 c-ANCA，即抗蛋白酶 3（PR3）抗体阳性。

2．肺嗜酸性粒细胞增多症　是一组以嗜酸性粒细胞增多并伴有咳嗽、胸闷、气短等临床特点的疾病，但无哮喘和血管炎改变。

3．结节性多动脉炎　为中小动脉受累的坏死性血管炎，不累及微血

管，极少肉芽肿形成，很少累及肺，肾受累多见。

表 8-13 变应性肉芽肿病和血管炎（CSS）的临床诊断标准

1. 主要临床表现
   （1）支气管哮喘或过敏性鼻炎
   （2）嗜酸性粒细胞增多
   （3）血管炎所致的症状：发热（38℃以上持续 2 周）、体重减轻（6 个月内减轻 6kg 以上）、多发性神经炎、消化道出血、紫癜、多发性关节痛（炎）、肌痛、肌力下降
2. 临床特点：先以主要临床表现中的（1）、（2）出现，继之以（3）发病
3. 主要病理组织学改变：①伴有周围组织明显嗜酸性粒细胞浸润的细小血管的肉芽肿性或类纤维蛋白坏死性血管炎；②血管外肉芽肿
4. 诊断
   （1）确诊（definite）：①凡同时符合主要临床表现 3 项各项中的某 1 条（或更多）及主要病理组织学改变中的 1 项；②符合主要临床表现所有 3 项及临床经过特点（CSS）
   （2）疑诊（probable）：①符合主要临床表现中的 1 项和主要病理组织学改变中 1 项；②符合主要临床表现所有 3 项；但无临床经过特点（CSS）
5. 有参考价值的辅助检查：①白细胞增加（$10\times10^9/L$）；②血小板增加（$400\times10^9/L$）；③血清 IgE 升高（600U/ml 以上）；④髓过氧化物酶-抗中性粒细胞胞质抗体阳性；⑤类风湿因子阳性；⑥肺部浸润阴影

【治疗】

1. 糖皮质激素

（1）适应证和剂量：①有皮肤、关节症状、多发性神经炎及嗜酸性粒细胞增多，IgE 升高，但无内脏病变者，开始口服泼尼松龙 20～40mg/d；②上述症状加上重症哮喘或伴有肺浸润时，开始口服泼尼松龙 40～60mg；③上述①，甚至于②的症状加上中枢神经症状、消化系统病变、心力衰竭等严重的脏器病变时，开始口服泼尼松龙 60～80mg/d。

（2）疗程：①初始剂量连续服用泼尼松龙 2～4 周后，根据临床表现，渐减量，每 2～3 周减量 10%；②对泼尼松龙初始剂量无反应时，剂量增加 50%。由于血管炎造成的脏器缺血、梗死等的弥漫性肉芽肿性病变可用冲击疗法。甲泼尼松龙每日 1g，连用 3 天；③ 维持量：泼尼松龙 10mg/d 以下。

2. 免疫抑制剂

（1）适应证：①对糖皮质激素无反应时；②糖皮质激素减量困难时；③使用糖皮质激素出现严重的副作用。

（2）环磷酰胺或硫唑嘌呤：1～2 mg/(kg · d)，口服；原则上与糖皮

质激素并用。从小剂量开始，无副作用后渐加量，临床病证痊愈，糖皮质激素减至维持量时停药。

3. 抗凝疗法、血小板凝集抑制剂和血管扩张剂 血栓造成的脏器缺血和梗死、皮肤溃疡、难治性末梢神经损伤时，适宜合用肝素、尿激酶、华法林、小剂量阿司匹林、血小板凝集抑制剂，血管扩张剂。

4. 非类固醇性抗炎药 适用于发热、关节症状和肌肉症状。

二、Goodpasture 综合征

【定义】 Goodpasture 综合征，也称肺出血-肾炎综合征。主要见于青年男性。发病机制不明。由于肺泡基底膜抗原性的改变或暴露某些抗原基因，刺激机体免疫系统产生抗基底膜抗体。抗基底膜抗体作用于肺泡基底膜的同时，也作用于肾小球基底膜，造成肺、肾组织的同时损害。**临床表现为肺出血、肾小球肾炎和抗基底膜抗体升高三联征**。突出表现为肺出血（咯血）、贫血、肾出血（血尿）。多数患者**病情进展迅速，**多因大咯血、肾功能衰竭、呼吸衰竭而死亡。

【临床表现】 本病少见，男女之比为（3～4）∶1，发生于任何年龄，**但 20～30 岁者多见。**

1. 肺部症状 咯血为最早症状，轻者痰中带血，重症大咯血。肺出血常发生于肾损害前。伴有咳嗽、轻度气促、全身不适和肺部啰音增多等。胸痛、发热。反复咯血者肺内含铁血黄素沉积增加，形成结节与纤维化。

2. 肾脏症状 肺出血后数周或数月后出现，表现为急进性肾炎，早期症状和肾小球肾炎相似，显微镜下血尿或肉眼血尿、蛋白尿。病情进展迅速，出现进行性肾功能损害。

3. 其他 病初有上呼吸道感染症状。眼底可见出血及渗出者。多数患者有贫血。

【实验室检查】

1. **血液中可检出抗肾小球基底膜抗体（抗 GBM 抗体）**。

2. 血常规 白细胞增多，血红蛋白和红细胞减少，呈小细胞低色素性贫血。

3. 尿常规和肾功能 蛋白尿、红细胞和颗粒管型。病情进展迅速者，可见肉眼血尿及红细胞管型。重症伴有血尿素氮、肌酐升高。

4. **肺肾活组织检查** 光镜和电镜下可见相应的病理组织学改变，免疫荧光检查可见到肺泡壁和肾小球基底膜 IgG 呈线状排列以及补体 C3 沉积。

5. 肺功能检查 肺出血时，肺泡内多余的血红蛋白结合更多的一氧化碳，故弥散量增加。反复肺泡出血最终形成肺间质纤维化，导致限制

性通气功能障碍。

6. 影像学 两侧肺门延及两肺中下野的广泛结节状或斑片状阴影，肺尖部少见。长期反复咯血可导致含铁血黄素沉着，形成对肺组织的刺激而发生肺间质纤维化，肺内可残留条索状或网状结节状阴影。

【诊断】 原因不明的咯血，影像学有本病表现，如伴有尿常规异常，特别短期内出现贫血，进行性肾功能减退者，应高度考虑本病。**凡有肺出血、肾小球肾炎、血清抗 GBM 抗体阳性 3 项特征，即可诊断。肾或肺活检组织学检查可确诊。**

【鉴别诊断】

1. 特发性肺含铁血黄素沉着症 以发病年龄轻，反复咯血为特点。有杵状指（趾）和肝、脾大，肾功能障碍少见。

2. 结节性多动脉炎 1/3 患者肺、肾同时受累，出现咯血、尿蛋白、血尿和高血压，与肺出血-肾炎综合征相似。病程较长，可达 7 年之久，发病年龄晚（平均 40 岁）。皮下血管周围可触到结节，伴有压痛。部分患者血中嗜酸性粒细胞可明显增加。

3. 坏死性肉芽肿血管炎（韦格纳肉芽肿） 血痰与尿异常早期即可出现，需与 Goodpasture 综合征相鉴别。

4. 系统性红斑狼疮 可有肺、肾的损害，多为青年女性，易于诊断。

【治疗】

1. 糖皮质激素和免疫抑制剂 甲泼尼松龙冲击治疗，每日 lg，连续 2～3 天。同时应用环磷酰胺或硫唑嘌呤。亦可口服泼尼松加用免疫抑制剂，如环磷酰胺或硫唑嘌呤，泼尼松 10～15mg，每日 4 次，环磷酰胺 0.1～0.2g/d，硫唑嘌呤 lmg/(kg・d)。病情控制稳定 3 个月后，可停用免疫抑制剂，泼尼松缓慢减至维持量 5～15 mg/d。

2. 血浆置换疗法 去除循环中的抗基底膜抗体，每次置换血浆 2～4 L。隔日 1 次，维持 2～4 周。联合应用免疫抑制剂和中等剂量的糖皮质激素治疗。

3. 血液透析或腹膜透析。

【预后】 多数病例病情进展迅速，肾功能急剧地进行性恶化，预后凶险，常可因大咯血、窒息、呼吸衰竭、肾功能衰竭而死亡。

三、显微镜下多血管炎

【定义】 显微镜下多血管炎（microscopic polyarteritis，MPA）为系统性坏死性血管炎，临床和组织学上影响小血管（毛细血管、小动脉、小静脉）而与肉芽肿无关，多累及肾、肺。病因不明，预后差。发病年龄平均50岁，男女之比为（1～1.8）∶1。

【临床表现】 临床典型三联征，即咯血、贫血和X线胸片显示急性肺泡出血征象。

1. 肾受累　多为急进性肾小球肾炎，迅速恶化，显微镜下血尿或肉眼血尿，90%出现肾功能不全。

2. 肺部表现　咯血、胸膜炎和哮喘。伴有呼吸困难和贫血。

3. 其他　肌痛、关节痛或关节炎，皮疹尤其是紫癜多见，可出现腹痛和胃肠道出血、多发性末梢神经炎等。

【实验室检查】

1. 常规检查　血沉、C-反应蛋白、血小板及血白细胞增多。类风湿因子可阳性，抗核抗体有时阳性。多数患者肾功能受损，肌酐增高。

2. 抗中性粒细胞胞质抗体（ANCA）阳性　60%为p-ANCA，15%为c-ANCA，但是ANCA与MPA相关性较差。

3. 支气管肺泡灌洗　支气管肺泡灌洗液为血性，巨噬细胞内有吞噬的含铁血黄素。

【影像学检查】 显示肺充血征，双侧肺野呈模糊阴影，间质可见浸润性改变，病变为双侧对称性改变。

【诊断】 明确诊断依据病理检查。

【鉴别诊断】

1. 结节性多动脉炎　肾表现多为肾血管炎及肾血管性高血压、肾梗死和微动脉瘤，不表现为急性进展性肾炎，无肺出血表现。ANCA阳性率约20%，可为胞质型或核周型。

2. 坏死性肉芽肿血管炎（韦格纳肉芽肿）　与ANCA相关性强，胞质型ANCA，即c-ANCA特异性强。韦格纳肉芽肿病理表现为灶性、阶段性坏死性肾小球性肾炎。

3. 过敏性血管炎　常伴有上呼吸道感染，肺累及罕见，可与MPA相鉴别。

【治疗】

1. 糖皮质激素和免疫抑制剂联合治疗　环磷酰胺：2mg/(kg·d)，病情缓解后逐渐减量，每2～3周减量25mg，维持治疗至少1年；泼尼松初始剂量1mg/(kg·d)，见效后逐渐减量，至10mg/d维持，直至患者单独应用环磷酰胺即可控制病情时停用。

2. 高剂量免疫球蛋白静注（IVIG）治疗　对于糖皮质激素和免疫抑

制剂无效的患者可用IVIG治疗，总剂量不低于2.0g/kg。

3. 其他治疗　病情危重者可以考虑血浆置换疗法。

4. 对症治疗　肾功能衰竭患者可行透析治疗和（或）血浆置换疗法；呼吸衰竭患者考虑呼吸支持疗法。

四、坏死性结节病样肉芽肿

【定义】 坏死性结节病样肉芽肿（necrotizing sarcoid granulomatosis，NSG）属于系统性血管炎，累及肺、脑、皮肤、骨骼肌、周围神经及消化道，以肺部损害为主，肺外表现少见。

【临床表现】

1. 多发生于中、青年女性。

2. 症状　以肺部症状为主，发热、咳嗽、咯血、胸痛和气短；肺外表现罕见，偶有色素膜炎和神经系统病变。

【影像学】 双肺有多发致密结节性病变，有时可见粟粒样或小结节样病灶，部分有空洞性或肺实质浸润性病变，一般无肺门淋巴结肿大。

【诊断】 诊断依靠病理，显示肺实质内有非干酪样坏死肉芽肿聚集，周围有小淋巴细胞和成纤维细胞包绕，肉芽肿可以侵入支气管和细支气管壁。病变进展活跃时可有显著的坏死性血管炎，累及动静脉。

【鉴别诊断】

1. 结节病　结节病是一种病因不明的以非干酪性肉芽肿为病理特征的系统性疾病。与NSG不同的是结节病肺外表现多见，X线胸片显示双侧肺门淋巴结肿大，肺内结节病变少见。

2. 支气管中心性肉芽肿　肉芽肿主要侵犯支气管和细支气管，很少累及肺实质，邻近肉芽肿附近有血管炎表现。可合并哮喘，并且外周血和组织中嗜酸性粒细胞增多。

【治疗】

1. NSG预后好，如无肺外改变或肺多发性病变，可不治疗而自愈。

2. 糖皮质激素　如有肺内多发性病变或合并肺外表现，可用泼尼松30～40mg/d。

3. 手术治疗　孤立性肺内结节样病变，无肺外表现时可手术切除。

五、淋巴瘤样肉芽肿病

【定义】 淋巴瘤样肉芽肿病（lymphomatoid granulomatosis，LYG）为系统性血管浸润性和血管中心性坏死性肉芽肿反应的血管炎疾病。病变原发于肺部，可侵及皮肤、肾和神经系统。LYG可发生于任何年龄，以中年男性多见。

【临床表现】 大部分可累及肺，另外常见部位为皮肤、神经系统、肝和肾，上呼吸道和胃肠道也可累及，淋巴结和脾很少累及。发病初期出现发热、乏力、肌肉痛和消瘦等全身症状，病情进展迅速，很快累及到相应器官出现症状。

1．疾病早期出现呼吸系统症状　如咳嗽、咳痰、咯血、胸痛和呼吸困难等，严重者可迅速出现呼吸衰竭。

2．皮肤损害　可累及全身任何部位，常见大片红斑皮损及溃疡，也有斑点、斑块样皮疹、丘疹和皮下结节。皮肤病变可以与肺部病变同时起病，也可以先于肺部病变几个月甚至几年。

3．神经系统病变　失语、头痛、感觉异常、偏瘫共济失调、精神错乱、昏迷等，可和肺部病变同时出现，或之前甚至肺部病变缓解时。

4．肾病变少见，其他罕见病变还有肝大、肝功能衰竭和淋巴结肿大、脾大、腹腔积液等。

5．实验室检查　白细胞计数增多、贫血，可以出现血沉、C-反应蛋白和免疫球蛋白 IgM 或 IgG 升高，类风湿因子阳性。

【影像学】 病变初期双肺下野边缘模糊的云絮状阴影，以外带多见，病变进展可出现双肺周边及下肺野大小不等的多发结节，可有空洞形成，少数有大块肺浸润阴影。有渗出性胸膜炎、少量胸腔积液，也有晚期出现大量胸腔积液。

【诊断】 确诊需要依靠肺活检病理。目前依据病理将 LYG 分为 3 期：第一期：浸润细胞多型性，无不典型细胞，变异大淋巴细胞少见或缺如，坏死少见；第二期：多型性细胞中偶可见大淋巴细胞或淋巴母细胞，坏死较常见，EB 病毒阳性细胞每高倍镜 5～20 个；第三期：存在大量大淋巴细胞，显著多态性和类霍奇金细胞多见，坏死明显，EB 阳性细胞大量，病变有融合趋势。

【鉴别诊断】

1．淋巴瘤　恶性淋巴瘤也常倾向于血管浸润和广泛坏死，淋巴瘤有以下特点：常伴有浅表、肺门、纵隔淋巴结和肝脾大。如发现小灶性单一异型淋巴细胞浸润，应警惕可能发展为恶性淋巴瘤。

2．韦格纳肉芽肿　病理表现同 LYG 相似，但是血管壁浸润细胞无异型性淋巴细胞。

【治疗】 LYG 预后很差，大多数患者在发病后 2 年死亡，死亡原因主要是呼吸衰竭。有 10%～50% 发展为恶性淋巴瘤，需要抗肿瘤化疗。

（蔡柏蔷）

第十三节 肺泡蛋白沉积症

【定义】 肺泡蛋白沉积症（pulmonary alveolar proteinosis，PAP）是一种以肺泡内大量沉积磷脂蛋白样物质为特点的肺部弥散性疾病，胸部影像学显示双侧弥漫性肺部浸润阴影。**病理学检查有特征性发现，肺泡内充满有过碘酸雪夫（PAS）反应阳性的蛋白样物质，含有大量脂质。**PAP 的发病可能与粒细胞-巨噬细胞集落刺激因子（GM-CSF）基因的缺乏有关。

PAP 分为“原发”和“继发”两种类型。病因不明者称为原发性，伴发于其他疾病时（如硅沉着病、免疫缺陷或肺孢子菌肺炎等），则称为继发性。继发性肺泡蛋白沉着症分为 3 种类型：①肺部感染；②血液系统恶性肿瘤和其他影响患者免疫状态的疾病；③接触某些吸入性化学物质。

【临床表现】

1．症状　发病隐袭，表现为活动后气短，有轻微的咳嗽，或有白黏痰，继发感染后痰量增多，可呈脓性。胸痛和咯血相当少见，但可有乏力、不适、体重下降和食欲减退。

2．体征　体征通常不明显。有严重缺氧者通常有杵状指，发绀和视网膜斑点状出血。呼吸音常正常，肺基底部偶可闻及少许细湿啰音或捻发音。

【影像学】

1．X 线胸片　双侧肺对称的弥漫细小的羽毛状或结节状浸润影，**并可见支气管充气征。肺门周围可表现为“蝶形”或“蝙蝠翅膀”状阴影，酷似肺水肿的表现。**

2．HRCT　双肺斑片状阴影，内有支气管空气造影征，空气造影征的边缘很清晰、锐利，小叶间隙和间隔可有典型的增厚。叶间隔增厚为弥漫性“间质”类型，其间有正常肺组织或肺纹理，称为**“地图”类型。**

【实验室检查】

1．**肺表面活性物质蛋白 A 和 D 的血清学水平（SP-A 和 SP-D）明显的升高。**

2．肺功能　轻度限制性通气功能障碍，肺容量的轻度减少，一氧化碳弥散容量（DLco）降低。血气分析示 PaO_2 和 SaO_2 下降，$PaCO_2$ 减少。

3．**痰液检查　有 PAS 阳性的物质。支气管肺泡灌洗典型表现“牛**

奶”状或“泥浆”样的液体。

【诊断】 **PAP 的诊断依靠支气管肺泡灌洗或经支气管肺活检**，通常不需开胸肺活检。经肺段支气管肺泡灌洗所获得的灌洗液，通常呈“牛奶”状。光镜下可见大量无定形的碎片，其间有巨大的吞噬细胞，含有丰富的细胞质，PAS 染色为阳性。

【鉴别诊断】 PAP 应与大部分肺间质疾病相鉴别，如 IPF、结节病、肺尘埃沉着病（尘肺）、肺孢子菌肺炎等，也须与心源性肺水肿、尿毒症肺炎等鉴别。

【治疗】

1．经支气管镜**支气管肺泡灌洗**　经支气管镜分段灌洗的优点是安全、简便、易掌握运用。其缺点是需反复多次灌洗；每次灌洗较为费时。

2．**全肺灌洗**　全肺灌洗是治疗 PAP 最有效的方法。全肺灌洗的适应证：①PAP 的诊断明确；②肺内分流 >10%；③呼吸困难明显；④显著的运动后低氧血症。

（蔡柏蔷）

第十四节　淋巴管肌瘤病

【定义】 淋巴管肌瘤病（lymphangioleiomyomatosis，LAM）是一种罕见的原因不明的疾病。**LAM 均发生在育龄期妇女**。由于肺部常常出现特征性的薄壁囊性改变，通常又称为肺淋巴管肌瘤病。其主要病理基础为肺实质、淋巴管和血管平滑肌的不典型异常增生。LAM 病因不明。推测与雌激素有一定的关系。近来发现，LAM 的异常平滑肌细胞中 TSC-2 基因异常，可能在平滑肌过度增殖中发挥作用。

【临床表现】

1．病史　**LAM 发生于育龄期女性，平均年龄 30 岁**。起病隐匿，出现症状前有活动耐力下降。

2．症状　咳嗽、咯血、咳乳糜样痰液、胸痛等。气胸和乳糜胸可为首发症状，反复发生。呼吸困难进行性加重。

3．肺外表现　无特异性，伴有腹胀和腹痛等。腹部和盆腔 CT 检查发现淋巴结肿大，部分病例有腹膜后淋巴管肌瘤，出现乳糜腹腔积液。半数以上患者有血管肌脂瘤，主要发生于肾，有时发生于肝和胰腺等部位。

4．肺功能检查　初期肺功能检查正常，逐渐出现阻塞或混合性通气功能障碍，残气量增加，弥散功能下降，FEV_1 可逆试验阳性。血气分析提示低氧血症。

【影像学检查】 X 线胸片表现为透亮度增高，也可有网状结节影和磨玻璃样改变。**胸部 HRCT 的典型改变为双肺弥漫性薄壁囊性改变。**直径在数毫米至数厘米。其他改变有气胸、乳糜胸、淋巴结肿大及心包积液等。

【诊断】 诊断依据：①育龄期女性；②自发性气胸；③乳糜胸（气胸和乳糜胸可反复发生）；④部分患者有少量咯血；⑤慢性进展性呼吸困难；⑥低氧血症，阻塞性和混合性通气功能障碍；⑦HRCT 示双肺弥漫性囊性改变；⑧可出现肺外表现（肾及腹膜后改变）；⑨确诊有赖于病理学检查：经支气管镜肺活检及手术肺活检（小开胸或胸腔镜下肺活检）获取病理标本，与黑色素瘤相关的 HMB45 抗体阳性为 LAM 的标志性抗体。

【鉴别诊断】 需要与肺气肿、特发性肺间质纤维化（蜂窝肺）、囊性支气管扩张、Ⅳ期结节病、肺朗格汉斯细胞组织细胞增多症及肺囊性纤维化等相鉴别。

【治疗】

1. 外源性孕激素治疗，临床上最为常用，通常选用黄体酮肌注或口服。
2. 双侧卵巢切除术。
3. 雌激素竞争性抑制剂三苯氧胺治疗。
4. 减少雌激素释放的激素。
5. 西罗莫司（雷帕霉素）、多西环素可试用。
6. 对症治疗　如支气管可逆试验阳性，可给予 β_2 受体激动剂；另外，可用肺炎链球菌及流感疫苗等预防呼吸道感染。
7. 病情严重的病例可以考虑肺移植。

对于 LAM 患者的妊娠问题，如肺功能正常者，妊娠风险不大；而对于肺功能下降者，应避免妊娠。

（蔡柏蔷）

第十五节　肺朗格汉斯细胞组织细胞增多症

【定义】 肺朗格汉斯细胞组织细胞增多症（pulmonary langerhans cell histiocytosis，PLCH）又称肺组织细胞增多症 X（pulmonary histiocytosis X），是一种少见的肺间质疾病，**主要发生在成人吸烟者中。**PLCH 属于朗格汉斯细胞组织细胞增多症（langerhans cell histiocytosis，LCH）疾病中的一个分型，LCH 的特征为朗格汉斯细胞无限制的增殖和浸润。LCH 所累及的脏器包括皮肤、骨骼、垂体、淋巴结和肺，LCH 的肺部受累在成人中更为常见，而且成人 LCH 患者常表现为肺为唯一的累及器官。

【临床表现】

1. 症状　干咳、呼吸困难，偶有咯血。并发气胸或溶骨性肋骨损伤时出现胸痛。肺外器官受累时出现突眼伴畏光、视力下降，皮疹、皮下结节，中枢性尿崩，肝、脾、淋巴结增大。颅骨、肋骨、骶髂骨、四肢长骨破坏时，继发骨痛。全身症状有乏力、低热、体重减轻。可合并淋巴瘤或肺癌。

2. 肺功能　早期正常或表现为弥散功能障碍，晚期可出现阻塞、限制或混合性通气功能障碍。肺活量（VC）减低，但残气量（RV）正常或增加，肺总量（TLC）大致正常而 RV/TLC 增加，这是与其他弥漫性肺间质病变的肺功能改变不同之处。

3. 支气管镜检和支气管肺泡灌洗　气管-支气管树大致正常或表现为非特异性炎症。如已有多发肺囊疱形成，则不宜行经支气管肺活检。支气管肺泡灌洗液的细胞学检查显示细胞总数增多（可达 10^6/ml），其中巨噬细胞比例增加，淋巴细胞比例正常或下降，CD4/CD8 下降。免疫组化方法可能发现朗格汉斯细胞。

【影像学】 **典型影像学特征为以上、中肺野受累为主的双侧、对称性、弥漫性病变。肋膈角区常无明显异常。**早期为结节状改变，随病变的进展可出现网结节状改变，至终末期表现为蜂窝状改变伴大小不等的囊泡形成，囊泡 1cm 大小，但最大可至 3cm，结节伴空洞形成，磨玻璃样密度增强影，肺门、纵隔淋巴结增大，胸腔积液，自发性气胸。

【病理学】 **PLCH 确诊依赖病理学。**病灶内浸润的组织细胞中含有病理性的朗格汉斯细胞是确诊的依据，其特点为在光镜下可见到有皱褶的不规则囊状核，在电镜下可见胞质内 Birbeck 颗粒，免疫组化染色示膜表面 CD1a 抗原，CD68 抗原，S-100 蛋白，Ⅰa 样抗原和膜结合的 ATPase。病变进展可分为细胞期、增殖期和纤维化或愈合期。

【鉴别诊断】

1. 当肺部病变以结节或结节伴空洞形成为主要表现时，需要与分枝杆菌感染、结节病、韦格纳肉芽肿、转移肿瘤、肺泡癌等相鉴别。

2. 育龄期女性患者的肺部病变如以多发囊泡形成为主要表现时，需要与淋巴管平滑肌瘤病相鉴别。

【治疗】 PLCH 是一种罕见疾病，尚无确切的有效治疗方案。对于肺功能正常的 PLCH 患者，不推荐药物治疗。

1. 戒烟　戒烟可稳定病情，减轻症状。

2. 糖皮质激素　适用于肺内病变以结节或网结节改变为主的病例。泼尼松 0.5～1mg/(kg·d)，6～12 个月。

3. 蒽环类化疗药　适用于弥漫性 LCH，特别是儿童患者。孤立的成人 PLCH 不主张使用。常用药物包括长春新碱、依托泊（VP-16）、6-巯基嘌呤、甲氨蝶呤等。可单用或联合使用。

4. 免疫调节剂　环孢素和 2-氯脱氧腺苷可试用。

5. 异基因骨髓移植。

（蔡柏蔷）

第十六节　结缔组织疾病和肺

结缔组织疾病（connective tissue disease，CTD）是一组累及全身结缔组织的自身免疫性疾病，包括类风湿关节炎（RA）、系统性红斑狼疮（SLE）、干燥综合征（SS）、多发性肌炎或皮肌炎（PM/DM）、复发性多软骨炎（RP）、进行性系统硬化（PSS）、混合性结缔组织疾病（MCTD）等。**肺是 CTD 最常累及的靶器官之一，临床表现多种多样，**如胸腔积液、间质性肺炎、气道受累、呼吸肌功能障碍、肺泡出血、肺血管炎等，而 CTD 也是弥漫性实质性肺疾病的常见病因。

【诊断要点】

1. 临床表现　**有原发 CTD 的表现，**如关节肿痛、口干、眼干、光过敏、猖獗龋、雷诺现象、皮疹等，一般出现在肺部症状之前，也有少数 CTD 以呼吸系统受累为首发表现。**不同类型 CTD 累及肺时其表现有所差异**（表 8-14）。RA 肺部受累发生率可高达 47%，以胸膜炎、胸腔积液最常见，其他还包括类风湿结节、间质性肺炎、肺动脉高压、气管中心性肉芽肿等。SLE 肺受累也是以胸腔积液最为多见，发生率 50% 左右，表现为单侧或双侧渗出性胸腔积液，多为少量或中量。急性狼疮性肺炎发生率为 1%～4%，女性多见。表现为原有 SLE 症状加重，伴发热、咳嗽、咳痰、呼吸困难，或咯血，病死率高达 50%。PM/DM 肺部病变主要表现为吸入性肺炎、低通气和呼吸衰竭、肺动脉高压、肺间质病变，其中约 1/3 患者的肺部病变先于皮肤肌肉病变出现。应注意的是 PM/DM 病程较长者，肺癌的发病率也增加。

表 8-14 不同 CTD 引起肺受累的表现

肺部表现	SLE	RA	PSS	PM/DM	MCTD	SS
胸腔积液	++	+++	+		++	+
肺动脉高压	++	+	++++	+	++	
肺血管炎	++	++		+	+	
呼吸肌功能障碍	++			++	+	
DAH	++	+	+	+	+	
UIP	++	+++	++++	+++	++	+
NSIP	+	+	++++	++++	+++	+
DAD	++			++	+	
LIP	+	++	+			+++
BOOP	+	+++	+	+++	++	+
细支气管炎	+	++	+		+	+
肺实质结节		++				+

注：DAH：弥漫性肺泡出血；DAD：弥漫性肺泡损伤；UIP：普通型间质性肺炎；LIP：淋巴细胞性间质性肺炎；BOOP：闭塞性细支气管炎伴机化性肺炎。+、++、+++、++++ 代表出现肺部损害的概率

2．辅助检查

（1）实验室检查：可有 ESR 增快，CRP 增高。白细胞减少，贫血和血小板减少。CTD 累及肾、肝可出现**肝肾功能的异常**，血肌酐、谷丙转氨酶、谷草转氨酶等增高，尿蛋白阳性、镜下血尿等。**血清免疫学指标，如 ANA、dsDNA、抗 RNP 抗体、抗 ENA 抗体等高效价阳性有助于明确 CTD 的诊断（参见附录）**。

（2）肺功能检查：CTD 累及肺间质时主要表现为限制性通气功能障碍，弥散功能降低。弥散功能在间质性肺炎早期即可出现降低，甚至可早于 X 线胸片出现异常，是反映 CTD 肺受累的灵敏指标。弥散功能的降低与 CTD 引起肺间质的炎症和纤维化，以及肺血管炎、肺泡结构的破坏有关。CTD 累及气道，肺功能检查可表现为阻塞性通气功能障碍。

（3）胸部影像学检查：CTD 肺部受累胸部影像学异常多种多样，缺乏特异性。当 CTD 引起弥漫性肺实质受累时，胸部高分辨 CT（HRCT）

检查优于普通 CT，**特点为两肺中下野分布的磨玻璃影、网状、结节影，严重者可出现蜂窝肺，肺容量缩小。**除肺间质病变外，CTD 肺受累还可表现为单侧或双侧胸腔积液、胸膜增厚、肺大疱和气管、支气管狭窄、黏膜增厚和支气管扩张等。

（4）纤维支气管镜检查：主要用于鉴别诊断，除外感染、肿瘤等其他疾病。**CTD 累及肺间质时，支气管肺泡灌洗液（BALF）细胞总数增加，淋巴细胞或中性粒细胞比例增高。如 BALF 细胞总数及分类正常则可除外 CTD 累及肺间质可能。**

（5）病理组织学检查：CTD 肺间质病变最常见的病理类型是非特异性间质性肺炎（NSIP），其次为普通型间质性肺炎（UIP），也可表现为闭塞性细支气管炎伴机化性肺炎（BOOP）、淋巴细胞间质性肺炎（LIP）等，少数可出现弥漫性肺泡损伤（DAD）。CTD 也可直接累及肺部血管，表现为肺中小动脉管壁中性粒细胞及（或）单核细胞浸润。

【治疗原则】

1．治疗原发病　**针对引起肺受累的 CTD，采用激素或免疫抑制剂治疗。**原发 CTD 缓解和改善后，肺部病变多可同时得到缓解。当 CTD 引起弥漫性肺泡出血或 SLE 出现急性狼疮性肺炎则应给予糖皮质激素冲击治疗，或联用免疫抑制剂、血浆置换或大剂量免疫球蛋白治疗。

2．氧疗及支持对症治疗　根据低氧血症的严重程度，采用鼻导管、储氧面罩吸氧，严重呼吸衰竭时给予机械通气支持。**CTD 累及肺血管，引起严重肺动脉高压，可给予口服西地那非、波生坦，雾化吸入伊洛前列环素降低肺动脉压力，**对急性血管扩张试验阳性者，还可选用钙离子通道阻断剂治疗肺动脉高压。

3．预防肺部感染　在 CTD 治疗过程中，由于糖皮质激素、免疫抑制剂的使用，易发生肺部感染，尤其是条件致病菌的感染，如肺孢子菌肺炎、肺结核和真菌性肺炎。因此，对准备采用激素或免疫抑制剂治疗的 CTD 患者，应在开始治疗前拍摄 X 线胸片或胸部 CT，对有肺结核病史患者同时给予预防结核复燃的治疗。

附　常见 CTD 诊断标准

一、类风湿性关节炎

诊断标准（美国风湿病学会）：

（1）晨僵至少 1h，>6 周。

（2）3 个或 3 个以上的关节肿胀，>6 周。

（3）腕、掌指、近端指间关节肿胀，>6 周。

（4）对称性关节炎，>6 周。

（5）皮下类风湿结节。

（6）类风湿因子阳性。

（7）手或腕关节 X 线改变，应包括骨侵袭或脱钙。

上述标准中 4 项或 4 项以上阳性者可诊断 RA。

二、系统性红斑狼疮

诊断标准（美国风湿病学会）：

（1）颊部红斑。

（2）盘状红斑。

（3）光过敏。

（4）口腔溃疡。

（5）关节炎。

（6）浆膜炎：胸膜炎或心包炎。

（7）肾病变：尿蛋白 >0.5g/24h 或 +++，或红细胞、颗粒或混合性管型。

（8）神经系统异常：抽搐或精神病（除外药物或其他原因）。

（9）血液学异常：溶血性贫血，白细胞 $<4.0\times10^9$/L，至少 2 次以上；或淋巴细胞 $<1.5\times10^9$/L，至少 2 次以上；血小板减少。

（10）免疫学异常：狼疮细胞阳性或抗 dsDNA 抗体效价增高或抗 Sm 抗体阳性。

（11）抗核抗体效价增高。

以上 11 项中先后或同时至少 4 项阳性者可诊断 SLE。

三、多发性肌炎和皮肌炎

诊断标准：

（1）对称性、进行性的近端肌无力。

（2）肌活检示肌肉有坏死、再生、炎症等改变，伴有或不伴有肌膜周的肌萎缩。

（3）血清肌酶升高。

（4）肌电图有下列肌源性损害：①低幅、短时限、多相波的运动单位电位；②纤颤、正锐波和插入活动增加；③自发性高频率放电。

（5）皮肤改变，包括 Gottron 征，向阳性，紫色红疹，腰、肘、内踝、颜面、颈、躯干上部皮疹。

具有1～4项者可确诊为PM，同时伴有第5项者可诊断为DM。

四、干燥综合征

干燥综合征的国际分类（诊断）标准见表8-15。

表8-15 干燥综合征的国际分类（诊断）标准（2002年5月，日本）

Ⅰ	口腔症状（3项中有1项或1项以上）	①每日感到口干持续3个月以上；②成年后腮腺反复或持续肿大；③吞咽干性食物时需用水帮助
Ⅱ	眼部症状（3项中有1项或1项以上）	①每日感到不能耐受的眼干持续3个月以上；②有反复的砂子进眼或砂磨感觉；③每日需用人工泪液3次或3次以上
Ⅲ	眼部体征（检查任1项或1项以上阳性）	①Schirmer试验（+）（≤5mm/5min，采用角膜麻醉方法）；②角膜染色阳性（≥4Van Bijsterveld计分法）
Ⅳ	组织学检查	下唇腺病理示淋巴细胞灶≥1
Ⅴ	唾液腺受损（检查任1项或1项以上阳性）	①唾液流率（+）（≤1.5ml/15min，不刺激法）；②腮腺造影（+）；③唾液腺放射学核素检查（+）
Ⅵ	自身抗体	抗SSA抗体或抗SSB抗体（+）（双扩散法）

上述标准的分类：

（1）原发性干燥综合征：无任何潜在疾病的情况下，有下述2条即可诊断：①符合Ⅰ～Ⅵ条中4条或4条以上，但必须含条目Ⅳ（组织学检查）和条目Ⅵ（自身抗体）；②条目Ⅲ、Ⅳ、Ⅴ、Ⅵ4条中任3条阳性。

（2）继发性干燥综合征：患者有潜在的疾病（如任一结缔组织病），符合条目Ⅰ和Ⅱ中任1条，同时符合条目Ⅲ、Ⅳ、Ⅴ中任2条。

（3）必须除外：颈头面部放疗史、丙肝病毒感染、AIDS、结节病、淋巴瘤、GVH病、应用抗乙酰胆碱药物。

五、混合性结缔组织疾病

1. MCTD的Sharp诊断标准

（1）主要标准：①严重肌炎；②肺部受累，DLco＜70%，肺动脉高压，增殖性血管损伤；③雷诺现象或食管蠕动功能降低；④手肿胀或手指硬化；⑤抗ENA抗体≥1∶10 000，抗u_1RNP抗体阳性，抗Sm抗体阴性。

（2）次要标准：①脱发；②白细胞减少；③贫血；④胸膜炎；⑤心包炎；⑥关节炎；⑦三叉神经病变；⑧颊部红斑；⑨血小板减少；⑩轻

度肌炎；⑪手肿胀。

2. 确诊 MCTD　符合 4 条主要标准，同时抗 u_1RNP 抗体阳性（>1∶4000），抗 Sm 抗体阴性。

3. 可能 MCTD　符合 3 条主要标准；或①、②、③主要标准中的任何 2 条，或具有 2 条次要标准，并伴抗 u_1RNP 抗体 1∶1000。

4. 可疑 MCTD　符合 3 条主要标准，但 u_1RNP 阴性；或 2 条主要标准，或 1 条主要标准和 3 条次要标准，伴抗 u_1RNP >1∶100。

（张伟华）

第十七节　胃肠道疾病和肺

一、肝病和（或）门静脉高压与肺

（一）肝源性胸腔积液　多发生于肝硬化失代偿期出现腹腔积液时，也可见于食管静脉曲张内镜下硬化剂治疗的患者。**肝源性胸腔积液右侧多见（68%）**，也见于左侧（16%）或双侧（16%）。与发生机制相关的因素有：①腹腔积液经淋巴引流或通过膈肌先天性缺陷裂隙或胸腹交通进入胸腔；②肝硬化门静脉高压时，通过交通支引起奇静脉及半奇静脉压力升高，血管内液体向胸腔渗出；③低蛋白血症导致胸膜毛细血管内胶体渗透压减低，产生胸腔漏出液；④内镜治疗时硬化剂外渗导致纵隔或胸膜的炎症反应，或内镜下治疗导致食管穿孔。

【诊断要点】

1. **有肝硬化腹腔积液和（或）内镜下硬化剂治疗病史。**

2. **胸腔积液与腹腔积液性质一致。**

3. 除外引起胸腔积液的其他病因。

【治疗原则】

1. 一般治疗　经限钠、利尿、补充血浆白蛋白、支链氨基酸及保肝支链氨基酸，少量胸腔积液可吸收。大量胸腔积液时可行胸穿放液缓解及改善呼吸功能，但反复放液可引起蛋白丢失、体液及电解质失衡，且不利于膈肌小孔的修复闭合。

2. 手术治疗　**对顽固性肝性胸腔积液可考虑进行横膈裂孔修补术、经颈静脉肝内门静脉系统分流术，或者胸膜粘连术。**

（二）肝源性肺血管病变　肝病和（或）门静脉高压时，可引起两种性质不同的肺血管病变：肝肺综合征（HPS）和门脉高压相关性肺动脉高压（POPH）。肝病和门脉高压时出现两种不同性质的肺血管病变，其机制尚不清楚，有研究认为肝病门脉高压时由于存在异常的门静脉-肺血管分流，血管活性物质可不经肝代谢直接进入肺循环，引起肺循环血流动力学和肺血管生成调控的异常，当以扩血管物质占优则表现为 HPS，而以缩血管物质和肺血管生成调控异常为主即发展为 POPH。

1. 肝肺综合征（HPS） 是肝病和与之相关的肺血管扩张，并有不同程度动脉血氧分压（PaO_2）降低的一种临床和病理生理综合征。**HPS 应同时具备 3 个条件，即肝功能不全、低氧血症和肺血管扩张。**在肝病、门脉高压患者中 HPS 发生率约为 12%。

【诊断要点】

（1）临床表现：除有肝病引起的一般表现，如肝掌、蜘蛛痣、面部毛细血管扩张及肝、脾大外，呼吸系统症状主要表现为呼吸困难，常起病隐匿，发展缓慢，**较有特征性的表现是平卧呼吸，即端坐或站立时的呼吸困难在平卧时得以缓解，**这是由于肺血管异常主要位于两肺基底部，直立位时因重力作用影响，流经下肺野血流量增多，致使肺内右至左分流量增多，氧合障碍进一步加重缺氧。此外，患者可有发绀或杵状指，亦可有头痛、手足麻木等过度通气表现。

（2）辅助检查

1）实验室检查：**绝大多数有肝功能异常，**表现为胆红素、转氨酶升高，球蛋白增加，白蛋白/球蛋白比倒置。门脉高压、脾功能亢进者，可出现血三系减少。有消化道出血者可出现贫血。**动脉血气分析均有低氧血症，**一般 PaO_2 60 ~ 70mmHg，肺泡-动脉血氧分压差（$A\text{-}aDO_2$）≥ 15mmHg，直立位性低氧（orthodeoxia）是其特征性表现，即由卧位改变为直立位时，PaO_2 下降 4mmHg 以上或≥5%。

2）右心声学造影：是筛选和诊断 HPS 最简单的无创伤检查方法，敏感性高。其方法是静脉注入超声造影剂，如振荡的生理盐水或哚氰绿产生小泡（直径 >20μm），在正常情况下肺毛细血管直径在 8 ~ 15μm 之间，当小泡从右心到达肺部时不能穿过肺毛细血管而被阻滞和吸收，因此，不能在左心房内发现小泡的存在，如果小泡离开右心房右心室经过 3 ~ 6 个心动周期后，经食管或经胸超声波检查在左心房、左心室内发现小泡的回声（被称为迟缓型右心声学造影阳性），则证实有肺血管扩张（如果小泡离开右心房、右心室后不久立即在左心房、左心室内发现小泡的回声，被称为立即型右心声学造影阳性，应进行心导管检查排除房间隔缺损或卵圆孔未闭等心内分流存在）。

3）^{99m}Tc-大颗粒聚合白蛋白（^{99m}Tc-MAA）首次通过**肺灌注显像：是**

诊断 HPS 肺血管扩张可靠有价值无创伤的定量检查手段。方法是静脉注入^{99m}Tc 标注的 MAA（直径 10 ~ 100μm）后，记录放射性核素首次通过心脏和肺血管的全过程，然后做全身显像：正常情况下虽有极少量碎片和游离^{99m}Tc-MAA 通过肺毛细血管进入体循环，但因放射性极少，全身显像仅见两肺显影。如果体循环中脑、脾、肾也显影，心血管动态显像已排除心脏内分流，说明肺内有右至左的分流。用计算机计算全身（TC）和两肺（LC）放射性计数，根据公式[（TC－LC）/TC］×100% 确定^{99m}Tc-MAA 右至左分流量的百分数。

4）肺血管造影：是诊断 HPS 的金标准。HPS 血管造影可有的表现：①无异常改变（但显微镜下观察可显示肺毛细血管扩张）或呈弥漫的前毛细血管扩张，呈蜘蛛样，多见于 HPS 早期；②海绵状（肺动脉扩张）阴影多位于肺底，常见于 HPS 中期；③断续的局部动静脉畸形，形成交通支，造影显示为孤立的蚯蚓状或团状阴影，此型较少见。因肺血管造影不能显示小的周围动静脉畸形，故可产生假阴性结果。

（3）HPS 诊断标准

1）严重肝病、肝硬化和（或）门静脉高压。

2）无其他原因可解释的低氧血症，动脉血氧分压（PaO_2）≤70mmHg（1mmHg＝0.133kPa）。

3）^{99m}Tc-大颗粒聚合白蛋白（^{99m}Tc-MAA）首次通过肺灌注显像、肺动脉造影或心脏超声声学造影检查明确肺内存在异常分流和肺血管扩张。

【治疗原则】

（1）治疗原发病，改善肝功能、预防感染，降低门脉压力，减少肺内及门-肺分流。

（2）氧疗：早期 HPS 患者吸氧能较有效地纠正低氧血症和缓解呼吸困难，使动脉血氧饱和度维持在 90% 以上。晚期 HPS 患者因严重右向左分流，即使吸入 100% 氧，低氧血症也难以改善。

（3）药物治疗：目前尚无确切有效药物。

（4）手术治疗：**原位肝移植是目前治疗 HPS 唯一的根本性治疗方法，**主要适用于弥漫性蜘蛛痣样血管扩张的 HPS，手术并发症包括胆汁外漏引发感染、门静脉和肝动脉血栓以及感染后的多脏器功能障碍，极少数患者术后可再发 HPS。对于孤立性肺动静脉交通支的 HPS 的治疗还可采用肺血管栓塞术，术后 PaO_2 一般可提高 15mmHg。

2. 门脉高压相关性肺动脉高压（POPH）　是指在肝硬化和（或）门脉高压的基础上，肺血管收缩和重构引起的肺循环阻力和肺动脉压力的增高，是肝病引起的一种肺血管病变，在肝硬化患者中发生率为3%～5%，在严重肝病等待肝移植患者中发生率为16%。

【诊断要点】

（1）临床表现：**有基础肝病、门脉高压的表现**，并出现劳力性呼吸困难，可有乏力、下肢水肿。胸痛、晕厥主要发生在疾病晚期。体格检查有肺动脉高压的体征，严重POPH可出现右心衰竭的表现。

（2）辅助检查：POPH症状体征不特异，易与患者基础疾病，如肝硬化失代偿、心脏病等混淆，导致漏诊和误诊。因此，对于肝硬化患者，尤其是等待肝移植晚期患者出现劳累性呼吸困难或胸痛、晕厥应注意排查POPH可能，可进行下列检查。

1）超声心动图：**是筛查POPH首选的无创检查**。应注意的是，约20%肝硬化和（或）门脉高压患者肺动脉平均压（mean pulmonary artery pressure，MPAP）都有轻度增高（MPAP 25～35mmHg），这种MPAP轻度增高主要与肝硬化和门脉高压引起的心排出量增高和循环血容量增大有关，此时肺血管阻力正常，这种情况下肺动脉压力的增高不属于POPH范畴。**通常建议超声心动图估测右室收缩压≥50mmHg时进行右心导管检查，以进一步明确POPH，**超声心动图估测右室收缩压在40～50mmHg，至少每6个月复查1次超声，有助于早期发现POPH。

2）右心导管检查（RHC）：是确诊POPH金标准。对肝硬化患者，RHC对明确肺循环血流动力学状况尤其必要（表8-16）。对于特发性肺动脉高压，RHC同时进行急性血管扩张试验决定患者是否可以使用钙离子通道阻断剂，但对POPH的意义还没有定论。一方面钙离子通道阻断剂可以使门脉高压恶化，不建议用于POPH；另一方面，POPH患者肺部NO持续高表达，吸入NO血管扩张试验在POPH阳性率非常低，因此对于POPH患者，如果行急性血管扩张试验推荐使用依前列醇。

3）其他检查：80%中重度POPH患者血气分析可出现低氧血症，平均PaO_2 76±9mmHg。肺功能检查表现为弥散功能下降。在疾病晚期，心电图可出现电轴右偏、右束支传导阻滞，胸前导联T波改变。X线胸片表现为肺动脉段突出、右下肺动脉增宽，右心增大。大约19% POPH可出现抗核抗体阳性，具体意义尚不清楚，可能与免疫异常参与POPH发病有关。

表 8-16　肝硬化和（或）门脉高压右心导管检查时血流动力学异常

	mPAP	PVR	CO	PCWP
高动力循环状态	⇧	⇩	⬆	⇩
高容量状态	⇧	⇧	⇧	⬆
POPH	⬆	⬆	↷	⇩

mPAP：肺动脉平均压；PVR：肺血管阻力；CO：心排出量；PCWP：肺毛细血管楔压

（3）诊断标准：**满足以下 4 条标准并除外其他原因引起的肺动脉高压可诊断 POPH。**

1）门脉高压（腹腔积液、食管-胃底静脉曲张、脾大）。

2）肺动脉平均压（mPAP）＞25mmHg。

3）肺毛细血管楔压（PCWP）＜15mmHg。

4）肺血管阻力（PVR）＞240 dyne. s. cm^{-5}。

POPH 诊断确立后，应对其进行功能分级，有助于预后和治疗的判定（表 8-17）。

表 8-17　POPH 功能分级

	正常	轻度	中度	重度
NYHA 分级	-	Ⅰ，Ⅱ	Ⅱ，Ⅲ	Ⅲ，Ⅳ
mPAP（mmHg）	15～24	25～34	35～44	＞45
心脏指数（L/min/m^2）	2.5～4.0	＞2.5	＞2.5	＜2.0
PVR（dyne. s. cm^{-5}）	＜240	240～500	500～800	＞800
右房压（mmHg）	0～5	0～5	5～8	＞8
预后	-	尚可	尚无定论	差
降肺动脉药物治疗	-	不需要	尚无定论	需要
肝移植对 POPH 影响	-	可逆转 PAH	尚无定论	不能逆转 PAH

NYHA：纽约心功能分级；mPAP：肺动脉平均压；PVR：肺血管阻力

【治疗原则】　POPH 开始治疗前应全面评估患者的病情，包括进行血流动力学检查明确肺动脉高压和右心功能障碍严重程度，6分钟步行距离和WHO肺动脉高压分级等基础情况。POPH患者易合并肝功能异常、消化道出血、血小板减少、肝性脑病等并发症，故**治疗方案应个体化。**

（1）降低肺动脉压药物：**在降低肺动脉压力药物的选择上应注意肝功能异常对药代动力学影响、药物对肝的损害。**某些治疗PAH药物给药方式比较特殊，对酒精依赖者、易发生肝性脑病等不能配合者，应尽量选择安全的给药方法。对无症状的轻度POPH通常不需要针对PAH治疗，但应规律随诊，每半年或1年1次超声心动图检查，以监测病情进展。在某些情况下，如外科手术，即使是轻、中度POPH也需仔细评估，必要时给予降低肺动脉压力的药物治疗。

（2）抗凝治疗：对于特发性肺动脉高压患者RCT研究已证实**抗凝药物可改善预后，**对POPH患者肺血管内血栓形成也是促发POPH发生的原因之一，**但由于POPH的出血倾向，抗凝剂使用应仔细权衡利弊。**

（3）肝移植：肝移植对POPH的作用尚无定论。心排出量增高的轻度POPH，肺动脉高压在肝移植后常可降至正常。也有一些患者在肝移植术后，POPH持续或进展，甚至有新发PAH的个案报道。推测原因可能是这部分患者存在持续的门肺分流，引起PAH的一些介质在术后仍可通过门肺分流进入肺循环。因此，对顽固性POPH或重度POPH的年轻患者如果进行器官移植，最好采用肝肺甚至肝肺心联合移植术。

二、急性胰腺炎与肺

急性胰腺炎的肺部表现可分为3种类型。

1. 低氧血症伴X线胸片正常　25%急性胰腺炎呼吸空气时$PaO_2 < 60mmHg$，疾病好转后PaO_2可恢复正常。发生低氧血症的机制与急性胰腺炎引起的通气-灌注失衡、肺内分流和肺泡低通气，以及氧离曲线左移有关。

2. 低氧血症伴胸腔积液　急性胰腺炎可引起一侧或双侧胸腔积液，多为少量，随胰腺炎好转，胸腔积液可自然吸收。少数可出现中至大量胸腔积液，胸腔积液淀粉酶异常增高，胸腔积液蛋白和LDH也明显增高。

3. 顽固低氧血症伴双肺弥漫性浸润影　**急性胰腺炎并发肺实质损伤和ARDS，是最严重和致命的肺部并发症，发生率约为18%。**

急性胰腺炎引起肺部表现不是一成不变的，常常可以从第一种类型迅速地发展转为第二、三类，因此**应密切监测，尽早发现和诊断ARDS。**

【诊断要点】

（1）急性胰腺炎病史。

（2）有呼吸困难、发绀临床表现，血气分析提示低氧血症。

(3) 胸部影像学检查正常，或胸腔积液、肺不张、一侧膈肌抬高。严重者可出现双肺对称的弥漫性浸润影，中下肺明显。

(4) 除外其他疾病的可能。

【治疗原则】

(1) 监护：对急性胰腺炎患者在入院3天内密切监测病情，测定血氧饱和度和氧分压，进行胸部影像学检查，及早发现肺部并发症。

(2) 纠正低氧血症：对低氧血症者，根据病情严重程度给予鼻导管、面罩吸氧或机械通气治疗。

(3) 积极治疗原发病：禁食、胃肠减压、抑制胰酶外分泌和胰酶活性、预防感染以及支持治疗。

三、炎性肠病与肺

1. 炎症性肠病　**肺部受累发生率约为25%，**大多起病隐匿，**临床表现为气道炎症、声门下狭窄、慢性支气管炎、支气管扩张和间质性肺病。肺部病变对激素治疗反应良好，**慢性支气管炎可试用吸入激素治疗，严重肺部病变需要口服或静脉使用激素。

2. 溃疡性结肠炎　多数肺部受累较轻，无任何症状，或干咳。肺功能检查可有轻度阻塞性、限制性通气功能障碍，弥散功能降低。通常X线胸片和肺部CT正常。一般不需要特殊治疗。

3. 克罗恩病　肺部病变与溃疡性结肠炎表现相似。

（张伟华）

第十八节　药物所致肺疾病

药物所致肺疾病或药物性肺损害是指在使用药物进行诊断、治疗和预防疾病时，由于药物的直接或间接毒性作用或人体对药物的变态反应而发生的一类疾病，也应包括继发于不合理用药（如超量）或使用违法制剂（如毒品）所致肺损害。药物所致肺疾病属于药物不良反应的一种，发生率为6%~7%。可引起肺损害的药物千余种，**以抗生素、免疫抑制剂、抗肿瘤药物及中草药最为常见。**

【诊断要点】

1. 用药史的问诊　一般情况下用药后数周内发生肺损害最多见，故应重点询问近期的服药史，同时也应注意到长期应用的药物和已经停用的药物也可能引起肺损害。**临床医师应熟悉常见的引起肺损害的药物（表8-18）。**

表 8-18 引起肺损害的常见药物

抗生素
青霉素类、头孢类、红霉素、链霉素、异烟肼、米诺霉素、复方新诺明等
免疫抑制剂
甲氨蝶呤、来氟米特、金制剂、青霉胺等
抗肿瘤药物
伊立替康、长春瑞滨、吉西他滨、紫杉醇、吉非替尼、博来霉素等
中药
小柴胡汤、紫苓汤、柴朴汤、大柴胡汤、清肺汤、黄连解毒汤、清心莲子饮、六君子汤、麦门冬汤、补中益气汤、柴胡桂枝汤、加味逍遥散、十全大补汤等

2. 临床表现　**药物性肺疾病临床表现多种多样**（表 8-19），症状多无特异性，通常有**咳嗽、发热、活动后呼吸困难**等；如体格检查发现红色斑丘疹、多形红斑、红皮病等**药疹**时支持药物性肺损害的可能。出现药物性**肺间质损害**时肺部听诊可闻及爆裂音。需注意的是，一种药物可有多种临床病变类型，而某种临床病变类型又可由多种药物引起，如博来霉素可导致**肺间质纤维化、机化性肺炎、嗜酸性粒细胞肺炎、ARDS、肺静脉闭塞症等；**呋喃妥因可引起间质性肺炎、机化性肺炎、嗜酸性粒细胞肺炎、弥漫性肺泡出血、肺血管炎等。

表 8-19 药物所致肺疾病临床分类

支气管和呼吸功能异常	弥漫性实质性肺疾病
干咳、哮喘、不可逆气流受限、肺气肿	间质性肺炎、过敏性肺炎、嗜酸性粒细胞性肺疾病
低通气、呼吸肌功能障碍、闭塞性细支气管炎	ARDS、机化性肺炎
	肺血管疾病
肺泡功能障碍	肺动脉高压、肺血管炎、肺栓塞、肺静脉闭塞症
非心源性肺水肿、肺泡出血	胸膜疾病（胸腔积液）

3. 辅助检查

（1）实验室检查

1）药物性肺损害**常合并肝肾功能损害、血 IgE 升高、外周血嗜酸性粒细胞增加等。**

2）药物淋巴细胞刺激实验（DLST）：66.9% 药物性肺损害 DLST **阳性。**

3）药物性肺损害无特异性表现，因此，首先必须除外其他疾病可能，如痰细菌学检查，怀疑军团菌肺炎、肺孢子菌肺炎、病毒性肺炎时，还要进行尿液军团菌抗原、痰液或肺泡灌洗液肺孢子菌、血病毒抗原、抗体的检测等。如怀疑真菌感染，还需测定血清G试验、GM试验。

（2）胸部影像学检查：药物性肺损害表现多种多样，胸部影像学改变也各异。胸部影像学在药物性肺损害诊断中的作用主要有：判断既往是否存在肺部疾病，根据影像学进行鉴别诊断，判断预后和临床经过等。药物性肺损害表现为间质性肺炎时，**影像学所见以双肺斑片状或弥漫性浸润影或磨玻璃影最多见，一般为双侧、对称性改变**。但当一侧肺部既往存在破坏性疾病或因手术、放射性损伤时，则对侧肺发生药物性肺损害更严重，是药物性肺损害的特异性表现，原因是对侧肺血流丰富而易致药物性肺损害。

（3）其他检查：肺功能检查多数表现为限制性通气功能障碍，弥散功能降低。纤维支气管镜检查主要用于除外感染、肿瘤等疾病。支气管肺泡灌洗（BAL）检查对药物性肺损害有一定提示意义，可表现为细胞总数增加，嗜酸性粒细胞或淋巴细胞比例增加，CD4/CD8比值降低。**如BALF细胞总数及分类正常，则基本可除外药物性肺间质损害的可能。**

（4）病理组织学：药物性肺损害的病理组织学改变无特异性，可表现为各种类型（表8-20），最重要、最常见的是肺泡病变、间质性肺炎、过敏性肺炎和嗜酸性粒细胞性肺疾病。其中，药物性肺损害最多见的间质性肺炎的病理类型是普通型间质性肺炎（UIP）、非特异性间质性肺炎（NSIP）、机化性肺炎（COP）、剥脱型间质性肺炎（DIP）和弥漫性肺泡损害（DAD）。

表8-20 药物性肺损害的病理组织学改变

肺水肿	间质性肺炎伴呼吸性细支气管炎（RB-ILD）
肺泡出血	弥漫性间质性细胞浸润
肺泡蛋白沉积症	伴或不伴肉芽肿
弥漫性肺泡损害（DAD）	嗜酸性粒细胞肺炎
机化性肺炎（COP）	急性、慢性
普通型间质性肺炎（UIP）	小血管炎
非特异性间质性肺炎（NSIP）	肺动脉高压
淋巴细胞间质性肺炎（LIP）	肺静脉闭塞症
脱屑型间质性肺炎（DIP）	

4. 诊断标准　药物性肺损害尚无特异性诊断标准，但一般应**符合以下条件中前3项可诊断药物性肺损害，满足第4项可以确定诊断。**

（1）用药后出现症状和肺部阴影，多与过敏性反应相一致。

（2）停药后症状改善。

（3）除外感染等其他疾病。

（4）同种药物偶然再次用后症状再次出现。

【治疗原则】

1. 治疗的基本原则是**停用致病药物。**

2. 症状较轻者可停用致病药后观察病情变化；对于症状较重，出现低氧血症患者，可给予**泼尼松30~40mg，症状改善后逐渐减量。**

3. 对于急性呼吸衰竭者，甲强龙500~1000mg连续3天，之后开始给泼尼松龙40~60mg，再逐渐减量。或者合用环磷酰胺（700~1000mg）。此外，也可合用环孢素A（血药浓度维持在150ng/ml）。

（张伟华）

第十九节　结　节　病

结节病（sarcoidosis）是一种病因不明的多系统受累的肉芽肿性疾病。任何器官均可累及，但**以肺和胸内淋巴结最常见，**其次是周围淋巴结、眼或皮肤。**病理组织学特点是**淋巴细胞和单核巨噬细胞及上皮样细胞组成的**非干酪坏死性肉芽肿。结节病发病高峰为30~40岁，女性略多于男性。**寒冷地区和国家发病率高于热带地区。中国被认为是结节病发病率较低的地区，平均发病年龄为38.5岁，男女比例为5∶7。

【诊断要点】

1. 临床表现　大多数结节病隐匿起病，2/3患者可无临床症状。部分患者可有轻微的全身症状，如盗汗、消瘦、乏力等。按结节病累计的病变部位可分为：

（1）**胸内型结节病：占结节病的90%以上，主要表现为两侧肺门和纵隔淋巴结对称性肿大。**呼吸系统症状轻微，常见轻度咳嗽、气短、胸痛。晚期发展为肺纤维化时，可有呼吸困难、发绀或肺源性心脏病的表现。

（2）胸外型结节病：临床表现见表8-21。

表 8-21 胸外型结节病的临床表现

受累部位	发生率	临床表现
周围淋巴结	30%	可发生于任何部位，以前斜角肌脂肪垫淋巴结最为常见，表现为轻度肿大，活动度好，无触痛
眼	25%	虹膜睫状体炎最常见，其次为急性结膜炎、干燥性角膜结膜炎、视神经炎、青光眼、白内障等
皮肤	11%	结节性红斑最常见，多见于下肢；无症状的皮下结节、斑丘疹和斑块；冻疮样狼疮好发于鼻、颊和耳部
外分泌腺	5%	腮腺、泪腺、唾液腺可肿大；干燥综合征
骨骼肌肉	10% ~39%	多关节炎，跟腱炎，足跟痛，骨囊肿，多发性指（趾）炎，多肌炎
肝	10%	肝大、肝功能异常，但常无症状
内分泌系统	2% ~10%	高钙血症，高尿钙
心	5%	心律失常，心肌病，猝死
肾	6%	肾结石、肾钙化，肾功能不全
神经系统	4% ~7%	单侧面神经麻痹最常见，也可侵犯其他脑神经和周围神经，颅内占位性病变，肉芽肿性脑膜炎，脊髓病变，多神经病变

（3）少数急性起病者，可表现为：

1）Löfgren 综合征：发热、关节痛、两侧肺门淋巴结肿大和结节性红斑。

2）Heerfordt 综合征：腮腺肿大、眼色素膜炎和面神经麻痹。

2. 辅助检查

（1）实验室检查

1）活动期患者可有贫血、血白细胞数减少、红细胞沉降率增快。

2）血钙、尿钙、血清丙种球蛋白、免疫球蛋白、转氨酶、碱性磷酸酶、血尿酸可增高。

3）**结核菌素试验：1∶2000 PPD 5U 皮试阴性。**

4）**血清血管紧张素转换酶（sACE）升高。**

（2）**胸部 X 线检查：**胸部 X 线检查是发现结节病的主要检查方法。胸部结节病可分为 5 期，见表 8-22。

（3）肺功能检查：早期正常，随病变进展可表现为限制性通气功能障碍和（或）弥散功能障碍。

（4）**活体组织检查：是诊断结节病最重要的依据。**常用活检部位为支气管黏膜、淋巴结和皮肤结节。1个以上器官有非干酪坏死性上皮样细胞肉芽肿对诊断结节病更有意义。

（5）Kveim-Siltzbach 试验：因无标准抗原，故限制了该检查的应用。

（6）支气管镜检查：**支气管镜检查对结节病的诊断具有重要价值，**不仅可以检查有无气道内结节，还可做支气管肺泡灌洗液（BALF）细胞学检查以及行经支气管镜肺活检（TBLB）。结节病患者 BALF 的细胞总数、$CD4^+$百分数和$CD4^+/CD8^+$可升高，T淋巴细胞大于28%时提示病变活动。

3. 诊断标准

（1）**诊断标准：1、2、3条为主要诊断依据，4、5、6条为重要参考指标。**

1）X线胸片显示两侧肺门和（或）纵隔淋巴结对称性肿大，伴或不伴有肺间质改变。

2）组织活检证实1个器官以上有非干酪坏死性上皮样细胞肉芽肿。

3）Kveim-Siltzbach 试验阳性反应。

4）5U PPD 皮试呈阴性或弱阳性。

5）sACE 活性升高。

6）排除其他已知原因的肉芽肿性疾病，如分枝杆菌、真菌感染、肉芽肿性血管炎、药物反应引起的局部结节病样反应。

7）血钙、尿钙、血清丙种球蛋白、免疫球蛋白、碱性磷酸酶升高，BALF中T淋巴细胞及亚群测定可作为判断结节病活动性的参考指标。

（2）分期（表8-22）

表8-22 结节病的分期

分期	胸部X线片表现
0期	正常
Ⅰ期	两侧肺门和（或）纵隔淋巴结肿大，肺部无异常
Ⅱ期	肺部出现弥漫性的病变同时肺门纵隔淋巴结开始退缩
Ⅲ期	肺部弥漫性间质浸润，无肺门或纵隔淋巴结肿大
Ⅳ期	肺纤维化和肺大疱

（3）评价病变范围及是否活动：诊断结节病后应进一步评价病变范围及程度，病变活动性以及治疗对患者是否有益。

1）询问病史及体格检查，有无乏力、体重减轻、发热、关节疼痛、畏光、视物模糊等，查体有无结节红斑、冻疮样狼疮、肿大淋巴结、心脏杂音、心律失常、肝脾大等，并行 X 线胸片、肺功能、心电图、眼科检查、皮疹、肾功能、血清钙、肝功能、免疫球蛋白及 ACE 评估病变范围及严重程度。

2）结合 X 线胸片、肺功能、ACE、BALF 细胞分类、免疫球蛋白评判疾病是否处于活动期。

【治疗原则】

1. 对无症状或症状不明显的胸内Ⅰ期结节病可观察，无需治疗，大部分可以自然缓解。

2. 出现以下情况时可考虑给予治疗，并首选口服激素治疗。

（1）严重的眼、神经或心脏结节病。

（2）恶性高钙血症。

（3）有症状的Ⅱ期结节病及进展的Ⅱ期结节病 表现为进行性肺功能下降。

（4）Ⅲ期结节病。

3. 糖皮质激素治疗结节病初始剂量 20 ~ 40mg/d 口服，1 ~ 3 个月后评估疗效，如有效，则逐步减量至维持剂量 5 ~ 10mg/d，疗程至少 1 年。停药后需随访是否复发。少数患者需小剂量激素长期维持治疗。

4. 对重要胸外脏器受累或激素不能耐受或治疗无效者，可给予免疫抑制剂单独或联合激素使用，包括羟氯喹、甲氨蝶呤、硫唑嘌呤、环磷酰胺等。

（张伟华）

第九章 胸膜疾病

第一节 胸腔积液

液体在胸腔内积聚，当胸腔内液体形成的速度超过吸收的速度时就可发生胸腔积液。胸膜、肺或全身性疾病均可引起。胸腔积液是常见的，美国的发生率3000/100万。

【胸腔积液的原因】 临床上通常把胸腔积液划分为两大类：**漏出液和渗出液**，胸腔积液的原因，按漏出液和渗出液分类。中国目前还没有全国性的有关胸腔积液病因的流行病学调查资料。文献报道的胸腔积液的病因分布差异较大，如结核性胸腔积液19.6%～77.5%、恶性胸腔积液5.24%～31.3%，与作者调查的对象和范围不同有关。结核性胸腔积液是我国最常见的胸腔积液。中国每年新患结核病113万例以上，结核性胸膜炎占肺结核的4.7%～17.6%。如以10%计算，每年有10多万新的病例。

【诊断要点】 在大多数病例，基本诊断可以通过详询病史，体格检查，放射影像学和对胸腔积液/组织的检查来建立。

1. 临床表现特点 **患者可以无症状，但经常有呼吸困难、胸膜痛或基础病的临床特点**。体检可发现叩诊浊音区，语颤音减低和积液区的呼吸音消失。值得注意的是，这些体征不能与膈肌的抬高相区别。

2. 影像学 大多数胸腔积液可在后前位或侧位X线胸片上发现。大量胸腔积液可使纵隔向对侧移位。少量胸腔积液时，肋膈角变钝可以是唯一征象，但也可以是胸膜增厚。**超声检查发现胸腔积液的敏感性可达100%**，超声检查可鉴别胸腔积液、肺实变和胸膜肥厚，还能确定积液的部位和评估积液量。胸部CT可增加胸膜和肺的异常发现，有助于良性和恶性胸膜疾病的鉴别。磁共振（MRI）在胸膜疾病的鉴别诊断上作用有限，PET和PET/CT的作用正在研究之中。

3. 诊断方法 胸腔积液的诊断可按图9-1的程序进行。**对有原因不明的胸腔积液，只要有适宜的量，就应该进行胸腔穿刺**。少量的胸腔积液应该在超声引导或放射影像学指导下进行穿刺抽液，通常安全，并发症不常见，偶可发生血管迷走神经晕厥（0.6%）、气胸、感染和出血。一次大量的抽胸腔积液可能诱发复张性肺水肿。如果患者发生咳嗽和胸痛，操作应该停止。已提倡胸腔测压，但并没有被广泛应用。如果初始的积液检查没有确定诊断，应考虑重复胸腔穿刺或进行胸膜活检。

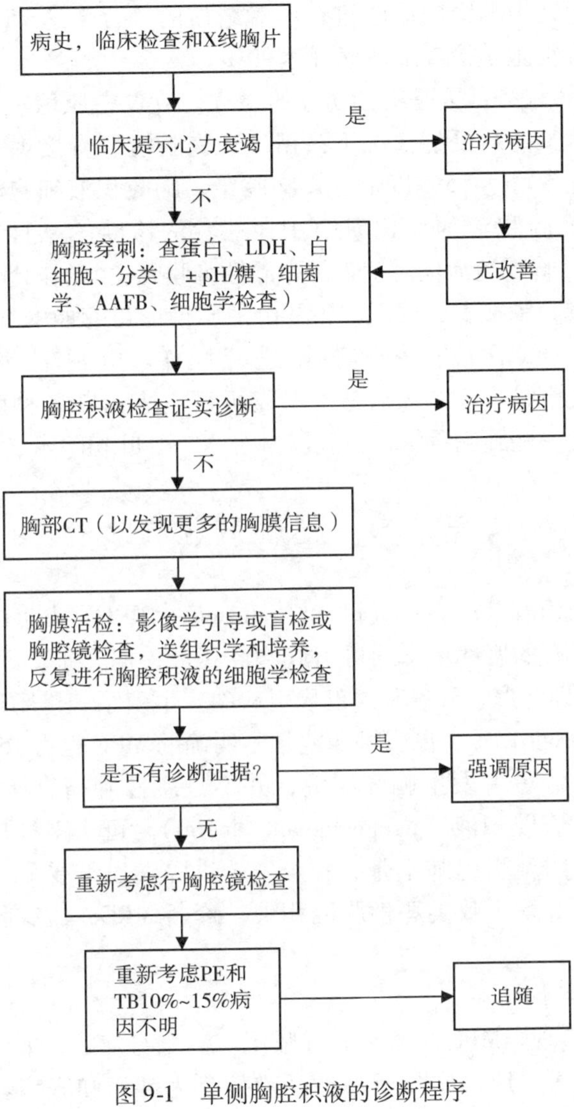

图 9-1　单侧胸腔积液的诊断程序

（根据临床上的怀疑来选择相应检查）LDH：乳酸脱氢酶；AAFB：抗酸杆菌；PE：肺栓塞；TB：结核病

4．胸腔积液检查　见本书第二章第二节。

5．胸膜活检　**难确诊的胸膜疾病常采用活检，**方法为在影像学引导下经皮穿刺吸取病变胸膜组织行病理和有关病因学检查，其阳性率可达90%以上。如影像学未显示块影，仅为胸腔积液征象则应在肋膈窦部位行胸膜盲检，因为此部位取得的病变胸膜的阳性率达75%。GILESJ等认为针吸活检应在做胸穿的同时进行，对结核的符合率达75%，对恶性胸腔积液如结合细胞学检查阳性率可达90%。

6．胸腔镜检查　因是有创伤性的检查，故**仅在应用其他方法不能确诊，患者机体又能耐受的情况下采用，**经胸腔镜可直接观察病变及同时行活检，阳性率可达85%以上。在胸腔镜、胸腔积液细胞学检查和针刺活检对恶性胸腔积液的对比研究中，三者的诊断敏感性分别为95%、62%和44%，胸腔镜活检对153例弥漫性胸膜间皮瘤的阳性率为98.4%。

近年来胸腔镜技术的改进主要是由硬质镜向可弯曲的纤维光镜转换，可以用纤维支气管镜代替胸腔镜进行操作。电视辅助胸腔镜手术（VATS）使视野扩大，图像清晰，不仅可用它来诊断各种胸膜疾病，而且用它可进行一些肺胸手术，如胸膜融合术、肺叶切除术、肺减容术等。

第二节　恶性胸腔积液

恶性胸腔积液（malignant pleural effusions，MPE）占渗出液的42%～77%。几乎所有的恶性疾病均可引起胸腔积液，但几乎2/3的MPE是由3种恶性病，即肺癌、乳癌和淋巴瘤引起的。生殖系、胃肠道和泌尿系肿瘤共约占MPE的15%，原发肿瘤病灶不明确的MPE也占15%。

有些恶性病患者发生胸腔积液，并不是恶性肿瘤直接扩散到胸腔，称之为类恶性胸腔积液（paramalignant pleural）。可由多种机制引起，如肿瘤的支气管阻塞引起肺不张、肺栓塞、纵隔淋巴结受累、上腔静脉阻塞、放射治疗等均可致类恶性胸腔积液。诊断MPE，需有肿瘤直接扩散到胸腔的证据。

【诊断要点】

1．临床表现　MPE患者常有呼吸困难。全身症状，如体重减轻、厌食和全身不适等。胸痛常见于恶性间皮瘤，为钝痛和胀痛。合并咯血提示为支气管肺癌。如原来患有恶性肿瘤，以后出现胸腔积液应首先考虑MPE。大多数MPE的胸腔积液量均为大量，还可有恶病质和肿瘤转移引起的表浅淋巴结肿大。

2. 影像学检查 胸部 X 线、CT 检查可发现胸腔积液及估计液量，评价是否有纵隔淋巴结肿大和基础肺实质病变，以及证明胸膜、肺或远处转移。胸部超声检查有助于鉴别胸膜病变，引导对少量胸腔积液者进行胸腔穿刺。磁共振（MRI）在 MPE 的诊断中作用有限，但对评价肿瘤侵犯胸壁的范围有帮助。PET 对鉴别胸腔积液的良恶性，评价恶性间皮瘤的范围有帮助。

3. 诊断性胸腔穿刺 胸腔积液检查项目有常规、生化、总蛋白含量、乳酸脱氢酶（LDH）、糖、pH、淀粉酶以及细胞学、细菌学和各种肿瘤标志物、结核菌培养或抗体检测等。几乎所有的 MPE 均为渗出液。胸腔积液的细胞学检查对鉴别 MPE 和类恶性胸腔积液有重要价值。

常见血性胸腔积液，白细胞计数典型的主要是淋巴细胞或其他单核细胞。胸腔积液 pH 是患者生存期的独立预测指标，胸腔积液 pH < 7.28 的患者中，55% 在 3 个月内死亡。胸腔积液中淀粉酶（唾液淀粉酶）升高，增加胸腔积液为恶性的可能性，最常为肺腺癌。虽然透明质酸酶水平升高有助于间皮瘤的诊断，但在其他恶性肿瘤和良性胸腔积液中也可以升高。胸腔积液细胞学检查的阳性率 62% ~90%，取决于疾病的范围和原发恶性疾病的性质，恶性间皮瘤的细胞学阳性率为 58%。

有条件时还可检测癌胚抗原（CEA）（ >10μg/L 为异常增高）、铁蛋白（ > 500 ~ 1000μg/L）、黏蛋白（ > 1g/L）、神经特异性烯醇化酶（NSE）等肿瘤标志或腺苷脱氨酶、抗结核抗体、聚合酶链反应（PCR）检测结核菌。

4. 闭合性胸膜活检 在 MPE，闭合性胸膜活检的阳性率为 40% ~ 75%，敏感性比胸腔积液细胞学检查低。然而在胸腔积液细胞学检查阴性的患者中，有 7% ~12% 的 MPE 经胸膜活检而明确诊断，CT 引导胸膜活检可显著提高诊断的准确性。

5. 内科胸腔镜检查 优点：可在局麻或应用镇静剂情况下进行操作，可用硬性内镜进行检查，创伤性较小。其操作技术与经套管针插入胸腔导管相似，除了可以观察胸腔之外，还可在直视下对脏层胸膜和膈胸膜，在胸腔各部位，包括胸壁、膈肌、纵隔和肺进行活检。内科胸腔镜检查的主要适应证有：明确诊断不清的胸腔积液的原因，对恶性间皮瘤或肺癌进行分期，以及对恶性或其他反复发生的胸腔积液用滑石粉进行胸膜固定术治疗。在转移性胸膜疾病中，胸腔镜活检可为原发性肿瘤的进一步研究，如乳癌的激素受体，改进淋巴瘤内的形态学分类提供更理想的标本。此外，内科胸腔镜检查对诊断不清的胸腔积液排除肿瘤和结核提供有价值的证据。

Loddenkemper 等报道 208 例 MPE 对应用多种方法诊断的敏感性：胸腔积液细胞学 62%，闭合胸膜活检 44%，内科胸腔镜检查 95%。内科胸腔镜检查的敏感性高于联合应用细胞学检查和闭合性胸膜活检的敏感性（95% 对 74%）。以上 3 种方法联合应用的诊断敏感性为 97%。内科胸腔镜检查假阴性的原因是检查操作者经验不足，没有取到有代表性的活检组织或胸膜粘连的存在，妨碍了胸腔镜的观察和进入肿瘤组织取材。

6. 支气管镜检查　支气管镜检查对诊断不明的胸腔积液的价值较低，不应作为常规检查。但若因咯血，肺不张或大量胸腔积液而没有纵隔向对侧的移位，**怀疑是支气管内的病变即是支气管镜检查的适应证。**在胸腔穿刺抽液后肺没有扩张时，在进行胸膜粘合治疗前应进行支气管镜检查以排除支气管内病变。

7. 外科活检　电视辅助胸腔镜外科术（VATS）操作时常需全身麻醉和单肺通气，与内科胸腔镜检查比较，外科医师经 VATS 可以利用多个孔进行范围更广泛的操作，并可同时进行诊断和治疗，包括一些手术。当患者不能耐受单肺通气（如患者正在进行机械通气，对侧肺切除前，气道解剖异常妨碍双腔气管插管等）时，禁忌 VATS 和开胸活检。如果有胸膜粘连，会妨碍胸腔镜的插入。如果进行 VATS 前，X 线胸片上或 B 超显示有明显的胸膜粘连，就应决定进行开胸活检，胸膜间皮瘤的诊断，进行免疫组化标志物检测是基本的。

【治疗原则】

1. 胸腔穿刺　**所有恶性胸腔积液患者都应考虑行治疗性胸腔穿刺以缓解呼吸困难。**每次抽液推荐 800～1200ml，最多不超过 1500ml，以避免发生复张性肺水肿。每次抽液后应观察患者呼吸困难的缓解情况和复发的速度和程度。如果抽液后呼吸困难不缓解，应考虑其他原因，如淋巴管炎性癌变、肺不张、血栓栓塞或肿瘤栓塞。对于生存期预期短的患者，放置胸腔内导管连接引流袋是很好的解决方法。

2. 胸膜粘合术　如果胸腔积液反复发生，患者的生存期预期在数周以上，推荐行胸膜粘合术。胸膜粘合术大多采用胸导管闭式引流以后胸腔内给药的方法；如果胸腔积液引流较彻底，注药后的效果也较好，但如果注入的药物刺激性较大，可引起剧烈的胸痛。为缓解胸痛，在注射硬化剂（如博来霉素、四环素等）之前，可先给患者应用镇痛剂，如肌内注射哌替啶 50～100mg 或吗啡 5～10mg，45 分钟～1 小时后将 10% 普鲁卡因 10ml 或利多卡因 100mg 稀释后通过胸导管注入，然后夹住导管 15

分钟，让患者频繁变动体位，要求患者深呼吸和咳嗽，以便麻醉胸膜，然后再注入硬化剂或其他药物，仍让患者不断变动体位。6 小时后放开胸导管继续吸引，过夜后第 2 天拔出胸腔引流管。如第一次胸腔注药后疗效不明显，隔一段时间后可用同样方法注入另外的药物。

3. 胸膜粘合术治疗前应排除陷闭肺（trapped lung），证明肺可以完全扩张。如果 X 线胸片上见有大量胸腔积液而纵隔没有向对侧移位，或胸腔引流后肺没有完全复张，就应怀疑支气管内阻塞或陷闭肺，如果放出胸腔积液后产生高胸腔负压，胸腔积液 pH < 7.20，或 CT 发现脏层胸膜显著增厚，应怀疑**“陷闭肺”。这种情况将使胸膜粘合术不可能成功或非常困难。**

4. 胸腔内所给药物大致可分 4 类　硬化剂、抗癌药、免疫或生物制剂和放射性核素。可经胸腔给予的药物见表 9-1，非抗肿瘤制剂的常见副作用有疼痛、发热和恶心。抗肿瘤制剂治疗恶性胸腔积液的副作用有疼痛、发热、恶心和呕吐、白细胞减少、骨髓抑制、肾毒性等。滑石粉是行胸膜粘合术的最有效硬化剂。

表 9-1　可经胸腔给予的药物

硬化剂：	四环素、多西环素、阿的平、滑石粉 Talc
抗癌药：	盐酸氮芥、阿霉素、博来霉素、顺铂、卡铂、塞替哌、氟尿嘧啶（5-FU）、丝裂霉素、消瘤芥、环磷酰胺（CTX）、长春新碱、甲氨蝶呤、紫杉醇
免疫调节剂、生物缓解调节剂：	短小棒状杆菌疫苗（CP）、OK-432、沙培林、干扰素、白细胞介素 2、LAK 细胞
中药制剂：	人参多糖、榄香烯
其他：	链激酶、尿激酶

5. 胸腔积液反复发生和有“陷闭肺”的患者，行胸腹腔分流术（pleuroperitoneal shunt）是有适应证的。近年来国内外已有多篇报道采用胸腹腔分流术治疗因癌症、淋巴瘤、乳糜胸及类风湿性关节炎所致的慢性大量顽固性胸腔积液。用于解除胸腔积液对肺脏、纵隔和心脏的压迫，改善心肺功能和生活质量，取得了较好的效果。此法的优点是手术创伤小，患者术后 2 ~ 3 天就可出院，胸腔积液分流到腹腔由腹膜吸收，避免了反复抽液易致的蛋白和免疫物质丢失或继发感染的危险。显效率在 80% 以上。主要问题是，恶性胸腔积液分流到腹腔，可能导致恶性肿瘤细胞种植到腹膜，但实际上这些 MPE 患者，即使胸腔积液满意控制，生长期也较短（大多数未超过半年），肿瘤腹膜转移的问题并不明显。

6. 在胸膜间皮瘤患者的治疗中，不适宜外科手术的患者联合应用顺铂和 pemetrexed，可改善存活率。在可完全切除上皮肿瘤和没有胸膜外结节受累患者可用3联治疗方案（胸膜外的肺切除术、放疗和化疗）。

第三节　结核性胸膜炎

结核性胸腔积液的发生率差异很大，取决于每个国家结核病的发生率。在西班牙，所有结核病患者中有23.3%胸膜累及。中国也是结核病和结核性胸膜炎的高发生率国家。

【病理机制】 结核性胸腔积液是由胸膜下干酪样病灶破溃进入胸膜腔引起的，常于原发感染6～8周后发生。但也有一些研究表明，结核性胸膜炎是延迟性变态反应而不是结核菌的直接作用，是结核分枝杆菌感染激发的一系列至今尚了解不多的免疫学反应。在少数患者，结核性胸膜炎可形成假性乳糜胸或脓胸。假性乳糜胸发生长期积液，结核性脓胸是结核分枝杆菌引起的胸膜腔感染，发生脓性胸腔积液的积聚，一般发生于以前患肺结核或胸膜结核，发现脓胸前经常已消逝有10多年。

【诊断要点】

1. 大多急性起病，有结核的全身中毒症状和胸腔积液的局部表现。但大多数结核性胸膜炎患者不能依靠特殊的临床症状和体征来与其他胸腔积液鉴别，而且胸部X线检查或结核菌素试验也不足以为确定诊断提供足够资料。**胸膜结核的诊断依靠胸腔积液中或胸膜活检中鉴定有结核杆菌或胸膜中可见结核性肉芽肿来证实。**

2. 胸腔积液检查很有价值。其胸腔积液几乎总是为渗出液，93%的患者胸腔积液中主要是淋巴细胞，虽然在开始有症状的2周内主要是中性粒细胞。如果胸腔积液内主要是嗜酸性粒细胞，就不可能是结核性的。**胸腔积液内或活检组织中分离出结核分枝杆菌，结核性胸腔积液可确定诊断。Ziehl-Neelsen 染色和胸腔积液培养的阳性率很低，**但胸膜组织标本的反复培养可增加阳性率（表9-2）。如果肺受侵犯，即痰培养有意义，但在胸X线片上若看不见肺实质病变，即痰培养的阳性率不高，除非是人免疫缺陷病毒感染（HIV）患者。**如果在活检组织中可见肉芽肿病变，只要排除：结节病、类风湿性关节炎、土拉菌病和真菌病，即可诊断结核性胸膜炎，阳性率大约是80%。**如果同时将标本送培养，阳性率可增至86%，如果**进行胸腔镜检查，即诊断率可达98%。**

表 9-2　诊断结核性胸腔积液标准的敏感性

标　　准	例数	%
胸腔积液 Ziehl-Neelsen 染色	14/254	5.5
胸腔积液中的结核分枝杆菌培养	93/254	36.6
胸腔积液的 Z-N 染色	64/248	25.8
胸腔积液中的结核分枝杆菌培养	140/248	56.4
干酪性肉芽肿	198/248	79.8

近年来，已建立了一些诊断结核性胸腔积液的生化标志物，如腺苷脱氨酶（ADA）、IFN-γ、溶菌酶、IL-2、可溶性 IL-2 受体、IL-1、结核硬脂酸、活性 T 淋巴细胞。其中比较常用的有 ADA > 45U/L 和 IFN-γ > 3.7U/ml 有助于结核性胸腔积液的诊断。其他标志物还没有一致的临界阈值。每个医院应建立自己试验方法，规定每种指标的阈值。在荟萃分析中，ADA 的最高联合敏感性和特异性为 93%。ADA 与胸腔积液中淋巴细胞/中性粒细胞比≥0.75，联合应用可增加诊断的特异性。单次测定 ADA 值不高，并不能排除结核性胸腔积液的诊断。在某些非结核性胸腔积液，包括某些恶性胸腔积液（主要是由淋巴瘤、腺癌和间皮瘤）、类风湿关节炎、细胞内感染、肺炎旁积液和大多数脓胸，可发现 ADA 增高。

在结核性胸腔积液，ADA 的同工酶——ADAZ 是增加的，在非结核性胸腔积液，伴随着 ADA 水平的升高，具有高活性的同工酶是 ADA-1。然而，即使联合应用 ADA、ADA-2 和 2'-脱氧腺苷脱氨酶/ADA 比值也不能完全区别结核和非结核胸腔积液，在对年龄 < 35 岁的胸腔积液患者的研究中，ADA 测定是比较重要的。在西班牙，结核病有相当高的流行，因此，ADA 的阳性预计值是比较高的。这些患者恶性胸腔积液流行的概率较低，医院里的经验，ADA 分析若为高 ADA 活性和胸腔积液中淋巴细胞/中性粒细胞比例 > 0.75，可认为结核性胸腔积液可能性大，在排除了以上病因的可能性后可开始抗结核治疗（图 9-2）。

干扰素-γ（IFN-γ）是由 $CD4^+$ 致敏淋巴细胞释放的淋巴因子，增加巨噬细胞的杀灭分枝杆菌活性，已有数个研究证明在诊断结核性胸腔积液中的有效性。在最近的荟萃分析中，此标志物的联合敏感性和特异性为 96%。但测定 IFN-γ 比 ADA 费用较高，医院实验室的经验较少。

PCR 是基于分枝杆菌的脱氧硬脂酸的扩增，诊断结核性胸膜疾病的敏感性为 20% ~ 80%，结果取决于所用的技术和胸腔积液样本中的分枝杆菌数量，在结核性胸腔积液，培养阳性的胸腔积液标本中阳性率是

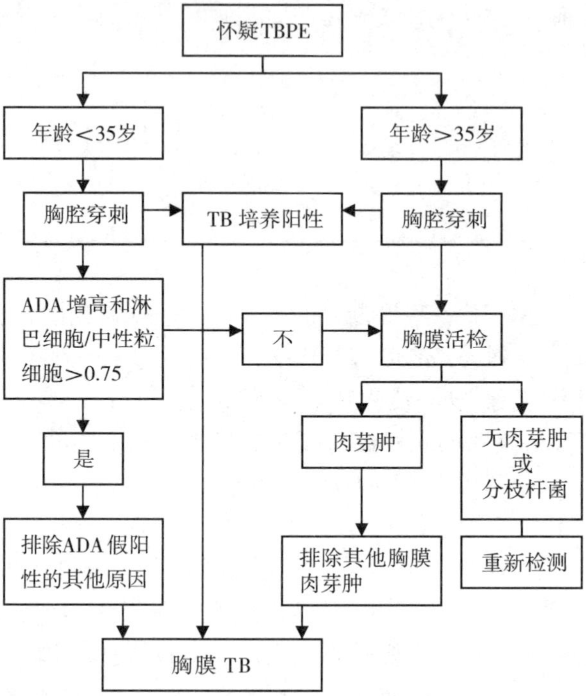

图 9-2　胸膜结核病的诊断流程

100%，培养阴性的胸腔积液中阳性率是 30%～60%。特异性为 78%～100%，在临床实践并未推荐应用。

3. 在我国一些基层医院，没有条件取得病原学诊断，在胸腔积液检查证明是渗出液，排除恶性肿瘤和渗出液的其他原因后，就允许抗结核药物试验性治疗。但要密切观察疗效，在治疗过程中确定或否定结核性胸膜炎的诊断。

【治疗原则】

1. 结核性胸膜炎目前推荐的治疗　**初始方案：利福平（0.45～0.65/d，顿服）、异烟肼（0.3/d，顿服）和吡嗪酰胺 2 个月，然后服利福平和异烟肼 4 个月。在对抗结核药物原发耐药高发生率（>4%）地区，或当患者此前已接受这些药物治疗时，还应将乙胺丁醇（0.75/d，顿服）加入该方案中。**约有 16% 的患者在开始治疗后胸腔积液矛盾性的增加。约有 50% 的患者在开始治疗 1 年以后表现有胸膜增厚，但与胸腔积液的特征并没有一致性。**反复多次胸腔抽液、肾上腺皮质激素治疗或**

胸腔内注射抗结核药物均无助于预防胸膜增厚的发生（国内有人推荐，积极地胸腔抽液、肾上腺皮质激素治疗或胸腔内注射抗结核药物可预防胸膜增厚的发生，但缺乏循证医学的支持）。此种胸膜增厚对多数患者肺功能的影响轻微。

2. **结核性脓胸患者应接受上述4种药物的治疗**，并用最大的剂量。**有必要放置胸腔导管，有时给予纤维溶解药物有效**（尿激酶5～10万U或链激酶25万U加生理盐水20～60ml）。甚至有必要进行胸腔镜检查、皮质激素治疗或胸膜切除术。

3. 不推荐常规使用皮质激素，如大量胸腔积液吸收不满意，或结核中毒症状严重，可用泼尼松30mg/d，至胸腔积液明显减少或症状减轻时减量，每周减少5～10mg，一般4～6周停药。减药或停药过快可致反跳。

4. 应尽力获得致病结核菌对药物的敏感性的信息，并测定所用每种药物在胸腔积液中的浓度，因为胸膜增厚，可减低抗结核药的穿透性，导致药物浓度在有效治疗水平之下和获得耐药。

5. 应用抗结核药物时**应给予保肝药物**（参见第四章第十七节），**治疗过程中要定期复查肝功。**

第四节　肺炎旁胸腔积液和脓胸

肺炎旁胸腔积液（parapneumonic effusion）的定义是：与细菌性肺炎、肺脓肿或支气管扩张相关的积液。**所有细菌性肺炎患者都应考虑肺炎旁胸腔积液存在的可能。**大约40%的细菌性肺炎可并发不同程度的胸腔积液，故临床上肺炎旁胸腔积液并不少见。

【诊断要点】 临床表现与普通肺炎相似，发热，胸痛，白细胞增多，脓痰，X线胸片有新出现的片状阴影。但老年人或卧床患者临床表现不典型。胸部X线常表现少量至中等量同侧胸腔积液，积液量少时胸部X线平片不易显示，此时胸腔超声波检查或胸部CT检查，可以明确诊断。

肺炎旁胸腔积液与感染的病原体相关，胸腔积液中分离出致病菌的患者比例差别很大，取决于肺炎旁积液是简单的、复杂的或脓胸。总的说来，只有很少部分患者在肺炎旁胸腔积液中能分离到致病菌，但在复杂性肺炎旁胸腔积液和脓胸中，50%的病例能确立致病菌。社区获得性肺炎伴胸腔积液中最常分离到的细菌是革兰阳性嗜氧菌，以金黄色葡萄球菌（36%）和肺炎链球菌（35%）多见。而医院内肺炎伴胸腔积液最常分离到的细菌是革兰阴性菌和葡萄球菌。革兰阴性细菌感染以大肠埃希菌（30%），假单胞菌（25%），克雷伯杆菌属（21%）多见。此外，厌氧菌感染引起的胸腔积液也不少见，类杆菌属和消化链球菌肺炎各有20%伴胸腔积液，梭状杆菌属肺炎14%有胸腔积液（表9-3）。

表9-3 肺炎旁胸腔积液和脓胸的分类及治疗

类别	临床分型	临床情况	治疗
一类	无明显肺炎旁胸腔积液	少量 卧位时胸腔积液厚度 < 10mm	无胸腔穿刺指征
二类	典型的肺炎旁胸腔积液	积液厚度 > 10mm 葡萄糖 > 2.24mmol/L pH > 7.2 革兰染色和培养均阴性	单用抗生素治疗
三类	边缘型复杂性的肺炎旁胸腔积液	7.00 < pH < 7.20 LDH > 1000U/L 葡萄糖 > 2.24mmol/L 革兰染色和培养均阴性	抗生素和多次胸腔穿刺
四类	单纯型复杂性的肺炎旁胸腔积液	pH < 7.00 和（或）葡萄糖 < 2.24mmol/L 革兰染色和培养阳性 积液无分隔、无明显脓性样	胸腔引流管和抗生素
五类	混合型复杂性的肺炎旁胸腔积液	pH < 7.00 和/或葡萄糖 < 2.24mmol/L 和/或革兰染色和培养阳性 积液有多房分隔	胸腔引流管和纤维蛋白溶解治疗 偶需胸腔镜和胸膜剥离
六类	单纯脓胸	积液为纯脓性样 单房无分隔或积液能流动	胸腔引流管 ± 胸膜剥离
七类	混合型脓胸	积液为纯脓性样多房分隔	胸腔引流管 + 纤维蛋白溶解治疗 常需要胸腔镜或胸膜剥离

注：此表引自 Light RW. A new classification of parapneumonic effusion and empyema. Chest. 1995，108：199 – 301

胸腔积液的诊断确定后应行胸腔穿刺抽液以明确积液的性质。对感染性胸腔积液应首先明确积液的不同阶段，因不同的阶段处理不同。胸穿抽液为非脓性，以中性粒细胞为主的渗出液，葡萄糖浓度 > 3.3mmol/L，

LDH <700U/L，pH 7.3 或更高，这种积液可不作处理，只要全身给予相应的抗生素加强支持和对症治疗，胸腔积液在 7～14d 吸收。但对中等以上的积液仍需抽液以加快积液的消除。如果胸腔积液 pH <7.2，葡萄糖浓度 <2.22mmol/L（40mg），LDH >1020U/L 或胸腔积液涂片见大量细菌，提示脓胸，预后差。

【治疗原则】 所有诊断肺炎旁胸腔积液患者**必须选择相应抗生素治疗**。早期经验性选药，培养结果出来，若有必要，调整治疗方案。**脓腔须及时引流处理**。对可疑病例，每隔 12～24 小时进行连续胸腔穿刺对决定是否放置引流管有益。如经连续胸腔穿刺胸腔积液 LDH 趋于减少，胸腔积液 pH 值和葡萄糖含量趋于增加，患者病情改善，胸腔插管引流并无必要。相反，**LDH 增加，胸腔积液 pH 和葡萄糖含量减少，应毫不迟疑地行胸腔插管引流**。置管位置应在最低位，放置引流管直至胸腔引流 24h 少于 50ml，引流液变成黄色清亮为止。如果临床表现和放射学征象在 24 小时内无改善，可能是胸腔引流不满意，或抗生素治疗无效。应重复培养结果，检查插管位置，若由于胸腔积液分隔所致引流不充分，可予胸腔内注射溶栓药物（链激酶或尿激酶），若引流不充分，可考虑应用胸腔镜去除粘连或行胸膜剥脱术。

胸膜疾病中主要问题之一是肺炎旁积液和脓胸的处理。在已分隔的胸腔积液的处理中，虽然胸腔内纤溶剂治疗有益，可缩短住院时间，但并没有推荐这些制剂的常规应用。应用链激酶 25 万 U/d，用 3 天和尿激酶 10 万 U/d，用 3 天，具有相同的有效性和安全性。在美国，最近又改为用组织型纤溶酶原激活剂（tissue-type plasminogen activator，t-Pa）。在一研究中，t-Pa 似乎不如链激酶有效，但该研究所用 t-Pa 的剂量较少（只有 4mg）。最近有报道，在 16 个月婴儿中，2mg t-Pa 有很好的疗效。

胸腔引流失败的患者应考虑外科手术治疗。电视辅助胸腔镜（VAT）是广泛应用的外科治疗，结果较好。但尚需随机对照研究。预后因素尚不确定，脓性胸腔积液，开始胸腔引流时间的延迟，有糖尿病等合并症以及脓胸形成分隔均与不良预后相关。

第五节　血胸和乳糜胸

一、血胸

血胸（hemothorax）是指血液进入胸膜腔，胸腔积液中的血细胞比容或红细胞计数等于或大于外周血的50%，或胸液血细胞比容大于20%。

【病理机制】 多数血胸是胸部创伤引起，也可是侵入性操作（如放置中心静脉导管，胸腔穿刺、胸膜活检）和肺梗死、恶性肿瘤、动脉瘤破裂所致，其他原因还有凝血机制障碍性疾病，如血友病和血小板减少症。胸膜腔内的血液一般来自肋间血管，胸廓内血管，肺裂伤或心脏和胸内大血管创伤。血液进入胸膜腔，因为膈肌、心脏、肺组织的运动而起着去纤维蛋白作用，所以很少引起明显的胸膜纤维化。

【诊断要点】 对有胸部钝伤，穿透伤的患者怀疑有血胸应及时行胸部X线检查。早期的血胸由于胸腔积液量少，患者仰卧位摄片，胸片表现不明显。如果出血慢，几个小时都可无明显表现，所以有必要连续摄片，60%的血胸伴有气胸。如果入院时胸部X线发现有胸腔积液，应立即行胸腔穿刺和血细胞比容测定。血胸的临床表现随出血量、出血速度、胸内器官创伤情况和患者的体位而异，**胸腔穿刺抽得全血即可确诊。**

【治疗原则】 外伤性血胸应立即行胸导管引流。将直径大的胸导管放入胸腔，也可压迫止血（特别是胸膜破裂时），**引流时要监测出血量，**彻底引流可降低胸膜纤维化的发生。如果胸腔内进行性出血，血液在胸腔内凝成血块，胸壁开放性损伤或胸内器官破裂等情况，则应在输血、补液及抗休克治疗下，及时进行开胸探查，清除积血及血块，对胸廓上破裂的血管予以缝扎，对肺裂伤进行修补。在外伤性血胸拔出引流管后出现的胸腔积液，应行诊断性胸穿排除脓胸，如果除外脓胸，胸腔积液不用特殊治疗，也不会残留胸膜纤维化。

血胸很少是抗凝治疗的并发症，但在使用肝素、华法林的患者已有报道。肺梗死患者出现血胸时，应立即停止抗凝治疗，置胸腔闭式引流排出血液，并考虑应用上腔静脉滤网。

二、乳糜胸

【病理机制】 乳糜胸（chylothorax）是临床上少见的疾病，约占所有胸腔积液的2%，**乳糜胸可以是创伤或非创伤性的，**创伤性乳糜胸占25%，仅次于淋巴瘤。胸部手术后导致乳糜胸估计占1%，食管手术后乳糜胸的发生率是3%。实际上所有的胸内手术包括肺、肺叶切除，冠脉旁路移植手术都可引起乳糜胸。其他医源性乳糜胸原因是长期放置中心静脉导管。

外科手术，可使胸导管被牵拉撕裂，乳糜液渗透到纵隔穿透纵隔胸膜造成乳糜胸。穿透性外伤和骨折可直接撕裂胸导管，若纵隔胸膜完整，乳糜液可在纵隔内积聚2天或更长时间，然后穿破纵隔胸膜。若纵隔胸膜缺损，切断或撕裂胸导管可立即引起乳糜胸。若乳糜胸仅因留置导管引起，一般同时存在静脉血栓。

非创伤性乳糜胸可发生于胸部疾病，如纵隔的淋巴腺病或淋巴管肌瘤病（lymphangiomyomatosis，LAM），大约有30%的LAM患者在疾病过程中发生乳糜胸。LAM只影响绝经前妇女，典型的临床表现为咯血、气胸、乳糜胸和进行性呼吸困难。也可伴有乳糜腹腔积液，与节段性回肠炎、小肠淋巴管扩张、系统性红斑狼疮、网状组织增生和失蛋白小肠病等有关。如不予治疗，乳糜胸可引起纤维胸。乳糜胸的病因见表9-4。

表9-4　乳糜胸的病因

淋巴系统的先天性畸形	原因不明
胸导管萎缩、淋巴发育不全、淋巴管瘤	各种疾病
肠淋巴管扩张：蛋白丢失性肠病	结节病
肿瘤	Behcet综合征
淋巴瘤、转移癌、Kaposi肉瘤（艾滋病）	淀粉样变
纵隔肿瘤	甲状腺功能减低
畸胎瘤、胸骨后甲状腺肿、胸腺瘤	系统性红斑狼疮
主动脉夹层动脉瘤	漏出液
感染	肝硬化
结核病、丝虫病、肺炎、脓胸	肾病综合征
累及淋巴管的疾病	心力衰竭
淋巴肌瘤病、肺结节硬化症、Corham综合征、淋巴管囊肿、黄甲综合征、Castleman病	创伤性原因
	医源性
	外科手术后
	上腔静脉和左锁骨下静脉血栓形成

【诊断要点】 如果胸腔积液单侧少量，患者可以无症状。单侧或双侧大量胸腔积液可出现呼吸困难，胸痛，可伴有低热、消瘦。胸腔积液外观呈乳白色，离心后仍混浊，静置后分3层：上层是奶酪样、中层为白色液体、下层为沉淀物，白细胞计数小于$7 \times 10^9/L$，以淋巴细胞为主，总蛋白在30g/L以上，pH7.4～7.8。**如果胸腔积液三酰甘油含量大于1.24mmol/L，则乳糜胸的可能性为99%**，如果三酰甘油水平低于0.56mmol/L，则仅有5%的可能是乳糜胸。三酰甘油在0.56～1.24mmol/L，需进行**胸腔积液脂蛋白电泳分析，若存在乳糜微粒带，通常可诊断乳糜胸**。乳糜胸应与胆固醇性胸腔积液和假性乳糜积液相鉴别，恶性肿瘤或感染有时可出现假性乳糜液，但假性乳糜液中，仅含有非常少量的脂肪，

苏丹Ⅲ染色涂片见不到脂肪球。有时结核性、类风湿性或癌性陈旧的包裹性积液出现胆固醇性胸腔积液存在高浓度的胆固醇结晶，不含脂肪球或乳糜微粒。检测胆固醇和三酰甘油的水平可帮助鉴别，大多数乳糜液中胆固醇/三酰甘油的比值 <1，而非乳糜液性的液体则 >1。

【治疗原则】 创伤性乳糜胸（外伤后胸导管破裂）通常采取保守治疗，如卧床休息10～14天，注射途径补充营养、胃肠休息或补充中链三酰甘油和输血、补液等，以减少乳糜液的外溢，通常自然愈合。如保守治疗无效，每日仍有较多乳糜渗漏，甚至出现营养代谢障碍者，则应采取手术治疗。**手术一般为剖胸进行胸导管结扎。**胸膜-腹膜分流术可减轻呼吸困难，使乳糜再循环，防止营养成分的进一步丢失，且可减少住医院费用和医源性并发症。LAM的治疗采用各种内分泌激素控制的方法，如卵巢切除术、给予安宫黄体酮等可能有一定好处，但总的预后仍很差。

当保守治疗无效时，有些学者也倡导行剖胸导管结扎术治疗非创伤性乳糜胸。但已有4位作者报告以胸腔内注入硬化剂方法治疗乳糜胸5例，在胸腔导管引流以后注入滑石粉（2例）、纤维蛋白胶（2例）或氮芥（1例），结果5例乳糜胸均未复发。与剖胸行胸导管结扎术相比，胸腔注入硬化剂的方法创伤性小。近来Vargas等报道5例乳糜胸经胸腔镜喷洒滑石粉2g后乳糜胸未再发生。乳糜胸的治疗方法见表9-5。

表9-5 乳糜胸的治疗

外科治疗	保守治疗
经胸腔镜行胸膜粘合术	病因治疗
胸-腹泵	反复胸腔穿刺
用纤维蛋白胶封闭胸导管或肠导管	持续引流
经胸腔镜或剖胸术行胸导管结扎	饮食调整
在胸导管和奇静脉之间吻合	中链
肺移植（淋巴管肌瘤病）	全胃肠外营养
反复发生腹腔积液的患者	用胸内导管行胸膜粘合术
腹膜静脉分流	
膈肌小孔用纤维蛋白闭合或经胸腔镜缝合	
在胎儿	
宫内胸腔穿刺	
产前胸膜羊膜分流	

（俞森洋）

第六节　其他原因的胸腔积液

一、肺不张（atelectasis）

肺不张后由于胸腔内压下降引起少量胸腔积液。随着肺泡萎陷，肺和胸壁进一步分离，局部负压增加，胸膜腔内负压有利于液体从部分胸膜表面进入胸腔，液体渗出直到部分胸膜-间质压力梯度恢复到正常才停止。

肺不张产生的胸腔积液是漏出液，有少量单核细胞，葡萄糖浓度与血清相等，pH 范围 7.45～7.55，**当肺不张恢复时，胸腔积液在几天内消失。**

二、充血性心力衰竭（congestive heart failure）

充血性心力衰竭是漏出性胸腔积液最常见的原因，心力衰竭引起的胸腔积液通常是双侧的，如果是单侧即以右侧更常见。多数患者具有典型心力衰竭的症状和体征：①多为有心脏病史的中老年人；②可有夜间阵发性呼吸困难，端坐呼吸，伴有不同程度的咳嗽，外周水肿明显，体重增加；③听诊显示 S_3 奔马律、捻发音及胸腔积液的体征；④X 线胸片显示心脏扩大；⑤双侧少量至中等量积液，肺的静态顺应性下降；⑥胸腔积液为漏出液，间质细胞和淋巴细胞占多数，但不超过 1×10^9/L，**加强利尿可使 8%～38% 的漏出液转为渗出液。**临床上充血性心力衰竭患者，不发热，双侧对称性胸腔积液，X 线胸片显示心影扩大，诊断多可明确。

如果出现下列临床情况，应行胸腔穿刺：①发热；②双侧不等量积液；③左侧比右侧胸腔积液多；④无心脏扩大；⑤胸膜炎性胸痛；⑥动脉血氧分压与肺水肿程度不相符。

治疗措施主要是控制心衰，如给予强心药、利尿剂、扩血管药物，减轻心脏的前后负荷等。随着心衰的控制，胸腔积液大多在几天至几周内消失。如经内科治疗后胸腔积液仍存在，并伴严重呼吸困难，可行治疗性胸腔穿刺或置管引流，仍不能缓解者谨慎选用硬化剂进行单侧胸膜粘连治疗，但同时需警惕对侧胸腔积液可能增加，应该**避免双侧胸腔的硬化剂治疗，**以减少发生急性或慢性肺水肿的可能。

三、肝性胸腔积液（hepatic hydrothorax）

病毒性肝炎、肝脓肿、肝移植和肝硬化患者均可发生胸腔积液，胸腔积液可以和腹腔积液同时发生，也可以单独发生。肝硬化患者中有

5% ~45%合并胸腹腔积液，0.4% ~25%有胸腔积液，单侧多见于右侧，少数为双侧。肝硬化合并低蛋白血症，无腹腔积液者出现胸腔积液的比例低于1%。肝移植术后3 ~7天可出现胸腔积液。

患者通常有典型肝硬化表现，明显腹腔积液，肝性胸腔积液出现呼吸系统症状者约占6.0%，根据胸腔积液量多少及产生速度，可有不同程度的刺激性咳嗽、气短和呼吸困难，体位改变时较明显。但也可无任何症状，仅在胸透时发现。很少有大量胸腔积液而没有腹腔积液的情况，如果出现此情况，则提示膈肌缺损比较大。

肝性胸腔积液的诊断要点：①**为漏出液，**胸腔积液检查多以单核细胞为主，pH >7.40，葡萄糖浓度与血清相似，淀粉酶比血清中低，蛋白含量比腹腔积液略高；但胸腔积液偶可为血性，系凝血机制异常或横膈破裂所致；②同时发现有胸腔积液和腹腔积液，并且二者有相似的蛋白和乳酸脱氢酶水平，如果诊断还不明确，可腹腔注入99^{m}Tc胶体后用γ-照相术进行动态观察，1 ~2小时后胸片上发现放射性物质，或腹腔积液中注入美蓝而在胸腔积液中发现可证明膈肌小孔的存在和胸膜-腹腔之间相通；③X线胸片显示心脏大小正常，无引起胸腔积液的其他病因。

同时有胸腔积液和腹腔积液者应分别取样化验，以排除自发性细菌性胸膜炎。**当胸腔积液中的中性粒细胞数 >500/ml或胸腔积液细菌培养阳性时，可诊断细菌性胸膜炎，并应用抗生素治疗。**肝性胸腔积液的治疗主要采取针对基础肝疾病和减少腹腔积液的措施，如限制钠盐的摄入，应用利尿剂，补充白蛋白和支链氨基酸，可使少量胸腔积液消失。如果患者有严重呼吸困难或呼吸衰竭，为缓解症状应行治疗性胸腔穿刺抽液，这些措施一般都有效。但如果胸腔积液仍持久大量存在，有些专家即采用胸腔内注入硬化剂（四环素）、胸腔积液引流后经胸腔镜喷洒不含石棉的滑石粉、经胸廓切开或胸腔镜修补膈肌缺损来治疗。这些方法有少数成功的报道，但大多疗效不佳。患有**大量肝性胸腔积液的患者，行胸腔导管引流应谨慎，**有文献报道，因引流丢失大量蛋白和电解质而致死的病例。肝性胸腔积液的治疗困难，理想的治疗应是肝移植。对内科治疗效果不佳患者的最佳替代方法是放置经颈静脉肝内门脉系统分流（transjugular intrahepatic portosystemic shunt，TIPS）。文献报道，TIPS治疗肝性胸腔积液的成功率为58% ~91%。但也有并发症和死亡率，如诱发肝性脑病、晚期肝功衰竭、静脉曲张出血等。

四、肾性胸腔积液

1. 肾病综合征　原发性肾病综合征（膜性肾病）或由系统性红斑狼

疮、糖尿病肾病、淀粉样变等引起的继发性肾病综合征，胸腔积液常为全身水肿的一部分，这些患者中20%有胸腔积液，且**多为双侧漏出液，若性质变为渗出液或血性**，蛋白量增加和主要为中性粒细胞，**应考虑合并肺栓塞（25%）的可能**。肾病患者的胆固醇、三酰甘油、低密度脂蛋白明显升高。治疗主要针对原发病，应用糖皮质激素控制病情，必要时加用环磷酰胺，并限制钠盐摄入，加强利尿。尽快纠正低蛋白血症，补充蛋白质。过多抽胸腔积液会加重蛋白丢失，有人主张用胸膜粘连术。

2. 尿毒症性胸膜炎 尿毒症患者中20%发生胸膜炎，其中引起胸腔积液者不足3%，临床表现多种多样，也有无症状的，单侧或双侧胸腔积液均可发生。在慢性肾功不全的各个阶段均可发生胸腔积液，经血液透析后病情稳定的患者也可发生。尿毒症性胸膜炎患者中约半数合并尿毒症性心包炎。胸膜的病理改变是非特异性的纤维素性渗出。临床上约有50%的患者发热，30%有胸痛，35%有咳嗽，20%有呼吸困难，1/5患者为双侧胸腔积液，胸腔积液可以是大量的。

胸腔积液的特征：①漏出液一般为浅黄色透明液体，白细胞总数较低，常少于$100\times10^6/L$，胸腔积液中的蛋白含量小于30g/L，比重低于1.016；②**尿毒症本身造成的渗出性胸膜炎症，胸腔积液为浆液性至血性渗出液**，白细胞$<1.5\times10^6/L$，以淋巴细胞为主，**肌酐浓度高，与血肌酐浓度相关**，胸腔积液肌酐浓度/血肌酐浓度之比<1.0。

治疗主要是控制原发病，预防感染。尿毒症胸膜炎形成的胸膜渗出，通常在出现症状后几周内自行吸收，但可复发。对于低蛋白血症引起的胸腔积液的最佳处理是补充白蛋白或血浆，提高胶体渗透压。经血液透析约3/5的患者4~6周胸腔积液可以吸收。极少数情况下，胸膜可并发纤维素胸膜炎，导致胸腔扩张受限，出现限制性通气功能障碍的肺功能改变，此时需做胸膜剥脱术。

3. 腹膜透析中胸腔积液的发生率为2%~10%，女性多见，通常发生在透析开始后几小时至几天内，以右侧胸腔积液多见。**积液多为漏出液，糖和电解质浓度与透析液相似即可提示胸腔积液的来源**。腹透并发胸腔积液的机制多因患者的膈肌有小孔缺损，腹腔内透析液的跨膈流动所致。如欲证实，可腹腔内注入放射性核素^{99m}Tc后行胸部的扫描或测定胸液中D-乳酸盐（市场上售的透析液中含有的成分）含量。也可在透析液内放入少量美蓝来证实液体的跨膈流动。但美蓝的pH低（pH 4~5），透析液中加入过多可引起腹痛。患者可表现为进行性呼吸困难、发绀，或表现为不明原因的透析液超滤失败。治疗首先应停止腹膜透析，继续引流腹腔内透析液，改用血液透析并积极抽液后胸腔积液不再出现。有报告长期非卧床腹膜透析（CAPD）患者发生胸腔积液后，胸腔内注入四环素而使胸腔积液成功控制。但对这些患者行胸膜粘合治疗并不都是成功的，Simmons 等复习 5 例接受 CAPD 发生胸腔积液患者，其中 2 例给予胸腔内注入四环素治疗，2 例均胸腔积液复发需进行胸廓切开膈肌修补手术。肾功衰竭患者，应用滑石粉作为胸腔硬化剂可能比应用四环素等药物好，因为四环素等药物在胸腔注入后可吸收，从而加重肾脏的廓清负荷。

透析膜生物相容性差，在血液透析时使用的颗粒性材料和肝素抗凝有助于产生血性或浆液性胸腔积液。血液透析期间发生的胸腔积液，如为纤维素性胸膜炎引起者，经继续充分血液透析后，胸腔积液会自行消失；如为血液透析膜生物相容性差引起者，还可有发热、肝脾肿大和皮疹等，可换生物相容性较好的血液透析膜继续充分血液透析；如患者无法忍受血液透析治疗，只能改做腹膜透析或争取肾移植治疗。

五、低蛋白血症（hypoalbuminemia）

内科重症监护室中许多有慢性疾病的患者常伴有低蛋白血症。当血清白蛋白水平低于 15g/L 时，可出现胸腔积液。在血浆渗透压低的患者，胸膜腔是血管外液体积聚的最后部位。因此，单有低蛋白血症没有全身水肿，通常很少出现胸腔积液，**在白蛋白水平低于 10g/L 时，通常都有胸腔积液。**

低蛋白血症胸腔积液的患者通常没有肺部症状，除非积液量大，有基础肺疾病。胸片表现为少至中等量双侧胸腔积液，心脏大小正常，胸腔积液为漏出液，中性粒细胞 $< 1 \times 10^9/L$，以淋巴细胞和单核细胞为主，胸腔积液糖浓度与血糖浓度相似，pH 7.45 ~ 7.55。排除漏出液的其他原因后可以诊断。低蛋白血症纠正后胸腔积液消失。

六、医源性胸腔积液（iatrogenic effusions）

在 ICU 病房中，医源性胸腔积液最常见的原因是操作损伤组织引起，如锁骨下静脉穿刺，为测中心静脉压或给予高营养治疗，将中心静脉导管误置于纵隔或误置于胸腔，引起胸腔积液，这些意外的发生率至少是 1%，可能还要高些。如果回抽中心静脉导管没有回血或测量中心静脉压的值有疑问，就应怀疑有导管误置。

中心静脉插管后如有疑问应行胸部 X 线检查，评估导管位置。导管的位置不应超过中线。导管前端应位于颈内静脉与锁骨下静脉汇合处。如果导管前端不在血管内，经导管输入的液体流入纵隔或胸膜腔，可出现胸部不适和呼吸困难。症状的轻重主要与输入的液体流入纵隔的量和速度有关，也可出现心动过速，呼吸困难，心脏压塞。胸片显示导管的尖端位置不正确，纵隔增宽，单侧或双侧胸腔积液。如果正在输液，胸腔积液的性质与输入液性质相似，也可以是血性的，系是误置导管造成组织损伤出血所致，一般两个因素同时存在，只是各有轻重。临床遇此情况，应立即拔管。如果胸腔积液的量少，可继续观察，如果积液的量大引起呼吸窘迫，出现血性胸腔积液，应行胸腔穿刺抽液或果断剖胸探查。

七、胰腺炎（pancreastitis）

胸腔积液是急性胰腺炎尤其是胆源性胰腺炎最常见的并发症。大约50%的胰腺炎患者有胸部X线异常，其中3%～17%出现胸腔积液。胰腺炎导致胸腔积液的机制比较复杂：①在胰腺周围形成局部渗出液后沿食管裂孔或降主动脉裂隙进入胸腔；②胰液可通过胰腺假性囊肿穿过横膈而进入胸腔；③胰腺炎渗液通过淋巴系统进入胸腔，或胰淀粉酶化学刺激也可引起胸液渗出。**胸腔积液多在胰腺炎发病后2周内出现，**少量至中等量，多发生在左侧，占60%，右侧占30%，双侧占10%，急性胰腺炎并发胸腔积液时，除了消化系统症状外，呼吸系统可表现为不同程度的咳嗽，胸痛，呼吸困难，有时无任何症状，仅在常规X线胸片检查时发现胸腔积液的存在，膈肌上抬和基底部浸润影。积液为渗出液，中性粒细胞增多，白细胞计数$>10\times10^{9}/L$，可达到$50\times10^{9}/L$，pH通常是7.30～7.35，**胸腔积液的淀粉酶明显高于血清淀粉酶，但糖含量基本正常。**近年来有报道根据合并浆膜腔积液情况来预测急性胰腺炎病情严重程度及预后，结果显示同时出现胸腹腔积液对预测判断重型胰腺炎最准确，而重型胰腺炎合并胸腔积液、胸腹腔积液、胸腹腔积液并心包积液的病死率分别为33.3%、50%、100%，呈递增趋势，说明发生积液的部位越多，病死率可能越高。治疗上应积极处理原发病、胸腔积液有自限性，可随胰腺炎的好转而消失，除非有持续性胸腔积液或发热时，一般无须进行胸腔穿刺放液。如果2～3周胸腔积液不消失应怀疑胰腺脓肿或假性囊肿形成，须及时手术治疗。胰腺胸膜瘘80%由胰腺假性囊肿的积液破溃外溢形成。

八、肺栓塞（pulmonary embolism，PE）

肺栓塞患者中有30%～50%出现胸腔积液，41%患者在侧位X线胸片检查时发现患侧横膈升高，即有肺底胸腔积液。一般为少量，单侧胸腔积液，大量胸腔积液和双侧胸腔积液极罕见。**胸腔积液检查75%～**

80%为渗出液，20%~25%为漏出液，其中30%的患者可产生血性胸腔积液。肺栓塞的主要症状为呼吸困难、咳嗽、咯血、胸闷、胸痛等。X线表现多有肺实质浸润影，无肺实质浸润影时积液量小，一般只有肋膈角变钝，不会超过1/3胸腔，在较短时间（3天）内消退。伴肺实质浸润影时积液较多，即使为双侧肺栓塞，积液也多为单侧，且积液存在时间长，通常>10天。胸腔积液中20%患者红细胞超过1万/μl，30%患者红细胞低于1万/μl，计数从100/μl到5万/μl不等，白细胞以中性粒细胞和淋巴细胞为主。

核素肺通气灌注显像（$\dot{V}/\dot{Q}$显像）为诊断PE的传统检测手段，$\dot{V}/\dot{Q}$显像诊断PE的敏感性高但特异性低。肺动脉造影由于技术条件要求高及较高的并发症（6%）和死亡率（0.5%），临床应用受到限制。CT肺动脉造影（CTPA）的敏感性高于肺扫描，对发现主干、叶或段（近端）肺血管的血栓有较高的敏感性和特异性。**CTPA以快速、无创、安全、准确、经济的特点逐渐成为确诊PE的首选检查方法，**对于危重患者也是较好的选择。

胸腔积液量少时一般不需特殊治疗，大多在短期内可以自行吸收，通常不超过3天。若为血性胸腔积液或胸腔积液量多，为防止胸膜增厚或影响呼吸功能，可进行胸腔穿刺抽液治疗。**血性胸腔积液不是抗凝药物肝素或溶栓性药物应用的禁忌证。**Bynum和wilson治疗胸腔积液中红细胞超过1万/μl的患者，静脉内给予抗凝剂肝素治疗，积液量无增加，而且不断被吸收，治疗7天后，胸腔积液完全被吸收。若治疗中出现血性胸腔积液，其血细胞比容>50%，胸腔积液量有增加趋势时，应停止抗凝治疗，用胸导管引流血性胸腔积液。

九、心脏损伤后综合征（postcardiac injure syndrome PCIS）

心脏损伤后综合征是指损伤心肌或心包后2~3周，以发热起病出现胸膜心包炎和肺实质浸润为特征的综合征。心脏损伤后综合征可出现在心肌梗死、心脏手术后、胸部钝器伤、经皮左室穿刺起搏器植入术后。本综合征在急性心肌梗死后发病率为1%~4%，但更广泛心肌或心包损伤发生率更高，心脏手术后通常达到30%。PCIS的发生机制目前仍不清楚，一般认为可能是一种自身免疫反应，可同时有病毒感染，创伤可激活心脏内静止或潜在的病毒而导致本综合征。也有人认为，发病的免疫反应来源于心包腔，心包腔内的炎症或出血引起心外膜的免疫反应，从而产生心包积液。文献报道，此综合征患者胸腔积液中抗心肌抗体效价比血清中高，胸腔积液中补体含量比血清中低，这些改变支持自身免疫机制。诊断中要注意与肺栓塞、心力衰竭、肺炎等并发症鉴别。如果误诊为肺栓塞给予抗凝治疗，可出现心包出血的危险。

肺胸膜受累是该综合征的特征，最常见的症状是胸痛、发热、乏力、胸闷、心悸、呼吸困难，胸痛随呼吸及体位改变时可加剧，很少出现咯血。有60%～70%的患者可出现一侧或双侧胸膜炎，可出现胸膜摩擦音或胸腔积液体征，胸腔积液为少至中等量，多为双侧积液，为浆液性或血性浆液性，偶可为血性，葡萄糖含量大于3.3mmol/L，pH >7.3，蛋白高于45g/L，白细胞（0.5～8）$\times 10^9$/L，心包积液可少至中等量，偶有大量心包积液。实验室检查示外周血白细胞增多，血沉增快，嗜酸性粒细胞增多，谷草转氨酶、乳酸脱氢酶及磷酸肌酸激酶不再次升高。胸部X线最常见左侧和双侧胸腔积液，单纯右侧胸腔积液少见，75%患者有肺浸润，最常见左肺下叶，可见肺实质内有条索状或小片状浸润影，心电图可出现心律失常、非特异性ST-T改变或低电压。超声心动图示心包积液是提示PCIS重要线索。

PCIS通常为自限性，如果症状不明显，仅需卧床休息，吸氧，口服吲哚美辛、泼尼松治疗，胸腔积液在1～3周吸收。必要时行心包穿刺抽液减压，以迅速改善临床症状。中等量以上胸腔积液，应常规胸腔穿刺抽液，以改善临床症状，促进渗液吸收。

十、内镜硬化剂治疗术后（endoscopy sclerotherapy）

内镜硬化剂治疗术后48～72小时，50%患者出现胸腔积液，积液多为右侧或双侧，通常是少量的渗出液。其产生的机制可能与硬化剂外渗进入食管黏膜导致纵隔或胸膜的炎症反应，以及内镜硬化治疗引起食管穿透，可在穿透后数小时至数天出现胸腔积液，纵隔增宽等常见表现。胸腔积液不伴有发热、胸痛，不需要特殊治疗，可在数天至数周内消失。但是，晚期食管穿孔可产生明显积液，在出现症状24～48小时应行诊断性胸腔穿刺和食管X线检查，其诊断主要依靠病史和排除其他疾病引起的胸腔积液。

十一、急性呼吸窘迫综合征（ARDS）

ARDS患者出现胸腔积液很少被注意到。在25例ARDS患者回顾性研究中，30%出现胸腔积液，这个百分比与出现肺水肿的百分比相似。增加通透性肺水肿的几个实验模型都与胸腔积液有关。在油酸和氯乙基戊烯炔醇模型中，胸腔积液常在肺间质和肺泡水肿数小时后发生，在油酸诱发ARDS模型中，35%的肺渗出液增加出现在胸膜腔。

ARDS患者的胸腔积液容易漏诊，因为患者常有双侧肺泡浸润影，在仰卧位 X 线胸片或床旁 X 线胸片上更易漏诊，胸腔积液多为浆液血性，以中性粒细胞为主，治疗没有特殊性，胸腔积液随着 ARDS 病情的好转而消失。

十二、糖尿病性胸腔积液

Chertow 总结了 5 例病程长达 5 ~ 13 年的胰岛素依赖性患者出现难治性胸腔积液的情况。出现胸腔积液的时间自 2 个月至 3 年不等，胸腔积液性质为渗出液，血清白蛋白 30 ~ 35g/L。5 例中 2 例发现胸腔积液时均未有心功能的损害。发病机制可能是胸膜毛细血管基底膜病变使通透性增加所致。治疗首先要排除糖尿病合并的各系统病变所致的心、肾、低蛋白血症等，针对该脏器功能障碍予以治疗。此外严格控制糖尿病，使其处于稳定状态。胸腔积液量多时可抽液治疗。

十三、冠状动脉旁路移植术后胸腔积液

冠状动脉旁路移植术（CABG）后可出现少量的左侧胸腔积液，其发生率 >40% 。机制不清，可能与心包切开术后综合征的发生机制相同。肉眼所见的血性积液与乳房内动脉移植有关。而且大量血性积液也与左侧胸膜切开有关，胸膜切开增加了液体的产生，降低了胸膜腔淋巴回流，导致胸腔内液体增加。有些心血管外科医师建议避免胸膜切开，在行乳房内动脉旁路移植时减少胸膜的破坏，应特别注意不要损伤膈神经。有文献报道，大量胸腔积液若在术后 30 天内发生，为血性、嗜酸性粒细胞增多的渗出液，LDH 增加，可能是术后出血流到胸腔所致；若在术后 30 天后发生，胸腔积液清亮，淋巴细胞增多的渗出液，病因未明，可能是免疫性或心脏损伤后综合征的一种表现形式。

胸腔积液是血性渗出液，有少量白细胞，葡萄糖浓度与血清相似，pH 大于 7.4。大量血胸可使肺萎陷，导致临床上明显的限制性通气障碍。如果大量的胸腔积液是血胸，应行胸导管引流。此外可应用糖皮质激素治疗，泼尼松 30mg/d，1 周后逐渐减量维持应用 5 周，加用阿司匹林，可使移植血管再堵塞的发生率下降。

十四、腹部手术（abdominal surgery）

50% 的腹部手术后患者 48 ~ 72 小时出现少量单侧或双侧胸腔积液。术后出现肺不张，手术中发现有腹腔积液的患者，上腹部手术后的患者发生胸腔积液的概率更大。脾切除术后常见左侧大量胸腔积液。胸腔积液通常是渗出液，葡萄糖含量与血清中相同，pH 大于 7.4。胸腔积液可能是膈神经受到刺激或肺不张所致，通常为漏出液，而渗出液与术后感染引起弥漫性腹膜炎、上腹部脓肿形成有关。

少量胸腔积液不需要胸腔穿刺，可自然消退。如果胸腔积液的量多或局限，应行诊断性胸穿排除感染，治疗上积极去除引起积液的原因，常规胸腔穿刺放液，必要时留置引流。

十五、全身胶原及血管炎性疾患

约50%的类风湿关节炎患者合并胸膜炎，而临床上仅有5%有胸腔积液。胸腔积液多见于45岁以上男性，少数胸腔积液出现于关节病变之前，仅20%有胸痛或其他胸膜炎症状。胸腔镜检查见壁层胸膜有轻度糜烂、胸膜增厚、有许多散在囊泡和结节，脏层胸膜也可见结节状和囊泡状突起，活检为非特异性炎症性肉芽肿病变。胸腔积液中葡萄糖浓度 < 1.67mmol/L，pH < 7.20，LDH > 700U/L，**类风湿因子效价 > 1∶320（诊断价值并不比血清类风湿因子高）**，胸腔积液补体水平下降（C4 < 0.04g/L）有助于诊断。胸腔积液如果长期存在可产生脓胸或胆固醇性胸腔积液。治疗应针对原发病，若胸膜病变进行性加重，可应用泼尼松80mg/d，病情稳定后减量。

系统性红斑狼疮（LE）患者有50%～70%合并胸膜炎，其中40%有少量至中等量积液，偶见大量胸腔积液。通常为双侧，也可为单侧性，且有反复性。临床表现胸痛，发热，可合并心包积液，多为渗出液，有少量白细胞，以单核细胞为主，蛋白 > 30g/L，葡萄糖含量 > 4.4mmol/L，pH > 7.35，LDH < 500U/L，**胸腔积液中查出LE细胞可证实诊断，**胸腔积液抗核抗体效价 > 1∶160，胸腔积液抗核抗体效价/血清抗核抗体效价 > 1为其特异性诊断指征。胸腔积液中C3、C4补体较低，治疗通常用肾上腺皮质激素，经过几周的激素治疗后胸膜炎一般迅速好转，但也已有大量胸腔积液，对激素治疗没有反应的报告。在接受正规的免疫抑制治疗后，如胸腔积液仍大量持久存在，应考虑给予胸腔内注入硬化剂的治疗。

混合性结缔组织疾病（MCTD）约有1/4的患者有胸膜损伤，出现胸腔积液，胸腔积液多为暂时性，可自行吸收，胸腔积液中可检到特异性较高的抗核糖核酸抗体蛋白抗体（n-RNP），对糖皮质激素治疗反应良好。

多发性肌炎、皮肌炎、进行性系统性硬化症（硬皮病）、干燥综合征和强直性脊柱炎患者中，少数患者可有胸膜受累，可能系原发病侵及胸膜，也可为继发感染导致胸膜炎。

免疫母细胞淋巴结病（血管免疫母细胞淋巴结病）中12%患者有胸腔积液，多为渗出液，少数为漏出液，其中2/3患者2年内死亡。糖皮质激素及细胞毒类药物治疗效果不佳。

韦格纳肉芽肿20%～50%患者有少量胸膜渗出。

结缔组织病发生胸腔积液与胸膜下毛细血管壁中免疫复合物有关，它可激活补体系统导致毛细血管通透性增加，使含蛋白液体漏至间质和胸膜腔。结节病1% ~5%伴发胸腔积液，与肉芽肿侵犯胸膜有关，多发生于2期患者。

十六、嗜酸细胞增多性胸腔积液（eosinophilic pleural effusion，EPE）

EPE的定义：**胸液中嗜酸细胞增多（嗜酸细胞至少10%），EPE并不是以往认为的良性积液的标志**。很多情况都可引起EPE，在胸膜腔中有气或血是EPE的最重要原因。其次感染、恶性胸腔积液、肺炎旁积液、药物诱发或良性石棉胸腔积液都可以是嗜酸细胞性的。Spain最近的文献显示，60例肺栓塞引起的胸腔积液中60例（100%）均是渗出液。而以前认为肺栓塞引起的胸腔积液可以是渗出液，也可以是漏出液。在肺栓塞所致60例胸腔积液中，有18%是EPE。如果在胸腔中没有气体和血，则约有40%的EPE找不到病因。至今缺乏评价EPE鉴别诊断方法的研究，因此，今后有必要根据患者的临床特点，选用无创或有创性诊断技术，以推进EPE的临床研究。

十七、石棉诱发的胸膜疾病

接触石棉引起的胸膜疾病有间皮瘤、胸膜斑块、胸腔积液、弥漫性胸膜增厚、盘状肺不张。石棉接触后发生的各种良性胸膜疾病的机制尚不清楚，临床上主要是将良性石棉相关性胸腔积液和恶性胸膜间皮瘤进行鉴别。胸腔积液的细胞学和胸膜活检的组织病理学检查有重要意义。

十八、黄甲综合征（yellow nail syndrome）

黄甲综合征是一种少见病，**以指（趾）甲黄色肥厚、淋巴水肿、慢性胸腔积液为特点**，具体发病原因尚待明确。黄甲综合征是淋巴通路畸形或阻塞引起的。指甲淋巴循环障碍导致黄甲、指（趾）甲生长缓慢、变色；皮下组织和结缔组织的淋巴回流障碍导致淋巴水肿，如踝部、下肢，偶见面部的不可凹性水肿；胸腔的淋巴回流障碍导致胸腔的渗出性胸腔积液。文献报告，黄甲综合征的胸腔积液发生率为36%，且均为顽固性胸腔积液，在穿刺抽液后常迅速重新积聚。胸腔积液量多，症状明显的患者行胸膜切除或胸腔内注入药物治疗均已有成功病例报告。文献报告，胸腔内注入四环素有效，注药后胸腔积液消失且没有再复发。

总之，非恶性胸腔积液患者在针对基础疾病的常规治疗无效，胸腔积液量多且症状明显时，试用胸腔内给药的方法可能有效，故Sudduth等人推荐应用。但总的说来，至今在世界范围内临床应用的病例也不多，还需进行更深入的研究和积累更多的经验。

第七节 气 胸

气胸是胸腔内气体的积聚，为肺组织及脏层胸膜破裂，空气逸入所致。

【气胸的分类】 气胸可以是自发的，或继发于外伤、外科手术或治疗操作，虽然它们的病理生理改变也许类似，但临床表现不同。气胸（包括气压伤）的分类见表9-6。

表9-6 气胸和气压伤的分类

自发性气胸
原发性（特发性）：无基础病理学改变
继发性：有基础肺疾病
月经性气胸
药物依赖（吸毒）
艾滋病（AIDS）患者
家族性自发性气胸
创伤性气胸：钝伤、穿透伤
医源性气胸
机械通气相关的气胸和气压伤
意外：诊断性操作时发生：经支气管肺活检，吸引，锁骨下静脉置管，胸腔穿刺，电生理试验，为了肺胸病理学改变的气体对照观察
治疗性操作时发生：心肺复苏，气管切开，肺功能试验，针刺，鼻胃管位置不当，继发于放射治疗或化学治疗，腹腔镜胆囊切除术，高压氧
特殊情况
运动相关气胸
与机械通气相关的气压伤
手术后的气胸
飞机乘客，驾驶员，潜水员中的气压伤和其他原因的气压伤
同侧肺切除术后的自发性气胸
妊娠时的气胸

临床上根据肺-胸膜裂口的情况及胸腔内压力的变化，通常又**将气胸分为3类**。

1. 单纯（闭合）性气胸 胸膜裂口较小且已自行闭合，胸腔压力为负压或低度正压，胸腔内气体抽气后不再增加或可逐渐自行吸收，预后良好。

2. 开放（交通）性气胸　胸膜裂口较大，胸腔与外界大气相通，胸腔内压在“0”上下波动，抽气后很快恢复原来胸内压，易继发感染形成脓气胸。

3. 张力（高压）性气胸　胸膜裂口呈活瓣样，吸气时张开，呼气时闭合，气体只能进入不能排出，胸腔内压逐渐升高。张力性气胸迫使肺脏萎陷，纵隔移向健侧，压迫对侧肺脏和大血管，减少回心血量和心排出量，导致呼吸循环障碍，危及生命。

3 类气胸在发展过程中可以互相转变。

【诊断要点】

1. 症状　症状的轻重与气胸发生的急缓、胸腔积气量的多少及气胸类型相关。急性发作，胸腔突然大量进气，患者可有较剧烈胸痛和明显呼吸困难。胸痛都在患侧，可放射至肩背、腋侧或前臂，因咳嗽及深吸气而加剧。呼吸困难与胸痛同时发生，如患者平时肺功能良好，肺萎陷少于20%，呼吸困难症状可不明显。如原有肺功能不全，虽少量气胸也可出现严重呼吸困难。张力性气胸常有进行性呼吸困难，甚至呼吸衰竭、休克、昏迷等。此外，气胸患者常有咳嗽，多为干咳，为胸膜受刺激所致。

超过 3 个月的慢性气胸，由于肺长期萎陷，通气/血流比例调整和代偿，患者已逐渐适应，胸痛和呼吸困难症状可不明显。

2. 体征　小量气胸可仅有呼吸音减低，气胸量增大时可出现气管及心脏向健侧移位，患侧肋间隙饱满并增宽，呼吸动度减小，叩诊呈鼓音，语颤或呼吸音减弱或消失。左侧气胸时心浊音界消失，右侧气胸时肝脏下移，肝浊音界缩小或消失。并发皮下气肿时可触及“踏雪感”。

3. 气胸的诊断　根据患者的症状和体征，可以作出气胸的初步诊断，但要证实诊断需摄 X 线胸片，一般摄标准的后前位胸片即可明确气胸是否存在。在胸片上可见脏层和壁层胸膜分离，其间无肺纹理，萎陷的肺与胸腔内气体的交界面可勾出一条白色的线，称为“气胸线”，此外尚可见膈肌下降，气管和心脏向健侧移位。

计算气胸量的大小有多种方法，Light 等介绍的根据 X 线胸片来计算的方法：因肺和半胸的容积之比约等于它们直径的立方之比，故可根据测定的肺和胸平均直径来推算气胸量的大小。例如，半胸的平均直径是 10cm，肺的平均直径是 8cm，直径立方之比为 $8^3/10^3=512/1000$，大约是 50%，但如果已有胸膜粘连，就不能根据此法计算气胸量。

气胸大小的分类标准是：<20%为少量气胸，20%～40%为中量气胸，>40%为大量气胸。

【治疗原则】 自发性气胸治疗的目的是缓解症状，避免并发症，预防气胸的复发。

1. 卧床休息和观察　气胸量<20%，患者无症状，可让患者卧床休息，注意镇痛、镇咳，并密切观察病情变化，尤其是发生气胸后24～48小时内，警惕气胸扩大。如为闭合性气胸，胸膜腔每日可自行吸收约1.5%的气体，故15%的气胸可在10天左右吸收。

补氧可加速气胸的吸收，Light认为至少可加快吸收率4倍，因为补氧可降低毛细血管内氮的分压，据此增加氮气吸收的梯度。因此，应给予住院而未行抽气或导管排气的气胸患者吸入高浓度的氧。如果经休息和观察，气胸迟迟没有吸收，或气胸量反而增加和症状加重，即需胸腔穿刺抽气或安置胸导管排气。

2. 胸腔穿刺抽气　如果气胸量大于20%，或虽然气胸量不到20%但患者症状明显，或经休息和观察气胸延迟吸收，均应予以胸腔穿刺抽气。穿刺抽气可加速肺的复张，缓解症状，帮助医师（借助气胸箱或各种测压装置）判断气胸是闭合性还是开放性，如果是张力性气胸，还可迅速降压避免严重并发症的发生（胸腔穿刺抽气方法见第二章第一节）。

3. 胸腔气体引流　插入胸腔引流管的方法有2种，一种是应用套管针插入小口径的聚乙烯导管，导管柔软，并配以高效多能和便携式的引流装置，患者可带瓶下床活动，避免了长期卧床的痛苦和并发症。在停止排气，胸部X线透视或摄片证实肺已完全复张后再观察6～12小时，如保持稳定，即可拔管。另一种方法是在局部消毒和麻醉下，用手术刀切开皮肤，通过粗套管针或用血管钳进行钝性分离，并穿破胸膜将红橡皮导管或硅胶管送入胸膜腔，导管连接水封瓶行闭式引流。水封瓶引流管需插入液面下1～2cm深度。插管成功后即可见引流玻管内有气泡持续逸出，呼吸困难症状迅速缓解，压缩肺可在数小时或数天内复张。如经1周闭式引流肺仍无明显复张，可采用8～12cmH_2O（0.8～1.2kPa）负压持续吸引，但需注意应用负压不能太大，以避免长期萎陷的肺过快复张导致复张后肺水肿。在肺已复张，水封瓶引流管不再冒泡后钳夹引流管24小时，让患者适当活动，未见胸腔内再进气体即拔除导管。前一种方法操作简便，患者痛苦小，缺点是需较好的引流装置；否则因导管较细，在胸膜裂口较大时闭式引流量可相对不足，或因气胸后发生渗液，导管被渗液阻塞。后一种方法操作创伤较大，患者也较痛苦，但导管不易被堵塞，引流也较彻底。

胸腔引流治疗特发性气胸十分有效，有1组报告，此法治疗81例患者，住院时间为3～6天，平均4天，只有3例（4%）患者在胸腔引流后数天仍持续漏气。但胸腔引流治疗继发性自发气胸的成功率较低，有1组囊性纤维化所致气胸患者，35%需要插入多根引流管；而1组COPD所致气胸患者，有25%需插入1根以上引流管。

长期不能复张的慢性气胸，或因支气管胸膜瘘的持续存在，或由于胸膜粘连使胸膜破口持续开放，可考虑行胸腔镜治疗或剖胸手术。

4．胸腔镜治疗　详见有关内容。

5．外科手术治疗　自发性气胸患者绝大多数可经内科方法治愈，9%～20%的患者需剖胸手术，外科手术指征见表9-7。

表9-7　自发性气胸患者的外科手术指征

（1）大量的气体漏入，插入胸腔引流管后仍不能缓解
（2）内科治疗（包括插管引流）7～10天仍持续漏气
（3）反复多次发作气胸
（4）发生气胸并发症，如血胸、脓胸、慢性气胸等
（5）引起继发性自发气胸的疾病具有特别的外科手术指征
（6）首次发作后职业上的原因，如飞行员、深水潜水员、在遥远偏僻地区工作的患者等
（7）原有另一侧气胸的病史
（8）双侧同时发生气胸
（9）X线胸片上可见巨大肺囊肿

手术的目的，首先是控制肺漏气，其次是处理肺病变，第三是使脏层胸膜与壁层胸膜粘连以预防气胸复发。为提高疗效，进一步降低复发率，在手术基础上加作胸膜摩擦术（pleural abrasion），即用纱布擦拭壁层胸膜，以期达到日后与脏层胸膜粘连的目的。也可向胸膜撒布滑石粉或涂抹纤维蛋白糊，或应用其他粘合剂。

6．基础疾病的治疗　在确定自发气胸的病因以后，应尽可能对基础疾病进行治疗。如明确是肺结核并发气胸的患者应给予抗结核药物。月经性自发气胸开始按一般的自发性气胸治疗，以后即应给予抑制排卵的药物，或胸腔内注药行胸膜粘连治疗。个别患者可能还需进行输卵管结扎或子宫切除。

（俞森洋）

第十章　通气调节功能障碍性疾病

第一节　睡眠呼吸暂停低通气综合征

【常用指标和意义】

睡眠呼吸暂停（sleep apnea）：睡眠中呼吸暂停时间大于10s。

低通气（hypopnoea）：呼吸幅度的降低大于50%持续10s以上，伴氧饱和度降低大于4%。

阻塞性睡眠呼吸暂停（obstructive sleep apnea，OSA）：呼吸暂停由上呼吸道阻塞造成，其特征为鼻和口腔无气流，但胸腹式呼吸仍然存在。

中枢性睡眠呼吸暂停（central sleep apnea，CSA）：呼吸暂停由呼吸中枢异常造成。其特征为鼻和口腔气流与胸腹式呼吸同时暂停。

混合性睡眠呼吸暂停（mixed sleep apnea，MSA）：指一次呼吸暂停过程中，开始时出现中枢型呼吸暂停，继之出现阻塞性呼吸暂停。三型中以阻塞性最为常见。

呼吸暂停指数（apnoea index，AI）：每小时发生呼吸暂停的次数。

呼吸暂停低通气指数（apnoea/hypopnoea index，AHI）：每小时发生呼吸暂停和低通气的次数。

氧减指数（oxygen desaturation index，ODI）：睡眠中发生每小时指氧饱和度降低大于4%次数。

呼吸努力相关性脑电醒觉反应（respiratory effort-related arousal，RERA）：睡眠中与呼吸相关的脑电醒觉事件。

睡眠呼吸暂停、低通气和RERA的判断标准见表10-1。

表10-1　睡眠呼吸暂停、低通气和RERA的判断标准

呼吸暂停	与基础值相比，口鼻气流幅度下降80%～100%
低通气	与基础值相比，口鼻气流或胸腹部呼吸运动幅度下降50%，同时合并4%的血氧饱和度的降低，或合并脑电觉醒反应
RERA	与基础值相比，食管内压向负压方向波动幅度逐渐加大，最后突然恢复到基础值，同时合并脑电觉醒反应

RERA：呼吸努力相关性脑电觉醒反应

【病理生理】

1. 阻塞性睡眠呼吸暂停低通气综合征（OSAHS）的常见病因见表 10-2。

表 10-2　OSAHS 的常见病因

上气道解剖和功能异常：	先天性下颌发育不良，后天性下颌畸形，小下颌，下颌僵硬，鼻息肉，鼻中隔偏曲，鼻咽部肿瘤，急、慢性鼻炎，扁桃体肥大，腺样体肥大，腭垂粗长，软腭松弛，咽颚弓畸形，舌根肥大松弛及后坠，巨舌，小咽腔，咽部肥厚、水肿或肿瘤，喉功能不全，声带麻痹
某些疾病：	肢端肥大症，甲状腺功能减低，肥胖
一些药物：	镇静麻醉药物，如地西泮、水合氯醛、乙醇等

2. OSAHS 引起多系统损害的机制，见图 10-1。

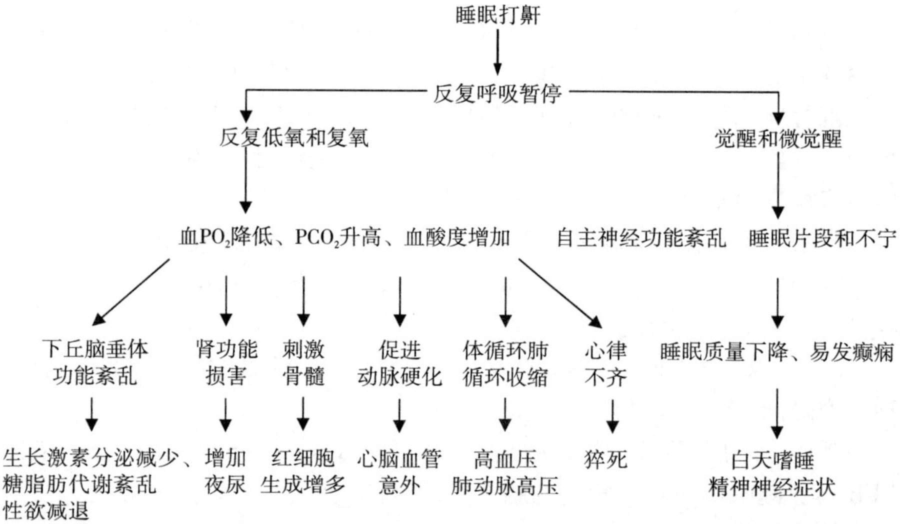

图 10-1　OSAHS 引起多系统损害的机制

【临床表现】　睡眠呼吸暂停低通气综合征（sleep apnea hypopnoea syndrome，SAHS）是因睡眠过程中反复发生呼吸暂停和低通气，引起的机体器官功能障碍的一组临床综合征。包括白天嗜睡、乏力、血压增高、心律失常、糖代谢紊乱等。临床上以阻塞性睡眠呼吸暂停低通气综合征（obstructive sleep apnea hypopnoea syndrome，OSAHS）最为常见。大多数为中年以上男性和绝经期后的女性。睡眠相关呼吸障碍导致睡眠结构改变，深睡眠减少或缺乏，是白天嗜睡的常见和重要的原因。睡眠呼吸暂停综合征有增加交通事故、工作发生意外的风险。中枢性睡眠呼吸暂停老年人多见，通常与充血性心力衰竭（cheyne-Stokes 呼吸）或中枢神经系统病变有关。对于一些有相关症状的患者，如**白天嗜睡、乏力、记忆力下降、注意力不集中、自觉睡眠不解乏以及晨起口干、夜尿多等，应高度怀疑 OSAHS 的可能**。对于一些临床上治疗效果不好的疾病，应注意存在 OSAHS 的可能，如夜间心绞痛、夜间心律失常、夜间心肌梗死、夜间哮喘、夜间胃食管反流、夜间或晨起高血压等。OSAHS 的临床表现总结见表 10-3。

表 10-3　OSAHS 的临床表现

白天症状	夜间症状	全身器官损害表现
嗜睡	打鼾	高血压
头晕乏力	呼吸暂停	冠心病和心律失常
智力和记忆力下降	夜间憋醒	肺心病和呼吸衰竭
注意力不集中	频繁翻身、多动不安、坠床	脑血管病
晨起口干、头痛、头晕	多汗、夜尿多、遗尿	糖尿病
性功能减低	睡眠行为异常，如恐惧、惊叫、呓语、幻听	精神异常

【OSAHS 的诊断要点】

1. 临床诊断　根据患者的病史、症状和体征即可作出推测性的临床诊断。

2. 多导睡眠图（polysomnography，PSG）　**夜间多导睡眠图检查是 OSAHS 确诊的公认金标准。**

3. OSAHS 的病情程度分级见表 10-4。

表 10-4　OSAHS 的病情程度分级

病情分度	AHI（次/小时）	夜间最低氧饱和度（%）
轻度	5～20	85～89
中度	21～40	80～84
重度	>40	<80

4. 病因诊断　对于确诊的 OSAHS 患者应根据情况进行相关检查，

明确病因。

一般常规行耳鼻喉和口腔检查，了解有无局部解剖异常、异常增生肥大或肿瘤。对于可疑甲状腺功能减低或肢端肥大症的患者应行相应的内分泌检查。

【治疗原则】

1．一般治疗 **要求肥胖患者控制饮食，体重减到合适的范围（体重指数小于25）。睡眠时采取侧卧位。**睡前避免服用镇静药物，戒烟酒。

2．经鼻持续气道正压（nasal continuous positive airway pressure，nCPAP）治疗 **nCPAP是治疗睡眠呼吸暂停综合征的首选治疗方法，适用于中度以上的患者。**第一次治疗应该在医院医师指导下进行，以减少患者恐惧心理保证治疗耐受性。nCPAP治疗应该每半年或1年进行随访，特别患者治疗后体重减轻时，适时调整治疗压力。

3．手术治疗 腭垂咽腭成形术（UPPP）是常用方法，指征为软腭过长、侧咽壁过多和扁桃腺肥大。有效率一般在50%左右，呼吸紊乱指数可减少20%～50%，但部分患者术后易复发。儿童多为扁桃腺和（或）腺样体肥大，可行扁桃腺和腺样体切除术，疗效较好。

第二节 高通气综合征

高通气综合征（hyperventilation syndrome）是因通气过度超过生理代谢所需而引起的一组症状，常为焦虑和应激反应等因素所诱发，**临床症状主要是过度通气和呼吸性碱中毒所引起。**

【临床表现】 高通气综合征的临床表现见表10-5。

表10-5 高通气综合征的临床表现

呼吸系统：	呼吸浅快、呼吸困难、胸痛、咽部异物感、喉部发紧、吸不够气、长呼气、叹气样呼吸
神经系统：	头晕、眼前发黑、视物模糊、晕倒（意识清楚）、肢体麻木、刺痛、肢体感觉异常、哆嗦、抽搐
循环系统：	心前区疼痛、心悸、四肢冰冷
其他症状：	紧张、焦虑、恐怖、垂死感、疲乏无力、失眠、现实和人格解体

【诊断要点】

1．常用诊断方法

（1）Nijmegen 症状学问卷：列举了高通气综合征的 16 项常见症状，根据症状出现的频繁程度计分，0 = 无，1 = 偶尔，3 = 有时，4 = 经常，5 = 频繁。积分达到 23 分作为症状诊断标准。

（2）过度通气激发试验：患者坐位，用力呼吸，频率为 60 次/分，维持呼气末 PCO_2 在 20mmHg 以下，持续 3 分钟询问患者感觉。若临床症状部分或完全诱发出来，则激发试验阳性。

2．高通气的诊断　①发病前有精神创伤、过度劳累、精神紧张、应激等诱因；②有典型的临床症状；③过度通气可诱发出主要症状；④排除其他器质性疾病。

【治疗原则】

1．高通气综合征急性发作期的治疗是**给予患者重复呼吸治疗**，包括面罩、囊袋或纸筒等。通过增加呼吸死腔通气量降低，使 $PaCO_2$ 增加，症状多可缓解。

2．腹式呼吸训练　向患者说明症状与过度通气的关系，指导患者进行缓慢呼吸消除过度通气倾向，同时解除患者精神负担，消除恐惧心理。

3．药物治疗　适用于抑郁和焦虑症状突出而躯体症状不明显的患者，**常用药物有苯二氮䓬类**（阿普唑仑、地西泮、舒乐地泮、罗拉等）和选择性 5-羟色胺再摄取抑制剂（帕罗西汀、和氟西汀）。治疗从小剂量开始，逐渐加量，症状控制后逐渐减量。症状反复者请精神科医师诊治。

（钱小顺）

第十一章　呼吸系统危重症

第一节　呼 吸 衰 竭

1．急性呼吸衰竭的定义　呼吸系统的功能异常，导致二氧化碳潴留或输送到组织的氧的缺乏。

2．呼吸衰竭的病因　见表11-1。

表11-1　呼吸衰竭的病因

通气泵衰竭	肺气体交换不足
1．脑部疾病	1．上呼吸道疾病
脑血管意外、脑瘤、乙型脑炎、细菌性脑膜炎、药物过量、脑水肿、脑疝、脑外伤、中枢性通气不足综合征	会厌炎、喉气管炎、喉水肿 气管狭窄或气管异物、声带麻痹 上呼吸道出血或损伤、肿瘤 上气道分泌物堵塞
2．脊髓疾病	2．胸廓和胸膜
格林-巴利综合征（急性感染性多发性神经根炎）、脊髓灰质炎、肌萎缩侧索硬化症、脊髓损伤	气胸、血气胸、大量胸腔积液 创伤和连枷胸、脊柱后侧凸
3．神经肌肉疾病	3．肺实质（下呼吸道、肺泡及肺血管）疾病
重症肌无力、进行性肌营养不良、破伤风、肉毒中毒、有机磷中毒 低血钾性麻痹、膈肌麻痹	支气管哮喘、慢性阻塞性肺疾病（COPD）、间质性肺疾病、免疫性肺疾病、弥漫性肺间质纤维化、严重肺炎、急性呼吸窘迫综合征（ARDS）、肺不张、弥漫性泛细支气管炎、误吸、溺水、肺挫伤、放射性肺损伤、肺水肿（心源性或非心源性）、肺栓塞、肺血管炎、肺出血、上腔静脉压迫综合征

【诊断要点】

1．诊断标准　临床常用的急性呼吸衰竭诊断标准包括以下4条中的任何2条：①急性呼吸困难的存在；②呼吸室内空气时，PaO_2 <

50mmHg；③$PaCO_2>50mmHg$；④动脉血 pH 降低，有明显的呼吸性酸中毒。另有人提出第 5 条标准：⑤意识状态的改变，加上上述任何 1 条或 1 条以上标准。

2. 呼吸衰竭类型

Ⅰ型呼吸衰竭：又称低氧血症性呼吸衰竭，其血气特点为 $PaO_2<8.0kPa$（60mmHg），$PaCO_2\leq5.33kPa$（40mmHg）。Ⅰ型呼吸衰竭的病理生理基础，主要为 $\dot{V}/\dot{Q}$ 比例失调，重症时尚存在右→左的肺内分流增加，而肺泡总通气量正常或增加。Ⅰ型呼吸衰竭常见于 ARDS、支气管炎、哮喘、肺水肿、肺炎等疾病。

Ⅱ型呼吸衰竭：又称通气性衰竭（ventilatory failure），其血气特点为：$PaCO_2>6.7kPa$（50mmHg），和（或）$PaO_2<8.0kPa$（60mmHg）。Ⅱ型呼吸衰竭的病理生理基础，主要是有效肺泡通气不足，而 $\dot{V}/\dot{Q}$ 比例失调，弥散障碍有时也起重要作用。Ⅱ型呼衰的最常见病因为慢性阻塞性肺疾病、呼吸中枢功能障碍或神经肌肉疾病。

若按呼吸衰竭的临床发展过程分类，又可分为急性呼吸衰竭、慢性呼吸衰竭和慢性呼吸衰竭的急性发作 3 种情况。

（1）急性呼吸衰竭（急性呼衰）：常为急性病或急性损伤所致，一般在数分钟或数小时内发生，机体往往来不及产生代偿机制，故血 pH 显著降低。急性呼衰又可进一步分为：

1）Ⅰ型急性呼衰：主要病理生理基础是氧合障碍，$P_{(A-a)}O_2$ 增加，典型病例见于 ARDS。

2）Ⅱ型急性呼衰：主要病理生理基础是肺泡通气不足，$PaCO_2$ 增高，PaO_2 降低，而 $P_{(A-a)}O_2$ 正常。典型病例见于中枢性肺泡通气不足。

（2）慢性呼吸衰竭：常在数日或更长时间内缓慢发生，机体相应产生一系列代偿性改变。早期多呈Ⅰ型呼衰表现，主要为低氧血症和呼吸性碱中毒，$PaCO_2$ 减低，HCO_3^- 减少。晚期发展为Ⅱ型呼衰，PaO_2 进一步下降，尚伴 $PaCO_2$ 增高，HCO_3^- 增加。一般无严重复合性酸碱失衡。红细胞增多和心排血量增加以维持组织氧合。典型病例见于 COPD。

（3）慢性呼衰急性加重：一般在慢性呼衰基础上因某种急性病因导致病情恶化。PaO_2 进一步降低，$PaCO_2$ 明显增高，酸碱代偿机制不充分，pH 明显下降，常伴有复合性酸碱失衡。典型病例见于 COPD 所致慢性呼衰基础上因严重肺感染而使血气恶化。

3. 呼吸衰竭的临床表现

（1）导致呼衰的基础疾病的表现：依基础疾病的不同而有不同的表

现，如脑血管意外，可有头痛、头晕、昏迷、偏瘫、呕吐、瞳孔改变和病理征等。细菌性肺炎则有寒战、发热、咳脓性痰或铁锈色痰、胸痛、呼吸困难，听诊可闻湿啰音或肺实变体征等。

（2）低氧血症的表现：症状的严重程度取决于缺氧的程度、发生的速度和持续时间。轻度缺氧患者症状不明显，或有活动后气短、心悸、血压升高、注意力不集中、智力减退及定向力障碍等。随着缺氧的加重，患者可出现呼吸困难、明显发绀、心率增快、出冷汗、头痛、烦躁不安、神志恍惚、谵妄，甚至昏迷。进而呼吸表浅、节律不规则或减慢，心搏减弱，血压下降，直至呼吸心跳停止死亡。

（3）高碳酸血症表现：早期表现为睡眠习惯改变，晚上失眠，白天嗜睡。头痛，晚上加重。多汗，小组肌肉不自主的抽动或震颤，或出现扑翼样震颤。$PaCO_2$ 继续增高时，患者可出现表情淡漠、意识混浊、昏睡、神志恍惚或狂躁多动，有寻衣摸床动作，眼结膜充血、水肿，瞳孔缩小或忽大忽小，皮肤潮红，肢端多温暖红润，可掩盖循环衰竭的真相。严重 CO_2 潴留时，患者进入半昏迷或深昏迷，部分患者出现惊厥、抽搐，以及其他多种神经症状，称“肺性脑病”。

（4）呼衰所致并发症的表现：呼吸衰竭可引起心、脑、肝、肾、胃肠、血液、营养、代谢等多个系统或器官的功能异常，从而发生相应的临床表现，如心律失常、心力衰竭、酸碱紊乱、电解质失衡、弥散性血管内凝血（DIC）、上消化道出血、黄疸、食欲减退、营养障碍等。出现呼衰并发症的临床表现时，应及时检查相应器官的功能，发现异常应及时治疗，以避免发生多脏器功能障碍。

4. 急性呼吸衰竭的并发症（表 11-2）。

表 11-2　严重呼吸衰竭的各种并发症

一、肺部并发症	四、肾并发症
肺栓塞	急性肾功衰竭
肺纤维化	水、钠潴留
与肺动脉导管相关的并发症	五、感染并发症
呼吸机相关并发症	医院内肺炎
气道处理相关并发症	菌血症和脓毒症
二、心脏血管并发症	六、神经和神经肌肉并发症
心律失常	肺性脑病
心肌缺血	危重病患者的神经疾病
与有创血流动力学监测相关的并发症	与神经疾病诊断性操作相关的疾病

续 表

心功能不全	ICU 中的肌病
三、消化系统并发症	七、营养支持的并发症
消化道出血	与胃肠道营养相关的并发症
胃肠动力学改变	与胃肠外营养相关的并发症
气压伤相关气腹	八、血液系统的并发症
肝功能损害	九、内分泌方面的并发症
	甲状腺功能减退和 sick 甲状腺功能正常综合征
	肾上腺皮质功能不全

【治疗原则】

1. 支持性治疗

（1）合理氧疗，改善通气：迅速增加吸氧浓度（FiO_2），维持血氧饱和度（SaO_2）≥90%，PaO_2 >60mmHg（1mmHg = 0.133kPa）。Ⅰ型呼吸衰竭患者开始时可给予较高浓度氧，以便尽快纠正严重缺氧，以后根据血气分析结果调整吸氧浓度（FiO_2），以保持 $PaO_2$60 ~ 80mmHg 为理想水平。Ⅱ型呼吸衰竭患者，为避免氧疗过程中二氧化碳的潴留，通常采用持续低流量控制性氧疗。对于某些急性严重缺氧状态，应给予必需的 FiO_2 以迅速纠正低氧血症达目标值（SaO_2 >90%），然后再来评估和解决氧疗对 CO_2 潴留的不利影响。在某些临床情况，被动地给予补氧，不能达到 SaO_2 的目标值，此时需考虑采用其他方法复张萎陷的肺泡，让其参加气体交换。改善通气的方法，主要是保持气道通畅，鼓励患者咳嗽排痰，解除气道痉挛。

（2）呼吸兴奋剂的应用：中枢性呼吸兴奋剂的适应证：主要是呼吸中枢化学感受器异常引起的中枢性呼吸麻痹，如睡眠呼吸暂停综合征、特发性肺泡低通气综合征、药物中毒性呼吸中枢麻醉等。常用的呼吸兴奋剂有：①尼可刹米（nikethamidum）：在气道通畅，控制气道痉挛后试用尼可刹米 1.875 ~3.75g（5 ~10 支）加入 5% 葡萄糖液 500ml 中持续静滴，然后密切观察患者神志、呼吸情况和监测动脉血气，若 $PaCO_2$ 下降，患者呼吸改善说明有效，可继续用药，若经过 4 ~12 小时未见效，出现呼吸肌疲劳征象、$PaCO_2$ 升高而 PaO_2 升高不明显，或出现肌肉抽搐等严重副作用时应该停药；②阿米脱林（almitrinum），可刺激颈动脉体、主动脉体外周化学感受器，间接兴奋呼吸中枢，增加肺泡通气量。用法：阿米脱林 50 ~100mg 口服，可以长期内服。副作用少，偶可出现胸闷、上腹部不适、恶心、头痛、手足麻木等；③纳洛酮（naloxonum）为阿片样物质的阻断剂，具有中枢性呼吸兴奋作用。本药无依赖性，比较安全。但作用时间短，不适于长期应用。目前国内多用于酒精中毒、麻醉药和镇静药中毒的抢救等。可以肌内注射，也可静脉注射。另外，本药尚有提高血压等心血管效应。

因为呼吸衰竭患者存在低氧血症，末梢化学感受器已接近于最大限度的兴奋，给予中枢兴奋剂可能无益，有时甚至有害。所以中枢性呼吸兴奋剂的临床应用要根据患者的具体病情而定。

一般不用中枢性呼吸兴奋剂的情况：①已应用机械通气的患者；②由气道阻塞、胸廓畸形、呼吸肌无力、气胸等引起的呼吸衰竭；③哮喘、肺栓塞、神经肌肉功能障碍所致的呼吸衰竭；④肺尘埃沉着病或肺纤维化；⑤严重心脏病、心律失常、心力衰竭；⑥脑外伤、脑水肿、癫痫或其他诱因的惊厥发作。

（3）呼吸支持技术：在严重呼吸衰竭的救治中，正确应用呼吸支持技术十分重要，它虽然不能治疗呼吸衰竭的病因，但为纠正病因争取时间和创造条件。呼吸支持技术范围广泛，临床上应用最多，效果也较好的是正压通气技术。根据是否建立人工气道，通常将正压通气分为无创正压通气（经面罩或鼻罩进行通气）和有创正压通气（经气管插管或气管切开进行通气），根据临床需要来选择。

（4）营养支持：每日补给的营养应达到患者基础能量的需要。每天能量的需要，可根据患者的体重（kg）计算（表11-3），还需考虑患者的应激因素，常见临床情况，如手术、癌症、腹膜炎、严重感染或多发创伤、烧伤等的应激系数见表11-4。

表11-3　平均中等身材成人的基础能量（静息状态）需要

体重（kg）	50	55	60	65	70	80
kcal/d	1316	1411	1509	1602	1694	1872

1 kcal = 4. 184kJ

表 11-4　常见临床情况的应激系数

临床情况	应激系数
轻度饥饿	0.85~1.00
术后（无并发症）	1.00~1.05
癌症	1.10~1.45
腹膜炎	1.05~1.25
严重感染或多发创伤	1.30~1.55
烧伤	1.50~1.70
每天能量需要=基础能量×应激系数×1.25	

若欲达正氮平衡和增加患者体重，除补充每日能量的需要外，需另外增加500~1000kcal/d的能量。每日能量的补充，可给予碳水化合物40%~60%，其余给脂肪、氨基酸或蛋白质。过多地补充碳水化合物会增加 CO_2 产量，从而加重呼吸负荷。

2. 基础疾病的治疗

（1）针对呼吸衰竭病因的治疗：在进行支持性治疗的同时，应根据呼吸衰竭的不同原因采取不同的治疗。只有去除呼吸衰竭的病因，才能使呼吸衰竭得到有效纠正。

（2）抗感染治疗：针对各种不同严重感染和可能的致病菌，开始时经验性选药，抗生素的选用应遵循“联合、足量、交替”原则，在有培养结果后，根据细菌培养和药敏试验结果及初始的临床治疗效果调整抗菌药物。行气管插管或气管切开、机械通气者，吸痰应严格无菌操作，管道及时消毒，以防止发生呼吸机相关性肺炎。

（3）解除支气管痉挛，促进排痰：存在支气管痉挛时应给予有效的支气管舒张药物。常用药物有β受体激动剂（舒喘宁、间羟叔丁喘宁等）、茶碱类药（氨茶碱、喘定等）。必要时可应用肾上腺皮质激素（琥珀酸氢化可的松、地塞米松、泼尼松龙等）。近年强调雾化吸入给药，尤其是β受体激动剂雾化吸入，起效快，作用强，可减轻全身副作用。

痰液黏稠不易咳出者可应用祛痰药物，如必漱平8~16mg，每日3~4次；3%氯化铵棕色合剂10ml，每日3~4次。或氨溴索（沐舒坦）30毫克/次，每日3次。也可静脉注射或雾化吸入给药。给予气道湿化，并辅以翻身拍背，促进排痰。气管插管或气管切开者，可气管内滴入生理盐水或2%碳酸氢钠，每次2~3ml。

3. 并发症的治疗

（1）纠正酸碱失衡和电解质紊乱：呼吸衰竭通常伴有呼吸性酸碱失衡，以原发性 $PaCO_2$ 的改变为特点，肾的代偿作用是调整体内的 HCO_3^- 以减小 $PaCO_2$ 变化对 pH 的影响。①呼吸性酸中毒：是通气不足而导致 $PaCO_2$ 升高和 pH 降低。发生急性呼酸的原因就是导致高碳酸血症呼吸衰竭的病因，治疗的目标是改善通气及其基础疾病的去除；②呼吸性碱中毒：以原发性 $PaCO_2$ 降低为特征，肾的代偿作用是降低体内的 HCO_3^-。原发性呼吸性碱中毒患者的肺泡-动脉氧分压差（A-aDO_2）可以正常或升高。呼吸性碱中毒的治疗主要是针对病因，临床上很少需要直接治疗呼吸性碱中毒的情况；③代谢性酸碱失衡：代谢性酸中毒多因缺氧情况下无氧代谢增加，导致乳酸增多和无机盐的积聚。纠正严重代谢性酸中毒可用碱性药物，单纯代酸时首选碳酸氢钠，但合并呼酸时宜选用三羟基氨基甲烷（THAM），因为碳酸氢钠进入体内后形成更多 CO_2，加重呼吸负荷。代谢性碱中毒主要由低钾低氯所致，可补充氯化钾、谷氨酸钾、精氨酸、氯化铵等；④电解质紊乱：呼吸衰竭患者常出现的电解质紊乱有低钠血症、高钾血症、低氯血症、低镁血症，应及时予以纠正。

（2）心力衰竭：呼吸衰竭常合并心力衰竭，治疗原则应以利尿、扩血管药物为主，强心剂为辅。利尿剂的使用也以缓慢利尿为宜，以避免电解质紊乱和痰液黏稠，不易咳出。需使用强心剂时，宜用较小剂量（为常规剂量的50%～60%）和短效制剂，如毛花苷丙（西地兰）、地高辛等。

（3）胃肠道大出血：严重胃肠大出血的发生率约5%，主要是危重病所致“应激性”溃疡或原来的胃肠道疾病，如食管静脉曲张、消化性溃疡等引起出血。应用大剂量肾上腺皮质激素可促进溃疡的发生。治疗应激性溃疡应首先纠正应激性溃疡的各种诱因，如纠正缺氧、低血压、休克或酸中毒等（表11-5）。常用的防治措施有：用制酸剂中和胃酸，应用组胺受体阻断剂（如西咪替丁或雷尼替丁）减少胃酸的分泌，硫醣铝不减少胃酸但可保护胃黏膜（表11-6）。

表11-5 胃应激性溃疡的病因防治

纠正低血压、休克、缺氧或酸中毒
胃出血高危患者的预防
机械通气
凝血功能障碍
脓毒症
低血压
肾功衰竭

表 11-6 应激性溃疡的治疗措施

治疗方法	优 点	并发症
制酸剂	已证明临床有效	腹泻，低磷血症，低镁血症，代谢性碱中毒，胃和气管革兰阴性菌定植
H_2 受体阻断剂（雷尼替丁、西咪替丁）	应用方便，证明有效	急性肾衰，意识模糊，药物间的相互作用（西咪替丁），胃和气管的细菌寄生
肠营养	除预防应激性溃疡外尚可加强营养	腹泻，胃和气管细菌寄植
硫醣铝	减少胃细菌寄植	肠饲管阻塞
质子泵抑制剂（奥美拉唑）	临床疗效好，作用强于西咪替丁	腹泻，稀便

（4）多器官功能障碍综合征（MODS）的防治：呼吸衰竭逐渐进展为多脏器功能障碍临床十分常见，且常为呼吸衰竭的死因。故呼吸衰竭治疗过程中，一定要注意保护心、肝、肾、脑等重要脏器的功能，发现问题及时处理，是降低呼吸衰竭死亡率的重要环节（本章第七节）。

第二节 急性呼吸窘迫综合征（ARDS）

【病因】 急性肺损伤和 ARDS 的病因通常分为 2 大类，即直接病因和间接病因（表 11-7）。除了危险因素以外，与患者相关的因素有年龄、疾病的严重性等。如果患者同时存在多种危险因素，则发生 ARDS 的危险性也将增加。住院患者发生 ARDS，最可能的原因是脓毒综合征，或胃内容误吸。由脓毒症诱发 ARDS 患者，腹部是最常见的感染源。已确诊 ARDS 患者发生脓毒症，其来源通常是院内肺感染。

表 11-7 ARDS 的致病原因

直接原因
胃内容的吸入
肺感染（细菌、病毒、肺孢子菌等）
严重胸部创伤
淹溺

续 表

有毒物质吸入
肺栓塞（羊水栓塞、气栓塞、脂肪栓塞）
间接原因
休克（不管什么原因）
脓毒症
多次大量输血
严重非胸部创伤（烧伤、多发骨折、神经系统损伤）
药物中毒
肺再灌注损伤（移植后或心肺旁路后）
急性胰腺炎
弥散性血管内凝血（DIC）

【临床表现】

1. 患者常先有导致ARDS原发病（如严重创伤、休克、胃内容物误吸、严重肺感染）的病史和相应临床表现。

2. 原发疾病发生后数小时或数日内（1～3d）出现呼吸窘迫。随着ARDS的发展，患者的呼吸困难和呼吸急促迅速加重。

3. 物理检查最常见的体征为呼吸急促、心动过速，呼吸用力增加的体征（吸气时肋间肌的收缩和辅助呼吸肌的应用）。也常可见发绀，常伴有烦躁不安。肺部检查可在全肺闻及干啰音或散在哮鸣音，但明显的气道阻塞或呼气时间延长并不常见。

4. 如果ARDS是脓毒血症或严重创伤所致，即常有低血压或休克的体征。发热多不明显，除非患者已有感染。

5. 若患者发热、咳嗽、咳大量脓痰，常提示患原发性肺炎或继发肺感染。胸膜痛和听到喘鸣的情况也不多见。出现心力衰竭的症状常提示不同的病因学或为肺水肿。如果不是原发病或伴随的疾病累及其他器官，即使是疾病的严重阶段，其他检查通常也正常。

【诊断标准】 1994年欧美ARDS研讨会推荐的ARDS和急性肺损伤（ALI）的标准见表11-8。该诊断标准以低氧血症的严重程度作为区别ALI和ARDS的唯一标准，而不把机械通气及机械通气时间列入诊断指标，简化了诊断指标，加强了临床的可操作性。

表 11-8　急性肺损伤（ALI）和急性呼吸窘迫综合征（ARDS）的推荐标准

	发病	氧　合	胸部 X 线摄片	肺动脉楔压
ALI 标准	急性开始	$PaO_2/FiO_2 \leqslant 40kPa$（300mmHg）（不管 PEEP 水平）	正位胸片可见两肺肺浸润	测定时，≤ 2.4kPa（18mmHg），或无左房高压的临床迹象
ARDS 标准	急性开始	$PaO_2/FiO_2 \leqslant 26.7kPa$（200mmHg）（不管 PEEP 水平）	正位胸片可见两肺肺浸润	测定时，≤ 2.4kPa（18mmHg），或无左房高压的临床迹象

【鉴别诊断】　为提高 ARDS 的诊断准确性，应用 1994 年标准时，建议注意：①应追查患者是否有 ARDS 的危险因素，危险因素致发生 ARDS 的时间应在 1 周内；②两肺阴影应符合“肺水肿”的影像学改变及其衍变过程，肺阴影要与酷似 ARDS 的其他疾病，如肺不张、严重肺炎、特发性肺间质纤维化等相鉴别。CT 早期的表现为基底区的高密度影和非基底区的低密度影，亚急性期（7 天左右）密度分布特征逐渐消失，而出现纤维条索影；③$PaO_2/FiO_2 \leqslant 200mmHg$ 是持续的，PaO_2/FiO_2 应与肺阴影同时出现（二者的时间差 <24 小时）；当高 FiO_2 时 PaO_2/FiO_2 容易达标；④如果应用机械通气，应计算顺应性，所需 PEEP 水平和肺内死腔通气分数。

【ARDS 的常规治疗】　ARDS 起病急骤，发展迅速，损害广泛，病死率高。要求早期诊断、积极治疗，才可能降低死亡率。主要治疗原则：

1. 正确治疗基础疾病，预防 ARDS 的发生　对可能迅速导致 ARDS 的基础病应积极采取各种治疗措施，如脓毒症、细菌性肺炎及时应用有效抗生素；创伤、骨折等应及时处理；休克应迅速纠正。

2. 适当补液　仔细观察患者循环和各脏器血流灌注情况，以尿量、血压、动脉血 pH 及精神状态等评估补液量。通常情况下，ARDS 患者的每日入量应限于 2000ml 以内，允许适量的液体负平衡。以维持肺动脉楔压（PCWP）在 $14 \sim 16cmH_2O$ 为理想。胶体液的补充一般限于血浆低蛋白者。也有主张晶、胶体液之比以 2∶1 为宜。在补充胶体液之后半小时或 1 小时，应使用利尿剂以促使液体排出。

3. 肾上腺皮质激素　ARDS 患者是否应用激素至今仍无一致意见。皮质激素的推荐用法是：甲基泼尼松龙，每日 1 ~ 2mg/kg，分次静脉滴注。如果氧合改善，X 线胸片肺浸润影减轻或消失，即说明临床有效，通常在用药 3 ~ 5 日后明显。在临床出现明显疗效后，皮质激素可逐渐减量，在 1 ~ 2 周内逐渐减至每日 0.5 ~ 1mg/kg，维持到拔管。如果初始对激素无明确疗效，则可停用。

4．抗感染 抗感染治疗宜尽早开始，选用广谱有效抗生素，并给予足够的剂量和疗程。最常见感染部位有肺部、腹部和创伤伤口，常见致病菌有革兰阴性杆菌，如铜绿假单胞菌、大肠埃希菌、肺炎克雷伯杆菌，或厌氧菌等；有时为革兰阳性球菌，如金黄色葡萄球菌（简称金葡菌）等。晚期可有真菌等继发感染。大多选用第三代青霉素，第二、三代头孢菌素、氟喹诺酮类，必要时可联合用药，或加氨基糖苷类抗生素（注意肾功能）。革兰阳性菌感染可用苯唑西林或氯唑西林、奥格门汀，耐甲氧西林金葡菌（MRSA）感染可用利奈唑胺、万古霉素。真菌感染可口服或静脉点滴氟康唑（大扶康），严重真菌全身感染可用伊曲康唑、伏立康唑、卡泊芬净或米卡芬净、两性霉素 B 等。对于顽固性感染，如果怀疑是少见的特殊致病菌所致，或为了排除肺感染，有些学者主张进行纤维支气管镜检查和支气管肺泡灌洗，以便明确病因诊断，更有针对性地进行病因治疗。

5．加强营养 可采用鼻饲和静脉补充营养的方法，成人一般每日需要量 20～30kcal/kg，蛋白 1.5～3g/kg，脂肪占总热量的 20%～30%。

6．肺表面活性物质替代疗法和一氧化氮吸入 婴幼儿 RDS 应用肺表面活性物质已证明有效，在成人中的应用正在研究之中。

7．合并症的治疗 对严重继发感染、休克、心律失常、DIC、胃肠道出血、肝肾功能损害、气胸等应积极预防，及时发现并给予相应的治疗。

【ARDS 的呼吸支持】 ARDS 通气治疗的基本原则是：在提供患者基本的氧合和通气需要的同时，应尽力避免呼吸机相关肺损伤（VALI）。

1．无创性通气 急性肺损伤或轻度 ARDS 患者可早期应用无创性通气（noninvasive ventilation，NIV），NIV 期间，应严密观察患者应用 NIV 后的反应，若严重缺氧或气体交换情况无改善，神志状况显示恶化趋势即应及早中断 NIV，进行有创性通气。

2．有创性通气时的肺保护通气策略 近年来提出了 2 大通气策略：一是弃用传统的大潮气量（10～15ml/kg），应用小潮气量（5～6ml/kg）或低通气压（平台压 <30cmH$_2$O），允许 PaCO$_2$ 逐渐增高，所谓“允许高碳酸血症（PHC）”策略；二是吸气时加用足够的压力让萎陷肺泡尽量复张（recroitment），呼气时加用适当的 PEEP 让其保持开放，避免肺泡在潮气呼吸时反复关闭和开放引起的牵拉损伤以及对肺泡表面活性物质的“挤奶”样作用，即所谓“肺开放”策略。

（1）允许高碳酸血症策略（permissive hypercapnia，PHC）：常用潮气量为 5～8ml/kg，限制吸气平台压 <30cmH$_2$O，允许 PaCO$_2$ 逐渐升高

（$PaCO_2$ 的上升速度 5 ~ 10mmHg/h）和血 pH 的适度降低。维持 $PaCO_2$ 于 80mmHg 左右。只要 $PaCO_2$ 逐渐升高，血 pH 不降得过快过低，患者通常能较好耐受。

CO_2 潴留的主要副作用是对患者心脑血管系统的影响：增加心排出量、增加肺血管阻力、改变支气管运动张力、损害骨骼肌的功能，扩张脑血管和损害中枢神经系统的功能。因此，遇颅压增高（颅内肿瘤或血肿等）、血流动力学不稳定、急性心肌梗死、脑水肿、抽搐、严重心律失常、肺动脉高压和胃肠道大出血的情况应禁用和慎用 PHC。

实施 PHC 期间，需应用镇静剂和肌松剂。近年已有随机对照研究显示，允许高碳酸血症策略明显降低患者的死亡率。为避免小 V_T 通气进行性加重肺不张和复张后重新萎陷，应同时实施“开放肺”策略。

（2）开放肺（open lung）策略：所谓“开放肺”，就是让有萎陷趋势的肺复张并在整个呼吸周期保持复张状态。“开放肺”的好处有：①减少分流，改善氧合，降低 FiO_2 至安全范围；②减小肺泡因潮气性反复开-关引起的高剪切力和对肺表面活性物质的“挤奶样”作用，避免 VALI；③减轻生物伤；④减少或阻止肺间质的液体向肺泡内的渗透，减轻肺水肿。

实施“开放肺”方法有：持续充气（sustained inflation，SI）、叹气（sigh）、高频振荡通气（HFOV）、俯卧位通气、生物性变化通气（biologically variable ventilation），或将以上方法（如俯卧位通气与 SI）联合应用等。其基本做法，都是应用一较高的吸气压（或平均气道压）和呼气末正压（PEEP）使萎陷的肺组织开放。大多数肺复张操作方法能改善 ARDS 患者的氧合，但尚无研究来比较各复张方法之间的优劣。Hess DR 等介绍的方法见表 11-9。有利于肺开放的措施有：①保留自主呼吸；②PCV 模式和吸气晚期的肺复张；③俯卧位通气；④液体通气（液体复张）。

表 11-9　ARDS 患者应用开放肺的方法

初始的调整
设置 FiO_2 于 1.0
设置 PEEP 10cmH_2O
实施肺复张手法；设置 PEEP 于 20cmH_2O；降低 FiO_2 直至 SpO_2 90% ~95%；降低 PEEP 至能维持 SpO_2 90% ~95% 的最低水平
随后的调整
根据维持肺泡复张的需要调整 PEEP
必要时，调整 FiO_2
考虑俯卧位通气
定期评价平台压

总之，合理的肺保护通气策略包括：①避免大潮气量和高肺泡压；②提供恰当的最佳的 PEEP，避免潮气性呼气末肺泡萎陷；③减低肺区带呼吸力学不均一性；④尽可能避免可诱发 VALI 的协同因素，如高吸氧浓度、增加通气需要和心排出量的高代谢状态。

评价“开放肺”效果的理想指标，用 CT 测密度是较常采用的方法，谓之“金标准”，但临床上不可能普遍进行。较简单实用的方法是测定动脉血氧合状况，如果发生肺复张，则随着肺内分流减少，动脉血氧合（PaO_2 和 SpO_2）会改善，而血流动力学和 $PaCO_2$ 不变。

实施肺复张值得关注的问题有：①肺复张动作应在 ARDS 早期实施；②避免任何不必要的呼吸机断离或改变已建立的呼吸机设置；无论何时断离呼吸机或改变已有的设置，均可引起肺萎陷，应重复上述重新开放和保持开放的步骤；③原发性（肺内疾病，如肺炎、误吸等引起的）ARDS 患者的复张效果不如继发性（肺外疾病，如脓毒症、急性胰腺炎等引起的）ARDS 效果明显；④在实施“开放肺”过程中，由于增加 PIP 和 PEEP，可能会降低血压，此时应密切观察血压和心血管功能，必要时给予补液和血管活性药物以维持血流动力学的稳定。

3. 最佳 PEEP 的选择　最佳 PEEP 是指其作用最大，而副作用最小时的 PEEP。选择最佳 PEEP 的方法：逐渐增加（或降低）PEEP 值，看患者的 PaO_2（SaO_2），顺应性和 $PetCO_2$ 的继发改变。当 PaO_2（SaO_2）和顺应性最好、$PetCO_2$ 最大时，就是最佳 PEEP。因此，调节 PEEP，每次增加 $2cmH_2O$，看 SaO_2，顺应性和 $PetCO_2$ 的继发性改变，基本的要求是 $SaO_2>0.9$（最低不低于 0.85）时。当达到最大的顺应性，最大的 $PetCO_2$ 时，为最佳的 PEEP。达最大顺应性，最大 $PetCO_2$ 时，如果仍达不到氧合目标，应采取：①增加氧浓度；②增加 PEEP 水平，监测血流动力学（心排出量），PEEP > $12cmH_2O$（$15cmH_2O$）时，加用多巴胺。

4. 呼吸机参数　ARDS 应用开放肺策略时的呼吸机参数见表 11-10。气体交换和压力目标值见表 11-11。

表 11-10　ARDS 应用开放肺策略时的呼吸机参数

呼吸机参数	推　荐
通气模式	大多数在急性期用 A-C 模式，早期或恢复期用压力支持（PSV）模式
频率（f）	≤35 次/分，避免 auto-PEEP
潮气量（V_T）	4～8ml/kg，平台压＜30cmH_2O
吸气时间（Tin）	患者触发通气时，设置的 Tin 应尽量保证人-机协调；被动通气时，设置短暂的吸气末暂停，时间 0.1～0.3s
PEEP	10～20cmH_2O
FiO_2	为达到 SpO_2 或 PaO_2 的目标值所需的 FiO_2
平均气道压	为达到 SpO_2 或 PaO_2 的目标值所需的压力（可能需要 20～25cmH_2O）

表 11-11　气体交换和压力目标值

PaO_2	急性肺损伤＞70mmHg
	严重 ARDS＞50mmHg
	中度 ARDS＞60mmHg
$PaCO_2$	如果可能，40mmHg，为避免呼吸机相关肺损伤，可实施允许高碳酸血症
PEEP	维持肺泡复张所需要的压力（10～20cmH_2O）
平台压	胸壁顺应性正常时，＜30cmH_2O

5. 机械通气的辅助方法　文献报道，已用于临床的机械通气辅助方法有：①体外或肺外气体交换，包括体外膜肺氧合（ECMO）、体外 CO_2 去除（$ECCO_2R$）和腔静脉氧合（IVOX）3 种方式；②气管内吹气（tracheal gas insufflation，TGI）；③俯卧位通气；④高频通气；⑤液体通气（liquid ventilatior，LV）和部分液体通气；⑥表面活性物质替代疗法和吸入一氧化氮或前列环素等。但这些技术总的说来，或因创伤较大、价钱昂贵、操作技术的专门性要求较高，或至今尚无前瞻性的随机对照研究证明，疗效不确切，故目前尚不推荐为常规治疗方法。

6. 恢复期的治疗　大多数死亡的 ARDS 患者，均死于疾病的前 2 周内。而存活者，完全恢复常需要 2 周或更长的时间。对这些患者，必须加强全身性支持治疗。

一般来说，在 7～10 天以后，部分肺泡水肿已消散，胸 X 线片上的浸润影反映的炎症浸润或（和）胶原蛋白的沉积，系发生纤维化的前兆。因此在第1周后，氧合可显著改善，但仍保持高每分通气量。除了少数很严重的患者，大多数患者均可降低吸氧浓度（FiO_2）至40%～60%和PEEP水平至5～8cmH_2O，此时，顺应性也常明显改善，可及时降低气道压力支持的水平。但此时的末梢气道仍不稳定，呼气末正压（PEEP）或其他增加平均气道压的方法（如反比通气）应逐渐减低，以避免诱发氧合的重新恶化。平均气道压通常每12小时降低2～3cmH_2O，只有少数患者也许能很快撤去PEEP。

许多ARDS患者常发生多器官功能障碍综合征（MODS），他们的恢复取决于对各重要脏器系统的适当支持。

第三节　重症哮喘

“哮喘持续状态”是指急性哮喘，尽管给予标准的治疗，但严重的气道痉挛和喘息症状仍持续存在并超过24小时。“致死性哮喘”（near-fatal asthma）是指哮喘性气道阻塞持续或迅速地进展至通气衰竭，出现高碳酸血症或其他危及患者生命的其他表现。哮喘持续状态和致死性哮喘均属“危重型哮喘”。

【诊断要点】

1. 危重型哮喘的类型

（1）缓发持续型（致死哮喘Ⅰ型）：最常见（约占70%），多见于女性，发生比较缓慢，常经数日或数周才进展至危重状态，气道内有大量黏液样分泌物，常有控制很差的哮喘病史，对常规平喘治疗效果不佳，长时间处于哮喘持续状态不能缓解，反复发作。常有持续的中重度气流阻塞，但因感觉迟钝而自觉症状不重，导致患者和医师均低估了病情的严重性，故治疗措施不力。这些患者的气流阻塞有很大的慢性成分，包括气道壁水肿、肥厚和黏液浓缩。支气管痉挛的成分不是主要的，因为在病情危重之前一般都已反复吸入β受体激动剂。

（2）突发急进型（致死性哮喘Ⅱ型）：又称为“特急性暴发型”哮喘，较少见，主要发生在青年人，尤其是男性患者。特点为发病突然，在症状开始后3小时内，有的甚至在数分钟内病情迅速进展至危重状态，甚至呼吸停止或几乎停止。没有大量的气道分泌物，有人也称之为“急性窒息哮喘”（acute asphyxic asthma）或“哮喘猝死”（sudden death in asthma，SDA）。发作之前，哮喘症状轻微和控制良好，但支气管反应性增高。引起发作的刺激大多并无特殊性或难以鉴定，发作和进展非常迅速，常在呼吸停止或迅速严重恶化以后才紧急进行机械通气，在气管插管之前呼吸停止和人工通气的并发症，常使这组患者处于缺血和（或）缺氧性脑损伤的高度危险状态，有很高的并发症发生率和死亡率。

发作突出的是支气管痉挛，气道内几乎不存在慢性炎症改变，以前几乎没有应用β受体激动剂。急性严重发作时，迅速应用支气管舒张剂常有较好疗效，当需要机械通气时，临床表现也许是濒死状态，但常迅速缓解，通常在12小时内恢复正常并可以拔管。

2. 临床表现　危重型哮喘的临床表现见表11-12。

表11-12　危重型哮喘的临床表现

端坐呼吸	辅助呼吸肌运动或胸腹矛盾运动
谈话时常有停顿或	小儿出现三凹征或成人见肋间肌回缩
以单音节方式说话	大汗淋漓
因呼吸困难不能说话	发绀
呼吸急促，频率 >40 次/分	疲劳、衰竭、伴“静胸”，脱水
呼吸节律异常	皮下气肿、纵隔气肿或气胸
心动过速，心率 >120 次/分	焦虑
或伴严重心律失常	精神错乱
奇脉，吸气与呼气时血压差 >25mmHg	嗜睡、意识模糊或昏迷
低血压	

3. 气道阻塞的肺功能客观测定　肺功能测定可采用简便的峰流计及床旁简易肺功能测定仪来进行。危重型哮喘的肺功能改变及血气分析结果见表11-13。

表11-13　危重型哮喘的肺功能改变

呼气流速峰值（PEF）<100L/min	PaO_2 <60mmHg（8.0kPa）
PEFR <50% 预计值或患者最佳值（%）	$PaCO_2$ >45mmHg（6.0kPa）
FEV_1 <25% 预计值	pH <7.30
VC <1L	

4. 诊断和鉴别诊断　危重型哮喘的诊断依据：①通常是持续性哮

喘，病情迅速加重；但也有少数患者的表现是突然发作的严重气道阻塞，并呈急进性进展；②对β肾上腺素能受体激动剂的治疗疗效很差或降低；③可诱发高碳酸血症性呼吸衰竭；④呼吸肌（主要是吸气肌）疲劳的证据。危重型哮喘的诊断一般不难，但是除哮喘以外，许多疾病都可有喘息，气道任何部位的阻塞都可产生喘息和呼吸困难，而与支气管哮喘相混淆。故应认真进行鉴别诊断。因为提示危重型哮喘的临床特征，如气短、咳嗽、喘息和发展至呼吸衰竭，也可见于充血性心力衰竭、上气道阻塞、慢性阻塞性肺疾病（COPD）的急性加重、自发性气胸、变态反应、急性肺栓塞和气道异物，所以应与这些疾病相鉴别。

【治疗原则】 危重型哮喘的救治见表11-14。

表11-14 危重型哮喘的救治

1.	确定诊断，排除其他原因，如急性左心衰竭、气道异物等
2.	严重性评估：①听诊呼吸音；②奇脉 > 15mmHg，表明严重；③心电图检查排除冠状动脉痉挛；④动脉血气；⑤胸部X线检查
3.	尽快开始治疗：①氧疗，维持 PaO_2 > 60mmHg，SaO_2 > 90%；②雾化吸入β受体激动剂：沙丁胺醇2.5mg（0.5%溶液0.5ml加入生理盐水中）雾化吸入，20分钟1次，共3次；或沙丁胺醇定量吸入器，每次4喷（400μg），每10分钟1次，共3次；③1∶1000肾上腺素溶液0.3ml皮下注射，每20分钟1次，共3次；④肾上腺皮质激素：甲基泼尼松龙40～125mg（常用60mg），每6小时静脉注射1次；或泼尼松150～200mg/d，分次口服。注意激素副作用，酌情对症处理，症状缓解后及时减量；⑤异丙托品0.5mg稀释后雾化吸入，每30分钟1次，共3次；⑥茶碱用药见表11-15
4.	有指征者，给予气管插管，机械通气

表11-15 茶碱类药物应用的原则

1.	如果患者以前没有接受茶碱类药物，首剂应给予负荷剂量，如氨茶碱5mg/kg静脉点滴，15～30分钟内滴完
2.	在给予负荷剂量以后，以0.6mg/(kg·h)的剂量用输液泵持续静脉输注
3.	遇降低氨茶碱清除率的因素，如应用西咪替丁、大环内酯类抗生素、喹诺酮类药物，充血性心力衰竭、肝疾病等，应减少输注氨茶碱剂量
4.	遇心动过速和快速心律失常时，应暂停应用氨茶碱
5.	所有已用过氨茶碱药物的患者，在给予负荷剂量以前，应先测定血茶碱浓度。通常给予维持剂量，维持血清茶碱浓度范围在6～12μg/ml较理想，可减少茶碱的毒性。根据一般经验，给予氨茶碱1mg/kg静脉输注，增加血清茶碱浓度约2μg/ml

【机械通气】

1. 适应证 危重型哮喘患者机械通气的适应证见表 11-16。

表 11-16 危重型哮喘机械通气的适应证

绝对适应证
心跳和呼吸停止
意识障碍或明显受损
呼吸浅慢、不规则或伴呼吸暂停，呼吸中枢受抑制迹象
即将发生心跳呼吸停止的迹象
相对适应证
尽管积极治疗，$PaCO_2$ 仍继续增高并伴进行性呼吸性酸中毒（如 pH <7.20 并继续降低）
伴发严重代谢性酸中毒
伴发严重的呼吸问题（如顽固性低氧血症）
心肌严重缺血
心律失常（心动过缓、快速性心律失常）
参考指标
不能讲话；尽管呼吸费力，肺部听诊为“静胸（silent chest）”；呼吸交替脉，奇脉脉压大于 15mmHg（2kPa）；呼吸频率 >40 次/分
伴大汗淋漓，严重的呼吸肌疲劳或衰竭，既往曾因哮喘严重发作
曾行气管插管机械通气者

2. 呼吸机参数 为危重型哮喘患者进行机械通气时，必须密切关注 auto-PEEP 的问题。呼吸机参数的设置和调整也应尽量减低或避免 auto-PEEP（表 11-17）。这通常意味着需要实施“允许高碳酸血症”策略，尤其是在通气治疗的早期。并应给予支气管扩张剂。吸入支气管扩张剂和静脉给糖皮质激素也是这些患者综合治疗的重要方面。

表 11-17 危重型哮喘患者呼吸机参数的初始设置

呼吸机参数	推　荐
通气模式	A/C（CMV）
频率	8～20 次/min；允许高碳酸血症（pH＞7.10～7.20）
容量/压力控制	压力或容量；对严重哮喘必需的容量
潮气量	4～8ml/kg 和平台压＜30cmH_2O
吸气时间	1～1.5s，避免 auto-PEEP
PEEP	PEEP 的应用有争论；可试用 PEEP 对抗 auto-PEEP
FiO_2	开始时 1.0，随后维持足以维持 PaO_2＞60mmHg 的 FiO_2
流量波形	减速波形或方波形

3．镇静剂的应用　为了使清醒的危重型哮喘患者在气管插管和机械通气时安全有效，几乎都需要应用镇静剂。应用镇静剂可改善患者的舒适，减少呼吸用力，减少氧耗和二氧化碳产量，便于进行各种医疗操作，并可减低气压伤的危险性（表 11-18）。

表 11-18 用于哮喘状态的镇静剂

药物	剂量	注意事项
插管前阶段		
地西泮（安定）（diazepam）	10mg，静脉注射	嗜睡、眩晕、疲劳感、静脉注射过快或剂量过大，引起低血压，呼吸抑制
咪达唑仑（midazolam，速眠安）	1mg，缓慢静推，需要时每 2～3min 重复（成人 10～15mg，儿童 0.2mg/kg）	低血压，呼吸抑制
氯胺酮（ketamine）	1～2mg/kg 以 0.5mg/(kg・min) 的速度静脉注射	拟交感作用，呼吸抑制，情绪改变，deleriam-型反应

续 表

药物	剂量	注意事项
丙泊酚（普鲁泊福）(propofol)	60～80mg/min 静注，开始注射达 2.0mg/kg，然后根据需要注射 5～10mg/(kg·h)	呼吸抑制
为持久的机械通气进行的镇静		
劳拉西泮（lorazepan）	1～5mg/h 连续静脉注射，或根据需要给 1 个剂量	药物蓄积
硫酸吗啡（morphine sulfate）	1～5mg/h 连续静脉注射，避免给 1 个剂量	肠梗阻
氯胺酮（ketamine）	0.1～0.5mg/min 静脉注射	拟交感样作用，谵妄型反应
丙泊酚（普鲁泊福）(propofol)	1～4.5mg/(kg·h) 静脉注射	癫痫发作，高三酰甘油血症

4. 经呼吸机雾化吸入治疗　经呼吸机专配的雾化器为危重型哮喘患者雾化吸入支气管舒张剂具有较好的临床疗效。常用的雾化用支气管舒张剂：①万托林雾化溶液（全乐宁，葛兰素史克生产），包装：5mg/ml×20ml（瓶），用法：成人 0.5～1 毫升/次（含沙丁胺醇 2.5～5mg），加生理盐水 2～2.5ml，加入雾化器中吸入。有些成人需要较高剂量，故对严重病例最高可用到 2ml（含沙丁胺醇 10mg），不稀释直接加入雾化器雾化吸入；②爱全乐雾化吸入液：包装：0.02%×20ml（瓶），用法：成人 0.4～2 毫升/次（含异丙托溴铵 100～500 微克/次），用生理盐水稀释成 3～4ml 加入雾化器，每日 3～4 次；③可必特雾化吸入剂（包装 2.5 毫升/支×10 支/盒），每支含异丙托品 0.5mg，沙丁胺醇 3mg；用法：每次 1 支加入雾化器吸入，每日 3～4 次；此外，还可雾化吸入祛痰剂，如氨溴索（沐舒坦）30 毫克/次，每日 3～4 次；激素类，如普米克令舒（布地奈德）混悬液 0.5mg/2ml 或 1mg/2ml，每次 2 毫升/次，酌情选用。选用的雾化器和方法参看第三章第三节雾化治疗。

第四节　慢性阻塞性肺疾病急性加重

一、诊治要点

【COPD 加重期的诊断及严重性评估】

1. COPD 急性加重期的诊断　**COPD 加重期**（acute exacerbation of

chronic obstructive pulmonary disease，AECOPD）**的主要表现是气短**，是COPD恶化的主要症状，同时伴有喘鸣和胸部紧迫感，咳嗽、咳痰增多，痰转为脓性或黄绿色，黏稠，不易咳出。还可伴有许多非特异性的表现，如发热、全身不适、疲劳、失眠、嗜睡、运动耐力下降和（或）胸部X线片出现新的异常。痰量增加和咳脓性痰说明有细菌感染。

2. AECOPD严重程度评估　评估AECOPD的严重程度主要根据患者恶化前的病史、现症状、体征、胸部X线片、肺功能检查、动脉血气分析和其他实验室检查来确定（表11-19）。**要特别注意了解患者气短发作的频率和严重程度，咳痰量及颜色的变化以及日常活动受限的情况。**如有可能，将急性发作与稳定期的肺功能检查、血气分析进行比较是非常有帮助的，因为这些检查的急性变化比它们的绝对值更重要。**对于严重COPD患者，病情严重恶化的最重要征象是患者意识状况的改变，**如发生这种情况则需要立即入院。

表11-19　AECOPD患者的病史及病情严重的征象

病　史	病情严重的征象
病情恶化或出现新症状的时间	应用辅助呼吸肌
以前发作的次数（恶化/住院）	胸腹矛盾运动
以前的机械通气史	新出现中枢性发绀或原有发绀加重
目前的治疗方案	出现周围性水肿
病情发展趋势	血流动力学不稳定
	右心衰竭征象
	意识障碍

【AECOPD的病情评价和住院标准】　AECOPD因其肺功能损害可导致严重呼吸衰竭并需要气管插管和机械通气，因此应适时地收住院，必要时收入ICU治疗。表11-20列出了COPD患者急诊时，**临床医师应获得的有关病史、物理检查和实验室评价的内容，以帮助对患者病情的判断并决定是否收住院治疗。**

表 11-20 AECOPD 时急诊室的评价

病史：	基础呼吸状态、痰量和痰的性质特征，症状发生的时间和进展，呼吸困难的严重程度，是否有活动受限、睡眠和饮食困难，既往治疗情况和疗效，伴随的急性或慢性病症状
物理检查：	肺心病的证据，呼吸急促、支气管痉挛和肺炎的相关体征，血流动力学不稳定性、意识改变、呼吸肌疲劳、过高的呼吸功、伴随疾病的相应表现
实验室检查：	血气分析、X 线胸片（后前位、侧位）、心电图、茶碱的血药浓度（如果患者院外已应用茶碱）、脉氧计监测、心电图监测。有条件可监测 FEV_1 并与以前结果进行比较

患者需要住院的适应证总结见表 11-21。主要根据临床医师的经验，**需要着重考虑的问题有**基础呼吸功能不全的严重性、症状的加重、呼吸衰竭的确定、对院外治疗的反应、肺心病的程度、基础病和并发症的情况（如严重支气管炎，肺炎或其他伴随的疾病）。必要的外科治疗可能影响肺功能，以及在家中治疗可利用的条件。

表 11-21 AECOPD 患者住院的适应证

患者有 COPD 急性加重的特征，表现为呼吸困难和咳嗽加重，痰量增多，并伴有以下 1 种或多种情况：
症状加重并持续，院外治疗效果不佳
原来能活动的患者，不能在两个房间之间走动
因呼吸困难不能进食或睡眠
家属诉说或医师评估，患者不能或没有条件在家中治疗
存在高危的肺部（如肺炎）或肺外伴发症
低氧血症加重伴高碳酸血症的发生或加重，肺心病的发生或加重
急性呼吸衰竭的发生，以严重呼吸窘迫，失代偿性高碳酸血症或严重低氧血症为特征
肺心病的发生或加重，对院外治疗无反应
计划作有创性外科或诊断性操作，需应用镇痛剂或镇静剂可能恶化肺功能
伴发的疾病，如严重的激素性肌病，或严重的脊椎压缩性骨折，严重疼痛可使肺功能恶化

【AECOPD 的治疗原则】

1. 针对 AECOPD 原因的治疗　引起 AECOPD 原因，首先为气管支气管病毒或细菌感染，其次为肺炎、肺栓塞、自发性气胸、不适当给氧、心力衰竭、不适当使用安眠药、利尿药、呼吸肌疲劳以及合并其他疾病

（糖尿病、电解质紊乱、胃肠道出血、营养不良）等。**针对 AECOPD 原因采取相应措施十分重要。**

2．未发生威胁生命情况时患者的处理　应用非侵入性治疗：①氧疗：通过鼻导管或面罩持续低流量给氧；②支气管扩张剂：包括 β_2 受体激动剂、抗胆碱能药物、茶碱等。剂量应充分，可联合用药。沙丁胺醇或异丙托品水溶液雾化吸入可达到较大剂量，使用比较方便。具体用法：0.5%沙丁胺醇 0.5ml（2500μg）用生理盐水稀释至 2～3ml；0.025%异丙托品 2ml（500μg）用生理盐水稀释至 3ml。它们均可用压缩空气或氧气（流量5～7L/min）驱动雾化吸入。已应用呼吸机者可用呼吸机专配雾化器来雾化吸入。可静脉滴注茶碱类药物（氨茶碱或羟丙茶碱）；③对气道痉挛严重、支气管扩张药物未能缓解的患者，可给予肾上腺糖皮质激素口服或静脉滴注；④积极应用敏感抗菌药物，根据病情程度静脉滴注或口服给予；⑤注意液体及电解质平衡，补充营养；⑥治疗合并存在的慢性肺源性心脏病、心力衰竭或其他合并症。

3．威胁生命情况时患者的处理（住进 ICU 病房）　当患者发生意识模糊或昏迷，或严重缺氧，心律失常；呼吸空气时 $PaO_2 < 50mmHg$（6.7kPa），$PaCO_2 \geq 70mmHg$（9.3kPa），pH < 7.3 等情况应及时给予紧急救治，有条件者进入 ICU 治疗。主要治疗措施包括积极进行非侵入性治疗。除氧疗、支气管扩张剂治疗外，应积极给予抗菌药物，住院初期，根据经验静脉给予广谱抗菌药物。随后参考气道分泌物培养及药敏试验结果调整用药。更要注意水电解质平衡，给予适当的营养支持，以便维持较好的机体状况，渡过疾病的严重阶段。此期患者，**应给予鼻（面）罩间断正压通气（IPPV）；如果病情严重、CO_2 潴留明显，应给予气管内插管并进行正压机械通气。**

对于 COPD **合并慢性肺源性心脏病伴明显心力衰竭者，应给予适当的抗心力衰竭治疗。**在心力衰竭治疗中，多数患者可不必给予洋地黄等强心药，确需使用者，剂量应为通常用量的 1/2～2/3，同时需注意洋地黄过量反应。其次，利尿剂使用要适量，要防止过度利尿引起的咳痰困难和可能引起的低钾、低氯和低钠血症。注意可能引起的代谢性碱中毒。

急性呼吸衰竭治疗需要考虑的问题和重点提示见表 11-22。

表 11-22 急性呼吸衰竭（COPD）

需要考虑的问题	重点提示
1. 氧合恰当否	1. 患者是否需要气管插管或机械通气？无创通气
2. 由于感染，营养不良，充血性心衰而恶化	2. 支气管舒张剂
3. 气道分泌物	3. 考虑皮质激素、异丙托品
4. 其他医疗问题（合并心力衰竭）	4. 恰当的氧疗
5. 对正压通气的反应：低血压和低心排出量	5. 抗生素覆盖常见致病菌，评价肺炎以及急性支气管炎
6. 低血钠，抗利尿激素异常分泌综合征（SIADH）	6. 早期营养支持
7. 严重肺高压	7. 如有指征，检查血茶碱水平
8. 睡眠剥夺	8. 呼吸机治疗：低潮气量，长呼气时间，高吸气流速，监测 auto-PEEP
9. 合并代谢性碱中毒	9. 考虑早期撤机

二、AECOPD 患者的机械通气

AECOPD 患者的机械通气，**关键要做好：①正确应用无创性正压通气；②准确掌握有创通气的适应证；③保持 pH 正常，避免忽酸忽碱；④适时撤机。**

【无创性正压通气】

1. AECOPD 应用无创性正压通气（NPPV）标准　AECOPD 合并急性呼吸衰竭患者的治疗，除适宜的内科治疗外，**应将 NPPV 作为一线治疗措施**。已有大量的研究表明，AECOPD 患者应用 NPPV，可改善血气值和 pH，降低气管插管率，缩短住 ICU 时间（一类证据）。在应用 NPPV 的初始数小时，需要给予与常规机械通气相同的通气辅助水平。

AECOPD 应用 NPPV 的标准见表 11-23 和排除标准见表 11-24。

表 11-23 AECOPD 应用无创正压通气的标准（至少有 2 项）

中度至重度呼吸困难，伴辅助呼吸肌的应用和胸-腹矛盾运动
中度酸中毒（pH＜7.30～7.35）和高碳酸血症（$PaCO_2$＞45mmHg）
呼吸频率＞25 次/分

表 11-24 无创正压通气的排除标准（任何 1 项即可）

呼吸骤停
心血管功能不稳定（低血压、心律失常、急性心肌梗死）
嗜睡、意识障碍、高度不配合的患者
高度误吸的危险
黏稠或大量的气道分泌物
近期有面部或胃食管外科手术史
头面的创伤、烧伤，固定的鼻咽异常
高度肥胖

2．应用 NPPV 的要点

（1）在内科病房中应用：在恰当的内科治疗和氧疗后，中度呼吸性酸中毒（pH 7.30～7.35）、高碳酸血症（$PaCO_2$45～60mmHg）和（或）呼吸急促仍持续存在的患者，应给予无创性正压通气（noninvasive positive pressure ventilation，NPPV）。所有准备应用机械通气的患者，均应检查动脉血气。

（2）在中介监护病房（intermediate ICU）或高度依赖性（high-dependency）呼吸病房中应用：如果存在中-重度酸中毒（pH <7.30）患者，NPPV 应在中介或有医护人员在场的情况下应用。应备有迅速进行气管插管和建立常规机械通气的设施和技术条件。

（3）在 ICU 中应用：严重呼吸性酸中毒（pH <7.25）患者，NPPV 应在 ICU 应用，并应备用有气管插管。在这种特殊情况，NPPV 可以和常规机械通气一样有效地来逆转 COPD 引起的急性呼吸衰竭。

（4）NPPV 的最有效通气模式为持续气道正压（CPAP）（如 4～8cmH_2O）和压力支持通气（PSV）（如 10～15cmH_2O）的联合应用模式。

（5）**符合 NPPV 排除标准的患者应考虑立即给予气管插管和有创性通气，并在 ICU 内进行。**

3．禁忌证　NPPV 的禁忌证见表 11-24。

4．并发症　NPPV 可发生的并发症有面部皮肤红斑，坏死，鼻充血，鼻背溃疡，鼻窦/耳疼痛，鼻/口干，眼刺激，胃受刺激，胃膨胀；吸入性肺炎，分泌物廓清差。

5．NIPPV 的缺点　缺乏气道的径路和保护，不易进行深部分泌物的吸引；气体交换异常的纠正较慢，开始起作用的时间较长，面罩漏气，意外脱开可发生短暂低氧血症；易误吸。

6. 结果 **认为 NPPV 成功的情况：**动脉血气和 pH 改善；呼吸困难得到缓解；急性发作得以解决，不需要气管插管；可以撤离机械通气；患者出院。

研究表明，AECOPD 患者接受 NPPV，与单用最适宜的内科治疗和与常规机械通气比较，1 年病死率减少。

7. 与 NPPV 成功相关的因素 包括年纪较轻；能够配合；疾病的危急性较低；应用 NPPV 的人员较有经验；资源（监护条件）的可利用性。

当患者需要气管插管或因为不进行气管插管（如患者及其家属拒绝，疾病临终情况或没有条件应用等）而死亡时，应认为 NPPV 失败。

【有创机械通气（即常规正压通气）】 AECOPD 应用有创机械通气的标准见表 11-25。在应用 NPPV 期间，观察患者的整体状况，$PaCO_2$ 和 pH 的变化趋势要比单次测定是否达到阈值更重要，**尽管积极的治疗，但呼吸性酸中毒仍在加重，患者的意识状态没有改善，应行气管插管和IPPV，**如果应用 NPPV 后，患者的意识状态好转，情况稳定或有改善，则继续 NPPV 是合理的。

表 11-25 AECOPD 加重应用有创通气的适应证

严重呼吸困难，伴辅助呼吸肌的应用和胸-腹矛盾运动
呼吸频率 >35 次/分
危及生命的低氧血症（PaO_2 <40mmHg 或 PaO_2/FiO_2 <200mmHg）
严重酸中毒（pH <7.25）和高碳酸血症（$PaCO_2$ >60mmHg）
呼吸骤停
嗜睡、意识障碍
心血管并发症（低血压、休克、心力衰竭）
其他并发症（代谢异常、脓毒症、肺炎、肺栓塞、气压伤、大量胸腔积液）
无创通气失败（或符合无创通气的排除标准）

【呼吸机参数】 对 AECOPD 患者实施有创通气是一项挑战。这些患者在平时就有呼吸困难，呼吸功增加和增高的呼吸驱动。应用机械通气的作用，是帮助患者渡过急性加重期，使感染控制，酸碱和水电失衡纠正，最好也只能使病情平稳恢复到基础状态。因此，AECOPD 患者进行机械通气时，主要关注的是患者与呼吸机的协调以避免不必要的呼吸做功和焦虑。AECOPD 的初始呼吸机参数选择见表 11-26。

重要的是，要避免过度通气，有相当一部分COPD患者，平时即已有慢性二氧化碳潴留，代偿或部分失代偿的呼吸性酸中毒。在建立正压通气以后，体内CO_2可较快地排出，使$PaCO_2$下降过快，体内为代偿呼吸性酸中毒而贮留的HCO_3^-排出较慢（一般需2～3天时间），而导致代谢性碱中毒，或通气量过大而导致呼吸性碱中毒。在短时间内，患者从严重酸中毒转变为碱中毒，内环境的急剧变化会导致心律失常、心肾等重要脏器功能受损。这些患者通气量应适当减小，一般为7～8L/min，通气频率12～20次/分，希望患者的$PaCO_2$逐渐减低，在2～3天内降至平时的基线水平。在许多患者，这一般是50～60mmHg的$PaCO_2$，pH维持在正常或接近正常（>7.30）。**慢性呼吸性酸中毒患者的通气目标，主要是纠正异常的pH至正常，而不是去纠正$PaCO_2$至正常。**这样做的结果可避免患者体内酸碱状态忽酸忽碱的过大变动（则从通气前的呼吸性酸中毒转变为通气后的代谢性或呼吸性碱中毒，又转变为撤机后的呼吸性酸中毒），从而避免其对心血管系统和其他脏器的不良影响。

表11-26 AECOPD患者的初始呼吸机参数设置

呼吸机参数	推　荐
通气模式	A/C（CMV）
频率	8～12次/分
容量/压力控制	压力或容量
潮气量	8～10ml/kg，维持平台压<$30cmH_2O$
吸气时间	0.6～1.25s（定容通气时，峰流量≥60L/min）
PEEP	≤$5cmH_2O$或抵消auto-PEEP所需的水平
FiO_2	通常≤0.50
流速波形	减速波

尤应关注auto-PEEP问题，应尽力减低auto-PEEP水平，减少其对呼吸功的影响。应采取适当的治疗来逆转气流受限（如应用皮质激素、支气管扩张剂等），清洁气道内的分泌物（吸痰、叩背或纤支镜吸引等）。此外，呼吸机的每分钟通气量和通气频率应该减少。很多COPD患者不能产生足够的用力来克服auto-PEEP和触发呼吸机。在这种情况下，可应用PEEP来抵消auto-PEEP和改善触发。每次增加PEEP 1～$2cmH_2O$，直至患者的呼吸频率与呼吸机的频率相同。COPD患者应用$5cmH_2O$的PEEP

通常有益，但如果只是为了对抗 auto-PEEP，很少有必要应用 $>10cmH_2O$ 的 PEEP。

新一代呼吸机具有自动测定 auto-PEEP 的功能，研究表明，如果加用的 PEEP 少于 auto-PEEP（大约 80% 的 auto-PEEP），则可以以下游的压力对抗上游的压力，避免呼气时小气道的萎陷，并且不影响呼气流量和不增加呼气末肺容量。但是，如果加用 PEEP 过高或如果患者没有呼气流量受限，则外加 PEEP 将使动态过度充气加重并潜在不良的后果。当加用 PEEP 时监测气道压和呼气末肺容量将有助于我们判断患者是否能从这种治疗中获益。如果加用 PEEP 以后，气道峰压和平台压几乎没有改变，则可认为患者原来存在气道萎陷，加用 PEEP 有好处。如果峰压和平台压随着所加的 PEEP 平行升高或更明显升高，则提示加用 PEEP 加重肺过度充气，外加 PEEP 可能有害。

【撤机】 AECOPD 机械通气患者如何适时撤机以及选择什么最好的方法来撤机是危重病和机械通气领域最困难的问题之一。**撤机的方法和步骤，参见第三章第十二节常规正压机械通气**。以下几条原则值得重视。

1. 要确保导致需要机械通气的急性病因逆转，没有其他急性的肺疾病（如肺感染）存在。

2. 要保证心脏血管功能理想。很多 COPD 患者同时也有心血管疾病，这些疾病本身也需要机械通气。

3. 要使电解质平衡，营养状态达到理想水平，因为饮食可影响 CO_2 负荷，营养不良妨碍成功撤机，某些电解质失衡也影响呼吸肌功能，其中血镁、磷、钾尤其重要。

4. 每天 1 次应用自主呼吸试验来评价撤机可能，其余时间应用呼吸机，让患者休息，并注意适当的睡眠。

5. 应该为每位 COPD 患者制订一个切实可行的撤机方案，通过自主呼吸 2 小时试验的患者能否马上撤机，也应包括在撤机方案中。

第五节　上气道阻塞

一、上气道阻塞（概论）

上气道阻塞是最紧急和潜在致命危险的急症之一。**完全气道阻塞只要持续 4～6min，就可导致患者不可逆的脑损害**。迅速地诊断，果断地采取措施恢复患者的氧合和通气功能可有效预防不可逆性脑损害或心脏骤停。

【上气道阻塞的病因】 阻塞的部位和病因不同，临床表现和处理方法也不一样，故应首先了解可以发生上气道阻塞的各种病因（表11-27），**气道阻塞的部位不同，引起阻塞的常见病因也有所区别。**

表11-27 成人或儿童上呼吸道阻塞的原因

1. 化脓性腮腺炎
2. 鼻阻塞：新生儿先天性后鼻腔闭锁、儿童期增殖体肥大、鼻腔异物或肿瘤、鼻息肉、肥大性鼻炎、鼻窦炎
3. 扁桃腺增生或扁桃腺周围脓肿
4. Ludwig 咽峡炎
5. 舌：巨舌、舌下血肿、舌蜂窝织炎、昏迷或全麻所致舌后坠
6. 咽：咽后或咽旁脓肿、鼻咽部巨大息肉或肿瘤
7. 喉：喉畸形、喉膈、喉癌、错构瘤、喉外伤后狭窄、喉水肿（包括变态反应所致血管神经性水肿、气管插管拔管后、烧伤、化学灼伤、撞击或切割伤或手术损伤所致水肿）、急性喉炎、喉结核、喉结症、白喉；急性会厌炎、会厌脓肿、过多杓状会厌襞；声带麻痹（单侧麻痹见于鳞癌、喉返神经损伤、迷走神经损伤；双侧麻痹见于喉肌张力障碍、精神抑制药物、橄榄体脑桥小脑的萎缩、低钾或低钙血症、复发性多软骨炎、颅内肿瘤）、喉运动障碍、喉内异物嵌顿
8. 气管：气管软化、气管肿瘤［鳞癌、腺样囊肿、霍奇金淋巴瘤、卡波（Kaposi）肉瘤］、气管受压［甲状腺肿、甲状腺癌、食管异物、食管失弛缓症、血管性压迫（动脉穿刺、胸主动脉破裂、上腔静脉阻塞、主动脉夹层动脉瘤、肺血管悬吊、无名动脉瘤）、中心静脉导管的液体外渗、支气管囊肿、霍奇金淋巴瘤纵隔受累］、气管狭窄（声门下喉气管支气管炎、Wegener 肉芽肿、气管造口术后、气管插管后）、气管外伤、气管异物、来自气管导管的黏液栓或痰栓、急性气管炎

【诊断要点】

1. 临床表现 **急性完全上气道阻塞的体征常很明显，患者通常有不能呼吸、说话和咳嗽，严重气流受阻的表现。**急性食物窒息患者常非常痛苦，用手紧抓自己喉部。烦躁不安、惊恐、强烈地呼吸用力、发绀、意识丧失时呼吸减弱，如不迅速缓解阻塞，2～5分钟内可导致死亡。**不完全气道阻塞的症状和体征取决于阻塞的性质和程度。**部分气道阻塞的体征有憋气、堵塞、流涎、咳嗽、吸气性喘鸣伴胸壁和肋间肌的强力收缩。强烈的吸气用力可引起皮肤淤斑和皮下气肿。开始代偿时呼吸快速，呼吸动度增加，当进展至完全阻塞时，呼吸运动减弱，意识丧失是严重低氧血症和高碳酸血症的晚期表现。心率缓慢和低血压是心脏骤停的预兆。医源性气道阻塞常有气管插管或气管切开史。**呼吸困难可分为吸气性、呼气性和混合性呼吸困难。**吸气性呼吸困难表现为吸气时间延长，吸气费力和三凹征（幼儿明显），常提示为上气道阻塞。支气管痉挛或气管旁压迫则多呈呼气性呼吸困难。气管内异物或肿瘤随异物或肿瘤的部位以及在气管内形成活瓣的方向，可引起吸气、呼气或双相呼吸困难。喘鸣音被认为是上气道阻塞的特异性体征，与哮喘的鉴别点是，喘鸣音的吸气时间延长和响声主要分布于颈部。

在临床上医师首先应该对病变进行定位，因为只有确定阻塞的部位，才能开始紧急的处理。环甲膜切开和气管切开并不能缓解所有患者的急性上气道阻塞，例如，气管下部的异物并不能经气管切开而使气道阻塞症状缓解。仔细听诊患者产生的声音有助于呼吸道病变部位的确定。**喘鸣（stridor）音常来源于胸廓入口水平以上上呼吸道任何部位的阻塞，**而喘息（wheezing）时病变一般低于此水平。喘鸣在吸气或呼气时发生也有助于阻塞部位的确定，喘鸣只在吸气时听见（吸气性喘鸣）常提示胸外气道阻塞，通常是声门或声门以上气道阻塞；呼气性喘鸣或喘息通常来自声门以下区域。真声带的病变导致声嘶（不是声音减低）。双相喘鸣常为声门下或气管阻塞。喘鸣音的存在表明气道阻塞严重（阻塞处管径 < 5mm），喘鸣音强度若随颈的屈伸而改变，提示为胸廓出口处病变。

喘鸣的特征也可以提示其来源的线索，高调喘鸣提示声门病变。睡眠时喘鸣音更响亮可能是继发于喉软化，是由于声门以上肌肉的松弛。仅在睡眠时发生喘鸣，最可能是来源于鼻的病变。俯卧位时喘鸣音变得柔软表明是喉软化或是前咽部或喉的移动性病变。

犬吠样咳嗽，夜间尤重，发生于儿童提示为喉气管支气管炎（克鲁布）；而流涎、吞咽困难、发热、无咳嗽则可能为急性会厌炎。说话声音的特征也是诊断的有用线索，声嘶常见于单侧声带麻痹、喉气管炎（克鲁布）；双侧声带麻痹则大多声音正常伴喘鸣，因为声带可均等振动；声音的压抑（无声嘶）常提示声门之上病变，如会厌炎；所谓“热土豆”声音（宛如口含食物，含糊不清）可表明口腔脓肿或 Ludwig 咽峡炎。

2. 特殊检查

（1）流量计检查：此检查虽经常采用但对诊断气道阻塞不敏感，只有气管阻塞处直径≤8mm 时，流量 - 容积（F - V）环才能显示异常和呼气峰流速降低。不同病变部位和类型可出现其相应的特征性的 F - V 环（图 11-1）。

（2）X 线平片：**胸部正侧位 X 线平片可作为筛选性检查，**可观察有

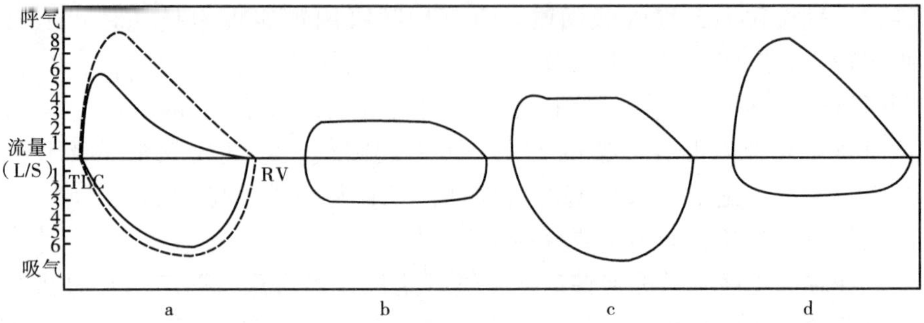

图 11-1 不同病变引起流量-容积（F-V）环的不同改变

a. 下气道阻塞（如慢性阻塞性肺疾病或哮喘），虚线表示正常的 F-V 环；b. 固定的，非可变性阻塞（如气管内的纤维环）；c. 可变性阻塞，胸内病变（如下段气管的肿瘤）引起；d. 可变性阻塞，胸外病变（如声带肿瘤或麻痹）引起

无气管移位、受压，异物或血管异常（如主动脉瘤等）。吸气头伸位颈部片对鉴别喉气管炎（克鲁布）和会厌炎有帮助，"尖顶征"是典型克鲁布的 X 线征象，阳性率 40% ~50%，同时，后前位颈片可见声门下区狭窄；会厌炎患者的颈部侧位片可显示肿胀的会厌和下咽部扩张。

（3）上气道体层摄影和 CT 检查：如今常规体层摄影已逐渐被 CT 取代，但有以下指征时仍应做常规体层摄影：①插管后气管狭窄并需除外纵隔异常；②病变长度的术前评估，比 CT 显示好，因为 CT 的冠状和矢状位影像重建受限；③支气管吻合术的术后评价。**上气道 CT 检查能清楚显示气道、纵隔内肿瘤、气道受压病变和血管病变，缺点是不能长轴位显示气管**。高速螺旋 CT 的扫描时间短，允许动态评价气道情况，但该装置尚未普及，难以广泛应用。

（4）上气道磁共振检查：可清楚显示先天性喘鸣、声门下喉炎和气管狭窄的特异形态病理改变。好处是可以多平面显示、没有 X 线损伤和不必注射造影剂。**上气道阻塞的患儿可以优先采用**。缺点为检查费用较高。

（5）内镜检查：喉镜、支气管镜检查可直接观察咽、喉、气管和支气管的病变部位、性质，气道狭窄系腔内堵塞或外压所致？并可对病变行钳取活检或刷片做细胞学检查。怀疑喉部阻塞者，首选间接喉镜检查。直接喉镜和支气管镜均有硬管镜和纤支镜两类，纤支镜管径小，可随意弯曲，只需局麻，检查和诊断气道狭窄时采用较多。硬管镜管腔大，不易堵塞，在保障气道通畅和摘取异物方面，有其独特作用。内镜检查需注意：①急性会厌炎、克鲁布患者内镜检查时需给予恰当麻醉，动作轻柔，并备好紧急气管插管；②严重气道狭窄者应用纤维支气管镜检查可能加重缺氧和呼吸困难，检查时应给予氧疗等预防措施；③内镜不能通过狭窄部位时不能强行通过，狭窄远端情况可结合 X 线摄片来诊断。欲行内镜检查的患者，一般应该清醒，能配合。检查术前应做好局部或全身麻醉。对创伤患者，内镜检查也可能加重软组织出血和水肿。

【治疗原则】 治疗总原则为建立通畅的气道、纠正缺氧、改善通气、解除气道阻塞，并治疗各种并发症。不完全或完全性上气道阻塞时的处理程序见图 11-2 和图 11-3。

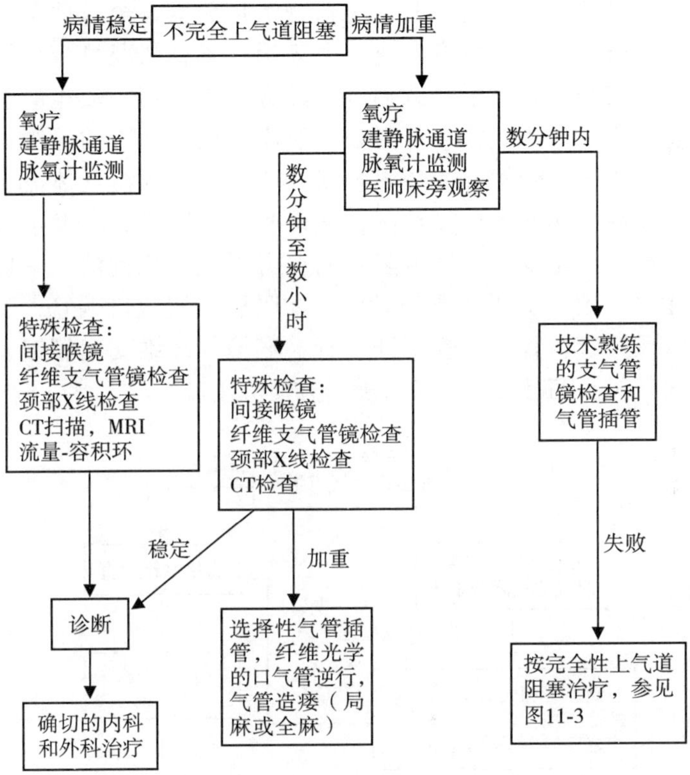

图 11-2 部分气道阻塞的处理程序

对不完全性上气道阻塞的患者，如病情稳定，可给予吸氧，静脉补液和在氧饱和度（SaO_2）监测下，进行一些特殊的检查，如进行喉镜、纤维支气管镜、颈部 X 线影像学检查及肺功能检查，以明确病因进行积极治疗。如病情不稳定，可在初始治疗的同时密切观察，不完全上气道阻塞有可能在较短时间内使病情趋于稳定，然后进行检查，明确病因和积极治疗，如在观察中病情加重，则应分别不同情况，采取保持气道通畅的措施和方法，在病情稳定后再采用相应的检查方法。

对完全性气道阻塞患者，应首先采取措施保持气道通畅，待病情稳定后再进行检查。

1. 常用救治措施

（1）保证气道通畅：意识障碍或无力咳痰者应加强气道吸引，及时清除上气道的痰、黏液或食物、胃反流物，刺激或鼓励其咳嗽。昏迷、舌后坠、喉上气道阻塞者可插入口咽通气导管，口咽导管短，不能有效清除分泌物，故只能短时应用。如病情恶化，呼吸困难加重，可在局麻或全麻下行气管插管或气管切开，对药物治疗无效，全身情况差者应尽早建立人工气道，以免发生窒息或心力衰竭。紧急状况可行环甲膜穿刺或切开，或经皮经气管喷射高频通气。其方法是：用一较粗的静脉内导管经环甲膜穿刺后送入气管，将高频喷射通气机与插入的导管连接进行高频通气。此法比气管切开或环甲膜切开要迅速。呼出气体需经声门漏出，通气时需注意胸部的运动情况，如果呼气管阻塞，可发生致命性气压伤，后果严重。完全性上气道阻塞的患者不能应用此法。一切保持气道通畅和建立人工气道所需要的设置，如吸引装置、口咽管、不同规格的气管插管及插管装置、气管切开套管、喉镜、纤维支气管镜、经气管高频喷射通气机及药品必须配备，随时方便应用。

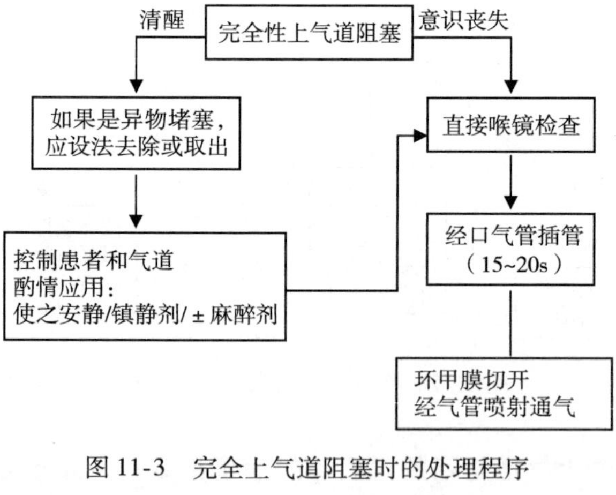

图 11-3　完全上气道阻塞时的处理程序

（2）严密监护提供恰当氧疗：严密观察患者的呼吸情况和生命体征，给予心电示波和氧饱和度连续监测。因上呼吸道阻塞导致低氧血症和组织缺氧者，应及时提供氧疗。严重低氧血症，不伴有高碳酸血症者可给予60%～80%的高浓度氧，提高PaO_2达8.0kPa（60mmHg）以上，待气道阻塞缓解后再酌情降低吸氧浓度。慢性低氧血症伴高碳酸血症者给予持续低流量控制性氧疗，提高PaO_2达6.67kPa（50mmHg）以上。经鼻导管或面罩给氧不能使PaO_2达安全水平时，应考虑给予机械通气并加用PEEP。在转运或去放射科检查之前，必须保证气道通畅，并应评估转运过程中的安全性。

2. 药物治疗

（1）肾上腺素：克鲁布患者**应用肾上腺素雾化吸入可使喉气管支气管的黏膜收缩，黏膜水肿减轻**。方法：0.1%肾上腺素5ml（5mg）加入雾化器雾化吸入，也可与地塞米松联合应用。但有研究表明，雾化吸入肾上腺素治疗会厌炎无效。临床上也常以雾化吸入肾上腺素的方法治疗喉水肿，但一般需反复应用以避免重新插管。因变态反应导致的喉水肿可首选肾上腺素0.5～1mg，皮下或静脉注射。儿童每次0.01～0.02mg/kg，皮下注射。

（2）激素：治疗克鲁布所致的上气道阻塞可减少死亡率，避免气管插管和减少住院时间，应用方法：泼尼松，儿童每次lmg/kg，4～6小时1次，重症可给予氢化可的松3～4mg/kg，稀释后静滴，4～6小时滴完。也可雾化吸入激素。应用激素治疗会厌炎尚有争论，有人认为弊多利少。**临床上也常应用激素预防拔管后喉水肿，但确切疗效尚未肯定。**

3. 吸入氦-氧混合气体　此法已用于治疗上气道阻塞，包括儿童患者气管插管拔管后的喘鸣、气管狭窄、气管受压、哮喘持续状态和血管性水肿。80%的氦和20%的氧混合，其气体密度仅为空气的1/3，而黏度仅轻度增加，因低密度混合气体的吸入可减少涡流的产生，故可显著降低气道阻力，减少呼吸功、氧耗量、CO_2产量，防止呼吸肌疲劳的发生。同时氦-氧混合气体还可促进CO_2的弥散，改善肺内气体分布。此法只是暂时性措施，方法本身不能解决气道阻塞的问题，因此，吸入氦-氧混合气体同时，应积极寻找气道阻塞的病因，并针对病因采取根治性措施。

4. 原发病的治疗　针对病因采取不同的治疗方法，如细菌感染应用抗生素，过敏反应所致应用抗过敏药物，气道痉挛可应用舒张气道和平喘药物。对于气道的占位性病变，近年来已倡导经气管镜或喉镜行激光、光敏、冷冻、透热（高频电刀）疗法，气道腔内的恶性肿瘤可行腔内放疗，气道受压可放置内支架（stents）。有适应证者也可选择外科手术治疗。

二、会厌炎引起的上气道阻塞

会厌炎是声门以上喉的细菌性感染，年幼儿童最常患病，在儿童和成人也可发生。

【诊断要点】

1. 临床表现 4~8 岁患者，既往健康，发病突然，在患上呼吸道感染以后发生喉痛、克鲁布的鼻卡他前驱症状，迅速出现吸气性呼吸困难，张口呼吸，前倾坐位。无咳嗽但流涎增多，吞咽困难并伴喘鸣，声音压抑但没有嘶哑。成人会厌炎的表现不像儿童那么典型，常仅表现为喉痛、吞咽痛或吞咽困难，因此，成人会厌炎的诊断常因表现不明显而误诊。

2. **当怀疑会咽炎时，如果有气道受损害的症状，不宜贸然进行口咽部检查，必须采取保障气道稳定的措施，可以在床旁或在手术室内进行。** 应在备好气管插管和应用适量麻醉剂后，由耳鼻喉科医师来检查口咽部，以免恶化气道阻塞。如果患者的病情还不需采取紧急治疗措施，则可摄侧位气道的 X 线片。会厌炎患者的会厌常出现肿胀、充血，喉镜检查或颈部侧位 X 线片可显示肿大的会厌。有文献报道，在确诊会厌炎病例，其侧位 X 线片上也可显示会厌形态是正常的。怀疑会厌炎的成年患者可谨慎地通过鼻咽进行可曲式纤维内镜检查，但医护人员应始终在场。

3. 会厌炎常需与喉气管炎相鉴别，喉气管炎的病程相对良性而死亡率低，**急性会厌炎即可迅速发生严重气道阻塞而危及生命。**

4. 抽血做血培养以确定致病菌，儿童急性会厌炎的常见致病原为嗜血流感杆菌。成人发生会厌炎的原因尚不确定，感染的致病原除嗜血流感杆菌外，尚有肺炎链球菌、A 和 F 组链球菌、金葡菌和化脓性葡萄球菌等。血培养只有 24% 为嗜血流感杆菌阳性，其余的病例均不伴有菌血症。此外，扁桃腺炎也可与会厌炎联合发生。

【治疗原则】

1. 诊断会厌炎后，无论是否决定气管插管，**均应住入 ICU。儿童会厌炎患者可突然发生喉痉挛和完全气道阻塞，因此，一旦怀疑此诊断，应由技术熟练的医师行紧急气管插管或在床旁行气管切开。** 不像儿童，有些成年患者如果气道阻塞表现不重，可密切观察，不必紧急建立人工气道，但应床旁备好气管插管装置或气管切开包。有研究提示，患者在症状开始后 8 小时内很可能发展为呼吸窘迫，而如果症状开始已 8 小时以上，病情可能已不会继续进展，不一定需要建立人工气道。一般说来，已气管插管的患者并不需要机械通气，可连接 T 形管用低压支持。**会厌炎常在恰当治疗后迅速消退，患者通常在 2 天内退热和拔管。**

2. 给予吸入充分湿化的氧和静脉补液，应用对嗜血流感杆菌有效的抗生素。

三、血管性水肿

血管性水肿又称 Quincke 水肿，其特点为无痛和境界清楚的非可凹性水肿一过性发作，常累及面部、眼睑、唇、舌和黏膜，**发生喉水肿时可致严重气道阻塞而危及生命**。危及生命的喉水肿约占血管性水肿的 20%，若未采取及时有效的治疗，死亡率高达 50%。

血管性水肿的原因很多，包括变态反应、自体免疫现象和酶的缺陷。肥大细胞引起的血管性水肿被经典地描述为 IgE 介导的变态反应，IgE 介导的速发型变态反应常迅速发生上气道水肿，并与荨麻疹有关。但其他机制也可触发肥大细胞释放组胺。例如，药物（如可待因）和食物（如草莓）都可以通过非 IgE 介导的反应而成为组胺的释放剂。由组胺释放形式引起的血管性水肿通常对抗变态反应的经典治疗（如给予肾上腺素、抗组胺药、皮质激素等）有良好反应。

遗传性血管水肿继发于蛋白，如 C_1-INH（C_1 酯酶抑制物）的缺陷。当血管性水肿继发于这种缺陷时，所发生的血管水肿的致命性倾向高于其他类型的血管性水肿，上气道水肿可持续进展数小时但无荨麻疹，文献报道的死亡率高达 30%。获得性 C_1 酯酶抑制物缺陷通常与一些血液系统恶性病伴发。在急性发生病例，水肿对皮质激素和抗组胺药治疗无反应，但很需要给予 C_1-INH 浓缩剂，如果没有此浓缩剂，可给予新鲜冷冻血浆。预防性治疗包括 ε-氨基己酸和雄激素，如达那唑（danazol）的应用。

有报道，在接受血管紧张素转换酶（ACE）抑制剂治疗的患者中，有 0.1% ~0.2% 的患者发生血管性水肿。水肿是轻度的，通常在治疗的第 1 周发生，停药后消失。然而血管性水肿也可以突然出现，即使药物已应用数年且既往顺应性好。有的患者在继续用药过程中也可消失。因 C_1 酯酶抑制物缺陷而致非 IgE 介导的血管性水肿可由许多药物引起，如阿司匹林、非激素类抗炎药、吗啡、可待因和含碘造影对比剂等；也可以是原因不明的，或与体内存在循环免疫复合物的胶原血管疾病有关。

【治疗原则】

1. 要保证气道的通畅，直至肿胀消退。

2. 充分发展的水肿一般对肾上腺素、抗组胺药或皮质激素治疗无效，对消旋肾上腺素的反应还没有被完全强调。

3. 应立即停用任何可能导致血管水肿的药物，今后应用也应十分慎重。

四、上气道异物阻塞

异物吸入气管支气管常见于儿童，成人也可发生，尤其是老年人。虽然小于4岁的儿童中，气道异物仍是第1位最常见的死亡原因，但常见的死亡发生于成年组。在所有意外窒息的患者中，大约有50%发生于75岁以上的老人。急性食物窒息（所谓“咖啡馆冠心病综合征”）是指患者进食时食物突然堵塞上气道而窒息。所谓“咖啡馆冠心病”很常见，有必要在公共就餐场所，普及所谓“Heimlich动作”的急救技术（详见第一章第二节大咯血），除高龄老人之外，醉酒或药物中毒，不恰当的义齿也是导致食物窒息的重要原因。异物误吸的危险因素有：因药物或饮酒引起的神志障碍，帕金森综合征等神经系统疾病，正常气道防御和咳嗽反射机制减低等。

大多数异物嵌顿在右主支气管，发生率依次减少的是：异物位于左主支气管、气管和喉。食管内大的异物也可压迫气管。

【诊断要点】 气道异物的主要症状有咳嗽和喘鸣。如果患者伴有发热和疼痛，应怀疑有纵隔炎。虽然很多异物在X线片上不能直接看见，但**摄颈部或胸部的侧位X线片常有助于确定诊断**。有些患者，尤其是儿童，不一定有明确的异物吸入史。

【治疗原则】

1. 如果患者的病情危重，呼吸已接近停止，尤其是异物、食物或大咯血误吸导致窒息者，**应立即采取抢救措施**。取头低足高位，或抱起患者使其头朝下，助手托起下颌，将口撬开，取下义齿，清理口腔和咽喉内堵塞的食物或积血，然后经鼻插入粗导管，接吸引器强力吸引。或立即采用Heimlich动作救治。

2. 如果高度怀疑气道异物，应进行**硬质内镜的检查和取出异物**。硬质气管镜去除异物的成功率高达98%。可曲性纤维支气管镜检查用于气道异物的诊断很好，但用其取异物则有其局限性，因其管腔小，如果在操作时异物已阻塞声门，则纤维支气管镜操作对声门没有保护作用。纤维支气管镜的好处是不需要全身麻醉，可在床旁操作。**纤维支气管镜在成年人气道异物的取出成功率为60%或更高些。**

五、双侧喉返神经麻痹导致的气道阻塞

中枢性病变，迷走神经、喉上或喉返神经损伤可引起喉麻痹。喉上神经损伤引起的症状很少，不易引起注意，例如，唱歌高音区的丧失，或由于喉上区域感觉的丧失而偶发误吸。有高达35%的单侧喉返神经损伤不被发现，虽然在发音时，受累的声带不能移动，但对侧的真声带或

同侧的喉上神经可以代偿。迷走神经损伤导致声带弛缓伴发音改变。然而迷走神经或单侧喉返神经损伤都不会引起气道阻塞，因为对侧声带的活动性仍完好。一侧喉返神经损伤可导致声带正中线的偏离。**只有双侧喉返神经麻痹才常常导致气道阻塞。**双侧喉返神经损伤可引起双侧声带不能活动，使得两侧声带之间的气道出现裂隙。

有许多原因可引起双侧声带麻痹（表11-28），其中最常见原因是甲状腺手术以后。中枢神经系统疾病引起喉返神经麻痹不常见，只有巨大的病变才可引起，因为喉返神经是交叉支配的。

表11-28　引起双侧声带麻痹的原因

原　因	所占比例（%）
外科手术创伤（医源性）	25.7
甲状腺手术	18.0
非甲状腺手术	7.7
恶性肿瘤	17.0
气管插管	15.4
中枢神经系统疾病或肿瘤	12.8
隐源性	12.8
非外科手术创伤	11.1
类风湿关节炎或其他炎症	3.4
以前的放射治疗	1.7

【治疗原则】　所有双侧声带麻痹的患者都需要外科手术治疗以防止气道的完全阻塞。治疗方法有：气管切开，使气道的阻塞旁路。切除一侧声带的外侧部分。通过外科的神经缝合术希望修复已严重受损的喉返神经几乎都不成功，不能恢复声带的外展肌功能。有报道，应用神经-肌肉蒂技术取得成功的。在此手术操作中，肩胛舌骨肌和它的支配通过舌下襻被移植到喉的外展肌上。

（俞森洋）

第六节　严重脓毒症和脓毒性休克

【基本概念和诊断标准】

1. 全身性炎症反应综合征（systemic inflammatory response syndrome，SIRS）　SIRS的诊断标准（2008年《国际脓毒症和脓毒症休克治疗指南》)：**指任何致病因素作用于机体所引起的全身炎症反应，并且具备以下2项或2项以上体征：**体温>38℃或<36℃；心率>90次/分；呼吸频率>20次/分或动脉血二氧化碳分压($PaCO_2$)<32mmHg(1mmHg=0.133kPa)；外周血白细胞计数>12×10^9/L或<4×10^9/L，或未成熟粒细胞>0.10。

临床医师不应满足于SIRS的诊断，更应注意从SIRS可能发展为MODS的过程。

2. 脓毒症（sepsis） 为避免与菌血症、毒血症等混淆，近年将脓毒症（sepsis）重新定义：由感染引起的全身炎症反应，sepsis与全身性感染（systemic infection）同义，**其诊断标准：①必须证实有细菌存在或有高度可疑感染灶；②其余指标同SIRS。**

脓毒症诊断的新标准（已明确或疑似的感染[a]，并伴有下列某些征象）：

（1）一般指标：①发热（中心体温>38.3℃）；②低体温（中心体温<36.0℃）；③心率>90次/分或大于不同年龄段正常心率范围2个标准差；④气促，呼吸频率>30次/分；⑤意识改变；⑥明显水肿或液体正平衡（>20ml/kg超过24h）；⑦高血糖症（血糖>7.7mmol/L）而无糖尿病史。

（2）炎症反应参数：①白细胞增多症（白细胞计数>12×10^9/L）；②白细胞减少症（白细胞计数<4×10^9/L）；③白细胞计数正常，但不成熟白细胞>0.10；④血浆C-反应蛋白>正常值2个标准差；⑤前降钙素>正常值2个标准差。

（3）血流动力学参数：①低血压（收缩压<90mmHg，平均动脉压<70mmHg，或成人收缩压下降>40mmHg，或按年龄下降>2个标准差）；②混合静脉血氧饱和度>0.70[b]；③心排血指数>58.3ml/($s\cdot m^2$)[c,d]。

（4）器官功能障碍指标：①低氧血症：氧合指数(PaO_2/FiO_2)<300mmHg；②急性少尿：尿量<0.5ml/(kg·h)或渗透浓度在45mmol/L至少2h；③肌酐增加≥414μmol/L；④凝血异常：国际标准化比值>1.5或活化部分凝血活酶时间>60s；⑤腹胀（肠鸣音消失）；⑥血小板减少症（血小板计数<100×10^9/L）；⑦高胆红素血症（总胆红素>710mmol/L）。

（5）组织灌流参数：①高乳酸血症（>3mmol/L）；②毛细血管再充盈时间延长或皮肤出现花斑。

注：(a) 定义为一个由微生物所引发的病理过程。

(b) 在儿童，混合静脉血氧饱和度>0.70是正常的（正常参考值为0.75~0.80），因此在新生儿和儿童不应被视为脓毒症的征象。

（c）对儿童来讲，心排血指数58.3～91.7ml/（s·m^2）是正常的，因此在新生儿和儿童不应被视为脓毒症表现。

（d）对婴幼儿，脓毒症诊断标准是机体炎症反应的体征或症状再加上感染，并且伴有发热或低温（直肠温度>38.5℃或<35.0℃）、心动过速（低温时可以缺乏）及至少有意识障碍、低氧血症、血乳酸升高和跳跃式脉搏4项中1项器官功能改变的提示。

3．严重脓毒症 **系指脓毒症引起组织低灌注或器官功能障碍**，如低血压等；组织灌注不足可引起乳酸性酸中毒、少尿或急性意识障碍等。在2008年《国际脓毒症和脓毒症休克治疗指南》中应用的严重脓毒症诊断标准见表11-29。

表11-29 严重sepsis诊断标准

Sepsis引起组织低灌注或器官功能障碍（由于感染引起以下任何的改变）
Sepsis引起的低血压
血乳酸>正常参考值高限
尽管适当的液体复苏，尿量<0.5ml/(kg·h)，至少2h
在没有肺炎作为感染源的情况下，ALI伴氧合指数（PaO_2/FiO_2）<250mmHg
在没有肺炎作为感染源的情况下，ALI伴氧合指数（PaO_2/FiO_2）<200mmHg
肌酐>2.0mg/dl（176.8μmol/L）
胆红素>2mg/dl（34.2μmol/L）
血小板计数<100×10^9/L
凝血异常（国际标准化比值>1.5）

引自Dellinger RP，levy MM，Carlet JM，et al. Surviving sepsis campaign：international guidelines for management of severe sepsis and septic shock：2008. Crit Care Med，2008，36（1）：296－327

【治疗指南】

1．**脓毒症**是指感染合并全身炎症反应；**严重脓毒症**是指脓毒症合并脓毒症诱导的器官功能障碍或组织低灌注。器官功能障碍的标准随着严重脓毒症的研究也在变化。脓毒症诱导的低灌注是指收缩压（SBP）<90mmHg（1mmHg＝0.133kPa），或平均动脉压<70mmHg，或收缩压下降>40mmHg，或在缺乏其他低灌注原因下按年龄下降>2个标准差；**脓毒性休克**是在充分液体复苏后仍表现低灌注。脓毒症诱导的组织低灌注是指脓毒性休克、乳酸增高或少尿。

2．2008年严重脓毒症和脓毒症休克治疗指南介绍 2008年的脓毒症治疗指南是建立在2001、2004年指南的基础上，由美国危重病医学会（SCCM）、欧洲重症医学学会（ESICM）和国际脓毒症论坛制订。专家们应用新的循证医学的方法，利用了截至2007年底脓毒症研究的最新临床证据，总结脓毒症临床研究的新成果，评价证据的质量和确定推荐的强度。

2008年指南的修订采用改良的Delphi方法，采用推荐、判断、开发、评估的分级系统（GRADE）作为**证据质量评判的依据，从高到低分为高级（A级）、中级（B级）、低级（C级）和极低级（D级）四个级别来决定推荐力度。重点推荐"1"是指干预措施的预期效果明显大于副作用（风险、负担、费用）或没有副作用。一般推荐"2"是指干预措施的预期效果和不良作用的分解不甚明确。**重点或一般推荐的确定更注重临床重要性，而不是证据质量的水平。在没有取得一致性意见的临床问题，应用正式规范的过程产生决议。

指南推荐应用范围包括3部分：①明确针对严重脓毒症患者；②针对极有可能发展为脓毒症的危重患者；③儿科患者。本文只包括前2部分，共有对18个临床问题的71条推荐，其中53条为重点推荐，以•表示。18条为一般推荐（即建议），以○表示。推荐强度和证据质量用GRADE标准评价，附在每1条推荐后的括号内。

《2008年成人严重脓毒症和脓毒症休克治疗指南》中的主要推荐内容（包括推荐或建议）见表11-30、表11-31和表11-32。

【休克患者的常用监测指标】 见表11-33。

表11-30 早期（6h内）复苏和抗感染治疗

1. 早期（6h内）复苏
• 对低血压或血乳酸升高>4mmol/L的脓毒症患者应立即复苏，而不是延迟至收住ICU后才进行（1C）
• 复苏目标：中心静脉压（CVP）8～12mmHg；平均动脉压≥65mmHg；尿量≥0.5ml/(kg·h)；中心静脉（或上腔静脉）氧饱和度≥70%，或混合静脉氧饱和度≥65%
○ 如果静脉血氧饱和度未达到上述目标，则继续补液；必要时输注红细胞使血细胞比容≥30%；和（或）给予多巴胺静脉输注，最大剂量为20μg/(kg·min)；在机械通气及伴有心室顺应性下降的患者推荐中心静脉压可达到12～15mmHg的高水平（2C）
2. 诊断
• 在不延误抗生素应用的前提下，应用抗生素前进行微生物培养：至少要做2次血培养；至少有1次血培养经皮肤穿刺取标本；另1次血培养可从放置48h以上的任一血管导管取标本；临床提示可能存在感染的其他部位也要取标本培养（1C）
• 在确保患者安全的情况下，为了查找感染源，应及时行影像学检查，并在感染部位取标本（1C）

续　表

3. 抗生素应用
• 在诊断严重脓毒症（1D）和脓毒症休克（1B）的1h以内，尽早开始静脉应用抗生素
• 抗菌谱广：选择一种或多种对可能的细菌/真菌有效且能够很好渗透到感染部位的抗生素（1B）
• 每天评估抗生素治疗效果，以达到理想的抗菌效果，防止耐药、减少毒性反应和降低费用（1C）
○ 对假单胞菌属感染考虑联合用药（2D）
○ 中性粒细胞减少的患者经验性选择联合用药（2D）
○ 联合治疗不超过3～5d，然后根据细菌敏感情况降阶梯使用抗生素（2D）
• 抗生素使用时间一般为7～10d，如治疗反应缓慢、不能引流的感染灶或免疫缺陷患者可适当延长疗程（1D）
• 如确定是非感染性病因，应停止使用抗生素（1D）
4. 控制感染源
• 尽早确定特异性的感染解剖部位（1C）；在症状出现6h之内，完成相关检查（1D）
• 进行临床评价，寻找感染部位，控制感染源（如脓肿或局部感染灶的引流，感染坏死组织的清除）（1C）
• 成功的初期复苏后，尽早采取控制感染源措施（1C）（感染引起的坏死性胰腺炎除外，这类患者应延迟手术）（2B）
• 选择最大临床效果和最小生理干扰的手段控制感染源（1D）
• 如发现置入性血管内装置是潜在感染源，去除这些装置（1C）

表 11-31　血流动力学支持和辅助治疗

1. 液体治疗.
• 用晶体液或胶体液进行液体复苏（1B）
• 目标是使中心静脉压≥8mmHg（机械通气时≥12mmHg）（1C）
• 应用补液冲击治疗，直至血流动力学改善（1B）
• 液体冲击治疗选用1000ml晶体液或300～500ml胶体液在不少于30min内输入，在脓毒症导致组织低灌注情况下，可能需要更快和更大量的补液（1D）
• 如果心室充盈压升高，而血流动力学未同时改善，应减缓补液速度（1D）
2. 升压药
• 维持平均动脉压≥65mmHg（1C）
• 经中心静脉给予去甲肾上腺素和多巴胺是首选升压药（1C）

续 表

○ 不要将肾上腺素、苯肾上腺素或加压素作为治疗脓毒症休克的初始升压药物（2C），后续治疗可在去甲肾上腺素基础上加用0.03U/min加压素，效果与单独使用去甲肾上腺素相似
○ 对脓毒性休克，当去甲肾上腺素和多巴胺升压效果不明显时，可选择肾上腺素作为首选替代药物（2B）
• 不用小剂量多巴胺来保护肾功能（1A）
• 需要升压药治疗的患者，只要有条件，应置入动脉导管（1D）
3. 增强心肌收缩力的药物治疗
• 对心功能障碍患者，使用多巴酚丁胺可提高心脏充盈压和增加心排出量（1C）
• 不推荐应用药物把心脏指数增加到高于正常的预计水平（1B）
4. 皮质激素
○ 对于成人脓毒性休克，当适当的液体复苏和应用升压药对改善低血压效果不佳时，考虑静脉给予氢化可的松（2C）
○ 不推荐使用ACTH刺激试验来鉴定哪些成人脓毒性休克患者是应接受氢化可的松治疗的（2B）
○ 优先选择氢化可的松而不是地塞米松（2B）
○ 如果没有氢化可的松，而替代品又缺乏盐皮质激素活性，可加用氟氢可的松50μg，1次/日，口服。即使在应用氢化可的松的情况下，也可加用氟氢可的松（2C）
○ 当不需要应用血管加压药物时，应停用皮质激素治疗（2D）
• 氢化可的松剂量应≤300mg/d（1C）
• 除非患者有内分泌疾病或皮质激素治疗病史，不使用皮质激素治疗没有休克的脓毒症（1D）
5. 重组人活化蛋白C
○ 如无禁忌证，对脓毒症致器官功能障碍伴临床评估具有高死亡风险的成人患者使用rhAPC（一般APACHIⅡ≥25或多器官功能障碍）（2B），对术后脓毒症患者（2C）
• 患有严重脓毒症而低死亡风险（一般APACHIⅡ<20或单个器官功能障碍）的患者不应用rhAPC治疗（1A）

表11-32 严重脓毒症的其他支持治疗

1. 血液制品的应用
• 当血红蛋白<7.0g/dl（70g/L）时，应输注红细胞使血红蛋白达7.0~9.0g/dl（1B）
在特殊情况下（如心肌缺血、严重缺氧、急性出血、发绀性心脏病或乳酸酸中毒）需要达到更高的血红蛋白水平
• 不使用促红细胞生成素治疗脓毒症相关性贫血，促红细胞生成素可应用于其他原因的贫血（1B）

续 表

○ 除非有出血或计划进行有创性操作，不用新鲜冷冻血浆来纠正实验室凝血指标的异常（2D）
• 不推荐用抗凝血酶治疗（1B）
○ 遇以下情况，建议输注血小板：①不管有无出血，当血小板计数 $<5\times10^9/L$ 时；②当血小板计数为（5～30）$\times10^9/L$，并且有明显的出血风险时；③需行外科手术和有创性操作时，需要使血小板计数 $\geq50\times10^9/L$（2D）
2. 脓毒症导致 ALI/ARDS 的机械通气治疗
• ALI/ARDS 患者应维持 6ml/kg 的潮气量为目标（1B）
• 以维持初始平台压上限 $\leq30cmH_2O$ 为目标，评估气道平台压时应考虑胸壁顺应性因素（1C）
• 允许 $PaCO_2$ 高于正常水平，必要时，可减低平台压和潮气量（1C）
• 设置呼气末正压（PEEP）以避免呼气末时发生广泛的肺萎陷（1C）
○ 对需要应用具潜在致伤水平的 FiO_2 或平台压的 ARDS 患者，只要改变体位不至于引起风险，应考虑采用俯卧位（2C）
• 如果没有禁忌证，机械通气患者应取半卧位，床头抬高 45°（1B）；或抬高 30°～45°（2C）
○ 少数轻中度低氧血症性呼吸衰竭患者可考虑使用无创性机械通气，这些患者应该是：血流动力学稳定、处于舒适、易唤醒状态，能主动保护气道和有清除气道分泌物的能力，并有望快速康复者（2B）
• 制订撤机方案和定期进行自主呼吸试验（SBT）来评估撤机的可能性（1A）
• SBT 方法可用低水平压力支持加 $5cmH_2O$ 的持续气道正压（CPAP），或 T 形管试验（1A）
• 满足以下情况时可进行 SBT：①患者应易被唤醒；②不用升压药情况下血流动力学稳定；③无新的潜在的严重临床问题；④仅需低的通气支持水平和低 PEEP；⑤所需的 FiO_2 水平仅靠面罩或鼻导管输送就可安全达到（1A）
• 肺动脉导管不作为 ALI/ARDS 患者的常规监测（1A）
• 诊断为 ALI 而没有组织低灌注证据的患者，采用保守的输液策略（1C）
3. 镇静、镇痛和神经肌肉阻滞剂在脓毒症的应用
• 机械通气危重患者需要镇静时，可采用有目标的镇静治疗方案（1B）
• 采用间歇或持续静脉给药方法达到预定的理想镇静程度（镇静评分），采用每天间歇或逐渐减量方案以便唤醒患者，必要时可重新制订给药方法（1B）
• 尽可能避免应用神经肌肉阻滞剂。若需要持续静脉应用神经肌肉阻滞剂应严密监测阻滞深度（1B）
4. 血糖控制
• 住入 ICU 的严重脓毒症合并高血糖患者，在病情初步稳定后，可静脉输注胰岛素控制高血糖（1B）

续　表

• 使用有效的胰岛素剂量调控方法，以维持血糖 < 150mg/dl（8.3mmol/L）（2C）
• 静脉应用胰岛素的患者，可用葡萄糖来提供能量，并每 1～2h（平稳时每 4h）监测 1 次血糖变化（1C）
• 谨慎解释床旁快速血糖检测结果，因为这些技术可能高估动脉血或血浆的血糖值（1B）
5. 肾替代治疗
○ 间歇血液透析和持续静脉-静脉血滤（CVVH）具有相同的作用（2B）
○ 对血流动力学不稳定患者，采用 CVVH 更容易处理（2D）
6. 碳酸氢盐治疗
• 当血流低灌注导致乳酸酸中毒（pH≥7.15）时，不推荐为改善血流动力学状态或减少升压药用量而应用碳酸氢盐（1B）
7. 深静脉血栓（DVT）的预防
• 如果没有禁忌证，推荐使用小剂量普通肝素（UFH）或低分子肝素（LMWH）来预防深静脉血栓（DVT）（1A）
• 当存在应用肝素的禁忌证时，采用机械性预防装置，如加压弹力袜或间歇按压装置（1A）
○ 对存在极高 DVT 风险的患者采用药物和机械性装置联合的方法来预防（2C）
○ 对有极高 DVT 风险患者应使用 LMWH，而不是 UFH（2C）
8. 应激性溃疡的预防
• 使用 H_2 受体阻断剂（1A）或质子泵抑制剂（1B）来预防应激性溃疡的发生（1B）需权衡用药预防上消化道出血的益处与发生呼吸机相关肺炎的害处二者的利弊
9. 支持治疗的局限性
• 积极与患者及其家属讨论下一步的治疗护理方案，交待可能发生的后果和治疗的现实期望值（1B）

表 11-33　休克患者的监测

1. 液体出入量：分别计算胶体液，晶体液，血液，尿量，各种引流液，记录出汗情况
2. 电解质：血钾，钠，氯化物，钙，镁，磷等
3. 动脉血气和脉氧计：氧合和通气情况，酸碱失衡
4. 动脉血压：收缩压，舒张压，平均动脉压
5. 心电示波和心电图：心率和各种心律失常，心肌缺血或梗死等
6. 血流动力学监测（必要时）：包括中心静脉压，动脉置管血压，直接监测，PiCCO，无创或有创血流动力学监测根据需要选择
7. 各重要脏器功能监测：肝、肾、心、脑、胃肠、内分泌功能等
8. 如建立机械通气，应记录呼吸机参数和各项相关指标等

【血管活性药物的应用】　如果血管内液体复苏不能将血压恢复到正常，就有指征应用血管活性药物。周围血管和心脏的肾上腺素能受体，脓毒症时下调，使得应用升压药的剂量常高于其他情况时所用的剂量。

1. 多巴胺　多巴胺是一种人工合成的药品，是内源性去甲肾上腺素的前体，注入体内后立即起效。多巴胺的作用呈剂量依赖性，低剂量2～5μg/(kg·min）时，多巴胺增加心肌收缩力和心排出量，但不增加心率、血压或全身血管阻力。对小剂量0.5～2μg/(kg·min）的反应，主要作为选择性刺激使肾血流和尿量增加。当给予中等剂量5～10μg/(kg·min）时，具有明显激动 β_1 受体而兴奋心脏、增加心肌收缩力的作用，增加心率不明显，也较少致心律失常，同时也激动 α 受体，使皮肤、黏膜等外周血管收缩。当注射速度超过10μg/(kg·min）时，α-肾上腺素能刺激和全身血管阻力的增加一起发生，肾血管扩张作用消失。给予多巴胺后对代谢的影响，包括减少醛固酮分泌，促甲状腺受抑制，泌乳素释放和胰岛素分泌的抑制。因为多巴胺增加心排出量，所以增加通气不良的肺区带的血流可增加肺的分流。

在保证适当的液体复苏以后，注射多巴胺的剂量通常以5μg/(kg·min）开始，随后增加剂量直至血压回升。与低剂量去甲肾上腺素一起应用时，多巴胺对肾血管的选择性作用可继续允许适当的尿产生，而去甲肾上腺素靠它的血管收缩作用来支持血压。

2. 去甲肾上腺素　去甲肾上腺素是肾上腺素的生物合成前体，具有 α 和 β 肾上腺素能活性。低剂量时，主要是 β-肾上腺素能的作用，能增加心脏收缩性，传导速度和心率。高剂量时，同时具有 α 和 β 肾上腺素能作用，包括周围血管收缩，增加心脏收缩性、心脏做功和心排出量。去甲肾上腺素引起内脏血管收缩，可导致终末器官缺血。药物从血浆中快速廓清，半减期约2分钟。初始注射速度每分钟0.05～0.1μg/kg。通常最大剂量是每分钟1μg/kg。

3. 多巴酚丁胺（dobutamine）　多巴酚丁胺主要有兴奋 β 受体作用，治疗量能加强心肌收缩力，增加心排出量，外周阻力改变不明显，有较小的变时性收缩肌力作用，不引起内源性去甲肾上腺素的释放。与等量的影响肌力收缩的异丙肾上腺素的剂量比较，它产生的心率增加和周围血管阻力增加较不明显。因一般不加快心率，故很少增加心肌耗氧量。大剂量时也可引起心动过速及外周阻力的改变。在血压正常而心排出量减少的患者，它是选择性升压剂，在1～2min内开始起作用，但到10min时才达到最大作用，血浆内半减期为2min，药物在甲基化后从肾排泄。

不良反应类似多巴胺，可能产生高血压，心动过速，异位心律，心律失常的发生率比异丙肾上腺素和多巴胺少。多巴酚丁胺在长期应用时有失去其血流动力学作用的趋向，也许是因为受体下调。如果需要长期注射用药，选用多巴酚丁胺比多巴胺要好，因为后者降解心肌的去甲肾上腺素贮备。多巴酚丁胺的常用剂量范围为每分钟 5 ~ 15μg/kg。在给予多巴酚丁胺以后可增加尿量，是增加心排出量，而增加肾的血流灌注的结果。注射速度以每分钟 2 ~ 5μg/kg 开始，然后调整到理想的作用。最大的益处通常在每分钟 10 ~ 15μg/kg 的水平时达到。

多培沙明（dopexamine）具有强烈的兴奋 β_2 肾上腺素能受体和多巴胺受体的作用，但对 α 肾上腺素能受体无作用，具有加强心肌收缩力和血管扩张作用。治疗充血性心力衰竭非常有效。应用方法：400 ~ 800μg 溶于5% 葡萄糖或生理盐水中，最初以每分钟0.5μg/kg，然后增加到每分钟 1μg/kg，如需要，以后每 10 ~ 15 分钟增加 1μg/(kg · min) 直至 6μg/(kg · min)。有研究显示，应用于脓毒症患者，可增加心脏指数和心率，而不增加平均动脉压。显然，多培沙明可增加内脏的血流。动物研究表明，与多巴酚丁胺比较，多培沙明增加肾血流和肾小球滤过率更明显。但此药尚待更多的研究。

4. 异丙肾上腺素（isoproterenol） 异丙肾上腺素是一种非选择性 β 肾上腺素能受体激动剂，有增加心排出量，加快心率，加速传导的作用。因降低肺和全身血管阻力，可引起血压的降低。异丙肾上腺素增加心脏和肾血流，但作用时间短暂（半减期2min）。主要代谢是通过肝内的儿茶酚-O-甲基转移酶途径，对多巴胺和多巴酚丁胺无反应的患者，该药偶尔有效，通常用于心脏失代偿的终末期之前。但对于升高血压和增加心排出量，以选择多巴胺和多巴酚丁胺较好。静脉滴注异丙肾上腺素的初始剂量为每分钟 0.01μg/kg，然后逐渐增加，直至产生副作用。

5. 血管加压素（抗利尿激素） 血管加压素通常由下丘脑释放，除了影响肾收集系统，具有抗利尿作用之外，还可作用于血管平滑肌，具有血管收缩作用。低血浆浓度时，可引起冠状动脉、脑血管和肺血管的扩张。在感染性休克早期，血管加压素的水平增加，晚期当脓毒症加重时降低。当以 0.01 ~ 0.04U/min 的剂量给予静脉滴注时，可增加血清加压素的水平，减少对其他血管加压剂的需要。用此剂量时，可增加尿量，降低肺血管阻力。高于 0.04U/min 的剂量可引起不理想的血管收缩作用。对脓毒症应用此药的经验十分有限，在推荐其作为常规药物应用之前，有必要进行对照研究。

6. 血管扩张剂　感染性休克引起低血压的主要原因是血管阻力降低，从药理学上说，应禁忌进一步的血管扩张。偶然全身血管阻力增加伴发严重心肌抑制，至晚期进一步加重左心室的劳损，可引起完全性血流动力学萎陷。明智的应用血管扩张剂，如可试用 nitroprusside，有些学者喜欢应用硝酸甘油，因可减轻心脏前负荷。

[呼吸支持]　许多感染性休克患者都伴有严重呼吸窘迫综合征，患者常不能满足呼吸功需要的增加。严重的低氧血症或随后发生的高碳酸血症，呼吸性酸中毒，用一般的治疗措施，包括氧气疗法，尚不能纠正到理想水平时，可给予气管插管和机械通气。机械通气可减少患者的呼吸功。严重的低氧血症可通过增高吸氧浓度，加用呼气末正压（PEEP），或压力控制反比通气而获得改善。有关机械通气的技术和策略在本章后面讲述。

[抗菌药物]　寻找脓毒症的感染源非常重要，如果受侵犯的组织没有引流，或菌血症没有治疗，将会严重影响感染性休克的疗效和预后。应详细询问病史，认真地进行体格检查，结合必要的特殊检查确定感染部位和可能的致病菌，选用的抗生素抗菌谱应覆盖常见致病菌。当感染源尚不能明确时，应选用强效广谱的抗菌药物或联合用药，包括对革兰阳性、阴性菌和厌氧菌有效的药物。曾进行过腹部外科手术的患者，应特别关注肠道革兰阴性菌和厌氧菌。此外，休克患者的肾功能常受影响，可影响药物的降解和代谢，抗休克时的血浆容量扩张也会影响药物的分布容积，因此，应酌情调整抗菌药物的剂量。

[抗炎治疗]

1. 乌司他丁（ulinastatin，UTI）　是一种广谱胰蛋白酶抑制剂，1985年由日本首先开发上市。药理作用：UTI 除对多种蛋白酶、糖和脂水解酶有抑制作用外，还具有稳定溶酶体膜，抑制溶酶体酶释放，抑制心肌抑制因子产生，清除氧自由基及抑制 TNF-α、IL-1、IL-6、IL-8 等炎症介质释放，阻止细胞因子、炎症介质与白细胞之间的作用，保护机体重要脏器的功能。

实验表明，UTI 对肠黏膜、肝肾功能、肺功能、心脏具有保护作用，可减少组织细胞的损伤，改善循环、改善组织灌流，抗炎，抑制过度炎症反应。降低 MODS 的发生率。**用法：**综合治疗基础上，给予乌司他丁注射液 20～30 万 U 静脉滴注，每日 2 次，疗程 5～7d。

2. 痰热清注射液　为中药制剂，主要成分为黄芩、熊胆粉、山羊角、金银花、连翘等，本品具有清热解毒、拮抗炎性介质，改善免疫功能的作用。与抗生素并用可用于治疗各种感染引起的 SIRS、SEPSIS，有文献报道治疗放射性肺炎。用法：20～30ml 加 5% 葡萄糖注射液 250ml，静脉滴注，1 次/日，10 日为 1 疗程，间歇 5～7 天后，必要时重复 2～3 个疗程。对本品过敏者慎用。

3. 血必净注射液　为中药制剂，主要成分为红花、赤芍、川芎、丹参、当归等，具有拮抗内毒素、拮抗炎性介质、改善免疫功能、保护组织细胞的作用。与抗生素并用可用于治疗各种感染引起的 SIRS、SEPSIS 和 MODS。SIRS：血必净注射液 50ml 加生理盐水 100ml，静脉滴注，在 30～40min 内滴完，每日 2 次，病情重者，每日 3 次。MODS：血必净注射液 100ml 加生理盐水 100ml，静脉滴注，在 30～40min 内滴完，每日 2 次，病情重者，每日 3～4 次。对本品过敏者慎用。

［**支持治疗**］　应注意休克患者的电解质改变和酸碱失衡情况，及时纠正异常的改变。给予正确的氧疗和充分的营养支持。低蛋白者有必要补充白蛋白，给予高碳水化合物以提供足够的营养。伴发呼吸衰竭时给予正确的呼吸支持。

［**其他治疗**］　①肾上腺皮质激素：在感染性休克的应用最近已得到重新肯定。它可以稳定溶酶体膜，减轻炎症反应。但最近有两个大样本多中心的研究，并未能证明，与未应用肾上腺皮质激素的患者比较，应用皮质激素患者增加存活率，而且激素的应用并不能减少急性呼吸窘迫综合征（ARDS）的发生率。感染性休克应用皮质激素的唯一指征是怀疑肾上腺皮质功能不全时；②纳洛酮是竞争性类鸦片抑制剂，并有阻断内源性内啡肽的作用，因内啡肽是血管扩张剂，故纳洛酮对全身血管阻力的降低具有部分作用。一些动物实验显示，在短时间内反复大剂量应用纳洛酮可改善存活率，然而临床研究并没有取得与动物实验一致的结果，而且所用纳洛酮剂量非常大［0.4mg/(kg·h)］。现并没有推荐常规应用纳洛酮治疗感染性休克；③一氧化氮合成酶诱导剂：可能对感染性休克的发生起作用，它的许多阻断剂，包括亚甲蓝，也许能用于治疗感染性休克，但需要进一步的研究。

（俞森洋　张文娟）

第七节　多器官功能障碍综合征（MODS）

一、MODS 的定义和诊断标准

【MODS 定义】　多器官功能障碍综合征（multiple organ dysfunction syndrome，MODS）指机体遭受严重创伤、休克、感染及外科大手术等急性损害24h后，同时或序贯出现2个或2个以上的系统或器官功能障碍或衰竭，即急性损伤患者多个器官功能改变不能维持内环境稳定（homeostasis）的临床综合征。MODS强调临床过程变化的重要性，MODS随时间的延伸而改变，既可加重，也可逆转。目前尚无统一的MODS诊断标准。

【MODS诊断标准】 中国“MODS中西医结合诊治/降低病死率研究课题”组提出的“多器官功能障碍综合征诊断标准、病情严重度评分及预后评估系统”见表11-34和表11-35。

表11-34　MODS诊断标准

项　目	条　件	诊断条件
心血管功能障碍诊断标准	a. 收缩压 < 90mmHg（1mmHg = 0.133kPa） b. 平均动脉压（MAP）< 70mmHg c. 发生休克、室性心动过速（室速）或心室纤颤（室颤）等严重心律失常、心肌梗死	具备a、b、c 3项之一，即可诊断
呼吸系统功能障碍诊断标准	氧合指数（PaO_2/FiO_2）< 300mmHg	具备即可诊断
中枢神经功能障碍诊断标准	a. 意识出现淡漠或躁动、嗜睡、浅昏迷、深昏迷 b. 格拉斯哥昏迷评分（GCS）≤ 14分	具备a、b 2项之一，即可诊断
凝血系统功能障碍诊断标准	a. 血小板计数（PLT）$< 100 \times 10^9/L$ b. 凝血时间（CT）、活化部分凝血酶原时间（APTT）、凝血酶原时间（PT）延长或缩短；3P试验阳性	具备a、b 2项之一，即可诊断
肝系统功能障碍诊断标准	a. 总胆红素（TBil）> 20.5μmol/L b. 血白蛋白（ALB）< 28g/L	具备a、b 2项之一，即可诊断
肾系统功能障碍诊断标准	a. 血肌酐（SCr）> 123.76μmol/L b. 尿量 < 500ml/24h	具备a、b 2项之一，即可诊断
胃肠系统功能障碍诊断标准	a. 肠鸣音减弱或消失 b. 胃引流液、便潜血阳性或出现黑便、呕血 c. 腹压（膀胱内压）≥ $11cmH_2O$（$1cmH_2O = 0.098kPa$）	具备a、b、c 3项之一，即可诊断

引自北京市科委重大项目“MODS中西医结合诊治/降低病死率研究课题”组：多器官功能障碍综合征诊断标准、病情严重度评分及预后评估系统和中西医结合证型诊断。中国危重病急救医学2008，20（1）:1－3

表 11-35 MODS 病情严重程度评分系统

器官、系统	指 标	0分	1分	2分	3分	4分
心血管	收缩压（mmHg）	≥90	75～90	65～74	≤64	
肺	PaO_2/FiO_2（mmHg）	≥300	260～300	190～259	90～189	≤89
脑	意识状态	清楚	躁动或淡漠	嗜睡或浅昏迷	深昏迷	
凝血	PLT（$\times 10^9$/L）	≥100	80～99	60～81	≤60	
肝	TBil（μmol/L）	≤22.2	22.3～34.1	34.2～102.5	102.6～203.4	≥203.5
肾	SCr（μmol/L）	≤124	125～177	178～265	266～486	≥487
胃肠	症状/体征	肠鸣音无减弱，便潜血试验阴性，无黑便或呕血	肠鸣音减弱或消失，或便潜血试验阳性	肠鸣音减弱或消失，便潜血试验阳性	肠鸣音减弱或消失，有黑便或呕血	

注：空白为无此项。引自北京市科委重大项目“MODS 中西医结合诊治/降低病死率研究课题”组：多器官功能障碍综合征诊断标准、病情严重度评分及预后评估系统和中西医结合证型诊断。中国危重病急救医学 2008，20（1）：1～3

【不可逆器官功能衰竭的诊断标准】 Montgomery 提出了**不可逆器官功能衰竭的诊断标准**：①循环功能衰竭（感染性休克）：抗生素治疗无效，且无法手术治疗的严重感染及其导致的顽固性休克；②心功能衰竭：心源性休克、室颤或心脏骤停；③呼吸功能衰竭：在机械通气条件下（FiO_2 1.0），PaO_2 <5.3～6.7kPa；④中枢神经系统功能衰竭：无脑血流或符合脑死亡；⑤血液系统功能衰竭：DIC 不能纠正引起广泛出血或无法手术纠正的大血管出血；⑥肝功能衰竭：不能纠正的肝性脑病或肝肾综合征；⑦肾功能衰竭：肾衰所致严重酸中毒或高钾血症或高钙血症引起心脏停搏。

从 SIRS→sepsis→严重 sepsis→MODS→MOF 是一个连续，进行性发展的动态变化过程，它们存在共同的发病机制：过度（或称失控）性炎症反应贯彻其中。临床医师应当关注此过程的发生、发展和变化，致力于早期认识，及时干预，以期中断或逆转其病理的发展变化，提高疾病的治愈率。

二、急性呼吸衰竭（见本章第一节和第二节）

三、急性左心衰竭

即急性心源性肺水肿，应该早期诊断，积极抢救。治疗的目的是改善气体交换，迅速减少液体蓄积和去除病因。

【功能监测】 严密观察患者的神志、血压，肺水肿的症状和体征：呼吸困难，呼吸频快，端坐呼吸、烦躁不安、窒息感，面色苍白、口唇发绀，大汗淋漓，咳大量粉红色泡沫痰，肺满布湿性啰音及哮鸣音；脉搏细速等典型的临床表现和 X 线征象是否改善，心脏听诊、脉氧计和心电连续监测、血流动力学监测、监测尿量、血清电解质和动脉血气。对急性心肌梗死、急性冠脉综合征所致的急性心衰，应监测心电图、心肌酶学、肌钙蛋白。B 型利钠肽（BNP）和 N 端利钠肽（NT-proBNP），以及超声心动图检查。并积极寻找急性心衰的原因和诱因。

【治疗原则】 急性心源性肺水肿的急诊治疗措施：

1. 对症治疗　①纠正缺氧：鼻导管吸氧：氧流量 4～6L/min，且常加用除泡剂（45%酒精或三甲基硅油）。面罩吸氧，可提高氧浓度；②减少静脉回流：除急性心肌梗死者外，应取坐位，腿下垂。同时可用止血带轮流、间歇结扎四肢，以减少回心血量。

2. 强心　①强心苷类：选用毛花苷丙或地高辛，**毛花苷丙 0.4～0.8mg 加入 5%葡萄糖液 20ml 内，缓慢静脉注射，必要时 2～4h 后可再给予 0.2～0.4mg**。病情缓解后，可口服地高辛维持，剂量为 0.25mg，每日 1 次；②儿茶酚胺类：多巴酚丁胺（dobutamine）：初始剂量为 2.5μg/（kg·min），参照血流动力学指标调节剂量，可渐增至 10μg/（kg·min）。

将扩血管药物与非苷类正性肌力药物合用，可发挥各药疗效，减少其副作用。例如，硝普钠与多巴胺或硝普钠与多巴酚丁胺联合应用治疗急性左心衰竭，既能改善组织灌注，又可迅速解除肺水肿症状，避免血压过度下降。

3. 利尿　利尿治疗主要是减轻心脏的前负荷、缓解肺循环和体循环的充血症状。常用制剂包括呋塞米和依他尼酸钠。静脉注射后约 5 分钟起效，疗效持续 4～5 小时。用法：**呋塞米 20～40mg** 溶于 5% 葡萄糖液 20～40ml 内，缓慢静脉注射。或**依他尼酸钠 25～50mg** 溶于 5% 葡萄糖液 30～50ml 内，缓慢静脉注射。

需注意，利尿过度可造成低血容量状态，利尿不当可引起电解质平衡失调，故应监测血电解质，及时补充。

4．扩张血管　应用血管扩张剂则是通过扩张周围血管减轻心脏前和（或）后负荷，改善心脏功能。根据药物的血流动力学效应，血管扩张剂可分为扩张小动脉为主、扩张静脉为主和均衡扩张小动脉和静脉3类。对急性肺水肿采用静脉给药。常用制剂有硝酸甘油、硝普钠、酚妥拉明、哌唑嗪和巯甲丙脯氨酸。

（1）硝酸甘油：静脉滴注，**将1mg硝酸甘油溶于5%～10%葡萄糖液内，初始剂量为10μg/min，每5～10min可增加5～10μg。**在血流动力学监测下，酌情增、减剂量。直至症状缓解或收缩压下降至90mmHg（12kPa）。继续以有效剂量维持静脉滴注，病情稳定后逐步减量至停用，突然中止静滴可能引起症状反跳。

（2）硝普钠：作用强、起效快（2～5min即可生效）、作用持续时间短（2～15min）。用法：**静脉滴注，滴注速度从小剂量开始，初为12.5～25μg/min，每5min增加5～10μg/min，直至症状缓解，或收缩压降低到13.3kPa（100mmHg），**或根据临床征象和血压等调节滴速。血压正常者一般平均滴速50～150μg/min有效。伴有高血压的左心衰竭者滴注速度可稍快，达25～400μg/min，应保持原收缩压下降不超过80mmHg（10.7kPa）为宜。有效剂量维持在50～100μg/min，至病情稳定，以后逐步减量、停药，用药时间不宜超过24小时。突然停药可引起反跳，长期用药可引起氰化物和硫氰酸盐中毒。

（3）酚妥拉明：起效快（约5min），作用持续时间短，停药15min作用消失。用法：静脉滴注，初始剂量0.1mg/min，根据反应每5～10分钟调节药量，可渐增至2mg/min，一般0.3mg/min即可取得较明显的心功能改善。紧急应用时，可用1～1.5mg溶于5%葡萄糖液20～40ml内，缓慢直接静脉注入，再继以静脉滴注。

5．镇痛剂：**首选吗啡，3～5毫克/次，皮下或肌内注射，必要时重复。**对左室衰竭和心瓣膜病所致的急性肺水肿疗效尤佳。一次注射常可显效，必要时15～30min后可重复应用1次。此外，尚可选用哌替啶，50～100毫克/次，皮下或肌内注射。该药尚可用于合并慢性阻塞性肺部疾患或休克的肺水肿，以及颅内病变所致者。心源性肺水肿在没有气管插管机械通气之前，吗啡类制剂宜慎重，虽然吗啡治疗肺水肿具有良好效果，但可抑制患者的呼吸，有时也可导致严重后果。气管插管机械通气以后，则不必顾忌抑制呼吸的问题，可以放心地给予常规剂量。一旦患者呼吸受抑制，呼吸功能以控制性通气模式替代。

【机械辅助】

1. 机械辅助循环　所用方法包括主动脉内囊反搏动和体外反搏动。在心脏舒张期以加压，促使血液回流，提高主动脉舒张压；收缩期减低主动脉压，降低左室射血阻抗，即减轻左室后负荷。主动脉内囊反搏动系创伤性治疗方法，疗效优于体外反搏。对明显泵衰竭，尤其合并心源性休克者更适用。体外反搏具非创伤性优点，适用于轻度泵衰竭和不稳定型心绞痛患者。药物治疗与机械辅助循环常联合应用。

2. 机械通气　方法包括**无创性正压通气（NPPV）和常规正压通气**。经面罩行NPPV在应用指征的掌握上可以放宽，在肺水肿的早期即可应用。严重的肺水肿，经无创性通气和内科常规治疗无效，病情未好转且有恶化趋势，严重缺氧和通气障碍加重，患者出现意识障碍，尤其是当患者出现心脏骤停或不规则呼吸时，即是气管插管正压通气的强烈适应证。

四、上消化道出血［依据2009，杭州“急性非静脉曲张性上消化道出血诊治指南”，中华内科杂志，2009，48（10）:892－894）］

【出血严重度与预后的判断】

1. 实验室检查　常用项目包括胃液、呕吐物或粪便潜血试验、外周血红细胞计数、血红蛋白浓度、血细胞比容（HCT）等。为明确病因、判断病情和指导治疗，尚需进行凝血功能试验、血肌酐和尿素氮、肝功能、肿瘤标志物等检查。

2. 失血量的判断　病情严重度与失血量呈正相关，因呕血与黑便混有胃内容物与粪便，而部分血液贮留在胃肠道内未排出，故难以根据呕血或黑便量判断出血量。常根据临床综合指标判断失血量的多寡，如**根据血容量减少导致周围循环的改变（伴随症状、心率和血压、实验室检查）来判断失血量，休克指数（心率/收缩压）是判断失血量的重要指标**（表11-36）。体格检查中可以通过皮肤黏膜色泽、颈静脉充盈程度、神志和尿量等情况来判断血容量减少程度，客观指标包括中心静脉压和血乳酸水平。**大量出血是指出血量在1000ml以上或血容量减少20%以上，**急需输血纠正。

表 11-36 上消化道出血病情严重程度分级

分级	失血量(ml)	血压(mmHg)	心率(次/分)	血红蛋白(g/L)	症状	休克指数
轻度	<500	基本正常	正常	无变化	头晕	0.5
中度	500~1000	下降	>100	70~100	晕厥、口渴、少尿	1.0
重度	>1500	收缩压<80	>120	<70	肢冷、少尿、意识模糊	>1.5

注：休克指数=心率/收缩压；1mmHg=0.133kPa

3. 活动性出血的判断 判断出血有无停止，对决定治疗措施极有帮助。如果患者症状好转、心率及血压稳定、尿量足（>0.5ml/（kg·h)，提示出血停止。大量出血的患者可考虑留置并冲洗胃管，对判断是否有活动性出血有帮助。

（1）临床上，下述证候与实验室检查均提示有活动性出血：①呕血或黑便次数增多，呕吐物呈鲜红色或排出暗红血便，或伴有肠鸣音活跃；②经快速输液输血，周围循环衰竭的表现未见明显改善，或虽暂时好转而又再恶化，中心静脉压仍有波动，稍稳定又再下降；③红细胞计数、血红蛋白浓度与 HCT 继续下降，网织红细胞计数持续增高；④补液与尿量足够的情况下，血尿素氮持续或再次增高；⑤胃管抽出物有较多新鲜血。

（2）内镜检查时，如发现溃疡出血，可根据溃疡基底特征来判断患者发生再出血的风险。

4. 预后的评估 ①病情严重程度分级：一般根据年龄、有无伴发病、失血量等指标将上消化道出血分为轻、中、重度。年龄超过 65 岁、伴发重要器官疾患、休克、血红蛋白浓度低及需要输血者的再出血危险性增高。无肝肾疾病患者的血尿素氮、肌酐或血清转氨酶升高，病死率增高；②Rockall 评分系统分级（表 11-37)：Rockall 评分系统仍是目前临床广泛使用的评分依据，该系统**依据患者年龄、休克状况、伴发病、内镜诊断和内镜下出血征象 5 项指标，将患者分为高危、中危或低危人群；**③Blatchford 评分系统分级（表 11-38)：Blatchford 评分包含了血尿素氮、血红蛋白等实验室检查信息，其价值也逐渐得到认可。

表 11-37　急性上消化道出血患者的 Rockall 再出血和死亡危险性评分

变量	评分			
	0	1	2	3
年龄（岁）	<60	60～79	≥80	-
休克状况	无休克[a]	心动过速[b]	低血压[c]	-
伴发病	无	-	心力衰竭、缺血性心脏病和其他重要伴发病	肝衰竭、肾衰竭和癌肿播散
内镜诊断	无病变，Mallory-Weiss 综合征	溃疡等其他病变	上消化道恶性疾病	-
内镜下出血征象	无或有黑斑	-	上消化道血液潴留，黏附血凝块，血管显露或喷血	-

注：a：收缩压 > 100mmHg（1mmHg = 0.133kPa），心率 < 100 次/分；b：收缩压 > 100mmHg，心率 > 100 次/分；c：收缩压 < 100mmHg，心率 > 100 次/分；积分≥5 分为高危，3～4 分为中危，0～2 分为低危

表 11-38　急性上消化道出血患者的 Blatchford 评分

项目	检测结果	评分
收缩压（mmHg）	100～109	1
	90～99	2
	<90	3
血尿素氮（mmol/L）	6.5～7.9	2
	8.0～9.9	3
	10.0～24.9	4
	≥25.0	6
血红蛋白（g/L）男性	120～129	1
	100～119	3
	<100	6
女性	100～119	1
	<100	6
其他表现	脉搏≥100 次/分	1
	黑便	1
	晕厥	2
	肝脏疾病	2
	心力衰竭	2

注：积分≥6 分为中高危，<6 分为低危；1mmHg = 0.133kPa

【诊治流程】 应根据病情、按照循证医学原则行个体化分级救治，高危 ANVUGIB 的救治应由相关学科协作实施。推荐的诊治流程见图 11-4。

【出血征象的监测】

1. 症状和实验室检查 纪录呕血、黑便和便血的频度、颜色、性质、次数和总量，定期复查红细胞计数、血红蛋白、HCT 与血尿素氮等，需要注意 HCT 在 24～72 小时后才能真实反映出血程度。

2. 生命体征和循环状况 监测意识状态、心率和血压、肢体温度、皮肤和甲床色泽、周围静脉特别是颈静脉充盈情况、尿量等，意识障碍和排尿困难者需留置导尿管，危重大出血者必要时进行中心静脉压、血清乳酸测定，老年患者常需心电、血氧饱和度和呼吸监护。

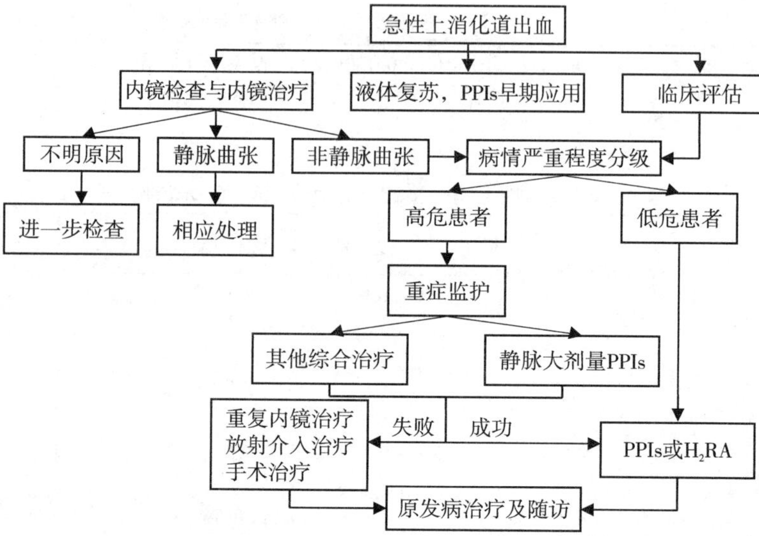

图 11-4 急性非静脉曲张性上消化道出血诊治流程

注：PPIs：质子泵抑制剂；H_2RA：H_2 受体阻断剂

【治疗原则】

1. 液体复苏

（1）血容量的补充：应立即建立快速静脉通道，并选择较粗静脉以备输血，最好能留置导管。**根据失血的多少在短时间内输入足量液体，以纠正循环血量的不足**。对高龄、伴心肺肾疾病患者，防止输液量过多，以免引起急性肺水肿。对于急性大量出血者，应尽可能施行中心静脉压监测，以指导液体的输入量。下述征象对血容量补充有很好的指导作用：意识恢复；四肢末端由湿冷、青紫转为温暖、红润，肛温与皮温差减小

(1℃)；脉搏由快弱转为正常有力，收缩压接近正常，脉压大于30mmHg；尿量多于0.5ml/(kg·h)；中心静脉压改善。

（2）液体的种类和输液量：常用液体包括生理盐水、平衡液、全血或其他血浆代用品。失血量较大（如减少20%血容量以上）时，可输入胶体扩容剂。下列情况时可输血，紧急时输液、输血同时进行：①收缩压<90mmHg，或较基础收缩压降低幅度>30mmHg；②血红蛋白<70g/L，HCT<25%；③心率增快（>120次/分）。

（3）血管活性药物的使用：在积极补液的前提下，可以适当地选用血管活性药物（如多巴胺）以改善重要脏器的血液灌注。

2．止血措施

（1）**内镜下止血：起效迅速、疗效确切，应作为治疗的首选。**推荐对Forrest分级Ⅰa~Ⅱb的出血病变行内镜下止血治疗。常用的内镜止血方法包括药物局部注射、热凝止血和机械止血3种。药物注射可选用1∶10000肾上腺素盐水、高渗钠-肾上腺素溶液（HSE）等，优点为简便易行；热凝止血包括高频电凝、氩离子凝固术（APC）、热探头、微波等方法，止血效果可靠，但需要一定的设备与技术经验；机械止血主要采用各种止血夹，尤其适用于活动性出血，但对某些部位的病灶难以操作。临床证据表明，在药物注射治疗的基础上，联合一种热凝或机械止血方法，可以进一步提高局部病灶的止血效果。

（2）抑酸药物：抑酸药物能提高胃内pH值，既可促进血小板聚集和纤维蛋白凝块的形成，避免血凝块过早溶解，有利于止血和预防再出血，又可治疗消化性溃疡。临床常用的抑酸剂包括质子泵抑制剂（PPIs）和H_2受体阻断剂（H_2RA），**常用的PPIs针剂有：埃索美拉唑、奥美拉唑、泮托拉唑、兰索拉唑、雷贝拉唑等，常用的H_2RA针剂包括雷尼替丁、法莫替丁等。**临床资料表明：①PPIs的止血效果显著优于H_2RA，其起效快并可显著降低再出血的发生率；②尽可能早期应用PPIs，内镜检查前应用PPIs可以改善出血病灶的内镜下表现，从而减少内镜下止血的需要；③内镜介入治疗后，应用大剂量PPIs可以降低患者再出血的发生率，并降低病死率；④静脉注射PPIs剂量的选择：推荐大剂量PPIs治疗，如埃索美拉唑80mg静脉推注后，以8mg/h速度持续输注72小时，适用于大量出血患者；常规剂量PPIs治疗，如埃索美拉唑40mg静脉输注，每12小时1次，实用性强，适用于基层医院开展。

（3）止血药物：止血药物对ANVUGIB的疗效尚未证实，不推荐作为一线药物使用，对没有凝血功能障碍的患者，应避免滥用此类药物。

（4）选择性血管造影：有助于明确出血的部位与病因，**必要时可行栓塞治疗**。

（5）手术治疗：药物、内镜和放射介入治疗失败或病情特别凶险者，可考虑手术治疗。

五、肝功能不全

急性肝功能衰竭（ALF）是指由肝炎、药物及感染等因素引起的急性肝细胞坏死，或肝细胞器严重功能障碍的临床综合征。ALF 发病急，预后差，死亡率高达 70% ~80%，是 ICU 中常见的急症。

【功能监测】

1．肝功能监测　肝功能监测指标包括丙氨酸转氨酶（ALT）、天冬氨酸转氨酶（AST）、γ-谷酰转肽酶（γ-GT）、碱性磷酸酶、乳酸脱氢酶、总胆红素、直接胆红素、白蛋白、球蛋白、凝血酶原时间、凝血酶原活动度、总胆固醇、甲脂蛋白、透明质酸、纤维蛋白原、血糖、血氨等，可了解肝细胞坏死及再生情况。

2．其他功能监测　密切观察患者的意识、体温、呼吸、心率和心律变化，记录腹围、尿量，检查有无扑翼样震颤、病理反射、瞳孔变化，警惕肝性脑病、肝肺综合征、肝肾综合征的发生。及时做血液生化、肾功、动脉血气及酸碱失衡评价。腹部 B 超和 CT 检查。

【治疗原则】

1．去除病因　要尽可能去除可能导致肝损害的因素和诱因，包括慎用或停用对肝损害的药物。

2．阻止肝细胞坏死，促进肝细胞再生，保肝药物治疗。

（1）胰高血糖素-胰岛素：应用胰高血糖素 1mg 和胰岛素 8U 加入 10% 葡萄糖 500ml，缓慢静脉滴注。每日 2 次，2 周为 1 疗程，根据病情可重复 2 ~3 个疗程。

（2）促肝细胞生长素（HGF）：HGF 可刺激肝细胞 DNA 合成，促进肝细胞再生，保护肝细胞膜，减少肝细胞坏死，HGF 80 ~120mg 加入 10% 葡萄糖溶液中静脉滴注，每日 1 次，4 周为 1 疗程。

联合甘利欣较单独使用效果要好。

（3）1、6 二磷酸果糖（FDP）：FDP 是葡萄糖代谢的重要中间产物，与肝细胞表面接触后，诱导二磷酸果糖激酶，促进细胞内 ATP 合成，使细胞的钠泵作用加强，有利于细胞内外钾、钠离子的交换，从而使肝细胞混浊肿胀、水肿样病变得以修复。FDP 10g/d，疗程为 2 ~4 周。

（4）前列腺素 E_1（PGE_1）：PGE_1 是花生四烯酸代谢过程中的中间产物，

具有抑制血小板聚集和免疫复合物作用，扩张肝内血管，PGE_1 100～200μg 加入5%葡萄糖溶液500ml中静脉滴注，每日1次。2～4周为1疗程。

（5）还原型谷胱甘肽：是由谷氨酸、半胱氨酸、甘氨酸组成的含巯基的三肽物质，为人体细胞内含量最丰富的含巯基的低分子活性肽，是一种细胞重要调节代谢物质。能提供巯基、半胱氨酸，维护正常细胞代谢和细胞完整性，具有抗氧化，维持细胞膜、线粒体膜的完整性，通过结合毒性基因作用，有利于药物的生物转化，可提高肝脏的解毒功能和发挥保护肝细胞的作用，常用于药物性肝损害。0.6～1.2g加入生理盐水100ml静脉点滴，1次/日，2～4周为1疗程，或根据病情决定疗程。

（6）甘草酸制剂

1）复方甘草酸苷注射液（美能）：为复方制剂，其组分（每20ml）为：甘草酸苷40mg，甘氨酸400mg，盐酸半胱氨酸20mg及一些辅料组成。用法：复方甘草酸苷注射液40～60ml加入5%葡萄糖250ml静脉点滴，1次/日，2～3周为1疗程；复方甘草酸通过抑制磷脂酶 A_2 的活性及抑制补体经典途径的激活而具有抗炎作用，能保护肝细胞膜，有稳定细胞膜的作用。另外，还有激素样作用。主要副作用为过敏性休克、过敏症状、假性醛固酮症、低血钾高血压等。甘草酸苷针（30元/日左右），甘草酸二铵针（20元/日左右），甘草酸二铵胶囊（7元/日左右）。

2）甘草酸二胺（甘利欣）：甘利欣与肾上腺皮质激素结构相似，有与皮质激素相似的作用而无其副作用，抗炎、抗变态反应明显，并有抗病毒、免疫调节、保护膜结构、保肝等作用，目前被广泛应用于临床。用法：甘利欣注射液150mg加入10%葡萄糖溶液250ml中静脉滴注，每日1次。

（7）辅酶Q10：是氧自由基清除剂，可以防止肝细胞脂质过氧化，对药物中毒及缺血所致的急性肝功衰竭有明显益处，用量为10～20mg，每日3次，口服，或200mg/d肌内注射，疗程为2～4周。

（8）疗尔健：应用于亚急性重型和慢性重症肝炎的治疗。其主要成分为肉毒碱乳清酸盐和肝提取的抗毒成分及肝代谢所必需的维生素和酶。疗尔健1～2支加入10%葡萄糖溶液250ml中静脉滴注，每日1次，疗程为2～4周。

（9）肝太乐0.4g，门冬氨酸钾镁20ml加入5%葡萄糖250ml静脉点滴，1次/日，3周为1疗程。

（10）联苯双酯滴丸（1.5毫克/丸），用法：7.5mg，3次/日口服，2个月后停服或减量。

（11）中药：临床上应用的苦黄注射液、复方丹参注射液、山莨菪碱等具有改善肝微循环，促进肝细胞再生作用，可根据病情选用。

3．营养代谢支持　ALF 患者均有严重营养缺乏，要根据患者病情，供给足够营养，一般中、长链脂肪乳不容易引起肝脂肪浸润，有助于肝功能衰竭的逆转。每日热量 1200～1600kcal，同时加用支链氨基酸。

4．维持水、电解质和酸碱平衡　补液量一般为前一日尿量加 500～700ml，以满足机体生理需要为宜，要及时纠正钠、钾、钙、镁等离子失衡，防治酸碱平衡失调。

5．补充维生素　ALF 患者均有凝血机制障碍，应常规补充维生素 K_1 20～40mg 及维生素 C 3～5g，同时要补充其他维生素，如 B、E 等。

6．血制品　ALF 患者由于凝血因子及白蛋白合成障碍，宜少量多次输注新鲜血或血浆，以补充多种血因子，有助于防治出血，并增强机体免疫力。有低白蛋白血症者宜少量多次输注白蛋白。

【并发症治疗】

1．肝性脑病的治疗

（1）清除肠道有毒物质和降低血氨：用弱酸性溶液清洁灌肠，常用食醋 30ml 加生理盐水 1000ml 洗肠，每日 2 次，然后用 50% 乳果糖 30ml 和新霉素 100mg 加生理盐水 100ml 保留灌肠，或口服甲硝唑和乳果糖抑制肠道细菌，减少氨的产生，促进肠内有毒物质排泄，阻止肠道氨的吸收，达到降低血氨的目的。

（2）增加氨的代谢转化：应用 L-鸟氨酸-L 天冬氨酸（OA），通过刺激谷氨酰胺合成降低血氨，用量为 20g/d，加入 5% 葡萄糖 250ml 静脉滴注 4h，疗程 1 周；或口服 OA18g/d，分 3 次服，疗程 2 周。其他，如谷氨酸钠、谷氨酸钾或精氨酸，可以根据病情选择应用。

（3）清除或代偿假性神经递质：应用左旋多巴 200～600mg/d，静脉滴注。静滴支链氨基酸，纠正氨基酸代谢紊乱。

2．脑水肿的治疗　应着重预防脑水肿，防止含钠药物的过量使用或滥用。治疗用 20% 甘露醇，1g/kg，每 4～6 小时 1 次，神志及脑水肿体征明显改善时，可减半量，不延长间隔，防止反跳。可加用地塞米松 5mg，每 4～6 小时 1 次，连用 2～3 天，与脱水剂交替使用。

3．肝肾综合征的治疗　当出现急性肾功能不全时，可通过调整液体入量，合理应用利尿剂及小剂量的多巴胺治疗。近几年，有报道应用前列腺素 E_1 及 E_2 对肝肾综合征有一定疗效。严重者可用血液滤过或血液透析治疗及人工肝支持系统等，但总的效果不理想。因此，对肝肾综合征应着重于预防，要积极治疗 ALF，尽量避免使用对肾有损害的药物等。

4．防治其他并发症　急性肝功衰竭可出现感染、呼吸衰竭、出血、低血糖及心血管等并发症。要及早发现，及时治疗，参见本书其他章节。

5．其他治疗　①人工肝支持疗法有3种类型：非生物型人工肝，以清除毒素功能为主的装置；生物型人工肝，是将同种或异种的全肝、肝组织片、培养肝细胞、肝细胞微粒、肝细胞酶等与生物合成材料相结合组装的体外装置；混合型人工肝，将生物反应器与血液透析滤过、血浆置换、血液灌流等偏重于解毒作用的装置结合起来，建立体外循环；②肝细胞移植和肝移植。

六、肾功能不全的支持治疗

【功能监测】　尿量、检查尿比重、尿渗透压、尿液镜检、血肌酐、血尿素氮、血 β_2 微球蛋白，必要时计算肾小球滤过率（GFR）。

【治疗原则】

1．积极防治感染　严重感染是急性肾功不全最重要的危险因素。炎症反应导致血管内皮异常，对肾毒性因素损害的耐受力降低。要加强医院内感染的防范措施，对已感染者要及时、合理使用有效抗生素，同时要及时清除感染病灶。

2．避免肾毒性因素　危重患者治疗用药多，易诱发或加重肾功能损害。对肾有毒性作用的药物很多，要尽可能避免应用，如氨基糖苷类抗生素、磺胺、顺铂等抗肿瘤药物、造影剂等均有肾毒性，要尽量少用或不用。必须应用时，要按药物药代动力学特点，采用正确使用方法和合理的剂量，同时增加输液量，加强水化，防止对肾的损害。

3．维持或增加肾小球滤过率（GFR）

（1）积极补液：恢复有效循环血量，维持肾血流灌注，防止肾缺血。

（2）应用利尿药：袢利尿药可以降低肾小管的氧耗，清除肾小管内碎屑的阻塞，降低管内压，增加肾小球的滤过率，从而保护肾功能。呋塞米可以通过抑制溶质重吸收，降低氧需，改善髓质氧合和缺氧性肾损害。

（3）小剂量多巴胺：小剂量多巴胺在临床上一直用作肾保护药物，从理论上讲应该能够改善GFR，保护肾功能。但近年临床研究的结果却相反，小剂量多巴胺并不能改善或保护肾功能，不建议在重症ARF病中广泛使用。

（4）心钠素（ANP）：ANP可以增加GFR，减少肾素生成，增加尿钠和尿量。冠状动脉旁路移植手术后血流动力学不稳定的患者，ANP可增加肾血流量和GFR。对造影剂引起的肾损害无预防、保护及治疗作用。

但ANP可能改善少尿型ARF无透析存活情况，而对非少尿型ARF患者可能有害。用法为0.2μg/(kg·min)持续静脉泵入，至少连续使用24小时，根据疗效调整疗程。

（5）非诺多泮（fenoldopam，FNP）：通过特异性兴奋D_1受体，扩张入球小动脉，增加肾血流量，改善GFR，有利钠和利尿作用。临床研究表明，FNP对于手术患者具有肾保护作用，同时，可防止注射造影剂后GFR的下降，降低血肌酐峰浓度，减少造影剂肾炎的发生。但需进一步观察。

（6）生长因子：动物实验提示，生长因子可加速急性肾功衰竭的恢复。应用生长因子（IFG）于大血管手术及肾动脉手术的ARF高危患者，能明显改善患者术后出现的肾小球滤过率降低，具有预防急性肾功衰竭的疗效。但IGF是否对ARF有预防作用，需进一步研究。

4. **急性肾衰（ARF）的非替代治疗** 急性肾衰的非替代治疗是通过药物减轻肾损伤，促进修复，维持水、电解质平衡，预防和治疗急性肾功衰竭相关的非肾并发症。

（1）维持水和电解质平衡：水肿、肺水肿、脑水肿、高钾血症是少尿期死亡的主要原因。因此，要详细记录出入水量，定期检测电解质水平，及时处理高血钾，积极控制容量负荷，根据尿量控制入水量。

（2）营养代谢支持：ARF患者往往表现为蛋白质分解代谢高和严重负氮平衡，积极营养支持可能加重氮质血症，可早期进行血液净化治疗，使营养支持得到保证。热量可根据不同疾病状态，及间接测能仪，尽可能使能量供给达理想水平及个体化，一般可在25～30kcal/(kg·d)，有学者推荐患者能量供给在75%静息能量消耗量，透析者可按30～35kcal/(kg·d)供给，脂肪乳供给可占非蛋白热量的40%～50%，由于肾衰时脂肪消除能力下降，在应用脂肪乳时要常规进行血脂监测。肾衰时机体对蛋白质的需求量增加，补充氮源有助于减少体内蛋白质分解及改善肾功能。对接受血透和血滤的患者，蛋白质摄入应>1.2g/(kg·d)，才可达到氮平衡状态。对未进行透析或血滤的患者应限制蛋白质的入量，以免加重氮质血症，因肾排泄障碍，氮源以补充必需氨基酸为主。同时要注意电解质、微量元素和维生素的补充。营养途径，对于肠道功能基本正常的ARF患者，应尽量胃肠营养支持，对于肠道功能障碍应在休克纠正后，立即给予肠外营养。肠内营养应使用营养液，如安素、能全力、爱伦多等，能量密度为1kcal/ml，同时补充氨基酸——谷氨酰胺，促进和改善肠道黏膜绒毛的功能。

（3）多尿期的治疗：急性肾衰少尿期经治疗后，24h 尿量 >400ml 即为多尿期的开始，一般在发病 7 ~ 10d 开始出现。此期治疗主要原则是保持水、电解质平衡，根据血生化、电解质等监测指标调整补液种类和量，其他仍同少尿期处理。

5. 急性肾衰的替代治疗　急性肾衰常用的肾替代治疗技术有血液透析，连续动-静脉血液滤过，连续动-静脉血液滤过透析，连续静脉-静脉血液滤过，连续静脉-静脉血液滤过透析等，均已广泛应用于急性肾功衰竭和 MODS 治疗。临床上可根据医院设备条件、医务人员技术掌握情况及患者情况选择应用。

七、弥散性血管内凝血（DIC）

【治疗原则】

1. 预防　DIC 是一种伴发于多种疾病的病理过程。引起血管内皮损伤和组织损伤相关的疾病，包括感染、肝功能衰竭、休克、酸中毒、血液淤滞、肿瘤、病理产科、手术及创伤等均可导致 DIC。因此，对上述患者要密切观察病情变化，及时行凝血方面的实验室检查，及时发现 DIC，一旦发现血液有高凝倾向，须适当给予肝素或其他抗凝药物，防止 DIC 的发生和发展。

2. 积极治疗原发病　积极有效地治疗原发疾病，去除引起 DIC 的病因是治疗 DIC 的根本措施。例如，对细菌感染或败血症引起的 DIC，要积极给予有效抗生素治疗，并及时清除和引流感染病灶等。

3. 抗凝治疗

（1）肝素：是主要的抗凝药物。过去的“早期、大量、持续足够的时间”的治疗观点，通过临床研究证明，并不能提高 DIC 患者的生存率，反而加剧了出血的危险，现已被摒弃。理论上计算小剂量的肝素即有足够的抗凝活性。目前主张小剂量静脉滴注，6000U/d 即可改善出血症状。只有在暴发性紫癜、急性早幼粒细胞白血病、输血错误和羊水栓塞等疾病时才需首剂 3000U 静脉注入和用较大剂量肝素 12000 ~ 24000U/d，持续静脉滴入，或分 4 次滴入，每次 4 小时。肝素应用剂量应根据病情不同而定，也应个体化用药。肝素的疗程根据病因、临床和实验室检查结果而定。如出血停止，临床症状改善，凝血象恢复，可考虑逐渐停药。一般凝血酶原时间最早恢复正常，其次为血浆纤维蛋白浓度，血小板计数和 D-二聚体恢复需 3 天或更长的时间，因此，不能作为停药指征，一般肝素疗程为 4 ~ 5 天，在某些病理情况下用药 1 ~ 2 天即可。

（2）低分子量肝素：近年来低分子量肝素已广泛应用于临床。低分子量肝素保留了抗因子 Xa 的活性，而抗凝血酶的作用减弱，具有抗凝作用强、出血危险小的优点。已有临床治疗 DIC 取得较好疗效的报道，可减少出血表现和器官功能障碍。但目前有关低分子量肝素治疗 DIC 的资料较少，无多中心对照研究证明其疗效。因此，低分子量肝素治疗 DIC 的效果和优越性有待进一步证实。

（3）新的抗凝剂：目前一些新的治疗方法也应用于临床治疗 DIC。日本应用**血栓调节蛋白（TM）**治疗 DIC 并取得满意的疗效，和肝素比较，TM 对凝血参数的影响小，出血的危险性也小得多。**水蛭素**有直接抗凝血酶作用，对肿瘤及白血病并发 DIC 有治疗效果。抗因子Ⅶa 和抗组织因子单克隆抗体能完全抑制凝血酶的生成，动物实验证实可抑制 DIC 过程，并降低其病死率。基因重组的组织因子途径抑制物可减轻败血性 DIC 的病理损伤，并降低病死率。相信新的药物不久可能会应用于临床。

4．补充凝血因子和抑制物　DIC 时有大量血浆因子消耗，应及时输注新鲜冷冻血浆，以补充凝血因子和抑制物。动物实验和临床观察，未发现补充凝血因子可能加重凝血障碍。因为在应用血浆时，也同时补充了抑制剂，患者同时还接受了肝素治疗。因此，输血浆是必要和合适的，血浆的输注主要是按出血的严重性和是否需手术来决定，而不是根据实验室检查结果。1ml/kg 的新鲜冷冻血浆大约可使血液中凝血因子浓度升高 1% ~2%，要将患者的凝血酶原时间纠正至接近正常水平，纤维蛋白原不低于 1.5g/L。现在不推荐在 DIC 治疗中使用冷沉淀物。血小板的输注应视病情而定，在血小板生成受到抑制、血小板计数很低或有明显出血时可输注血小板。

5．抗纤溶药物　近年来研究表明，DIC 患者一般表现为纤溶活性的下降，而不是以往认为的纤溶亢进。抑制纤溶过程将加重脏器功能障碍，因此不主张对 DIC 患者常规应用抗纤溶药，只有在确定发生纤溶亢进时，如急性早幼粒细胞白血病、前列腺癌等，才给予抗纤溶药物。

6．溶栓治疗

（1）适应证：①经抗凝治疗后未能有效地纠正器官功能障碍；②DIC 晚期凝血及纤溶过程已终止，而器官功能恢复缓慢或欠佳；③有明显血栓栓塞的临床和实验室检查证据。

（2）药物：主要有尿激酶、单链尿激酶，组织型纤溶酶原活化物（t-PA），乙酰化纤溶酶原-链激酶复合物（APSAC）。临床上可根据病情选用。

7．支持治疗　要加强 DIC 患者的支持治疗，如防治低氧血症，纠正休克、心力衰竭、肝功衰竭、肾功衰竭，维持水、电解质及酸碱平衡，加强监护，记录尿量等。密切注意病情变化。

8. 抗凝血治疗的监护

（1）普通肝素应用时的监测指标：应用肝素治疗的第1～2天内应每4～6小时监测1次APTT，以后根据病情决定。抽血时间应选择在静脉注射或皮下注射2次用药的中点或下一次用药之前，如为静脉持续滴注则无时间限制。肝素治疗的有效阈值是APTT测定值为同时测定的正常对照值的1.5倍，安全范围为正常对照值的1.5～2.5倍。当血浆肝素浓度>1.0U/ml时，如体外循环等情况，APTT不能反映肝素的安全水平，应测活化的凝血时间（ACT），参考值为75～125s，体外循环时ACT为400～600s较为安全有效。血浆肝素浓度为0.2～0.5U/ml时和凝血酶时间（TT）为正常对照值的2.0～2.5倍时较为安全有效，抗凝血酶-Ⅲ活性（AT-Ⅲ：C）正常参考值为80%～120%。血小板计数如减少需酌情减少肝素剂量。

（2）低分子量肝素应用时的监测指标：抗因子Ⅹa活性为0.5～1.0U/ml较为适宜，必要时可测定血小板计数。

9. 溶栓性治疗的监测

（1）提示溶栓治疗可能发生出血的指标：①治疗开始数小时后，血浆纤维蛋白含量<1.0g/L；②治疗3d后，血小板计数$<50\times10^9/L$；③APTT延长到正常对照值的2.0倍以上。

（2）提示溶栓治疗有效的指标：①D-二聚体明显上升后（不同疾病、不同部位的血栓和不同剂量的溶栓剂，其增高水平不同）逐渐下降；②FDP明显上升后（血浆含量>300g/L）逐渐下降。D-聚体和FDP为溶栓治疗有效直接依据，D-二聚体的测定特异性更高；③纤维蛋白（Fg）较治疗明显下降，一般降至1.2～1.5g/L为宜；④TT是同时测定的正常对照值的1.2～1.5倍。

八、脑水肿

[病因治疗] 积极治疗引起脑水肿的病因或诱因。

[一般治疗]

1. 体位 采取头高位（15°～30°）卧床休息。

2. 限制液体入量 在治疗最初数天，补液量按前一天的尿量加500ml计算，一般限制在每天2000ml左右，输液速度应慢，使患者保持轻度脱水状态，输液以10%葡萄糖为主，每日盐（氯化钠）不超过5g，氯化钾不超过3g，保持水、电解质、酸碱平衡。

3. 纠正低血压，保持脑灌注。

4. 纠正低氧血症，防止脑缺氧。要保持呼吸道通畅。通过吸氧或机械辅助通气纠正低氧血症。

5. 纠正高血糖，防止加重脑损害。

［**脱水治疗**］

1. 高渗性脱水剂　通过提高血浆渗透压降低颅压。常用20%甘露醇溶液125ml，快速静脉滴注，每日4次；50%葡萄糖溶液，每次60～100ml静脉注射，但有“反跳现象”，一般与甘露醇交替使用，要注意血糖水平。

2. 利尿剂　通过利尿使机体脱水，间接地减轻脑水肿，降低颅压。常用呋塞米20～40mg溶于5%葡萄糖液20～40ml内，缓慢静脉注射，每天2～4次，但要注意电解质平衡，防止低钾、低镁。

3. 肾上腺皮质激素　肾上腺皮质激素能改善毛细血管通透性，是安全有效的治疗脑水肿药物，但其降低颅压的效果不如渗透性脱水剂。常用地塞米松每日10～20mg，分2～3次稀释后静滴，用药后12～36小时见效，病情好转后逐渐减量。使用糖皮质激素时要注意防止应激性溃疡、高血糖及感染等发生。

4. 外科手术脑室引流，减压术　可根据病情选用。

［**神经营养因子**］　目前已发现的神经营养因子（NTFs）有20余种。研究表明，脑缺血后有大量神经营养因子增加，在缺血的自我保护中起重要作用。NTF包括神经生长因子（NTF）、脑衍生（脑源性）神经营养因子（BDNF）、胶质细胞源性营养因子（GDNF）、胰状神经营养因子（CNTF）、运动神经元营养因子（MNTF）等。

在动物实验中这些神经营养和保护因子均显示了良好的效果。但NT-Fs的临床应用仍有限，因为大脑存在血脑屏障，临床上缺乏合理有效的中枢给药途径。同时临床效果不是十分理想，或副作用较大，患者不能耐受，在临床上的应用有待进一步研究观察。

［**脑保护剂**］

1. 拉莫三嗪（lamotrigine，LTG）　LTG是一种新型抗癫痫药。近年来动物实验表明，LTG及其衍生物具有神经保护作用，LTG作用于电压依赖钠通道，抑制突触前膜谷氨酸（兴奋性氨基酸）的释放；作用于电压门控性钙通道，降低钙调性细胞毒性，产生神经保护作用。

2. 银杏叶制剂（金纳多）　银杏叶提取物含银杏苦内酯、银杏黄酮等成分，具有抗氧化、清除自由基及减轻谷氨酸的兴奋毒性作用，减少神经损伤。动物实验表明，有明显延长缺血动物存活时间，抗脑水肿，抗缺氧，增加脑血流和改善脑代谢等抗脑缺血损伤作用。促进花生四烯酸再转为脑磷脂，降低由于长期暴露大量花生四烯酸而产生的对脑组织的神经毒性作用。用法：1～2 支（每支 5ml）加于 250ml 输液剂内静脉滴注，口服每次 1～2 片，每日 3 次。

3. 氟桂嗪（盐酸氟桂利嗪） 为选择性钙离子通道阻滞剂，对动脉有选择性，而不影响心率及血压。具有亲脂性，易通过血脑屏障。不影响正常细胞钙平衡，仅对缺氧等病理状态下开放的钙离子通道起阻滞作用。能有效防止缺血后细胞膜系统的非特异性损伤，稳定细胞膜，使超氧阴离子产生减少，缓解线粒体的有氧代谢障碍，保留脑组织的能量，减轻脑缺血时 SOD 活性的降低。用法：口服，恢复期每日 5～10mg，眩晕和椎动脉供血不足者，每日 10～30mg，2～8 周为 1 疗程。

4. 胞二磷胆碱 胞二磷胆碱用于膜的生物合成，神经元细胞膜上卵磷脂前体，有较强抗氧化作用，能清除自由基，稳定细胞膜，促进有修复作用的脑区乙酰胆碱合成，有较肯定的双重神经保护作用。临床试验表明，有治疗急性脑梗死的作用。每次 200～600mg，每日 1 次，肌内注射；或加于 10% 葡萄糖液 500ml 内静脉滴注，10～14 次为 1 疗程，重复疗程应间隔 10～14 日。与 ATP 合用可增强疗效。

5. 神经节苷脂（GM-1） 为兴奋性氨基酸（EAA）受体阻断剂，GM-1 通过血脑屏障进入神经元膜，稳定膜上各种酶活性，保护线粒体，改善脑组织缺血、缺氧，降低脑水肿。加强 NGF 促生长作用，早期促进受损神经轴突再生，在损伤后期促进神经再生，拮抗 EAA 的神经毒作用。但不影响其正常生理反应。一般剂量为 100mg，静滴，2～3 周后，改为维持量 20～40mg/d，疗程一般为 6 周。

6. 富马酸尼唑苯酮 作用为可使脑代谢率降低 20%～30%，增强对缺氧的耐受性。清除自由基，稳定细胞膜。抗血栓烷 A_2，促进前列环素生成。一般用量为 5～10 毫克/次，每日 2～3 次静脉滴注，连用 5 日。

7. 奥拉西坦 为吡拉西坦的类似物，可促进磷酰胆碱和磷酰乙醇胺合成，提高大脑中 ATP/ADP 的比值，使大脑中蛋白质和核酸的合成增加。用于脑损伤及其引起的神经功能缺失、记忆与智能障碍的治疗。奥拉西坦注射液，每次 4.0g，加入到 100～250ml 5% 葡萄糖注射液或 0.9% 氯化钠注射液中，静脉滴注，每日 1 次。可酌情增减用量，对神经功能缺失的治疗通常疗程为 2 周，对记忆与智能障碍的治疗通常疗程为 3 周。

8. 小牛血去蛋白 能促进细胞对葡萄糖和氧的摄取与利用。在低血氧以及能量需增加等情况下，可以促进能量代谢。增加供血量。能改善脑部血液循环和营养障碍性疾病（缺血性损害、脑外伤）所引起的神经功能缺损。脑部缺血性损害，可用小牛血去蛋白注射液 20 ~ 30ml 加入 200 ~ 300ml 5% 葡萄糖或 0.9% 氯化钠注射液中静脉滴注，滴注速度约 2ml/min。每日 1 次，连续 2 ~ 3 周。

虽然国内外已有200 多种药物用于治疗脑损伤、脑保护的研究，有的已进行了多中心前瞻性随机双盲临床研究，但至今对这些药物的确切疗效尚有争议，故需进一步研究。

（俞森洋）

第十二章　其他肺部疾病

第一节　吸入毒性气体时肺部并发症

刺激气体一旦被吸入，可造成气道的化学性炎症及呼吸功能障碍，有的尚有腐蚀作用，如氨气、氢氟酸等。吸入毒性气体时可引起气道黏膜和肺实质的损害，并发展为肺水肿，通常称之为**吸入性肺损伤**，也称中毒性肺水肿。中毒性肺水肿系非心源性肺水肿的一种，常因刺激气体（如锌、镁等氧化金属）及热伤、烟等引起，这些刺激性和有害气体侵入呼吸道可引起呼吸道黏膜和肺组织的充血、水肿、上皮细胞损伤及脱落，发生呼吸道梗阻，致弥漫性肺不张、肺顺应性降低、活性物质缺乏及毛细血管通透性增加等而导致肺水肿。

【诊断要点】

1．临床表现　**通常在吸入有害气体后即发生呼吸道呛咳、喘鸣、胸骨后不适、血痰等，数小时至数日后发生肺水肿，**端坐呼吸、发绀，听诊肺部由低调干啰音转为高调干啰音及两肺水泡音。经适当治疗后可在2～4周逐渐恢复。但可因继发感染而病程迁延。

2．胸部X线检查　双肺纹理模糊，散在点、片状阴影或网状阴影，透明度减低，可见水平裂增厚，有时可见支气管袖口征或克氏B线，提示有间质肺水肿。

3．血气分析　对观察病情有辅助价值，常有PaO_2降低，$PaCO_2$正常或升高。

【处理原则】

1．祛除病因　使患者**迅速脱离气体接触环境，**并加强护理。

2．通畅气道　起初上气道梗阻阶段，必要时行气管插管或气管切开，或应用纤维支气管镜移除结痂、坏死黏膜和分泌物阻塞。

3．氧疗　鼻导管低流量持续给氧，对吸入气体中含高浓度一氧化碳者应行环甲膜穿刺送入细塑料管至接近隆突部，给予纯氧吸入。必要时应用高压氧，同时加用消泡剂。

4．机械通气和ECMO　对一般氧疗不能纠正的严重缺氧，或因气管痉挛和气道阻塞**并发急性呼吸功能衰竭者应给予机械通气**，必要时加用呼气末正压（PEEP）。有条件也可应用体外膜氧合器（ECMO）。

5. 肾上腺皮质激素　甲泼尼龙100mg静注，每8小时1次，对减轻肺水肿、防止ARDS的发生可能有益。

6. 中和解毒　酸性烟雾吸入所致气道损害及氮氧化物、氯气中毒可用0.05%小苏打液雾化吸入；碱类毒物（如氨气等），可用0.05%硼酸雾化吸入；金属烟雾吸入者必要时可用巯基或依地酸类解毒剂。

7. 对症处理　应用支气管扩张剂解除气道痉挛，应用有效抗生素防治继发感染。

8. 其他治疗　给予细致护理，适当补液，维持水电解质和酸碱平衡，充分的营养，并保护心脏功能，防治弥散性血管内凝血（DIC）的发生等。

（秦雪冰）

第二节　呼吸道淀粉样变

淀粉样变（amyloidosis）是一组表现各异的临床综合征。**其共同点为患者均具有细胞外淀粉样蛋白质沉积，可侵犯全身各个器官**。呼吸系统淀粉样变可以为全身原发性淀粉样变的一部分，也可继发于慢性感染性疾病或家族性或老年心脏性淀粉样变等。

呼吸道淀粉样变（amyloidosis of respiratory tract）可见于多种原因的疾病，淀粉样物质主要是多糖蛋白复合体，可沉积于不同的组织内，导致器官功能损害。淀粉样物质在气管和肺的沉积较其他器官少而轻。**淀粉样物质沉积在气管或支气管引起管腔狭窄，继发肺不张及肺气肿，排痰不畅伴细菌感染时可发生阻塞性肺炎**。病变还可引起支气管囊性扩张，淀粉样物质弥漫性沉淀于肺，可引起肺换气、通气功能障碍。

【诊断要点】

1. 临床表现　**临床分为原发性和继发性两类**，原发性又分为：①气管、支气管型：气管或支气管内可见到结节状肿物，可继发肺不张、肺气肿、阻塞性肺炎、支气管扩张及反复肺部感染，患者可出现咳嗽、咳脓痰、咯血、呼吸困难等症状，并有相应的体征；②肺肿瘤型：类似转移性肺癌的表现；③弥漫性肺实质型：多数为全身淀粉样物质的沉积，晚期可累及毛细血管，易发生呼吸衰竭而死亡。继发性淀粉样变常见于重症肺结核和脓胸，临床主要为肺结核和脓胸的表现。

2. 胸部X线检查　病变局限于气管、支气管内时，体层摄片可见支气管内有肿块状阴影；肺实质内病变可见双肺野边缘整齐的单个或多个圆形结节影，有时结节中可见钙化和空洞。

3. 纤维支气管镜检查　可见到结节，活组织检查可以确诊。此外，**有些肺肿瘤型或弥漫性肺实质型病变只能靠胸腔镜或开胸肺活检确诊。**

4. **确诊淀粉样变需要活体组织检查　刚果红染色后在偏振光下显示苹果绿色是诊断的金标准。**系统性疾病可选择易于进行的部位活检，如直肠黏膜、皮肤和皮下脂肪或齿龈等。局限于支气管和肺者可通过支气管镜或开胸肺活检，如活检证明为淀粉样变，再通过荧光免疫法或免疫组化法检查特异性蛋白以鉴别其类型。

【治疗原则】　系统性淀粉样变是全身化疗的指征，局部病变则选用局部治疗方法。

1. 病因治疗　积极治疗能诱发本病的病因，**有试用腔内放射治疗、免疫抑制剂治疗、**肾上腺皮质激素或秋水仙碱治疗的报告，仅对部分患者有一定疗效。

2. 手术治疗　对于气管、支气管内病灶或肺实质病变较局限者，可行手术切除，效果良好，但易复发。

3. 对症治疗　继发肺部感染者，应用抗生素。肺结核患者行抗结核治疗。伴脓胸者进行胸腔置管引流，并加大抗生素用量。注意保护心脏功能。

4. 支持疗法　应加强对症支持治疗，增强机体免疫力，有利于病情恢复。

（秦雪冰）

第三节　肺泡微石症

肺泡微石症（pulmonary alveolar microlithiasis，PAM）**是肺泡内形成以钙为主要成分的小结石的罕见而独特的弥漫性肺疾患，**其特征是：病因未明，为常染色体隐性遗传病，**半数以上有家族史；**病变坚硬如石，仅局限于肺；**X线胸片显示两肺弥漫性粟粒状钙化阴影，尤以下肺为密集；**病理检查显示肺泡内有同心圆状、层状微结石形成；一般无明显自觉症状，物理检查和一般化学检查多阴性；有明显的家族性，但无职业史可查。

【诊断要点】

1. 临床表现 本病的临床特点是没有自觉症状与体征，多数由健康检查偶然发现。有时两肺野几乎全部实变，只有很少的含气肺实质，但无临床症状，形成特有的X线和临床表现不一致现象，可据此作出诊断。不少患者于X线诊断后仍可无症状达10余年甚至20年之久，但晚期患者可有劳力性呼吸困难、干咳、发绀、杵状指等表现。严重者可导致肺心病、心力衰竭和呼吸衰竭。少数患者有呼吸道反复感染病史。**常有家族史。偶尔可咳出微石。**

2. 胸部X线检查 **胸片上典型表现**是双肺密集散布极微细的有时稍大的、具有钙化硬度的阴影，边缘锐利，直径小于1mm，呈现所谓“暴沙”或“暴雪”样改变。也可融合成均匀一片，成磨玻璃状。肺尖部阴影的分布较稀疏，中下肺野则密集，常使心脏、膈肌的边缘模糊不清。此外，沿着肺外侧、心脏、膈肌、大动脉外缘可以看到钙化的硬线状影，形成所谓“薄壳”阴影，晚期患者可有心影扩大，肺纹理增强等改变。

3. 纤维支气管镜经支气管肺活检可确诊。

4. 肺功能及其他检查 早期患者肺功能正常。除了少数重症患者外，通气功能无异常，但约半数患者可有弥散功能降低。晚期有低氧血症而不伴高碳酸血症。血沉和血清碱性磷酸酶、钙等也无异常，肺活检可以从病理上确诊本病。

【处理原则】 **无特殊治疗方法，**出现肺心病、呼吸衰竭、心力衰竭者可对症治疗。本病发展缓慢，一般认为经5～25年的观察，仍有半数患者无显著临床表现。但少数患者可以死亡，死亡的主要原因是右心衰竭和肺部感染。

（秦雪冰）

第四节 α_1-抗胰蛋白酶缺乏症

自1963年以来，Laurell与Eriksson发现α_1-抗胰蛋白酶（α_1-anytitypsin，简称α_1-AT）缺乏与肺气肿有密切关系，认为**α_1-AT缺乏是家族性肺气肿的主要原因。**α_1-AT的缺乏与婴幼儿肝硬化、肝癌的发病均有密切关系。α_1-AT是人类血浆中最主要的一种蛋白酶抑制剂（protease inhibitor，简称PI）。α_1-AT的主要生理功能是保护下呼吸道及其他组织，免受弹性蛋白酶的损伤。

【诊断要点】

1. 临床表现 高加索人群中，有1%～2%的肺气肿患者伴有α_1-AT

缺乏。发病年龄早，呼吸道症状出现于30～40岁，早期症状为活动后呼吸困难，多有咳嗽和反复呼吸道感染，查体可见患者过度消瘦，呼吸音低；X线胸片示横膈低平，肺过度充气，外周血管减少，尤其是以肺下叶明显。**肺功能提示严重肺气肿，**肺总量增加，残气量/肺总量的比值增加，呼气受限，弥散量减低，肺顺应性增加。血气分析检查提示，早期有轻至中度低氧血症，而无高碳酸血症；晚期患者低氧血症加重伴有高碳酸血症及血清中代偿性 HCO_3^- 水平升高。心电图显示慢性右心劳损，右心室肥厚，可伴有右束支传导阻滞。

2. 根据临床表现结合病史可作出肺气肿的诊断。在高加索人群中凡是肺气肿患者均应除外 α_1-AT 缺乏症的可能性。可经血清蛋白电泳、醋酸纤维电泳、放射免疫扩散法和电泳免疫分析等方法**检测血中 α_1-AT 含量，还可测血清胰蛋白酶抑制活性。**进一步作定型检查可帮助确诊 α_1-AT 缺乏症。

【治疗原则】

1. 人工合成的类固醇类药物 炔羟雄唑（danazol）治疗，能使肝细胞分泌的 α_1-AT 增加，血浆中的 α_1-AT 浓度也增加，因此类药物为人工合成的类固醇类药物，无雄激素功能，能有效防止肺、肝损伤。但可能有肝转氨酶升高的副作用。

2. 补充治疗法 输入适量的 α_1-AT，使弹性蛋白酶与蛋白酶抑制剂之间达到平衡。一般输入正常人血浆或血浆制品可补充 α_1-AT。近年来应用DNA技术，在大肠埃希菌和酵母菌中产生大分子 α_1-AT 用于治疗 α_1-AT 缺乏症。

3. 人工合成抗蛋白酶制剂的应用 人工合成的碱化剂（如氨甲基酮肽、酰化剂）如（重氨肽类和单肽类）均用于 α_1-AT 缺乏者和慢性支气管合并肺气肿者，但他们的毒性及致癌作用尚不清楚，仍在研究中，一种新型肽类硼酸AAPb在动物试验中能有效地使整个肺不受弹性蛋白酶的损害，这些试验性治疗为 α_1-AT 缺乏症致肺气肿的防治提供了新途径。

（秦雪冰）

第五节 不动纤毛综合征

不动纤毛综合征（immotile cilia syndrome，ICS）是由纤毛结构缺陷引起多发性异常的遗传病，为常染色体隐性遗传。

【病理生理】 纤毛上皮分布于上下呼吸道、耳咽管、脑、脊髓的室管膜、输卵管以及精子尾部。当纤毛结构发生异常时其清除运动功能障碍造成局部感染，或精子失去生育能力。妊娠初期胚胎发育过程中，若纤毛结构异常，由于缺乏正常的纤毛摆动，可引起脏器反位。

【诊断要点】

1. 临床表现 **多在新生儿或婴儿初期即发病，可反复发生上呼吸道感染，**导致肺不张、支气管扩张。表现为咳嗽、咳脓痰、咯血、呼吸困难等。**慢性鼻炎、鼻窦炎**时，可引起鼻窦内黏液脓性分泌物潴留，鼻腔流脓；尚可有鼻息肉、额窦异常或鼻窦发育异常等。中耳和耳咽管纤毛异常，可致**慢性复发性中耳炎、鼓膜穿孔、耳流脓**。还可**内脏完全或部分转位或成年男子不育症**。脑室管膜受损时有慢性头痛等。偶有皮肤、消化道症状。Kartagener 综合征是 ICS 的一种，主要表现为支气管扩张、鼻窦炎及内脏转位三大特征，但约半数 ICS 没有内脏转位。

2. 诊断 **根据临床表现和黏膜活组织检查即可确诊。**

【治疗原则】 只能针对继发感染进行治疗，应用抗生素和祛痰药。病灶局限者可考虑手术切除。同时应治疗鼻窦炎。

（秦雪冰）

第六节 特发性肺含铁血黄素沉着症

【概述】 特发性肺含铁血黄素沉着症（idiopathic pulmonary hemosiderosis，IPH）是一种罕见的，主要发生在儿童（7 岁以下）的铁代谢异常性疾病。其特点是广泛的肺毛细血管反复出血，肺泡中有大量的含铁血黄素沉着，并伴有缺铁性贫血。临床表现为反复发作的咯血、气促和贫血。细胞因子和自身免疫性血管炎在 IPH 发病中有一定作用。

【诊断要点】 凡缺铁性贫血伴有慢性肺部疾病的患者均应考虑 IPH 可能性。

1. 临床表现 急性出血期为发作性呼吸困难、咳嗽、咯血、贫血。多数为少量持续咯血，偶有大咯血。慢性反复发作期有慢性咳嗽、气短、**反复咯血**、低热、全身倦怠及**不同程度贫血**症状。病程后期可以并发肺气肿、肺心病和呼吸衰竭。也有患者无咳嗽、咯血等肺部症状，而以贫血为唯一表现。

2. 体格检查 常见有杵状指，肝脾大和全身淋巴结肿大。咯血期间有低热和肺底湿啰音。

3. 实验室检查 血象呈小细胞低色素性贫血表现。网织红细胞的反复升高提示反复的肺内出血。部分患者出现嗜酸性粒细胞增多。铁代谢检查血清铁降低、转铁蛋白饱和度降低，总铁结合力升高，但不一定同时出现。**血清 IgA 升高，直接 Coomb 试验、冷凝集试验可呈阳性。痰涂片及胃液中可见大量巨噬细胞中充满含铁血黄素颗粒，即使在没有咯血的患者中也可出现，具有重要的诊断意义。**

4. 影像学检查可作参考 咯血期间双肺有弥漫性小斑点状阴影，也可融合成大片状影，以肺门及中下肺野居多。阴影在 1～2 周或数月后消散，但可反复出现。**慢性期可见广泛肺间质纤维化。**

5. 肺活检 见肺泡及细支气管腔内有红细胞及含铁血黄素巨噬细胞。

【鉴别诊断】

1. 继发性肺铁血黄素沉着症 继发于心脏病尤其是二尖瓣狭窄和各种原因引起的慢性心力衰竭患者，也可反复咯血，肺内可见含铁血黄素的巨噬细胞。但区别在于继发性患者原来具有心脏病史，心衰症状和体征，镜检可见心力衰竭细胞，即含铁血黄素的巨噬细胞，普鲁士蓝反应阳性。

2. 肺出血-肾炎综合征 此综合征特点是反复咯血，X 线胸片呈双肺散在小结节状或片状影。临床有肾小球肾炎表现。血清中能检出抗肾小球基底膜抗体；免疫荧光检查肾小球和肺泡毛细血管基底膜上有免疫球蛋白 IgG 和补体 C3 沉着，与 IPH 有重要区别。

【治疗原则】

1. 对症治疗 急性期大咯血时，应及时吸出气管内积血，防止窒息，同时适**当选用止血药物**，并给予输血、氧疗等。

2. 肾上腺皮质激素 **急性肺出血期，可用氢化可的松** 4～5mg/(kg·d) 短程治疗，病情缓解后改为口服泼尼松 1～2mg/(kg·d)，2～3 周逐渐减量，维持治疗 1～2 年。也可试用激素吸入疗法。

3. 其他免疫抑制剂 **激素治疗无效时，可以选用免疫抑制剂，**如硫唑嘌呤 2.5mg/(kg·d)，6 周后改为 1.25mg/(kg·d)，持续用药 0.5～1 年。但应定期监测肝功和血象。激素和免疫抑制剂也可联合应用，以增加缓解率。

4. 血浆置换 可以祛除免疫复合物造成的损伤，改善临床症状。

5. 抗生素 继发感染时，应给予有效的抗生素治疗。

6. 其他 祛除可能的变应原；对贫血患者补充铁剂；应用肺泡灌洗疗法；肌注去铁胺（每日 25mg/kg，有明显毒性，应慎用）等，但疗效尚未肯定。

【预后】 本病自然病程与预后取决于肺出血程度及持续时间。血清抗中性粒细胞胞质抗体为预后不良因素。儿童预后较成人差。长期接受正规免疫抑制治疗可改善预后。

（林　彦）

第七节　复发性多软骨炎

【概述】 复发性多软骨炎（relapsing polychondritis，RP）是一种较少见的炎性破坏性疾病，**特点是软骨组织复发性退化性炎症**，表现为耳、鼻、喉、气管、眼、关节、心脏瓣膜等器官及血管等结缔组织受累。复发性多软骨炎可与类风湿关节炎、系统性血管炎、系统性红斑狼疮以及其他结缔组织病并发。各年龄阶段均可发病，好发年龄为 30 ~ 60 岁。发病无性别倾向。病初常为急性炎症，经数周至数月好转。以后呈慢性反复发作。

【诊断要点】

1. 主要临床表现　①双耳软骨炎；②非侵袭性多关节炎；③鼻软骨炎；④眼炎，包括结膜炎、角膜炎、巩膜炎、浅层巩膜炎及葡萄膜炎等；⑤喉和(或)气管软骨炎；⑥耳蜗和(或)前庭受损，表现为听力丧失，耳鸣和眩晕。以上 6 条称为 McAdam 征。

2. 实验室检查

（1）血常规及血沉：大多数急性活动期患者有轻度正细胞正色素性贫血，白细胞中度增高，血沉增速。

（2）尿常规：少数患者有蛋白尿、血尿或管型尿。有时可出现类似于肾盂肾炎的改变。急性活动期尿中酸性黏多糖排泄增加，对诊断有参考价值。

（3）血清学检查：有 20% ~25% 的患者抗核抗体及类风湿因子阳性。少数患者梅毒血清学反应假阳性，或狼疮细胞阳性。总补体、C3、C4 多正常，偶有升高。IgA、IgG 在急性期可暂时性增高。间接免疫荧光法抗软骨细胞抗体阳性及抗Ⅱ型胶原抗体阳性有助于复发性多软骨炎的诊断。

（4）肾功能与脑脊液检查：肾功能异常及脑脊液细胞增多提示相关的血管炎。

3. X 线检查　常有耳软骨钙化，喉断层摄影可见有气道狭窄。胸片显示肺不张、肺炎和程度不等的纤维化。**气管支气管断层摄影可见气管、**

支气管普遍性狭窄。X 线检查可见心脏扩大，并以左心扩大为主。有时也能显示主动脉弓扩大，升主动脉和降主动脉、鼻、气管和喉有钙化。**关节 X 线检查可有关节间隙狭窄，但无侵袭性破坏。**少数患者有脊柱后凸，腰椎和椎间盘有侵袭及融合，骶髂关节狭窄及侵袭，必要时行 CT 检查。

4. 纤维支气管镜检查及肺功能测定　纤维支气管镜检查可发现气管、支气管普遍狭窄，软骨环消失，黏膜增厚、充血水肿及坏死。内有肉芽肿样改变或黏膜苍白萎缩。肺功能测定显示阻塞性通气障碍。

具有主要临床表现 6 条 McAdam 征中的 3 条或 3 条以上者可以确诊，不需要组织学证实；具有 2 条 McAdam 征，并由病理证实也可以确诊；1 条 McAdam 征，加上病理证实，病变累及 2 个或 2 个以上部位，对皮质激素或氨苯砜有效，也可以诊断，并非每例患者均需做软骨活检。

【鉴别诊断】　当病变累及耳、鼻、喉、眼、气管软骨时，应与临床表现相类似的其他疾病相鉴别。

1. 耳郭病变及外耳炎　应与局部外伤、冻疮、丹毒、慢性感染、系统性红斑狼疮、痛风、真菌性疾病、梅毒、麻风病相鉴别。系统性血管炎或其他结缔组织病也可引起耳软骨炎，但双侧耳软骨炎者不多见。

2. 鼻软骨炎　需要与韦格纳肉芽肿、淋巴样肉芽肿、致死性中线肉芽肿、先天性梅毒、麻风、淋巴瘤、结核等引起的肉芽肿以及癌肿、淋巴肉瘤相鉴别。反复多次活检、病原菌的培养及血清学检查可有助鉴别。

3. 眼炎　应注意与韦格纳肉芽肿、结节性多动脉炎、Cogan 综合征、贝赫切特综合征、原发性或继发性干燥综合征、血清阴性脊柱关节病等累及眼的全身性疾病相鉴别。根据这些疾病的全身表现和实验室检查特征不难与之区别。

4. 气管支气管狭窄变形　应与感染性疾病、结节病、非感染性肉芽肿病、肿瘤、慢性阻塞性肺疾病、淀粉样变性等疾病相鉴别，一般上述疾病经活组织检查明确诊断。复发性多软骨炎患者同时还有耳、鼻等软骨病变，可与之鉴别。

5. 主动脉炎和主动脉病变　应与梅毒、马方综合征、Ehlers-Danlos 综合征、特发性纵隔囊肿坏死、血清阴性脊柱关节病并发的主动脉病变相鉴别。

6. 肋软骨炎　需与良性胸廓综合征（如特发性、外伤性肋软骨炎、Tietze 综合征、肋胸软骨炎、剑突软骨综合征等）相鉴别。上述这些疾病均无系统性临床表现，可与本病鉴别。

【治疗原则】

1. 一般治疗　急性发作期应卧床休息，视病情给予流质或半流质饮食，以免引起会厌和喉部疼痛。注意保持呼吸道通畅，预防窒息。烦躁不安者可适当用镇静剂，以保持充足的睡眠。

2. 药物治疗

（1）非甾体抗炎药：原则上与治疗类风湿关节炎相同。常选用的药物，如布洛芬400～600mg，3～4次/日；双氯芬酸25～50mg，3～4次/日；吡罗昔康（炎痛喜康）20mg，3～4次/日，或塞来西布100～200mg，1～2次/日等。

（2）糖皮质激素：用于病情较重者，开始剂量为0.5～1mg/(kg·d)，分次或晨起一次口服。对有喉、气管及支气管、眼、内耳等累及的急性重症患者，糖皮质激素的剂量可酌情增加。甚至行甲泼尼龙冲击治疗。临床症状好转后，可逐渐减量，以最小维持剂量维持1～2年或更长时间。

（3）免疫抑制剂：可选用环磷酰胺、甲氨蝶呤、硫唑嘌呤等免疫抑制剂口服。使用免疫抑制剂时，应定期查血、尿常规及肝、肾功能，以防止不良反应发生。

（4）氨苯砜：剂量范围25～200mg/d，平均剂量为75mg/d，开始从小剂量试用，以后逐渐加量。因有蓄积作用，服药6天需停药1天，持续约6个月。氨苯砜主要副作用为恶心、嗜睡、溶血性贫血、药物性肝炎及白细胞减少等。

3. 对症治疗

（1）眼部症状：局部用泼尼松眼膏或用氢化可的松眼药点眼。当出现继发性白内障或青光眼时，给予相应治疗。

（2）对气管软骨塌陷引起重度呼吸困难患者，应立即行气管切开术，必要时用呼吸机辅助通气。对于软骨炎所致的局限性气管狭窄可行外科手术切除。积极预防和治疗肺部炎症。

（3）复发性多软骨炎患者因心瓣膜病变引起难治性心功能不全时，应使用强心剂和减轻心脏负荷的药物。若有条件可行瓣膜修补术或瓣膜成形术。

【预后】　患者5年病死率接近1/3，通常死于喉和气管软骨支持结构塌陷，或心血管病变（大动脉瘤、心脏瓣膜功能不全）或系统性血管炎。为降低病死率，应早期诊断和及时治疗。

（林　彦）

第八节　先天性肺发育不良

【概述】 肺先天性发育障碍，可根据其发生程度分为3类：①肺未发生：是指一侧或双侧肺缺如；②肺未发育：指支气管原基呈一终端盲囊，未见肺血管及肺实质；③肺发育不良：可见支气管、血管和肺泡组织，但数量和（或）容积减少。患者可能伴发肺血管及其他畸形病变。

【诊断要点】

1. 临床表现　出生后即出现点头样呼吸，严重病例生后即死亡。尚有**持续或反复呼吸道感染**、咳嗽、呼吸困难、喘鸣等，病情严重程度与肺部感染程度不符。易误诊为气管炎、肺炎、肺不张等。病情轻微者无明显临床症状，仅于胸部X线检查时发现。**部分患者可伴有肾发育不良等其他先天性畸形的临床表现**。体检可见患侧胸廓塌陷，活动度减弱，叩诊呈浊音，听诊呼吸音减低或消失。

2. 动脉血气分析　表现为低氧血症，而动脉二氧化碳在正常范围。

3. 胸部X线　可见患侧肺容积明显缩小，肺野透亮度减低，胸廓塌陷，**患侧膈位置上抬，纵隔向健侧移位，而健侧肺过度膨胀。**

4. 胸部CT扫描　**胸部三维成像扫描可清晰显示气管-支气管畸形，血管造影以及彩色多普勒检查可帮助观察血管畸形，**借此鉴别其他原因所致肺不张和支气管扩张。

5. 肺功能检查　肺功能呈限制性通气功能障碍，肺顺应性减低和气道阻力增加。

【治疗原则】 肺切除术适用于单侧肺畸形者。近期报道，植入组织扩张器，防止胸廓畸形和脊柱侧突的进一步进展，但远期疗效尚不确切。病程中常有反复呼吸道感染，应注意预防并及时治疗。

【预后】 肺发育不良儿出生后预后不佳，约80%死亡。对于合并严重畸形的患儿几乎无法救治，对部分膈疝儿，进入胸腔的腹腔脏器不多，一侧肺发育尚可的轻症患儿可在存活期争取手术。有些患儿年过5岁后症状可减轻。

（林　彦）

第九节　透　明　肺

透明肺（hyperlucent lung）是指比一般正常肺组织透过更多X线的肺

部病变。阻塞性肺气肿、代偿性肺气肿等虽然具备透明肺的特点，但一般均不将其称为透明肺。肺大疱、气性肺囊肿等仅具有局限性透明肺的特征。

一侧或一叶肺动脉未发生或发育不全时，该侧或该叶在X线下可完全没有肺血管阴影，透明度明显增高，表现为一侧或一叶性透明肺，患者易出现肺部感染、呼吸困难、咯血等。先天性一叶性肺气肿、特异性一叶或一侧肺气肿是比较特殊的透明肺。

一、先天性一叶性肺气肿

先天性一叶性肺气肿也称为新生儿一叶性肺气肿，多见于新生儿，约有1/3的患儿出生后即可发病，多数在生后6个月内发病，男性多于女性，常见于两肺上叶，其次为中叶，下叶很少见。

病因：①血管发育异常：未闭动脉导管、异常肺静脉。迷走肺动脉等压迫支气管，使受压支气管远端组织积气；②先天性支气管软骨缺如或发育不良，形成支气管腔狭窄或阻塞。

【诊断要点】

1. 临床表现　出生后即有呼吸困难、发绀等。迟发症状为呼吸系统感染的表现。望诊可见患侧胸廓膨隆，叩诊反响增强，听诊呼吸音减低，可闻及干湿性啰音。

2. **胸部X线检查　可见一叶呈肺气肿表现。透明度增强，血管阴影减少，病肺体积增大，膈肌下移，吸气时纵隔移向患侧，呼气时移向健侧。**

多排螺旋CT可进行薄层重建，以明确有无合并支气管扩张、肺囊肿等，肺动脉CT成像可以无创地显示肺动脉的发育情况。

【鉴别诊断】　引起一侧肺或肺叶透明度增高的疾病很多，须与以下疾病相鉴别：

1. 假性单侧肺过度透明　一侧乳腺切除，一侧胸大肌先天缺如或萎缩，一侧肩胛带先天缺如或萎缩，均可表现为一侧肺过度透明。但通过临床检查，X线胸片上肺血管纹理正常，无纵隔移位，不难排除。

2. 阻塞性或代偿性单侧肺过度透明　单侧阻塞性肺气肿，患肺通常大于健肺，两侧肺门大小相似，但纵隔移位和膈肌动度与特发性单侧透明肺相同。通过支气管造影较易鉴别。先天性肺叶气肿，常发生于婴儿，患肺明显增大。肺气肿常是进行性的，致患叶进行性增大。如阻塞解除，可自然恢复。根据患者的年龄和出现支气管部分阻塞，可以鉴别。肺不张或肺部分收缩引起相邻肺组织的代偿性肺气肿，根据肺不张肺叶密度增高和其他肺不张征象，可以鉴别。

3．肺缺如或发育不全　在平片上不易鉴别，肺部 CT 及支气管造影可明确诊断。

4．原发性肺动脉缺陷　先天性单侧肺动脉缺如或发育不全可以是一种单纯的畸形，但常同时发生心脏和（或）大血管的异常及同侧肺发育不全，也可引起患肺过度透明。支气管造影和肺血管造影可以鉴别。

5．肺血流量减少　如大片的栓塞或急性血栓形成，肿瘤引起的肺动脉及其分支的闭塞等，均可引起肺血流量减少。临床症状、心电图和肺血管造影能确定诊断。患肺动脉一般较健侧粗大，呼吸时无纵隔移位。

【治疗原则】 本病影响正常通气功能，严重者回心血量减少，心排出量降低，造成严重缺氧，危及生命，常需急诊**手术切除患病肺叶**。手术危险性较大，但手术成功者预后良好。

二、特异性一叶或一侧肺气肿

特异性一叶或一侧肺气肿，也称 Swyer-James 综合征，是一种与其他透明肺疾病不同的独立综合征。此病可见于小儿和成人，可局限于一叶或两叶。症状多为咳嗽、咳痰、哮喘、呼吸困难、反复咯血，尚有胸闷、气短及胸痛等，也可无症状。是一侧血流阻力增大，导致血液分别流入对侧肺或未受累的肺叶，而阻力增大处血循环显著减少，X 线表现为外周血管变细，患侧肺门影缩小，一叶或一侧肺透亮度增强。

鉴别诊断及治疗原则同先天性一叶性肺气肿。

（林　彦）

第十节　肺隔离症

【概述】 肺隔离症（pulmonary sequestration，PS）是一种先天性肺发育异常。**胚胎期一部分肺组织与正常肺分离，单独发育并由异常的动脉供血**。依隔离肺的部位，肺隔离症分为叶内型和叶外型两大类。叶内型存在于肺叶内，与正常肺由同一胸膜包裹。叶外型有独立的胸膜包裹，与正常肺组织完全分离。也有混合型或难分型。

【临床表现】 叶外型、与正常支气管不相通的叶内型一般无症状，体检胸透时偶尔发现，与正常支气管相通的叶内型常出现反复的肺部感染症状，如发热、咳嗽、咳脓痰，甚至咳脓血痰，有时与肺脓肿相似，X 线显示肺下叶基底段有圆形、卵圆形等囊性病变阴影，有时有液平面。

叶内型和叶外型隔离症的区别见表 12-1。

表 12-1 叶内型和叶外型肺隔离症的区别

类型	定位	性别分布	年龄分布	临床表现	是否与支气管相通	异常血管的直径	引流静脉	合并症
叶内型	多为左下叶后基底段	男女分布基本相同	一般 > 20 岁	咳嗽，咳痰，发热，痰血，咯血等	多见	较粗	多见肺静脉	少
叶外型	多见于更低的部位，特别是左侧肋膈窦	多见于男性	一般 < 20 岁	一般无症状	少见	较细	多见奇静脉和门静脉	约 50% 病例合并心、膈等其他先天性畸形

【诊断】 肺隔离症的临床表现、体格检查及常规实验室检查等均缺乏特异性表现，患者在初诊时不易被明确诊断，但尚有一定线索，如**青少年患者临床表现为反复发作的肺部感染，显示下叶后基底段出现囊肿或肿块样病变，则应考虑到本病的可能**；再如叶内型（ILS）虽多见于 20 岁以上的成人，但有反复发作肺炎病史且在同一部位，追问病史首发症状出现于 10 岁以内，也应考虑到该病。有文献报道，叶外型（ELS）多在半岁以内发病，常在出生第一天就表现为呼吸困难、发绀、喂养困难；隔离肺较大时，常可致新生儿心、膈移位，发生呼吸窘迫，新生儿死亡率极高。

胸部 X 线可见下叶肺内后基底段囊性、多囊性阴影、圆形和类圆形团块，有时与肺囊肿、先天性肺囊性腺瘤样畸形和肺部肿瘤等难以区分。X 线平片虽难以确定诊断，但对病变的发现及定位有价值，且为进一步检查提供依据。

肺隔离症的 CT 类型主要有：①单房或多房的囊性肿块；②囊实性混合肿块；③实性肿块（假瘤型）；④局部肺野内增多增粗的血管结构（少见）。

MRI 的诊断价值与 CT 基本相同。肺隔离症的 MRI 在 T1WI 及 T2WI 均呈较高信号或为含气囊，但 MRI 在肺部病变的显示不如 CT，尤其是难以显示薄壁含气囊及隔离肺周围的肺气肿。

异常的主动脉供血血管能否显示是肺隔离症诊断的关键，故X线胸部平片、CT平扫和MRI均不能为明确诊断提供线索。以往主要依靠主动脉造影显示供血动脉的起源、数目及形态以确定诊断，并将其视为金标准，但属于有创性检查，且不能同时显示肺内病变的情况。近年来，CT（尤其是螺旋CT）增强、CT血管造影（CTA）和MR血管造影（MRA）的快速发展，已可用这些相对无创的技术替代动脉造影，为患者提供诊断。

【鉴别诊断】

1. 肺囊肿 多为单发囊腔，壁较薄，无异常供血动脉，CT增强扫描无明显强化。

2. 肺脓肿 有急性感染中毒症状，咳大量脓臭痰，抗感染治疗后病灶可全部或大部吸收。

【治疗原则】 主要是手术治疗。由于反复感染，手术时机应在感染控制期，手术方式以肺叶切除为主，叶内型隔离肺手术切除后预后良好；叶外型隔离肺如无症状可不行手术，有时可行单纯隔离肺切除。手术中还应注意有否其他先天性畸形，以求同期矫治。手术的关键是去除病灶，结扎供血血管。异常供血动脉主要来自胸主动脉，其次为腹主动脉上段，其余依次为肋间动脉、锁骨下动脉、胸廓内动脉等；引流血管多为肺静脉。因此，术前明确诊断和明确供血血管很有意义。

（张桂芝）

第十一节 肺囊性纤维化

【概述】 囊性纤维化（cysticfibrosis，CF）**是一种家族性的、常染色体隐性遗传性疾病。**多见于白种人。多数在婴幼儿发病。主要表现为全身外分泌腺的功能紊乱，分泌液黏稠，使呼吸道分泌物增多且黏稠，加上纤毛清除功能的损害，导致支气管黏液堵塞，随之产生继发感染。同时伴有汗液氯化钠含量增高，以及多脏器（胰腺、肠道、胆管、输精管、子宫颈等）的腺管被黏稠分泌物堵塞所引起一系列症状。

【诊断要点】 目前尚不能依赖于基因诊断，主要根据病史、临床表现，结合实验室检查作出诊断。必要时做肠黏膜活组织检查。

1. 病史 婴幼儿反复发生呼吸道感染，有囊性纤维化家族史。

2. 临床表现 以呼吸系统表现最为突出，同时合并其他症状。①呼吸系统表现：咳嗽、咳痰、痰液黏稠，反复发生支气管炎、肺炎、肺不张、甚至有肺脓肿、支气管扩张、反复咯血，后期可有发绀、杵状指，肺心病及心力衰竭等严重并发症；②消化系统：新生儿可发生胎粪性肠梗阻，胰腺功能不全致吸收不良综合征，如脂肪泻、维生素 A 缺乏。胰腺病变早期有腺管扩张，以后引起胰腺退变和纤维化，最后可诱发糖尿病。肝脏病变，胆汁分泌不良可见胆管扩张、增生，肝硬化；③汗腺排出大量 Na^+、Cl^-，夏季可致脱水、低钠、循环衰竭。

3. 实验室检查 ①汗液检查：**如汗内氯含量高于 60mmol/L（成人高于 70mmol/L），钠高于 80mmol/L，且能排除肾上腺皮质功能不全症，即具有重要诊断意义**；②十二指肠液体检查：黏稠度增加，各种胰酶特别是胰蛋白酶减少或缺乏；③其他，如直肠黏膜活检见腺管充满黏液而扩张形成黏液层；空肠黏膜活检发现肠黏膜绒毛消失；尿内 5-羟吲哚乙酸（5hydroxyindoleaceticacid）增加等，对诊断也有参考价值。

4. 辅助检查 胸部 X 线和 CT 表现存在肺炎、囊状支气管扩张、阻塞性肺不张、肺气肿、肺脓肿及肺心病征象。MRI 能较好显示支气管黏液栓子及肺部感染性病变。

诊断标准：**具有以下 2 条者，可诊断为囊性肺纤维化**：①有囊性肺纤维化家族史；②汗液检查氯、钠含量明显增高；③胰腺功能不全；④肺阻塞性化脓性感染。

【治疗】 反复慢性呼吸道感染和呼吸功能衰竭是患儿死亡的主要原因。控制呼吸道感染应针对痰菌和药物敏感情况，采用抗菌药物联合治疗至关重要。根据病情可较长时期或间歇用药。用蒸气或黏液溶解剂雾化吸入可液化黏痰，**加用抗生素和支气管扩张药行超声雾化吸入效果更好。鼓励成年人做体位引流以利排痰。**

对婴幼儿除麻疹、百日咳疫苗接种外，冬季应给予多价流感疫苗接种，并及早根治慢性鼻窦炎，防止下呼吸道感染。

饮食疗法有利于食物的吸收和促进生长发育，应给予高热量、高蛋白和低脂肪饮食，补充各种维生素特别是维生素 A。胰腺酶，如胰酶肠溶片，口服 1～3g/d，增强消化能力。

婴儿发生胎粪肠梗阻时可施行手术治疗。天热出汗过多，必须及时补充食盐和足够的水分，以防止虚脱。

（张桂芝）

第十二节 先天性支气管肺囊肿

【概述】 先天性支气管肺囊肿系胚胎在发育过程中肺芽或前肠发育

异常形成了**单发或多发囊肿，分为含气性、含液性、含气液性囊肿3种**。其发生率约占先天性肺囊性病的50%，位于纵隔内气管旁隆突附近或肺门者称支气管囊肿，位于肺实质内者称肺囊肿。

【病理】 **多认为是肺在生长过程中的畸形发育**。在胚胎发育期，遇外力挤压或某种原因，某一小部分肺组织与肺芽分离，发展为囊肿。发育异常较早的囊肿多位于纵隔或肺门附近，较迟的多位于肺内。囊肿壁由支气管壁的组织组成，内层为柱状上皮细胞，外层为弹力组织，并常见有肌纤维黏液腺或软骨。如囊肿从未参与呼吸活动，则无碳素沉着。囊内充满清黄色液体者，称含液性囊肿或闭合囊肿。若与支气管相通，液体经支气管排出，称含气性囊肿。

【诊断要点】

1. 年龄和病史　多发于中青年及儿童，一般发病年龄轻或有较长病史。

2. 症状　主要取决于囊肿的大小、位置以及有无合并感染、气胸等。支气管囊肿在临床上常无症状，仅在胸部X线检查或尸检时才发现。**肺囊肿若与支气管沟通，可引起继发感染**，出现发热、咳嗽、脓痰、咯血、胸闷、哮喘样发作等症状，或产生气囊肿、液囊肿、液气囊肿。纵隔内囊肿以压迫症状为主，压迫支气管可致干咳、呼吸困难；压迫食管可致吞咽困难。囊肿如破溃至胸腔，可发生气胸、脓气胸。

3. X线表现　位于肺内孤立的含液囊肿，呈圆形或卵圆形阴影，界限清楚，密度均匀。含气囊肿内有液面。多发性液囊肿在X线片上呈一边缘不整的阴影，而多发性气囊肿则呈多个环形影或蜂窝状阴影。**CT检查能清楚显示囊肿的大小和形态**。

4. 支气管肺囊肿应与肺大疱、先天性膈疝、结核或肺脓肿空洞、隔离肺、支气管扩张症等疾病相鉴别。

【治疗】

1. 诊断明确，在无急性炎症情况下，均应**早期手术治疗**。

2. 对症处理　及时治疗继发感染、咯血、气胸等。

（张桂芝）

第十三节　肺尘埃沉着症

【概述】　肺尘埃沉着症（pneumoconiosis），简称尘肺，是职业活动中长期吸入生产性粉尘并在肺内潴留而引起的以肺组织弥漫性纤维化为主的全身性疾病。尘肺病是我国最常见职业病。

尘肺按其吸入粉尘的种类不同，可分为无机尘肺和有机尘肺。在生产劳动中吸入无机粉尘所致的尘肺，称无机尘肺。尘肺大部分为无机尘肺。吸入有机粉尘所致的尘肺称有机尘肺，如棉尘肺、农民肺等。

我国法定12种尘肺是矽肺、煤工尘肺、电墨尘肺、碳墨尘肺、石棉肺、滑石尘肺、水泥尘肺、云母尘肺、陶工尘肺、铝尘肺、电焊工尘肺、铸工尘肺。其中常见的有硅沉着（矽肺）肺、石棉肺等。

【临床表现】

1．咳嗽　早期尘肺患者咳嗽多不明显，但**随着病程的进展，患者多合并慢性支气管炎，晚期患者多合并肺部感染，均可使咳嗽明显加重。**咳嗽与季节、气候等有关。

2．咳痰　主要是呼吸系统对粉尘的不断清除所引起的。一般咳痰量不多，多为灰色稀薄痰。如合并肺内感染及慢性支气管炎，痰量则明显增多，痰呈黄色黏稠状或块状。常不易咳出。

3．胸痛　**尘肺患者常感觉胸痛，**胸痛和尘肺临床表现多无相关或平行关系。部位不一，且常有变化，多为局限性。一般为隐痛，也可胀痛、针刺样痛等。

4．呼吸困难　随肺组织纤维化程度的加重，有效呼吸面积减少，通气/血流比例失调，**呼吸困难也逐渐加重。**合并症的发生可明显加重呼吸困难的程度和发展速度。

5．咯血　较为少见，可能是呼吸道长期慢性炎症引起黏膜血管损伤，痰中带少量血丝；也可能是大块纤维化病灶的溶解破裂损及血管而使血量增多。

6．其他　除上述呼吸系统症状外，可有程度不同的全身症状，常见有消化功能减退。

【诊断】

1．诊断原则　根据**可靠的生产性粉尘接触史、**现场劳动卫生学调查资料，以技术质量合格的**X线后前位胸片作为主要依据，**参考动态观察资料及尘肺流行病学调查，结合临床表现和实验室检查，排除其他肺部类似疾病后，对照尘肺诊断标准作出尘肺病的诊断和X线分期。

2．X线胸片表现分期

一期尘肺：有总体密集度1级的小阴影，分布范围至少达到2个肺区。

二期尘肺：有总体密集度2级的小阴影，分布范围超过4个肺区；或有总体密集度3级的小阴影，分布范围达到4个肺区。

三期尘肺：有下列情形之一者：有大阴影出现，其长径不小于20mm，短径不小于10mm；有总体密集度3级的小阴影，分布范围超过4个肺区并有小阴影聚集；有总体密集度3级的小阴影，分布范围超过4个肺区并有大阴影。

尘肺病诊断的描述是：尘肺病名称+期别，如矽肺一期、煤工尘肺二期等。未能诊断为尘肺病者，应描述为“无尘肺”。

3. CT、高分辨CT、肺磁图，实验室某些指标，如血清铜蓝蛋白、过氧化物歧化酶、肿瘤坏死因子、纤维黏连蛋白等对诊断有辅助参考价值。

【治疗】　目前尚无根治办法。对矽肺患者应采取综合性措施，包括**脱离粉尘作业**，另行安排适当工作，在药物治疗的基础上加强营养和妥善的康复治疗，生活规律化，以延缓病情进展和预防并发症的发生。

1. 对症治疗和并发症处理　预防呼吸道感染，增加抵抗力。依病情鼓励患者进行太极拳、气功、呼吸体操、呼吸功能锻炼等运动疗法，提高机体免疫力，增加肺活量，增强呼吸肌肌力。营养饮食，如给予微量元素（锌）、螺旋藻等。

2. 抗纤维化药物治疗

（1）克矽平：对一、二期矽肺有一定疗效，三期矽肺疗效不佳。对改善患者的一般情况及呼吸道症状较明显。用法：每周30mg/kg肌注，或以4%克矽平水溶液8～10ml，每日雾化吸入1次，3个月为1疗程，间隔1～2个月后，复治2～4疗程，以后每年复治2个疗程。

（2）磷酸羟基哌喹：具有保护肺泡巨噬细胞、抑制胶原纤维形成的作用。用法：每次0.5g，每周1次口服。

（3）檬酸铝：具有阻止和保护矽尘对肺泡巨噬细胞的损伤，延缓纤维化进展的作用。用法：20mg肌内注射，每周1次。

（4）汉防己甲素：每次100mg，每日2次，每周6天口服。

另有报道，应用矽宁（盐酸替络欧）、复方色甘酸二钠、抗氧化剂（如维生素E、21-氨基类固醇、维生素C）等，中药制剂，如瓜芪合剂（瓜蒌、黄芪为主）、矽复康、矽肺宁、千金藤素、复方白芪片、矽肺康胶囊（又名泡利芬）均有一定作用。联合用药可增加疗效。

3. 尘肺常继发肺结核病，应及时诊断，并给予抗结核治疗。

4. 有文献报道，煤尘肺患者行支气管肺泡灌洗治疗有一定疗效。

（张桂芝）

第十四节 肺 移 植

肺移植是治疗终末期肺病唯一有效的方法。广义上**肺移植方法有4种，即肺叶移植、单肺移植、双肺移植、心肺联合移植术**，最常见的是单肺移植和双肺移植术。

【肺移植种类】

1. 单肺移植　主要是经内科治疗无效的晚期特发性肺纤维化。病情多呈进行性加重，肺功能不断恶化，弥散能力不足预计值30%，依赖吸氧生存，预期生命不过1年，但心功能大致正常。肺纤维化是单肺移植最佳适应证，自体肺顺应性低而血管阻力高，保证了移植后通气和灌注都更趋向于移植肺，从而避免了V/Q失衡的发生。阻塞性肺病不适合单肺移植，自体肺缺乏弹性回缩力将过度膨胀，甚至引起纵隔移位压迫移植肺，而灌注倾向移植肺，造成严重的V/Q失衡，并有潜在的感染问题。

2. 双肺移植　右心功能尚好的阻塞性肺病，双侧肺感染性疾病，主要是肺气肿、囊性肺纤维化、支气管扩张及结核病毁损肺等。

3. 全心肺移植　晚期肺病并发重度肺动脉高压或右心衰竭，或合并复杂的冠心病或其他心脏病，原发性肺动脉高压及Eisenmenger综合征等，可做全心肺移植。多数专家认为，无区别地给肺病患者行全心肺移植是不恰当的，无右心衰竭和严重肺动脉高压者仍提倡行单或双肺移植。

【术后主要并发症的处理】

1. **典型免疫排斥反应**　表现为体温轻度上升，血象正常或稍高，精神萎靡或焦虑不安，胸痛，食欲减退，咳稀白色痰，可闻胸膜摩擦音，明显呼吸困难，出现未能预料的血氧饱和度降低。X线胸片肺内出现云絮状阴影，可有胸腔积液征。V/Q失衡，灌注减少，常表明为急性肺排斥。支气管冲洗液检查，包括病毒荧光抗体试验可鉴别有无感染。**治疗采用大剂量激素冲击**，泼尼松龙500~1000mg静脉注射，每日1次，连续用3天。然后改泼尼松口服，迅速减量，10d左右减至维持量。若排斥仍未见明显缓解，则属于“抗激素性排斥”，应改用淋巴细胞单抗(ALG)，否则将导致移植脏器功能不可逆的损伤。肺水肿表现酷似排异，但CVP增高，肺动脉压高，可帮助鉴别。

2. 感染　**移植后的早期细菌感染是最常见并且是死亡的主要原因，**

最常累及的器官是移植的供体。在成人肺移植中感染占死亡原因的25%，巨细胞病毒性（CMV）疾病是最常见的术后感染性并发症。对严重威胁生命的高危患者使用预防性治疗，常规每天静脉给予更昔洛韦（5mg/kg）12周预防，通常移植后7～14天开始。真菌感染可发生于移植后的早期和晚期，白色念珠菌常在移植后单独出现并且通常表现为局部和全身性的感染。对单肺移植的患者自体肺存在曲菌、念珠菌感染能用系统性和吸入两性霉素和大氟康结合治疗，对所有真菌感染都需要长期持续治疗。

（张桂芝）